B. Jacobi, G. Däubler, L. Schlemm, F. Rengier
Last Minute
Physiologie

In der Reihe Last Minute erscheinen folgende Titel:

- Last Minute Anatomie
- Last Minute Biochemie
- Last Minute Chirurgie
- Last Minute Gynäkologie und Geburtshilfe
- Last Minute Histologie
- Last Minute Innere Medizin
- Last Minute Mikrobiologie
- Last Minute Neurologie
- Last Minute Pädiatrie
- Last Minute Pathologie
- Last Minute Pharmakologie
- Last Minute Physiologie
- Last Minute Psychiatrie

Björn Jacobi, Gregor Däubler, Ludwig Schlemm, Fabian Rengier

Last Minute
Physiologie

1. Auflage

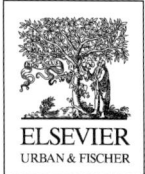 URBAN & FISCHER München

Zuschriften und Kritik an:
Elsevier GmbH, Urban & Fischer Verlag, Hackerbrücke 6, 80335 München
E-Mail: medizinstudium@elsevier.de

Wichtiger Hinweis für den Benutzer
Die Erkenntnisse in der Medizin unterliegen laufendem Wandel durch Forschung und klinische Erfahrungen. Herausgeber und Autoren dieses Werks haben große Sorgfalt darauf verwendet, dass die in diesem Werk gemachten therapeutischen Angaben (insbesondere hinsichtlich Indikation, Dosierung und unerwünschter Wirkungen) dem derzeitigen Wissensstand entsprechen. Das entbindet den Nutzer dieses Werks aber nicht von der Verpflichtung, anhand weiterer schriftlicher Informationsquellen zu überprüfen, ob die dort gemachten Angaben von denen in diesem Buch abweichen und seine Verordnung in eigener Verantwortung zu treffen.
Für die Vollständigkeit und Auswahl der aufgeführten Medikamente übernimmt der Verlag keine Gewähr.
Geschützte Warennamen (Warenzeichen) werden in der Regel besonders kenntlich gemacht (®). Aus dem Fehlen eines solchen Hinweises kann jedoch nicht automatisch geschlossen werden, dass es sich um einen freien Warennamen handelt.

Bibliografische Information der Deutschen Nationalbibliothek
Die Deutsche Nationalbibliothek verzeichnet diese Publikation in der Deutschen Nationalbibliografie; detaillierte bibliografische Daten sind im Internet über http://www.d-nb.de abrufbar.

Alle Rechte vorbehalten
1. Auflage 2012
© Elsevier GmbH, München
Der Urban & Fischer Verlag ist ein Imprint der Elsevier GmbH.

12 13 14 15   4 3 2 1

Für Copyright in Bezug auf das verwendete Bildmaterial siehe Abbildungsnachweis.

Das Werk einschließlich aller seiner Teile ist urheberrechtlich geschützt. Jede Verwertung außerhalb der engen Grenzen des Urheberrechtsgesetzes ist ohne Zustimmung des Verlags unzulässig und strafbar. Das gilt insbesondere für Vervielfältigungen, Übersetzungen, Mikroverfilmungen und die Einspeicherung und Verarbeitung in elektronischen Systemen.

Um den Textfluss nicht zu stören, wurde bei Berufsbezeichnungen die grammatikalisch maskuline Form gewählt. Selbstverständlich sind in diesen Fällen immer Frauen und Männer gemeint.

Planung: Dr. Katja Weimann, Julia Baier, Sabine Hennhöfer, Elsevier Deutschland, München
Lektorat: Julia Ehmer, Prinz 5 GmbH, Augsburg
Herstellung: Peter Sutterlitte, Elsevier Deutschland, München
Satz: abavo GmbH, Buchloe/Deutschland; TnQ, Chennai/Indien
Druck und Bindung: Printer Trento, Italien
Umschlaggestaltung: SpieszDesign, Neu-Ulm
Titelfotografie: © GettyImages/Kick Images/Tsoi Hoi Fung

ISBN 978-3-437-43012-1

Aktuelle Informationen finden Sie im Internet unter www.elsevier.de und www.elsevier.com

Vorwort

Im Rahmen des vorklinischen Studienabschnitts stellt die Physiologie das wohl praxisnaheste Fach für Medizinstudentinnen und -studenten dar. Es erklärt die Funktionsweise des menschlichen Körpers, seiner Organe, Zellen und Moleküle und liefert damit das Handwerkszeug für einen guten Arzt. Pathophysiologische Zusammenhänge bilden die Grundlage für das Verständnis zahlreicher Krankheiten und finden zudem vermehrt Einzug in den vorklinischen Gegenstandskatalog. Diese umfassende und integrierte Ausrichtung des Fachs Physiologie sorgt bei Studierenden oft für Begeisterung und Interesse, auch wenn es nicht immer leicht zu verstehen ist.

Der „Last Minute Physiologie" fasst das prüfungsrelevante Wissen der Physiologie in anschaulicher, kompakter und aktueller Form zusammen. Unser Ziel war es, einen spannenden und angenehm zu lesenden Text zu verfassen. Die kompakte Gestaltung ermöglicht eine effektive und zeitsparende Prüfungsvorbereitung. Dennoch erklärt das Werk die komplizierten Zusammenhänge des Fachs verständlich, sodass kurz vor der Prüfung kein anderes Fachbuch mehr aufgeschlagen werden muss. Zudem helfen zahlreiche Abbildungen und Diagramme beim visuellen Lernen. Um sämtliche wichtige Prüfungsfakten zu berücksichtigen, haben wir die Physika der letzten sechs Jahre analysiert und die Inhalte der Fragen sowie essenzielles Wissen für die mündliche Prüfung im typischen Last-Minute-Stil aufbereitet.

Unser Dank gebührt allen Personen und Freunden, die uns bei der Erstellung des Buchs unterstützt haben. Für Korrekturen am Text danken wir Mirja Schlag, Bianca Schickling, Anna Docter, Clara Däubler und Doris Gockner. Wir bedanken uns bei allen involvierten Mitarbeitern des Elsevier-Verlags, insbesondere unseren Lektorinnen Katja Weimann und Sabine Hennhöfer. Zudem danken wir der Redaktion um Hans Reuter für ihr Engagement und die überaus konstruktive Zusammenarbeit. Herzlichst möchten wir uns natürlich bei unseren Freunden und Familien bedanken, die uns bei dem Werk tatkräftig unterstützten und wieder einmal in zahlreichen Abendstunden auf uns verzichten mussten. Nun wünschen wir unseren Lesern viel Spaß bei der Lektüre, eine effektive Prüfungsvorbereitung und einen erfolgreichen Weg durch das Medizinstudium!

Heidelberg, Leipzig und Berlin, im Dezember 2011
Björn Jacobi, Gregor Däubler, Ludwig Schlemm und Fabian Rengier

So nutzen Sie das Buch

Prüfungsrelevanz
Die Elsevier-Reihe Last Minute bietet Ihnen die Inhalte, zu denen in den Examina der letzten fünf Jahre Fragen gestellt wurden. Eine Farbkennung gibt an, wie häufig ein Thema gefragt wurde, d. h. wie prüfungsrelevant es ist:
- Kapitel in violett ● kennzeichnen die Inhalte, die in bisherigen Examina sehr häufig geprüft wurden
- Kapitel in grün ● kennzeichnen die Inhalte, die in bisherigen Examina mittelmäßig häufig geprüft wurden
- Kapitel in blau ● kennzeichnen die Inhalte, die in bisherigen Examina eher seltener, aber immer wieder mal geprüft wurden.

Lerneinheiten
 Das gesamte Buch wird in Tages-Lerneinheiten unterteilt. Diese werden durch eine „Uhr" dargestellt: Die Ziffer gibt an, in welcher Tages-Lerneinheit man sich befindet.

 Jede Tages-Lerneinheit ist in sechs Abschnitte unterteilt: Der ausgefüllte Bereich zeigt, wie weit Sie fortgeschritten sind.

Und online finden Sie zum Buch
- Original-IMPP-Fragen
- Zu jedem Kapitel typische Fragen und Antworten aus der mündlichen Prüfung.

■ CHECK-UP
☐ Check-up-Kasten: Fragen zum Kapitel als Selbsttest.

Merkekasten: wichtige Sachverhalte, Merkregeln.

Zusatzwissen zum Thema, z. B. zusätzliche klinische Informationen.

Adressen

Björn Jacobi
Klinische Kooperationseinheit Molekulare Hämatologie/Onkologie
Deutsches Krebsforschungszentrum und Medizinische Klinik V
Im Neuenheimer Feld 581
69120 Heidelberg

Gregor Däubler
Max-Delbrück-Centrum für molekulare Medizin/ Leibniz-Institut für molekulare Pharmakologie
Robert-Rössle-Straße 10
13125 Berlin

Ludwig Schlemm
Charité – Universitätsmedizin Berlin
Charitéplatz 1
10117 Berlin

Fabian Rengier
Abteilung für Diagnostische und Interventionelle Radiologie
Universitätsklinikum Heidelberg
Im Neuenheimer Feld 110
69120 Heidelberg

Abkürzungen

5-DHT	5-Dihydrotestosteron	C_m	Membrankapazität
5-HT	5-Hydroxytryptamin (= Serotonin)	CA	Cornu-Ammonis-Region des Hippocampus
A	Fläche/Akkommodationsbreite		
A.	Arteria	CaM-Kinase	Calcium-Calmodulin-Kinase
Aa.	Arteriae	cal	Kalorie
α-R.	α-Adrenorezeptor	cAMP	Zyklisches Adenosinmonophosphat
AC	Adenylatzyklase	CCK	Cholezystokinin
ACE	Angiotensin converting enzyme	CFTR	Cystic fibrosis transmembrane conductance regulator
ACh	Acetylcholin		
AChE	Acetylcholinesterase	CFU	Colony forming unit
ACTH	Adrenokortikotropes Hormon	CGL	Corpus geniculatum laterale
ADH	Adiuretin	cGMP	Zyklisches Guanosinmonophosphat
ADP	Adenosindiphosphat	CM	Calmodulin
AGE	Advanced glycation endproducts	CNG	Cyclic nucleotide gated
AHK	Akute Höhenkrankheit	CNT	Connection tubule
AK	Antikörper	CNV	Contigent negative variation
AMPA	Alpha-amino-3-hydroxy-5-methyl-4-isoxazolepropionic acid	CoA	Coenzym A
		COX	Cyclooxigenase
ANP	Atriales natriuretisches Peptid	CRALBP	Cellular retinaldehyde-binding protein
ATP	Adenosintriphosphat		
ATPS	Ambient temperature, pressure, saturated	CREB	cAMP response element binding protein
AP	Aktionspotenzial	CRH	Corticotropin releasing hormone
APC	Antigenpräsentierende Zelle	CRP	C-reaktives Protein
AQP	Aquaporin	CSF	Colony-stimulating factor
ARAS	Aufsteigendes retikuläres Aktivierungssystem	CT	Collection tubule/Computertomografie
AT	Angiotensin	d	Tag
atm	Atmosphäre	D	Brechwert (Optik), Diffusionskoeffizient, Dalton
AV-	Atrioventrikular		
AVD_{O_2}	Arteriovenöse O_2-Differenz	DAG	Diacylglyzerol
AZV	Atemzeitvolumen	dB	Dezibel
b	Bildweite	DBP	Vitamin-D-bindendes Protein
β-R.	β-Adrenorezeptor	DCT	Distal convoluted tubule
BCR	B-Zell-Rezeptor	DHEA	Dihydroepiandrosteron
BDNF	Brain-derived neurotrophic factor	DHPR	Dihydropyridin
BE	Base excess	DNA	Desoxyribonukleinsäure
BERA	Brainstem evoked response audiometry	dpt	Dioptrien
		D-Sensor	Differenzialsensor
BNP	Brain-derived natriuretic peptide/Brain-derived neutrophic factor	e	Eulersche Zahl, ca. 2,72
		E_{rev}	Gleichgewichtspotenzial
BOLD	Blood oxygen level dependency	E_{Na+}	Gleichgewichtspotenzial von Natrium
BOR	Basale organspezifische Rhythmen		
BPG	Biphosphoglycerat	ECP	Eosinophil cationic protein
BSG	Blutkörperchensenkungsgeschwindigkeit	EDV	Enddiastolisches Füllungsvolumen
		EEG	Elektroenzephalografie
BTPS	Body temperature, pressure, saturated	EEP	Endplattenpotenzial
		EF	Ejektionsfraktion
C	Coulomb/Clearance/elektr. Kapazität/Compliance	EGF	Epithelial growth factor
		EKG	Elektrokardiogramm

Abkürzungen

EMG	Elektromyogramm	Hf	Herzfrequenz
ENaC	Epithelialer Natriumkanal	HHS	Hypothalamus-Hypophysäres-System
eNOS	Endotheliale NO-Synthase		
ENS	Enterisches Nervensystem	HIF	Hypoxia inducible factor
EPO	Erythropoetin	Hkt	Hämatokrit
EPSC	Exzitatorischer postsynaptischer Strom	HPL	Humanes Plazentalactogen
		Hz	Hertz
EPSP	Exzitatorisches postsynaptisches Potenzial	HZV	Herz-Zeit-Volumen
		I	Elektrischer Strom/Schallintensität
ER	Endoplasmatisches Retikulum	ICR	Intercostalraum
EZ	Erythrozytenzahl	IDC	Interdigitierende dendritische Zelle
EZR	Extrazellularraum	IL	Interleukin
f	Brennweite, Frequenz	i. m.	Intramuskulär
F	Kraft/Faraday Konstante	ICAM	Intercellular adhesion molecule
FAT	Fatty acid transporter	IPSC	Inhibitorischer postsynaptischer Strom
F-Aktin	Filamentäres Aktin		
FDC	Follikuläre dendritische Zelle	IPSP	Inhibitorisches postsynaptisches Potenzial
FEV_1	Forciertes exspiratorisches Volumen nach 1 Sekunde		
		i. v.	Intravenös
FFP	Fresh Frozen Plasma	Ig	Immunglobulin
FRK	Funktionelle Residualkapazität	IGF	Insulin-Like-Growth-Faktor
fMRT	Funktionelle Magnetresonanztomografie	IH	Inhibiting-Hormone
		IP_3	Inositol-1,4,5-trisphosphat
FSH	Follikelstimulierendes Hormon	IZR	Intrazellularraum
FUO	Fieber unbekannter Ursache	J	Joule/Diffusionsfluss
FVC	Forcierte Vitalkapazität	K_v-Kanal	Spannungsabhängiger Kaliumkanal
g	Gramm/elektr. Leitfähigkeit/Gegenstandsweite (Optik)	KG	Körpergewicht
		L.	Lamina
GABA	γ-Aminobuttersäure	L	Schalldruckpegel
GBM	Glomeruläre Basalmembran	l	Liter
GDP	Guanosindiphosphat	λ	Memranlängskonstante
gER	Glattes endoplasmatisches Retikulum	LCCS	Limited capacity control system
		LDL	Low density lipoprotein
GFR	Glomeruläre Filtrationsrate	lg	Logarithmus zur Basis 10
GH	Growth hormone (Somatotropin)	LG	Leitgeschwindigkeit
GHRH	Growth hormone releasing hormone	LH	Luteinisierendes Hormon
GHIH	Growth hormone inhibiting hormone	Li	Lithium
		LPS	Lipopolysaccharid
GIP	Gastric inhibitory peptide/Glucose-dependent insulinotropic polypeptide	LTD	Long-term depression
		LTP	Long-term potentiation
		m	Meter
GK	Gegenstandskatalog	M.	Musculus/Morbus
Gl.	Glandula	MAC	Membrane attack complex
GLP	Glukagon-like peptide	mACh-R	Muskarinerger Acetylcholinrezeptor
GPCR	G-Protein gekoppelter Rezeptor	MAP	Mean arterial pressure
GnRH	Gonadotropin releasing hormone	MBL	Mannose-bindendes Lektin
GTP	Guanosintriphosphat	MBP	Major basic protein
Hb	Hämoglobin	MCH	Mean corpuscular hemoglobin
HbF	Fetales Hämoglobin	MCHC	Mean corpuscular hemglobin concentration
hCG	Humanes Choriongonadotropin		
HCN	Hyperpolarisation-actived, cyclic nucleotide-gated	MCV	Mean corpuscular volume
		MD	Macula densa
HDL	High-Density-Lipoprotein	MEN	Multiple endokrine Neoplasie

Abkürzungen

MHC	Major histocompatibility complex	PKA	Proteinkinase A
min	Minute	PKB	Proteinkinase B
MLCK	Myosin-leichte-Ketten-Kinase	PKC	Proteinkinase C
MLCP	Myosin-leichte-Ketten-Phosphatase	PKG	Proteinkinase G (cGMP-abhängige Proteinkinase)/Phonokardiograf
Mm.	Musculi		
mmHg	Millimeter Quecksilbersäure	PLC-β	Phospholipase C-β
MNS	Malignes Neuroleptika-Syndrom	p. o.	Per os
mol	Einheit des Mol (Teilchenanzahl)	pO_2	Partialdruck von Sauerstoff
MPS	Monoukleäres Phagozyten-System	POMC	Proopiomelanocortin
MRT	Magnetresonanztomografie	PPI	Protonenpumpeninhibitor
MS	Multiple Sklerose	PPRF	Paramediane pontine retikuläre Formation
MSH	Melanozyten-stimulierendes Hormon		
mTOR	Mammalian target of rapamycin	PRA	Pressorezeptorafferenz
mV	Millivolt	PRL	Prolaktin
N	Stickstoff / Newton	PRR	Pattern recognition receptor
N.	Nervus	P-Sensor	Proportionalsensor
n	Brechungsindex/Stoffmenge	PSP	Postsynaptisches Potenzial
NA	Noradrenalin	PST	Proximal straight tubule
nACh-R	Nikotinischer Acetylcholinrezeptor	PT	Proximal tubule
NANC-Neurone	Nicht adrenerge, nicht cholinerge Neurone	PTH	Parathormon
		Q	Gefäßquerschnitt
Na_V-Kanäle	Spannungsabhängige Natriumionenkanäle	R	Elektrischer Widerstand/Atemwegswiderstand
NBP	Nicht-Bicarbonat-Puffer	r	Radius
Ncl.	Nucleus	R_m	Membranwiderstand
NFAT	Nuclear factor of activated T-cells	RAAS	Renin-Angiotensin-Aldosteron-System
NGF	Nerve growth factor		
NKCC	Na^+-K^+-Cl^--Cotransporter	RA	Rapidly-adapting
NLG	Nervenleitungsgeschwindigkeit	RBF	Renaler Blutfluss
NMDA	N-Metyhl-D-Aspartat	RBP	Retinol-bindendes Protein
NPY	Neuropeptid Y	RDK	Ruhedehnungskurve
OKN	Optokinetischer Nystagmus	REM	Rapid eye movements
OP	Operation	rER	Raues endoplasmatisches Retikulum
OT	Oxytocin	Rho	Rhokinase
P/p	Druck/Partialdruck eines Gases/Leistung/Permeabilitätskonstante	RIVA	Ramus interventricularis anterior
		RM1	Repetition maximum 1
p_x	Schalldruck	RMP	Ruhemembranpotenzial
Pa	Pascal	RNA	Ribonukleinsäure
PAH	Paraaminohippursäure	RPF	Renaler Plasmafluss
PAMP	Pathogen associated molecular pattern	RQ	Respiratorischer Quotient
		RR	Blutdruck
pCO_2	Partialdruck von Kohlenstoffdioxid	RTK	Rezeptor-Tyrosin-Kinase
PCT	Proximal convoluted tubule	RV	Restvolumen
PDE	Phosphodiesterase	RyR	Ryanodinrezeptor
PD-Sensoren	Proportional-Differenzial-Sensoren	RV	Residualvolumen
		s	Strecke/Sekunde
PET	Positronen-Emmissions-Tomografie	SA	Slowly-adapting
PGE_2	Prostaglandin E_2	SERCA	Calcium-ATPase des sarko- und endoplasmatischen Retikulums
P_i	Anorganisches Phosphat		
PIH/PIF	Prolaktin-IH	SGLT	Sodium-Glucose transporter
PI3K	Phosphatidylinositol-3-Kinase	SIADH	Syndrom der inadäquaten ADH-Sekretion (Schwartz-Bartter-Syndrom)
PID	Präimplantationsdiagnostik		
PIP_2	Inositol-4,5-bisphosphat		

Abkürzungen

sin	Sinus (mathematisch)	TPO	Thrombopoietin
SMA	Supplementär motorischer Kortex	TPR	Totaler peripherer Widerstand
SMS	Somatostatin	TRH	Thyreotropin releasing hormone
SNARE	Soluble N-ethylmaleimide-sensitive-factor attachment receptor	TRP	Transient receptor potenzial
		TSH	Thyreozytenstimulierendes Hormon
SPL	Sound pressure level	TTX	Tetrodotoxin
SR	Sarkoplasmatisches Retikulum	TxA_2	Thromboxan A_2
SRY	Sex-determing region Y	U	Elektrische Spannung
SSW	Schwangerschaftswoche	UCP1	Uncoupling Protein 1
STPD	Standard temperature, pressure, dry	UV	Ultraviolett (Bereich elektromagnetischer Strahlung)
s. u.	Siehe unten		
SV	Schlagvolumen	V	Volumen, Visus
SVES	Supraventrikuläre Extrasystole	V.	Vena
T	Temperatur	v	Geschwindigkeit
t	Zeit	VC	Vitalkapazität
τ	Membranzeitkonstante/Schubspannung	VDR	Vitamin-D-Rezeptor
		V_2R	Vasopressin-Rezeptor vom Typ 2
T_3	Trijodthyronin	VEGF	Vascular endothelial growth factor
T_4	Thyroxin	VEP	Visuell evozierte Potenziale
TAG	Triacylglycerid	VES	Ventrikuläre Extrasystole
TBG	Thyroxin-bindendes Globulin	VIP	Vasoaktives intestinales Peptid
TCR	T-Zellrezeptor	VNS	vegetatives Nervensystem
T_C-Zelle	Zytotoxische T-Zelle	VOR	Vestibulo-okulärer Nystagmus
TDL	Thin descending limb	VR	Vanilloidrezeptor
TGF	Tubuloglomeruläres Feedback	Vv.	Venae
TGF-β	Transforming growth factor β	VWF	Von-Willebrand-Faktor
T_H-Zelle	T-Helferzelle	W	Arbeit/Watt
TkAL	Thick ascending limb	WHO	World Health Organisation
TLC	Totale Lungenkapazität	X	X-Chromosom
TLR	Toll-like receptor	Y	Y-Chromosom
TnAL	Thin ascending limb	Zn^{2+}	Zinkion
TNF-α	Tumor necrosis factor α	ZNS	Zentrales Nervensystem
tPA	Tissue plasminogen activator	ZVD	Zentralvenöser Druck

Abbildungsnachweis

Der Verweis auf die jeweilige Abbildungsquelle befindet sich bei allen Abbildungen im Buch am Ende des Legendentextes in eckigen Klammern. Alle nicht besonders gekennzeichneten Grafiken und Abbildungen © Elsevier GmbH, München.

A300	Reihe Klinik- und Praxisleitfaden, Elsevier Urban & Fischer Verlag, München
A400	Reihe Pflege konkret, Elsevier Urban & Fischer Verlag, München
E293	Atlas of Clinical Diagnosis, W. B. Saunders Company Ltd, 4th ed. 1999
E346	W. F. Boron, E. L. Boulpaep, Medical Physiology, Elsevier Saunders, 2nd ed. 2009
E347-01	H. Neuhart in: The Developing Human, Elsevier Saunders, 8th ed. 2008
L106	H. Rintelen, Velbert
L107	M. Budowick, München
L119	K. Wurlitzer, Greifswald
L157	S. Adler, Lübeck
L190	G. Raichle, Ulm
L231	S. Dangl
L232	Pane, Simcock (engl. Original), Illustrators: Jane Fallow and Antbits Boron
M394	
M395	Prof. U. Welsch, München
O522	W. Zettlmeier
O524	R. Dean, J. Miller, M. Willey, T. Loughhead
R135	A. Muntau: Intensivkurs Pädiatrie, Elsevier Urban & Fischer Verlag, 3. Aufl. 2004
T127	P. Scriba, München

Inhaltsverzeichnis

Tag 1 1

1 Allgemeine und Zellphysiologie, Zellerregung 1
   Stoffmenge und Konzentration 1
   Osmose 2
   Stofftransport 3
   Zellorganisation und -beweglichkeit 7
   Elektrische Phänomene an Zellen 9
   Energetik 11

2 Blut und Immunsystem 13
   Blut 13
   Erythrozyten 14
   Blutplasma 17
   Hämostase und Fibrinolyse 18
   Abwehrsystem und zelluläre Identität 22

3 Herz 33
   Elektrophysiologie des Herzens 33
   Mechanik des Herzens 44

Tag 2 49
   Ernährung des Herzens 49
   Steuerung der Herztätigkeit 50

4 Blutkreislauf 55
   Allgemeine Grundlagen 55
   Hochdrucksystem 59
   Niederdrucksystem 64
   Organdurchblutung 66
   Fetaler und plazentarer Kreislauf 70

5 Atmung 71
   Allgemeine Grundlagen 71
   Atemmechanik 72
   Lungenperfusion 78
   Gasaustausch in der Lunge 78
   Atemgastransport 81
   Atmungsregulation 83
   Atmung unter ungewöhnlichen Bedingungen 85
   Säure-Basen-Gleichgewicht und Pufferung 87

6 Arbeits- und Leistungsphysiologie 91
   Allgemeine Grundlagen 91
   Organbeteiligung 94
   Erfassung von Leistung und Leistungsbeurteilung 96

Inhaltsverzeichnis

Tag 3 ... 97

7 Ernährung, Verdauungstrakt, Leber ... 97
    Ernährung ... 97
    Motorik des Magen-Darm-Trakts ... 98
    Sekretion ... 102
    Aufschluss der Nahrung ... 109
    Absorption ... 111
    Integrative Steuerung der Magen-Darm-Funktion ... 115

8 Energie- und Wärmehaushalt ... 117
    Energiehaushalt ... 117
    Wärmehaushalt und Temperaturregulation ... 118

9 Wasser- und Elektrolythaushalt, Nierenfunktion ... 123
    Wasser- und Elektrolythaushalt ... 123
    Niere ... 126

10 Hormonale Regulation ... 143
    Allgemeine Grundlagen ... 143
    Wasser- und Elektrolythaushalt ... 150

Tag 4 ... 155
    Energiehaushalt und Wachstum ... 155

11 Sexualentwicklung und Reproduktion ... 167
    Geschlechtsentwicklung ... 167
    Weibliche Sexualhormone ... 168
    Menstruationszyklus ... 170
    Androgene ... 172
    Gameten ... 172
    Kohabitation und Befruchtung ... 173
    Schwangerschaft ... 173
    Fetus ... 174
    Geburt ... 175
    Laktation ... 176
    Alter ... 176

12 Funktionsprinzipien des Nervensystems ... 177
    Ionenkanäle ... 177
    Ruhemembranpotenzial ... 177
    Signalübertragung in Zellen ... 177
    Signalübertragung zwischen Zellen ... 183
    Signalverarbeitung im Nervensystem ... 190
    Funktionsprinzipien sensorischer Systeme ... 191

13 Muskulatur ... 193
    Allgemeine Muskelphysiologie ... 193
    Quergestreifte Muskulatur ... 195
    Glatte Muskulatur ... 201

14 Vegetatives Nervensystem ... 205
    Morphologische Grundlagen, Entwicklung, Wachstum ... 205
    Zelluläre und molekulare Mechanismen der Signaltransduktion ... 207
    Funktionelle Organisation des VNS ... 209

Inhaltsverzeichnis

15 Motorik 213
   Programmierung der Willkürbewegung 213
   Motorische Repräsentation auf dem Cortex 214
   Efferente Projektion der motorischen Cortizes 215
   Rückenmark 217

Tag 5 221
   Motorische Funktionen des Hirnstamms 221
   Basalganglien 223
   Kleinhirn 226
   Integrale motorische Funktionen des ZNS 227
   Störungen der Motorik 228

16 Somatoviszerale Sensorik 229
   Funktionelle und morphologische Grundlagen 229
   Temperatursinn 233
   Tiefensensibilität 234
   Viszerale Sensibilität 234
   Nozizeption 235

17 Visuelles System 239
   Dioptrischer Apparat 239
   Signalverarbeitung in der Retina 247
   Zentrale Repräsentation des visuellen Systems 252
   Informationsverarbeitung in der Sehbahn 254

18 Auditorisches System 255
   Physiologische Akustik 255
   Gehörgang und Mittelohr 258
   Innenohr 259
   Zentrale Hörbahn und corticale Repräsentation 262
   Sprachbildung und Sprachverständnis 264

19 Chemische Sinne 267
   Grundlagen der chemischen Sinne 267
   Geschmack 268
   Geruchssinn und trigeminaler chemischer Sinn 271

20 Integrative Leistungen des Zentralnervensystems 273
   Allgemeine Physiologie und funktionelle Anatomie der Großhirnrinde 273
   Integrative Funktionen durch corticale und subcorticale Interaktionen 279

Register 287

1 Allgemeine und Zellphysiologie, Zellerregung

- Stoffmenge und Konzentration 1
- Osmose 2
- Stofftransport 3
- Zellorganisation und -beweglichkeit 7
- Elektrische Phänomene an Zellen 9
- Energetik 11

 ## Stoffmenge und Konzentration

Menge. Um die Menge (Quantität) eines Stoffs zu beschreiben, stehen drei Größen zur Verfügung:
- Masse [kg]
- Stoffmenge [mol], 1 mol ≈ $6{,}022 \times 10^{23}$ Teilchen
- Volumen [m^3].

Konzentration. Stoffe können in Flüssigkeiten gelöst werden. Ihre Konzentration kann auf zwei Weisen angegeben werden:
- Massenkonzentration [kg/m^3 oder g/l]: Masse des gelösten Stoffs pro Volumen
- Stoffmengenkonzentration (Molarität) [mol/m^3 oder mol/l]: Anzahl der Mole des gelösten Stoffs pro Volumen.

Molalität. Im Gegensatz zur Molarität bezeichnet die **Molalität** die Stoffmenge pro Masseneinheit des Lösungsmittels [mol/kg]. Daher ist die Molalität, anders als die Molarität, nicht von Temperatur- und Druckschwankungen abhängig.

Osmolalität und Osmolarität. Bei den im menschlichen Körper herrschenden Bedingungen sind die Unterschiede zwischen Osmolarität und Osmolalität meist vernachlässigbar.

> **Osmolarität**: osmotisch wirksame Stoffmenge/l Lösungsmittel [osmol/l].
> **Osmolalität**: osmotisch wirksame Stoffmenge pro Kilogramm Lösungsmittel [osmol/kg].

Wird ein Stoff wie Kochsalz (NaCl) in Wasser gelöst, so entstehen bei vollständiger Dissoziation die zwei osmotisch wirksamen Teilchen Na^+ und Cl^-. Wird 1 mol Kochsalz in 1 l Wasser gelöst, beträgt die Osmolarität demnach 2 osmol/l, die Osmolalität 2 osmol/kg. Die Osmolarität/Osmolalität einer Lösung kann mittels **Gefrierpunktserniedrigung** gemessen werden.

■ CHECK-UP

☐ Was ist der Unterschied zwischen Osmolarität und Osmolalität?

1 Allgemeine und Zellphysiologie, Zellerregung

Osmose

Die Diffusion von Lösungsmittelmolekülen durch selektiv permeable (semipermeable) Membranen bezeichnet man als **Osmose**. Selektiv permeable Membranen sind für die Teilchen des Lösungsmittels durchlässig, für bestimmte, darin gelöste Teilchen nicht. Gibt man in eine Kammer (rechte Kammer in → Abb. 1.1) eine höher konzentrierte Glucoselösung als in eine andere Kammer (linke Kammer in → Abb. 1.1), so strömt Lösungsmittel wie z. B. H_2O zum Konzentrationsausgleich in die rechte Kammer. Durch diese gerichtete Teilchenbewegung steigt das Volumen in der rechten Kammer an. Dies führt zu einem Anstieg des **hydrostatischen Drucks** (Druck der Wassersäule, welche auf einem Messpunkt lastet) in dieser Kammer. Ist der entstehende hydrostatische Druck gleich der osmotischen Druckdifferenz, findet kein Netto-Wasserstrom mehr statt.

Osmotischer Druck

Alle in einer Flüssigkeit gelösten Teilchen, die nicht oder nur schlecht durch die semipermeable Membran dringen können, werden als osmotisch wirksame Teilchen bezeichnet. Ihre Konzentration ist nach der **Van't-Hoff-Gleichung** proportional zum osmotischen Druck Π der Lösung:

$$\Pi = c \times \sigma \times R \times T$$

wobei c = Teilchenkonzentration, σ = Reflexionskoeffizient, R = allgemeine Gaskonstante, T = Temperatur.
Der **Reflexionskoeffizient** σ gibt dabei an, welcher Anteil einer Teilchensorte an der Membran reflektiert wird, diese also nicht durchdringen kann. Ein Reflexionskoeffizient von 1 bedeutet, dass die Membran komplett undurchlässig für diese Teilchensorte ist (z. B. Proteine). Ist der Reflexionskoeffizient 0, so ist die Membran komplett durchlässig für die Teilchensorte. Nach der Van't-Hoff-Gleichung beträgt der osmotische Druck, der durch diese Teilchensorte hervorgerufen wird, 0 Pa. Es handelt sich folglich um osmotisch inaktive Teilchen. Die typische Zellmembran ist für folgende Stoffe/Teilchen zunehmend gut permeabel: $Na^+ < K^+ < Cl^- <$ Glucose < Tryptophan < Glyzerin < Harnstoff < H_2O.

Iso-, Hyper- und Hypotonie

Bei der Verabreichung von Infusionslösungen spielen osmotische Gleichgewichte an den Zellmembranen des Patienten eine lebenswichtige Rolle. Im Körper beträgt die Osmolalität des Blutplasmas 280–295 mosmol/kg. Lösungen, welche die gleiche Osmolalität wie Plasma besitzen, werden als **isoton** bezeichnet. **Hypotone** Lösungen weisen eine geringere, **hypertone** Lösungen eine größere Osmolalität als Plasma auf.

> Eine 0,9-prozentige NaCl-Lösung ist isoton. Sie wird daher auch als physiologische Kochsalzlösung bezeichnet.

Kolloidosmotischer Druck

Der durch die Plasmaproteine entstehende osmotische Druck wird als **kolloidosmotischer Druck** (**onkotischer Druck**) bezeichnet. Er beruht auf der großen Wasserbindungskapazität von Eiweißen. 60 % der Plasmaproteine sind Albumine: Sie erzeugen etwa 80 % des kolloidosmotischen Drucks.

> Der **kolloidosmotische Druck** des Plasmas beträgt 25 mmHg.

Im interstitiellen Raum fehlen Plasmaproteine, da sie aufgrund ihrer Größe in den Kapillaren nicht filtriert werden können (→ Kap. 4). Der kolloidosmotische Druck beträgt dort 0 mmHg. Er ist die wesentliche Triebkraft für die Wasserrückresorption im venösen Schenkel der Kapillaren.

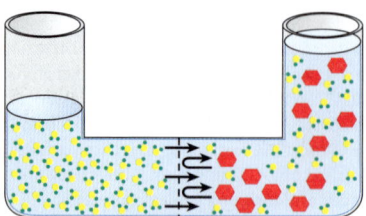

Abb. 1.1 Osmose: Wassermoleküle (grün) diffundieren durch die semipermeable Membran in die Glucoselösung. Die Glucosemoleküle (rot) können die semipermeable Membran nicht durchdringen. [L106]

Veränderungen der Plasmaosmolalität ziehen Flüssigkeitsverschiebungen zwischen den Flüssigkeitsräumen des Körpers aufgrund osmotischer Prozesse nach sich. So verdünnt etwa starkes Schwitzen verbunden mit der Aufnahme einer großen Menge an hypotonem Leitungswasser das Plasma (Plasmahypotonie). Folglich strömt Wasser durch die Zellmembranen in die Körperzellen ein und lässt sie anschwellen. Dies kann insbesondere im ZNS zu einem lebensgefährlichen **Hirnödem** führen, bei dem sich Hirnanteile im knöchernen Schädel einklemmen können.

Solvent drag
Durch den Solvent drag werden kleinste Teilchen durch die Strömung eines Lösungsmittels mitgerissen. Er kommt z. B. bei der parazellulären Resorption von Wasser in Darm und Niere vor.

■ CHECK-UP
- ☐ Definieren Sie und erklären Sie den Vorgang der Osmose!
- ☐ Was versteht man unter dem osmotischen Druck?
- ☐ Wie hoch ist der kolloidosmotische Druck des Blutplasmas?

Stofftransport

■ Prinzipien des Stofftransports

Brown-Molekularbewegung. Kinetische Energie, die Teilchen (z. B. Atomen, Molekülen, Ionen) innewohnt. Nimmt mit der Temperatur zu.

Diffusion. Die Bewegung von Teilchen entlang von Konzentrationsgradienten, z. B. die Verteilung eines Farbstoffs nach Eintropfen in eine stehende Flüssigkeit. Im Fall von geladenen Teilchen (Ionen) spielen auch elektrische Potenzialdifferenzen über Membranen eine entscheidende Rolle. Sie werden mit der Konzentrationsdifferenz der Ionen über die Membran zu einem **elektrochemischen Gradienten** zusammengefasst.

Konvektion. Bewegung von Teilchen aufgrund Flüssigkeits- oder Gasströmungen, z. B. Blutkreislauf im Körper.

Ultrafiltration. Stofftransport aufgrund von hydrostatischen Druckdifferenzen (Kapillaren). Zu beachten ist, dass sich Teilchen stets auch entgegen der Nettotransportrichtung, also „bergauf" bewegen, der Bruttotransport entlang des Gradienten aber überwiegt. Innerhalb des menschlichen Organismus sind Diffusionsprozesse über Membranen hinweg von besonderer Bedeutung. Solche Transportprozesse werden in der Physiologie in passive und aktive Transportprozesse eingeteilt:

- **Passive Transportprozesse** erfolgen entlang bestehender Gradienten
- **Aktive Transportprozesse** benötigen Energie, welche direkt oder indirekt in Form von Adenosintriphosphat (ATP) bereitgestellt wird.

Stofftransport durch Membranen

Biomembranen bestehen aus einer **Lipiddoppelschicht** (Bilayer), die ca. 5–9 nm dick ist. Zudem sind Proteine in diese Lipiddoppelschicht eingebettet oder peripher assoziiert. Kohlenhydrate kommen nur auf der Außenseite der Zellmembran vor, gebunden an Lipide oder Proteine. Membranen sind aufgrund ihres hydrophoben Inneren perfekte elektrische Isolatoren, da sie von Ionen nur durch spezielle Transportproteine passiert werden können.

■ Diffusion

Die Diffusion zwischen zwei voneinander abgetrennten Kompartimenten beschreibt das **Fick-Diffusionsgesetz**:

$$J = D \times \frac{A}{d} \times \Delta c$$

wobei J = Diffusionsfluss [mol/s], D = Diffusionskoeffizient [m²/s], A = Diffusionsfläche [m²], d = Diffusionsstrecke [m], Δc = Konzentrationsgradient [mol/m³].

1 Allgemeine und Zellphysiologie, Zellerregung

Der Diffusionskoeffizient hängt ab von dem diffundierenden Stoff, dem Lösungsmittel, der Trennschicht und der Temperatur. D/d kann zur **Permeabilitätskonstanten** P [m/s] zusammengefasst werden. Sie gibt Auskunft darüber, wie gut ein Stoff eine Membran durchqueren kann:

$$J = P \times A \times \Delta c$$

Diffundiert ein Gas in eine Flüssigkeit, wie z. B. beim Gasaustausch in der Lunge, ist der Löslichkeitskoeffizient des Gases in der Flüssigkeit zu berücksichtigen (**Henry-Gesetz**):

$$c = p \times \alpha$$

wobei c = Konzentration des Gases, p = Partialdruck [bar], α = Löslichkeitskoeffizient des Gases im Lösungsmittel [mol/bar/l].
Wenn, wie beim Gasaustausch in der Lunge, die Partialdruckdifferenz des diffundierenden Gases die treibende Kraft für den Stoffaustausch ist, setzt man diese in das Diffusionsgesetz ein, wobei sich D proportional zum Krogh-Diffusionskoeffizient K (Diffusionsleitfähigkeit) ändert:

$$J = K \times \frac{A}{d} \times \Delta p$$

> In der Lunge kann eine **interstitielle Fibrose** zu einer verlängerten Diffusionsstrecke für den Gasaustausch führen. Dies beeinträchtigt den Diffusionsstrom von O_2 und CO_2. Klinisch kann dies zu Dyspnoe und Leistungsschwäche führen. Laborchemisch lassen sich ein verminderter O_2-Partialdruck (pO_2) und ein erhöhter CO_2-Partialdruck (pCO_2) in der Blutgasanalyse nachweisen.

Die einfache Diffusion folgt einer **linearen Transportcharakteristik**: Die Transportgeschwindigkeit (Diffusionsfluss) ist proportional zur Konzentration des zu transportierenden Moleküls (→ Abb. 1.2). Poren und Kanäle können die einfache Diffusion von Stoffen ermöglichen, welche aufgrund ihrer Ladung oder Größe keine hohe Membranpermeabilität besitzen.

Poren
Poren sind ständig offene, wassergefüllte, in den Membranen liegende Transportkanäle und können eine bestimmte Substratspezifität besitzen. Beispiele sind:
- **Aquaporine** (Wasserkanäle) der Zellmembran
- Porine der äußeren Mitochondrienmembran
- Membrane attack complex (MAC) des Komplementsystems
- Kernporenkomplexe der Kernhülle.

Während die Aquaporine der Zellmembran nur H_2O-Moleküle passieren lassen, können die Kernporenkomplexe von sämtlichen niedermolekularen Stoffen und Proteinen bis zu einem Molekulargewicht von 60 kD durchdrungen werden.

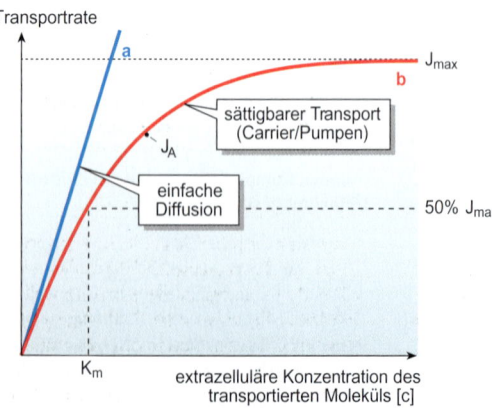

Abb. 1.2 Abhängigkeit der Transportgeschwindigkeit von der Konzentration des zu transportierenden Stoffs. Einfache Diffusion zeigt eine lineare Kinetik (a), erleichterte Diffusion und aktiver Transport weisen eine Sättigungskinetik auf (b). [L106]

Kanäle

Kanäle sind membrandurchspannende Röhren, die v. a. den schnellen Transport von Ionen vermitteln. Sie ermöglichen schnelle Veränderungen des Membranpotenzials und damit die Generierung elektrischer Signale. Kanäle zeichnen sich durch eine komplexe Funktionsweise aus, die sich auch in ihrer molekularen Bauweise abzeichnet (→ Abb. 1.3a). Sie besitzen:

Tor (Gate). Hält den Kanal normalerweise geschlossen – im Gegensatz zu Poren.

Regulatorische Domäne. Führt den Kanal vom geschlossenen (inaktiven) in den offenen (aktiven) Zustand über. Die Domäne kann unterschiedlich aktiviert werden:
- Extra- oder intrazellulare Liganden (ligandengesteuerte Ionenkanäle)
- Mechanische Reize
- Änderungen des Membranpotenzials (spannungsabhängige Ionenkanäle)
- Physikalische Faktoren wie Wärme, Kälte, Osmolarität.

Im Fall von spannungsabhängigen Ionenkanälen ist die regulatorische Domäne ein **Spannungssensor**, bestehend aus geladenen Aminosäureresten.

Inaktivierungsdomäne. Führt den Kanal vom offenen in den geschlossenen Zustand über. Hierfür ist meist ein zytoplasmatischer Kanalabschnitt verantwortlich, der die Pore von innen verschließt.

Selektivitätsfilter. Sitzt im Inneren der Kanalpore und bestimmt die Art der transportierten Teilchen. Er kann eng und damit sehr selektiv sein – in K$^+$-Kanälen wird sogar die Hydrathülle der Ionen abgestreift – oder eher durchlässig wie bei unspezifischen Kationenkanälen.

Die schnelle Öffnungskinetik von Ionenkanälen führt dazu, dass man den Anteil der offenen Kanäle zu einem bestimmten Zeitpunkt mit dem Begriff der **Offenwahrscheinlichkeit** beschreibt. Bei spannungsabhängigen Ionenkanälen definiert das Membranpotenzial die Offenwahrscheinlichkeit. Eine Depolarisation der Zellmembran über ein Schwellenpotenzial erhöht z. B. die Offenwahrscheinlichkeit von Na$^+$-Kanälen.

■ Erleichterte Diffusion

Die Diffusion bestimmter Moleküle und Ionen über Membranen wird durch spezielle Transportproteine (**Carrier**) erleichtert oder erst ermöglicht. Man spricht von erleichterter Diffusion. Carrier binden ihre Fracht auf einer Seite der Membran und ändern dann ihre Konformation – ähnlich wie ein Enzym. Diese Konformationsänderung lässt die Teilchen auf der anderen Seite der Membran wieder frei. Wie die einfache Diffusion ist auch die erleichterte Diffusion ein passiver Transportprozess, der nicht von ATP angetrieben wird, sondern von vorhandenen elektrochemischen Gradienten. Carrier sind substanzspezifisch, können also nur eine oder wenige ähnliche Substanzen über Membranen transportieren. Ein Beispiel für erleichterte Diffusion sind die Saccharid-Transporter der GLUT-Familie. Da sie alle ihre transportierten Stoffe stets in dieselbe Richtung über die Membran transportieren, können sie als **Uniporter** bezeichnet werden.

Die Anzahl der Carriermoleküle innerhalb einer Membran und ihre maximale Transportgeschwindigkeit sind begrenzt: Die erleichterte Diffusion folgt demnach einer Sättigungskinetik (→ Abb. 1.2).

$$J = \frac{J_{max} \times c}{K_m + c}$$

Die Michaelis-Konstante K_m gibt diejenige Stoffkonzentration an, bei der die Transportrate J halbmaximal ist.

> Der **K_m-Wert** gibt die Affinität eines Stoffs zu seinem Carrier an. Ein hoher K_m-Wert bedeutet eine niedrige Affinität des Carriers für den zu transportierenden Stoff.

■ Primär aktiver Transport

Als primär aktiv bezeichnet man Transportvorgänge, die direkt an die ATP-Hydrolyse (ATP → ADP+P$_i$) als Energiequelle gebunden sind (→ Abb. 1.3b). Es wird ein Stoff entgegen seines elektrochemischen Gradienten transportiert. Verantwortlich sind wie im Fall der erleichterten Diffusion Carrier, die jedoch zusätzlich ATPase-

1 Allgemeine und Zellphysiologie, Zellerregung

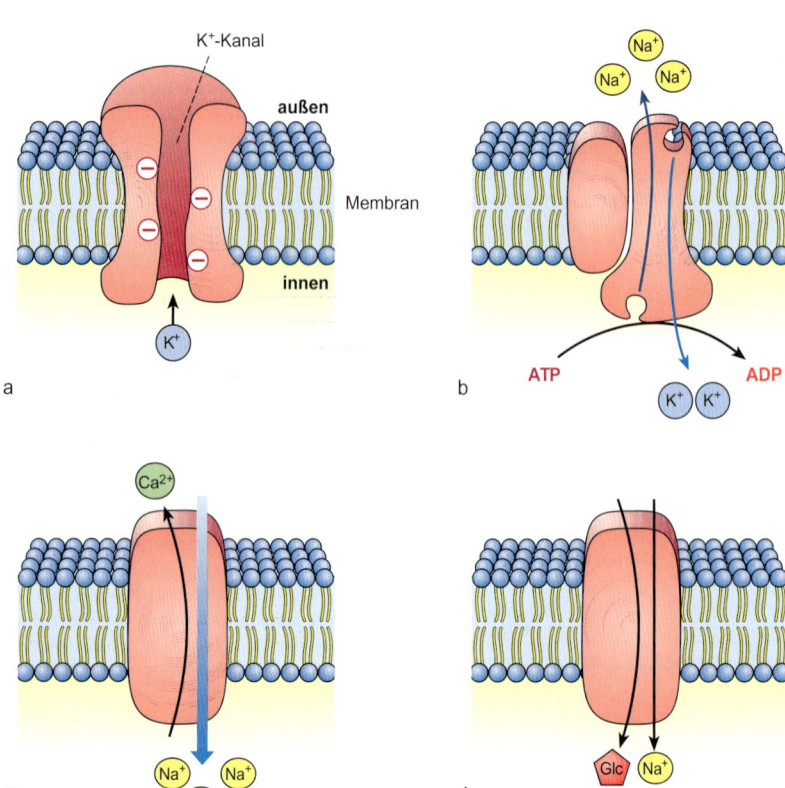

Abb. 1.3 Membrantransporter. K⁺-Kanal (a), primär-aktive Na⁺/K⁺-ATPase (b), sekundär-aktiver Na⁺/Ca²⁺-Austauscher, NCX (c), sekundär-aktiver Na⁺/Glucose-Symporter, SGLT2 (d). [L106]

Eigenschaft besitzen. Sie werden als **Pumpen** bezeichnet. Der primär aktive Transport zeichnet sich ebenfalls durch eine absättigbare Kinetik aus. I. d. R. arbeiten Pumpen langsamer als Carrier, da sie ATP-induzierte Konformationsänderungen an den eigentlichen Transportvorgang koppeln.

Na⁺/K⁺-ATPase

Die Na⁺/K⁺-ATPase treibt als wichtigster primär aktiver Transporter die meisten Ionentransporte über zelluläre Membranen an. Sie bedingt eine Ionenungleichverteilung über die Zellmembranen (➔ Tab. 1.1) und verbraucht ca. ⅓ der Gesamtenergie einer Zelle in Ruhe. Dieser ATP-Verbrauch wird von der Na⁺/K⁺-ATPase dazu genutzt, drei Na⁺-Ionen aus der Zelle zu schleusen und im Gegenzug zwei K⁺-Ionen zu importieren (➔ Abb. 1.3b). Aufgrund dieser Stöchiometrie ist die Na⁺/K⁺-ATPase ein **elektrogener Transporter**: Pro Transportzyklus wird netto eine positive Ladung auf die Außenseite der Zelle gebracht. Steigt die intrazelluläre Na⁺-Konzentration an, so steigert sich die Leistung der Na⁺/K⁺-ATPase. Experimentell kann sie selektiv durch Ouabain gehemmt werden. Ihr Ausfall z. B. durch Hypoxie nach Ischämien führt zu einer intrazellulären Akkumulation von Na⁺-Ionen mit konsekutiver Zellschwellung.

Calciumpumpen

Ca²⁺-Pumpen existieren in der Zellmembran und in den Membranen des ER. Letztere werden als **SERCA** (sarko- und endoplasmatisches Retikulum Ca²⁺-ATPasen) bezeichnet.

Tab. 1.1 Ionenverteilung zwischen intra- und extrazellularem Milieu

Ion	Intrazellulare Konzentration [mmol/l]	Extrazellulare Konzentration [mmol/l]	Konzentrationsverhältnis intra:extra	Gleichgewichtspotenzial [mV]
Na^+	15	150	1:10	+60
K^+	150	5	30:1	−90
Ca^{2+}	10^{-4}	1	$1:10^6$	+120
Cl^-	6	120	1:20	−80

V-Typ-ATPasen

Vesikuläre ATPasen säuern membranumhüllte zelluläre Vesikel mit Protonen an, die sie primär aktiv importieren. Der hohe **Protonengradient** ermöglicht konsekutiv den sekundär aktiven Import von Substanzen, die in das Vesikel aufgenommen werden sollen, wie z. B. Neurotransmitter.

H^+/K^+-ATPasen

H^+/K^+-ATPasen säuern den Magensaft durch einen ATP-getriebenen Export von Protonen in das Magenlumen an. Im Gegenzug werden K^+-Ionen in die Zelle transportiert. Sie befinden sich in der apikalen Membran von Belegzellen und können durch **Protonenpumpeninhibitoren** (**PPI**) gehemmt werden.

■ Sekundär aktiver Transport

Sekundär aktive Transportmechanismen nutzen die durch primär aktiven Transport aufgebauten Ionengradienten, andere Stoffe entgegen des Konzentrationsgradienten zu transportieren. Damit wird die Energie eines bestehenden Ionengradienten verwendet, um einen anderen aufzubauen. Viele dieser sekundär aktiven Transportmechanismen nutzen den durch die Na^+/K^+-ATPase generierten Na^+-Gradienten. Ein Beispiel sind die Glucose-Transporter der SGLT-Gruppe, welche die Glucoseresorption in Darm und Niere bewerkstelligen (→ Abb. 1.3d). Sekundär aktiver Transport kann in Form von Sym- oder Antiport stattfinden und wird durch Carrier vermittelt.

■ Tertiär aktiver Transport

Tertiär aktive Transportprozesse beziehen die Energie für den Transport entgegen eines Gradienten einer Substanz aus dem sekundär aktiven Transport einer anderen. So erfolgt z. B. die Resorption von kurzen Peptiden (Di- und Tripeptide) im Darm durch H^+-Symport. Die hierfür notwendigen Protonen stammen aus dem sekundär aktiven Na^+/H^+-Antiport, der wiederum von der Na^+/K^+-ATPase angetrieben wird.

■ CHECK-UP

☐ Nennen Sie verschiedene Beispiele für aktive und passive Transportprozesse!
☐ Was unterscheidet primär-, sekundär- und tertiär-aktiven Transport voneinander?
☐ Was bedeutet der K_m-Wert von Carrier-Molekülen?

Zellorganisation und -beweglichkeit

■ Aufbau der Zelle

Die kleinste Funktionseinheit aller lebenden Organismen ist die Zelle. Sie bewerkstelligt alle lebenswichtigen Funktionen des Körpers:
- Stoffwechsel
- Synthese
- Sekretion
- Bewegung
- Signalverarbeitung.

Die **Differenzierungsvorgänge** der Zellen variieren enorm und tragen damit erheblich zur Aufgabenverteilung der Zellen eines Gewebeverbands bei. Auch in einer Zelle übernehmen verschiedene **Kompartimente** und Organellen verschiedene **Funktionen** (→ Tab. 1.2).

1 Allgemeine und Zellphysiologie, Zellerregung

Tab. 1.2 Aufgaben einzelner Zellorganellen und -bestandteile

Zellorganell	Funktion
Zellkern (Nukleus)	• Schutz und Weitergabe der DNA • Genexpression
Zytoplasma	• Stoffwechsel • Proteinsynthese • Zellhomöostase
Mitochondrien	• ATP-Synthese • Stoffwechsel • Ca^{2+}-Speicherung • Apoptose
Lysosomen	• Abbau v. a. endozytierter, aber auch zelleigener Partikel
Peroxisomen	• Stoffwechsel • Entgiftung
Raues endoplasmatisches Retikulum (rER)	• Proteinsynthese (exozytotischer Pathway, Membranproteine) • Proteinmodifikation • Qualitätskontrolle
Glattes endoplasmatisches Retikulum (gER)	• Stoffwechsel • Membranlipidsynthese • Biotransformation und Entgiftung • Ca^{2+}-Speicher
Golgi-Apparat	• Proteinmodifikation • Membranlipidsynthese • Schaltstation endo- und exozytotischer Pathway
Zytoskelett	• Mikrotubuli: Stabilität, Transport, Mitosespindel • Intermediärfilamente: mechanische Widerstandskraft, Kernlamina • Aktinfilamente: Zellform und -bewegung
Zentrosomen	• Mikrotubulusorganisierendes Zentrum • Spindelpole • Basalkörper von Zilien
Zellmembranen	• Kompartimentierung • Regulation des Stofftransports • Signaltransduktion

■ Endo- und Exozytose

Zwei spezielle aktive Transportprozesse, die unter Energieverbrauch ablaufen.

Endozytose
Bei der Endozytose werden Partikel oder sogar ganze Zellen von einer Zelle aufgenommen.

Pinozytose. Aufnahme löslicher Partikel. Man unterscheidet:
- Clathrinvermittelte Endozytose (Potozytose)
- Clathrinunabhängige (durch Caveolae vermittelte) Endozytose
- Konstitutive Endozytose.

Phagozytose. Aufnahme unlöslicher Partikel oder ganzer Zellen. Zur Phagozytose sind nur wenige Körperzellen in der Lage:

- Monozyten
- Makrophagen
- Interdigitierende dendritische Zellen
- Neutrophile und eosinophile Granulozyten
- Epithelzellen des retinalen Pigmentepithels.

Nach der Bindung an spezifische Zellmembranrezeptoren der Phagozyten wird der Fremdkörper von sog. Lamellipodien umflossen und in ein Phagosom internalisiert. Dieses fusioniert intrazellular mit Lysosomen, wird angesäuert und sein Inhalt von lysosomalen Hydrolasen verdaut.

Exozytose
Bei der Exozytose werden Vesikel in Richtung Zellperipherie transportiert, um dort mit der Zellmembran zu verschmelzen und so ihren Inhalt in den Extrazellularraum abzugeben. Sie spielt daher eine wichtige Rolle in exokrinen Drüsenepithelien und Nervenzellen, die Neuro-

transmitter per Exozytose ausschütten. Für die Verschmelzung der Vesikel mit der Zellmembran sind **SNARE-Proteine** notwendig: Sie vermitteln die Interaktion der Membranen nach dem Reißverschlussprinzip. Die regulierte Exozytose wird meist durch einen Ca^{2+}-Einstrom in die Zelle ausgelöst.

■ Intrazellularer Transport

Auch in der Zelle finden Transportprozesse zwischen den einzelnen Kompartimenten und Organellen statt. Insbesondere Proteine müssen ihren Wirkungsort in der Zelle erreichen. Hierfür besitzen sie spezielle Aminosäuresequenzen (**Lokalisationssequenzen**) oder posttranslationale Veränderungen, wie z. B. **Mannose-6-Phosphat** als Lokalisationssignal für den Transport in Lysosome. Der Transport erfolgt entweder per Diffusion oder entlang von Schienensystemen – Mikrotubuli oder Aktinfilamente – assoziiert mit speziellen Motorproteinen.

- Mikrotubuli: Motorproteine sind Kinesine und Dyneine. Kinesine wandern mit ihrer Fracht meist in Richtung des Plus-Endes, Dyneine in Richtung des Minus-Endes. Mikrotubuli und die assoziierten Motorproteine bilden die molekulare Grundlage für schnelle Transportvorgänge (20–40 cm/Tag) in den Axonen, um die Nervenendigungen zu versorgen.
- Aktifilamente: Motorproteine sind Myosine. Sie transportieren molekulare Fracht in Richtung des Plus-Endes. Zudem sind durch die Aktin-Myosin-Interaktion Bewegungen ganzer Zellen möglich, z. B. Muskelkontraktion (→ Kap. 13).

■ CHECK-UP

- ☐ Nennen Sie Beispiele für Transportvorgänge innerhalb einer Zelle.
- ☐ Wie kann eine Zelle Stoffe aus ihrer Umwelt aufnehmen oder an diese abgeben?

Elektrische Phänomene an Zellen

■ Membranpotenzial und Ionenströme

Membranpotenzial

Alle lebenden Zellen schaffen sich ein ganz bestimmtes Ionenmilieu in ihrem Inneren, das sich vom Extrazellularraum in charakteristischer Weise unterscheidet. Die Ursache für diese **Ionenungleichverteilung** über die Zellmembran ist die Aktivität von Pumpen und daran gekoppelter aktiver Transportprozesse. Für die Entstehung des Membranpotenzials spielt der K^+-Gradient über die Zellmembran eine entscheidende Rolle. Da unter „Normalbedingungen" einige K^+-Kanäle geöffnet sind, besteht eine gewisse Leitfähigkeit der Zellmembran für K^+-Ionen. Stellt man sich eine ungeladene Modellzelle mit hoher intrazellulärer K^+-Konzentration vor, wie sie durch die Na^+/K^+-ATPase hervorgerufen wird, so werden K^+-Ionen nach extrazellular diffundieren – gemäß ihres hohen Konzentrationsgradienten. Positive Ladungen platzieren sich auf der Außenseite der Zellmembran. So baut sich zunehmend ein elektrischer Gradient auf und wirkt dem K^+-Ausstrom entgegen. Sind chemischer und elektrischer Gradient betragsmäßig gleich groß, findet kein Netto-K^+-Transport mehr statt. Diesen Zustand bezeichnet man als das K^+-**Gleichgewichtspotenzial** (K^+-**Diffusionspotenzial**). Da die Zellmembranen der meisten Körperzellen unter Ruhebedingungen (fast) nur für K^+-Ionen leitfähig sind, wird ihr **Membranpotenzial** wesentlich vom K^+-**Gleichgewichtspotenzial** bestimmt. Das Gleichgewichtspotenzial jedes Ions kann mithilfe der **Nernst-Gleichung** berechnet werden, wenn die Ionenverteilung über die Membran bekannt ist:

$$E_{rev} = \frac{-61\ mV}{n} \times \lg\left(\frac{Kation_i}{Kation_a}\right)$$

wobei E_{rev} = Umkehrpotenzial, n = Wertigkeit des Ions, a = außen, i = innen.
Also im Fall von K^+-Ionen:

1 Allgemeine und Zellphysiologie, Zellerregung

$$E_{rev} = -61\ mV \times \lg\left(\frac{150\ mmol/l}{5\ mmol/l}\right)$$

> Im Fall von Anionen ist der Kehrwert des obigen Quotienten zu gebrauchen!

Öffnen bei einem bestimmten Membranpotenzial Ionenkanäle, so treibt der Nettostrom der Ionen das Membranpotenzial auf das Gleichgewichtspotenzial dieser Ionensorte. Öffnen z. B. bei einem Membranpotenzial von −60 mV Kaliumkanäle, so strömen K^+-Ionen so lange nach extrazellulär, bis das Membranpotenzial ungefähr −90 mV beträgt. Das entspricht dem K^+-Gleichgewichtspotenzial. Da bei Membranspannungen < −90 mV K^+-Ionen in die Zelle strömen würden, sich der Stromfluss also umkehren würde, bezeichnet man das Gleichgewichtspotenzial auch als **Umkehrpotenzial**.

Die Triebkraft eines Ionenstroms ist die Differenz zwischen Membranpotenzial und Gleichgewichtspotenzial für das Ion. Der elektrogene Transport der Na^+/K^+-ATPase trägt etwa −10 mV zum Membranpotenzial einer Körperzelle bei. Der Großteil wird durch die K^+-Diffusion vermittelt. Andere Ionensorten wie Na^+ und Cl^- tragen nur wenig zur Entstehung des Membranpotenzials bei, da die Zellmembranen nur eine geringe Leitfähigkeit für sie aufweisen. Auch sie können jedoch in die Berechnung des Membranpotenzials mit einfließen (**Goldmann-Hodgkin-Katz-Gleichung**):

$$E_{rev} = \frac{R \times T}{F} \times \ln\left[\frac{P_{Na}(Na^+)_a + P_K(K^+)_a + P_{Cl}(Cl^-)_i}{P_{Na}(Na^+)_i + P_K(K^+)_i + P_{Cl}(Cl^-)_a}\right]$$

wobei F = Faraday-Konstante.

Ruhemembranpotenzial

Neuronen und Muskelzellen sind erregbare Zellen. Bei ihnen kann das Membranpotenzial durch Stimuli verändert werden. Im Ruhezustand wird es daher als **Ruhemembranpotenzial** bezeichnet. Dieses wird v. a. durch das K^+-Diffusionspotenzial bestimmt, welches abhängt von der lokalen Ionenverteilung und den exprimierten K^+-Kanälen.
- Neurone: ca. −70 mV
- Herz- und Skelettmuskelzellen, Gliazellen: ca. −90 mV.

Depolarisation. Positive Abweichung vom Ruhemembranpotenzial. Der Spannungsgradient über die Membran nimmt ab.

Hyperpolarisation. Negative Abweichung vom Ruhemembranpotenzial. Der Spannungsgradient über die Membran nimmt zu.

Aktionspotenzial

Das Aktionspotenzial (AP) ist eine vorübergehende Depolarisation der Membran, die in einem Zelltyp stereotyp abläuft: gleiche Amplitude und zeitlicher Verlauf (→ Abb. 1.4). Das AP kann jedoch in verschiedenen Geweben äußerst unterschiedliche Charakteristika besitzen, z. B. die Dauer variiert:
- Purkinjezellen des Herzens: ca. 400 ms
- Skelettmuskelzellen: ca. 10 ms
- ZNS-Neurone: ca. 1 ms.

Der Verlauf eines AP kann eingeteilt werden in:

Initiationsphase. Überwindung des **Schwellenpotenzials** (ca. −60 mV in Neuronen), durch äußeren Reiz oder spontane Depolarisation, vermittelt durch die zunehmend erhöhte Offenwahrscheinlichkeit von spannungsabhängigen Na^+- und/oder Ca^{2+}-Kanälen. Das natürlich vorkommende Polykation Spermin blockiert Ruhepotenzial vermittelnde K_{ir}-Kanäle und trägt damit zur Entstehung des Schwellenpotenzials bei: die K^+-Leitfähigkeit der Membran lässt bei −70 bis −60 mV abrupt nach.

Steiler Aufstrich. Vermittelt durch die schnelle Öffnung von Na_V-Kanälen kommt es zu einer schnellen Depolarisation.

Overshoot. Die Leitfähigkeitserhöhung der Membran für Na^+-Ionen sorgt dafür, dass das Membranpotenzial auf das Na^+-Gleichgewichtspotenzial (ca. +60 mV) zustrebt. Werte zwischen 0 und 40 mV werden erreicht (Overshoot).

Plateauphase. Insbesondere in Zelltypen mit Ca^{2+}-getragenen AP kann durch das langsamere Verschlussgating dieser Kanäle im Vergleich zu Na_V-Kanälen ein längere Depolarisationsphase (Plateauphase) erreicht werden.

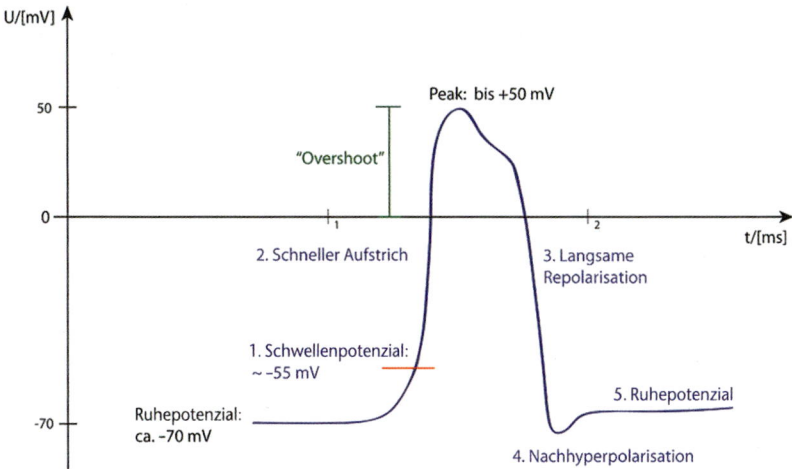

Abb. 1.4 Verlauf eines Aktionspotenzials [O522]

Repolarisation. Die schnelle Inaktivierung von Na$_v$-Kanälen und das langsamere Öffnungsverhalten von K$_v$-Kanälen leiten die Repolarisationsphase des AP ein, die weniger steil verläuft als der Aufstrich.

Nachhyperpolarisation. V. a. in Neuronen führt eine zusätzliche Ca^{2+}-getriggerte K$^+$-Leitfähigkeit am Ende des AP dazu, dass das Membranpotenzial kurzzeitig leicht negativere Werte als das normale Ruhepotenzial annimmt.

Refraktärität
Während der **absoluten Refraktärperiode** kann auch durch einen maximalen Reiz kein neues AP mehr ausgelöst werden: Sämtliche Na$^+$-Kanäle befinden sich in einem inaktivierbaren Zustand. Die Dauer entspricht in etwa der des AP. In der **relativen Refraktärperiode** sind wieder einige Na$^+$-Kanäle aktivierbar, weshalb sich ein in der Amplitude vermindertes AP auslösen lässt. Dennoch handelt es sich auch bei diesem AP um ein Alles-oder-Nichts-Ereignis. Die Refraktärzeit begrenzt die maximale AP-Frequenz, was v. a. in der Herzmuskulatur eine essenzielle Bedeutung besitzt.

■ CHECK-UP

☐ Wie kommt das Membranpotenzial einer Körperzelle zustande?
☐ Der Konzentrationsgradient für Ca^{2+}-Ionen über eine Zellmembran betrage vom Zytoplasma zum Extrazellularraum 1 : 10.000. Berechnen Sie mithilfe der Nernst-Gleichung das Ca^{2+}-Gleichgewichtspotenzial dieser Zelle! Was lässt sich aus dem Wert ableiten?
☐ Beschreiben Sie den Ablauf eines AP!

Energetik

→ S. GK Physik 2.4 und GK Biochemie 10.

2 Blut und Immunsystem

- Blut 13
- Erythrozyten 14
- Blutplasma 17
- Hämostase und Fibrinolyse 18
- Abwehrsystem und zelluläre Identität 22

 ## Blut

■ Funktionen des Bluts

Das Blut erfüllt eine **Transportfunktion** für:
- O_2 und CO_2
- Nährstoffe und Abbauprodukte
- Wärme
- Hormone und andere Signalstoffe.

Daneben hat das Blut weitere wichtige Aufgaben:
- **Homöostase**: Aufrechterhaltung des inneren Milieus mit Isoionie und Isotonie (→ Kap. 9) sowie Pufferfunktion mit Stabilisierung des pH-Werts (→ Kap. 5)
- **Reparaturfunktion**: Blutstillung und -gerinnung, Fibrinolyse, Einleitung der Wundheilung
- **Abwehrfunktion**: gegen Infektionen und körperfremde Substanzen.

■ Blutvolumen

Das **Blutvolumen** macht beim erwachsenen Menschen ca. 7–8 % des Körpergewichts aus. Das entspricht einem Blutvolumen von etwa 70 ml/kg KG beim Mann und 65 ml/kg KG bei der Frau. Absolut hat somit ein 70 kg schwerer Mann ein Blutvolumen von ca. 5 Litern. Bei Neugeboren ist der Anteil des Bluts am Körpergewicht mit bis zu 100 ml/kg höher, im hohen Alter mit ca. 50 ml/kg niedriger. Das Blutvolumen kann mit dem Indikator-Verdünnungsverfahren gemessen werden (→ Kap. 4).

Normovolämie bezeichnet das normale Blutvolumen. Ein pathologisch erhöhtes Blutvolumen, **Hypervolämie**, findet man z. B. bei Herz-Kreislauf-Erkrankungen. Ein pathologisch vermindertes Blutvolumen, **Hypovolämie**, entsteht z. B. durch Blutverlust.

■ Blutbestandteile

Das Blut besteht aus:
- **Blutzellen**: Erythrozyten, Leukozyten und Thrombozyten, Konzentrationen siehe → Tabelle 2.1
- **Blutplasma**: Wasser, Plasmaproteine, niedermolekulare Stoffe und Elektrolyte.

Tab. 2.1 Blutzellen, Konzentrationen

Blutzellen	Durchschnittliche Konzentration [/µl Blut]	Normbereich [/µl Blut]
Erythrozyten	5 Millionen	• ♀: 4,0–5,2 Millionen • ♂: 4,3–6,1 Millionen
Leukozyten	7.000	4.000–10.000
Thrombozyten	250.000	150.000–440.000

2 Blut und Immunsystem

Retikulozyt = kernlos

CHECK-UP

- Welche Funktionen erfüllt das Blut?
- Wie groß ist das normale Blutvolumen und wie verändert es sich mit dem Alter?

Erythrozyten

Lebenszyklus der Erythrozyten

Erythropoese
Erythrozyten entwickeln sich wie alle Blutzellen aus den **multipotenten hämatopoetischen Stammzellen**, die sich beim Erwachsenen im roten Knochenmark befinden. Aus diesen undeterminierten Stammzellen entstehen schließlich spezialisierte Vorläuferzellen der einzelnen Blutzellen. Diese werden auch als **Colony forming units** (**CFU**) bezeichnet.
Die Entwicklung der erythroiden Vorläuferzelle (CFU-E, → Abb. 2.1) wird durch **Erythropoetin** (**EPO**) reguliert. EPO verstärkt zunächst die Proliferation und Differenzierung, anschließend steigert es die Hämoglobinbildung. Proliferation und Differenzierung sind abhängig von Cobalamin (Vitamin B_{12}) und Folsäure, die Hämoglobinbildung von Eisen.
Im letzten Entwicklungsschritt im Knochenmark wird der Kern ausgestoßen, und es entsteht der Retikulozyt. Dieser enthält noch Reste von Kernchromatin. Nachdem er in die Blutbahn ausgewandert ist, verliert der Retikulozyt innerhalb eines Tags Ribosomen und Mitochondrien, und wird so zum reifen Erythrozyten.

EPO wird in der Nierenrinde von peritubulär gelegenen fibroblastenähnlichen Zellen produziert, vermehrt bei niedrigem Sauerstoffpartialdruck (Hypoxie). Hypoxie stabilisiert den Transkriptionsfaktor HIF-1α. Dieser induziert die EPO-Produktion.

Das bei Hypoxie vermehrt in der Nierenrinde gebildete EPO kann die Erythropoese um das 5- bis 10fache steigern.

Leben und Abbau
Die mittlere **Lebensdauer** eines Erythrozyten beträgt 120 Tage. Der Abbau erfolgt im mononukleären Phagozyten-System (MPS), vor allem in Milz und Knochenmark. Aufgrund ihrer geringeren Verformbarkeit können überalterte Erythrozyten die engen Schlitze der Milzsinus nicht mehr passieren und werden so herausgefiltert. Das beim **Abbau** durch Makrophagen gewonnene Eisen wird im Blut an Transferrin gebunden, transportiert und dem Knochenmark für die Neusynthese von Hämoglobin zugeführt. Das ebenfalls frei werdende unkonjugierte („indirekte") Bilirubin wird im Blut an Albumin gebunden, zur Leber transportiert.

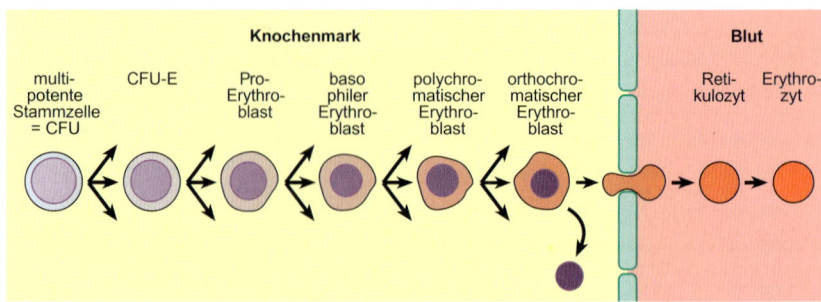

Abb. 2.1 Erythropoese im Knochenmark [L106]

Pathologische Hämolyse. Neben der geschilderten physiologischen Hämolyse kann es durch frühzeitigen Abbau von Erythrozyten zu einer pathologischen Hämolyse kommen. Gründe hierfür sind u. a.:
- Zellmembrandefekte des Erythrozyten
- Hämoglobinopathien, z. B. Sichelzellanämie
- Enzymdefekte, z. B. Glucose-6-Phosphat-Dehydrogenase-Mangel
- Toxische oder andere, die Erythrozytenmembran schädigende Substanzen im Plasma, z. B. Toxine von bestimmten Streptokokken
- Mechanische Hindernisse, z. B. künstliche Herzklappen.

Das Plasmaprotein Haptoglobin bindet v. a. bei intravasaler Hämolyse, d. h. Hämolyse im Gefäßumen, das frei werdende Hämoglobin.

■ Eigenschaften der Erythrozyten

Erythrozyten machen ca. 95 % aller Blutzellen aus. Ihre wichtigste Aufgabe ist der O_2- und CO_2-Transport. Die wichtigsten messbaren Eigenschaften der Erythrozyten liefert das rote oder auch das kleine Blutbild (➜ Tab. 2.2 und ➜ Tab. 2.3), das Grundlage der Diagnostik von Anämien und Polyglobulien ist (➜ s. u.).

Rund ⅓ der Erythrozytenmasse besteht aus Hämoglobin. Rund ⅔ des Eisenbestands des gesamten Körpers stecken im Hämoglobin. 1 ml Blut enthält ca. 0,5 mg Eisen.

Blutkörperchensenkungsgeschwindigkeit (BSG). Die BSG gibt die Geschwindigkeit an, mit der sich die Erythrozyten in einem senkrechten Röhrchen mit ungerinnbar gemachtem Blut aufgrund der Schwerkraft absetzen. Bei Entzündungen und Tumoren beschleunigen Substanzen die Aggregation der Erythrozyten. Dadurch erhöht sich die BSG. Die BSG ist somit ein unspezifischer Suchtest für Entzündungen und Tumoren. Normal für Männer unter 50 Jahren ist eine BSG von ≤ 15 mm nach 1 h, für Frauen unter 50 Jahren ≤ 20 mm.

Größe, Form und Verformbarkeit

Die **Form** der Erythrozyten gleicht einer bikonkaven Scheibe mit einem Durchmesser von ca.

Tab. 2.2 Normalwerte für Erythrozytenzahl, Hämoglobin und Hämatokrit

Parameter	Abk.	Einheit	♂ Durchschnittswert (Normbereich)	♀ Durchschnittswert (Normbereich)
Erythrozytenzahl	EZ	10^{12}/l	5,3 (4,4–6,3)	4,8 (4,2–5,5)
Hämoglobin-Konzentration	Hb	g/dl	16 (14–18)	14 (12–16)
Hämatokrit	Hkt	vol/vol	0,45 (0,40–0,54)	0,42 (0,37–0,47)

Tab. 2.3 Normalwerte der Erythrozytenindizes

Erythrozytenindex	Abk.	Berechnung	Einheit	Durchschnittswert (Normbereich)
Mittleres Erythrozytenvolumen (Mean corpuscular volume)	MCV	Hkt/EZ	fl	88 (80–100)
Mittlere Hämoglobinmenge eines Erythrozyten (Mean corpuscular hemoglobin)	MCH	Hb/EZ	pg	30 (26–34)
Mittlere Hämoglobinkonzentration der Erythrozyten (Mean corpuscular hemoglobin concentration)	MCHC	Hb/Hkt = MCH/MCV	g/l	340 (320–360)

2 Blut und Immunsystem

7–8 μm und einer Dicke von ca. 2 μm. Aufgrund der geringen Biegesteifigkeit der Membran und der Flexibilität des Zytoskeletts sind Erythrozyten besonders verformbar. Dadurch können sie problemlos durch Kapillaren mit einem Durchmesser von 4 μm gelangen. Die Verformbarkeit ist auch von entscheidender Bedeutung für die Fließeigenschaften des Bluts (→ Kap. 4). Durch Ein- oder Ausstrom von Wasser verändert sich die Form des Erythrozyten. Bei geringer Osmolalität der umgebenden Flüssigkeit strömt Wasser in den Erythrozyten, sodass dieser zum Sphärozyten mit der Kugelform anschwillt und schließlich platzt (**osmotische Hämolyse**). Bei erhöhter Osmolalität der umgebenden Flüssigkeit strömt Wasser aus dem Erythrozyten heraus, wodurch dieser zum Echinozyten mit der Stechapfelform schrumpft.

> **Osmotische Resistenz.** Die Fähigkeit der Erythrozyten, bei fallender Osmolalität bis zu einem bestimmten Punkt nicht zu platzen. Kann durch Erkrankungen verringert oder erhöht sein. So führt z. B. die **angeborene Kugelzellanämie** (hereditäre Sphärozytose) durch eine verringerte osmotische Resistenz dazu, dass alle Erythrozyten die Kugelform einnehmen. Diese werden vermehrt in der Milz herausgefiltert und abgebaut. Es kommt zum Mangel an Erythrozyten (Anämie).

Hämatokrit

> Der **Hämatokrit** (Hkt) ist der relative Anteil aller Blutzellen am Gesamtblutvolumen.

Bei Männern beträgt der Hkt durchschnittlich 0,45, bei Frauen 0,42 (→ Tab. 2.2). Die Erythrozyten machen normalerweise mehr als 99 % des Hkt aus (Erythrokrit). Leukozyten tragen aufgrund ihrer geringen Konzentration nur wenig zum Hkt bei (Leukokrit), können jedoch insbesondere bei pathologischer Vermehrung (Leukozytose) nach Zentrifugation als dünner weißer Saum (Buffy coat) über der roten Zellsäule sichtbar werden. Thrombozyten sind trotz höherer Konzentration aufgrund ihres kleinen Zellvolumens ebenfalls von untergeordneter Bedeutung für den Hkt.

> Ein **erhöhter Hkt** kann durch eine erhöhte Erythrozytenzahl oder ein verringertes Plasmavolumen zustandekommen. Umgekehrt kann ein **erniedrigter Hkt** bei verringerter Erythrozytenzahl oder erhöhtem Plasmavolumen vorliegen.

■ Grundzüge der Anämien

> Als **Anämie** ist eine Senkung des Hkt, der Hämoglobinkonzentration oder der Erythrozytenkonzentration unter den jeweiligen Normwert definiert.
> Als **Polyglobulie** bezeichnet man eine Erhöhung der Erythrozytenkonzentration, im weiteren Sinne auch eine Erhöhung des Hkt oder der Hämoglobinkonzentration.

Anämien können nach den Erythrozytenindizes MCV und MCH unterteilt werden (→ Tab. 2.3):

Mikrozytäre, hypochrome Anämie.
MCV und MCH sind erniedrigt. Ursache ist meist ein Eisenmangel. Eine **Eisenmangelanämie** kommt am häufigsten durch chronischen Blutverlust zustande, etwa bei heftigen Regelblutungen, Darmgeschwüren oder Darmtumoren. Im Blut sind die Transferrin-Sättigung und der Ferritin-Spiegel erniedrigt, die Transferrin-Konzentration ist kompensatorisch erhöht.

Makrozytäre, hyperchrome Anämie.
MCV und MCH sind erhöht. Dies ist häufig durch Vitamin-B_{12}- oder Folsäuremangel bedingt. Ein Vitamin-B_{12}-Mangel entsteht wiederum durch unzureichende Zufuhr etwa bei rein vegetarischer Ernährung oder durch verringerte Resorption bei Mangel an Intrinsic factor (**perniziöse Anämie**).

Normozytäre, normochrome Anämie.
MCV und MCH sind im Normbereich. Gründe können sein:
- EPO-Mangel bei chronischer Niereninsuffizienz (**renale Anämie**)
- Verminderte Aktivität des Knochenmarks (**aplastische Anämie**)
- Akute Blutung.

CHECK-UP

- Welcher Signalstoff steigert die Erythropoese und wo wird er gebildet?
- Nennen Sie die Normwerte von Erythrozytenkonzentration, Hämoglobinkonzentration und Hkt!
- Wie werden die Erythrozytenindizes berechnet und wie sind ihre Normwerte?
- In welche drei Kategorien werden Anämien grundsätzlich eingeteilt und was sind jeweils häufige Ursachen?

Blutplasma

Wasser macht zu ca. 90 % das Volumen des Blutplasmas aus. 10 % sind im Wasser gelöste Substanzen, dazu gehören:
- Plasmaproteine: 70 %
- Niedermolekulare Stoffe (Glucose, Harnstoff, Kreatinin): 20 %
- Elektrolyte: 10 %.

Blutserum. Der flüssige Anteil des Bluts nach abgeschlossener Gerinnung. Blutserum ist im Gegensatz zum Blutplasma frei vom Plasmaprotein Fibrinogen.

Elektrolyte und niedermolekulare Stoffe

Glucose hat im Blut eine Konzentration von 3,6–6,1 mmol/l (= 65–110 mg/dl). → Tabelle 2.4 fasst die wichtigsten Elektrolytkonzentrationen zusammen. Gemeinsam haben alle Elektrolyte eine **osmolare Konzentration** von ca. 290 mosmol/l. Dies entspricht einem **osmotischen Druck** von ca. 5.700 mmHg (= 750 kPa) und der osmotischen Wirksamkeit einer 0,9-prozentigen Kochsalzlösung.

Plasmaproteine

Die normale Proteinkonzentration beträgt 60–80 g/l Plasma. Der von den Plasmaproteinen erzeugte osmotische Druck heißt **kolloidosmotischer Druck** oder auch **onkotischer Druck**. Er beträgt ca. 25 mmHg (= 3,3 kPa), macht also weniger als 1 % des gesamten osmotischen Drucks des Plasmas aus. In den Kapillaren jedoch ist das Endothel gut durchlässig für Ionen, aber schlecht durchlässig für Proteine. Dadurch ist hier der kolloidosmotische Druck für die Wasserretention entscheidend. Daneben erfüllen die Plasmaproteine weitere Funktionen wie den Transport wasserunlöslicher Stoffe, die Blutgerinnung, die humorale Immunabwehr und die Blutpufferung.
Es gibt mehr als 1.000 verschiedene Plasmaproteine. Sie werden in **fünf Fraktionen** eingeteilt (→ Tab. 2.5): Albumin, sowie α_1-, α_2-, β- und γ-Globuline. **Albumin** ist mit einer Konzentration von 30–50 g/l die größte Plasmaproteinfraktion. Gleichzeitig macht es ca. 80 % des kolloidosmotischen Drucks aus. Albumin wird in der Leber gebildet.

Hypoproteinämie. Bezeichnet eine verminderte Plasmaproteinkonzentration. Die häufigste Form ist die Hypalbuminämie. Der durch die verminderte Proteinkonzentration verursachte Abfall des kolloidosmotischen Drucks führt zu einer erhöhten Plasmafiltration und somit zu interstitiellen Ödemen, Hypovolämie und Blutdruckabfall.

Tab. 2.4 Wichtigste Elektrolytkonzentrationen im erwachsenen Blutplasma

Elektrolyt	Konzentration im Plasma [mmol/l]
Natrium	135–145
Kalium	3,5–5
Calcium (frei und gebunden)	2,1–2,5
Chlorid	95–110
Bicarbonat	21–26

17

2 Blut und Immunsystem

Tab. 2.5 Fraktionen der Plasmaproteine mit wichtigen Vertretern sowie deren Funktion

Fraktion	Konzentration [g/l]	Anteil an Plasmaproteinen [%]	Wichtige Vertreter	Funktion
Albumin	30–50	60	Präalbumin	Thyroxinbindung
			Albumin	Kolloidosmotischer Druck, Stofftransport (u. a. Calcium, Fettsäuren, Bilirubin), Reserveeiweiß
α_1-Globuline	7–12	4	α_1-Lipoprotein (HDL)	Lipidtransport
			Transcortin	Glukokortikoid-Transport
α_2-Globuline	3–6	8	α_2-Makroglobulin	Proteinasehemmung
			α_2-Haptoglobin	Hämoglobintransport
			α_2-Antithrombin	Thrombinhemmung
			Coeruloplasmin	Kupfertransport
β-Globuline	7–15	12	Transferrin	Eisentransport
			β-Lipoprotein (LDL)	Lipidtransport
			Fibrinogen	Blutgerinnung
γ-Globuline	7–17	16	IgA	Antikörper, Schleimhäute
			IgD	Antikörper, B-Zell-Aktivierung
			IgE	Antikörper, Allergien, Parasitenabwehr
			IgG	Antikörper, späte Reaktion
			IgM	Antikörper, frühe Reaktion

■ CHECK-UP

- ☐ Welche Konzentrationen haben Natrium, Kalium, Calcium, Chlorid und Bicarbonat im Blutplasma?
- ☐ Welche ungefähren prozentualen Anteile an der Plasmaproteinkonzentration haben die einzelnen Plasmaproteinfraktionen?
- ☐ Was ist der kolloidosmotische Druck und welche Funktion erfüllt er?

Hämostase und Fibrinolyse

■ Thrombozyten

Thrombozyten (Blutplättchen) besitzen im Blut eine Konzentration von ca. 250.000/µl (Normbereich 150.000–440.000). Sie sind kernlose Zellfragmente mit einer Länge von 1–4 µm und einer Dicke von 0,5–0,75 µm. Thrombozyten enthalten **Granula** mit verschiedenen Inhaltsstoffen. Diese werden vor allem bei der Blutgerinnung freigesetzt. Außerdem sind die Granula mit den Enzymen Zyklooxygenase-1 (COX-1) und Thromboxansynthase ausgestattet, die Arachidonsäure aus verletzter Endothelmembran zu Thromboxan A_2 umwandeln. Thromboxan A_2 wirkt vasokonstriktorisch und aktiviert Thrombozyten.

Thrombozytopenie. Verringerung der Thrombozytenzahl unter den Normbereich. Klinisch manifest wird sie meist erst bei Werten < 50.000/µl Blut mit erhöhter Blutungsneigung und punktförmigen Blutungen (Petechien).

Die **Thrombozytopoese** erfolgt im Knochenmark und wird durch einige Zytokine und **Thrombopoietin** stimuliert. Thrombopoietin wird relativ konstant in der Leber gebildet und fördert im Knochenmark das Wachstum der **Megakaryozyten**. Aus einem Megakaryozyt gehen durch Abschnürung ca. 1.000 Thrombozyten hervor. Nach ca. 10 Tagen im Blut werden Thrombozyten in Leber, Lunge und Milz abgebaut.

■ Hämostase

Die Blutstillung gliedert sich in zwei Phasen: primäre und sekundäre Hämostase.

Primäre Hämostase
Nach einer Gefäßverletzung kommt es als Erstes zu einer **Vasokonstriktion**, vermittelt durch die Aktivierung vasomotorischer Nerven. Als Nächstes kommt es zur **Thrombozytenadhäsion** an der verletzten Gefäßwand. Dies geschieht überwiegend durch Bindung des GP-Ib-Rezeptors an freigelegte Kollagenfasern mithilfe des Von-Willebrand-Faktors (VWF). Der Von-Willebrand-Faktor kommt aus den Endothelzellen, aus den Thrombozyten sowie aus dem Blutplasma (gebunden an Faktor VIII). Die Thrombozytenadhäsion führt zur **Thrombozytenaktivierung**, im Zuge derer Substanzen aus den Granula sezerniert werden, die folgende Funktionen erfüllen:
- Thromboxan A$_2$, Serotonin: **Vasokonstriktion**
- VWF, Fibronektin: **Förderung der Thrombozytenadhäsion**
- ADP, Fibrinogen, Thrombospondin: **Thrombozytenaggregation**
- Platelet derived growth factor, Fibroblast growth factor: **Wachstumsstimulation**.

Die Thrombozytenadhäsion und -aggregation wird durch eine aktive **Formveränderung** des Thrombozyten von einer linsenförmigen hin zu einer kugelförmigen Form sowie durch die Bildung von Zellausläufern (**Pseudopodien**) verstärkt. Der Zusammenhalt des so gebildeten Thrombus wird durch **Fibrinogenbrücken** zwischen aktivierten GP-IIb/IIIa-Rezeptoren nebeneinanderliegender Thrombozyten gefestigt. Die **Fibrinogenbrücken** werden durch Thrombospondin weiter stabilisiert. So entsteht der **weiße Thrombus**.

Der **VWF** ist nicht nur für die Thrombozytenadhäsion entscheidend, sondern schützt auch den Faktor VIII im Plasma vor dem Abbau.

COX-Hemmer wie ASS hemmen auch die Thromboxan-Synthese in den Blutplättchen und damit die Thrombozytenaggregation. Das **Von-Willebrand-Jürgens-Syndrom** ist die häufigste angeborene Gerinnungsstörung. Sie ist durch eine verringerte Konzentration des VWF gekennzeichnet. Das beeinträchtigt sowohl die primäre als auch die sekundäre Hämostase.

Sekundäre Hämostase
Roter Thrombus. Der weiße Thrombus ist nur unzureichend stabil, sodass die Bildung des **roten Thrombi** durch die kaskadenartige **plasmatische Gerinnung** erforderlich ist (→ Abb. 2.2). Diese läuft in drei Schritten ab:
- **Aktivierungsphase:** Aktivierung von Prothrombin zu Thrombin
- **Koagulationsphase:** Entstehung eines Fibrinpolymers aus Fibrinogen
- **Retraktionsphase:** Volumenverminderung und Verfestigung des roten Thrombi.

Aktivierungsphase. Die Aktivierung von Prothrombin zu Thrombin kann über zwei verschiedene Systeme erfolgen: exogenes System (extrinsisches System) oder endogenes System (intrinsisches System). Beide Systeme führen zur Aktivierung von Faktor X zu Faktor Xa und haben dann eine gemeinsame Endstrecke.
- Im **exogenen System** wird die Enzymaktivierungskaskade durch aus verletztem Gewebe freigesetztes Gewebsthromboplastin (Tissue factor, Faktor III) ausgelöst. Dieser aktiviert Faktor VII zu Faktor VIIa. Faktor VIIa bildet mit Ca^{2+} und Phospholipiden einen Komplex, der Faktor X aktiviert.
- Im **endogenen System** beginnt die Kaskade mit Aktivierung des Faktors XII an freigelegter subendothelialer Matrix (Kollagenfasern) in vivo oder Glasoberflächen in vitro. Der Faktor XIIa aktiviert Faktor XI zu XIa, der

2 Blut und Immunsystem

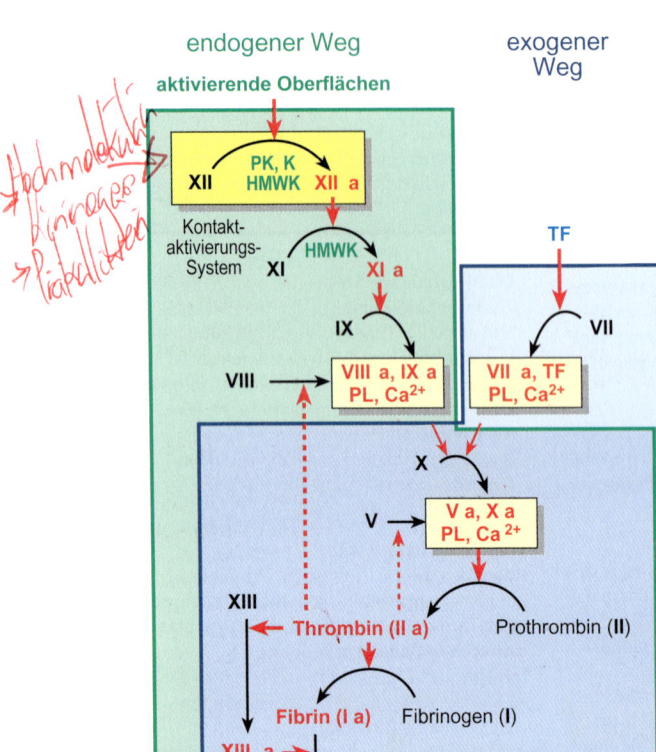

Abb. 2.2 Schema zur sekundären Hämostase. Linien umschließen die Bereiche der Gerinnung, die mit den laborchemischen Tests PTT (grün) und Thromboplastinzeit (blau) untersucht werden können. Aktivierende Faktoren sind rot gekennzeichnet. TF = Tissue factor, HMWK = High molecular weight kininogen, PK = Präkallikrein, K = Kallikrein, PL = Phospholipidoberflächen, überwiegend an aktivierten Thrombozyten. Thrombin aktiviert im Sinne einer positiven Rückkopplung vorgeschaltete Faktoren, besonders V und VIII (gestrichelte Pfeile). [L106]

wiederum zur Aktivierung von Faktor IX zu IXa führt. Faktor IXa bildet mit dem von ihm aktivierten Faktor VIIIa, Ca²⁺ und Phospholipiden einen Komplex, der Faktor X aktiviert.

- In der **gemeinsamen Endstrecke** bildet der Faktor Xa zusammen mit dem durch ihn aktivierten Faktor Va und Ca²⁺ auf Phospholipiden der Zellmembran den **Prothrombinaktivator-Komplex**. Dieser wandelt das inaktive Prothrombin (Faktor II) zum aktiven Thrombin (Faktor IIa) um.

Die **Hämophilie** (Bluterkrankheit) ist die zweithäufigste Gerinnungsstörung. Zugrunde liegt ihr das Fehlen oder die Inaktivität des Gerinnungsfaktors VIII (Hämophilie A) oder des Gerinnungsfaktors IX (Hämophilie B). Klinisch äußert sich die Hämophilie durch ausgedehnte Blutergüsse, lang andauernde oder wiederholte Blutungen, sowie Einblutungen in Gelenke.

Koagulationsphase. Thrombin spaltet aus **Fibrinogen** Peptide ab, wodurch **Fibrinmonomere** entstehen. Diese lagern sich zunächst über Wasserstoffbrückenbindungen zusammen. Durch den Einfluss von Faktor XIIIa, der auch von Thrombin aktiviert wird, bilden sich kovalente Bindungen zwischen den Fibrinmonomeren aus. So entsteht ein stabiles **Fibrinpolymer**.

Retraktionsphase. Die Fibrinfäden verbinden sich mit Thrombozyten und umliegendem Gewebe mithilfe des Proteins Fibronektin. In diesem Netz bleiben auch Erythrozyten hängen und bedingen so die rote Farbe des Thrombi. Das Fibrinnetz wird durch das kontraktile Aktin-Myosin-System der Thrombozyten zusammengezogen, wodurch sich die Wundränder annähern und die Wunde verschlossen wird.

> Die Faktoren X, IX, VII und II (**Merke „1972"**) werden Vitamin-K-abhängig in der Leber gebildet.

Gerinnungshemmung

Das unverletzte Gefäßendothel ist antithrombogen: Es verhindert durch seine Glykokalix, dass sich Thrombozyten anheften und kontaktsensible Gerinnungsfaktoren aktiviert werden. In der Glykokalix befinden sich u. a. die antithrombogenen Proteine Antithrombin III, Thrombomodulin und Protein C. Antithrombin III und Protein C kommen auch im Plasma vor.

- **Antithrombin III:** hemmt viele aktivierte Gerinnungsfaktoren des endogenen, exogenen und gemeinsamen Wegs, u. a. Thrombin
- **Heparin:** wird von Granulozyten, Mastzellen und Endothelzellen gebildet, verstärkt die Wirkung von Antithrombin III um das 1.000fache, kann auch therapeutisch gegeben werden
- **Thrombomodulin:** bindet Thrombin, wodurch Protein C aktiviert wird
- **Aktiviertes Protein C:** hemmt die Gerinnungsfaktoren Va und VIIIa und fördert gleichzeitig die Fibrinolyse
- **Protein S:** erhöht die Wirkung des aktivierten Protein C.

> Therapeutisch können Heparin und Cumarin-Derivate zur Gerinnungshemmung genutzt werden. **Heparin** verstärkt nach parenteraler Verabreichung sofort die Wirkung von Antithrombin III. **Cumarin-Derivate** hemmen die Bildung der Vitamin-K-abhängigen Gerinnungsfaktoren X, IX, VII und II. Ihre Wirkung entfaltet sich daher erst nach ca. 2 Tagen. In vitro, also etwa bei der Blutabnahme, verhindern Ca^{2+}-Komplexbildner wie Zitrat, Oxalat oder EDTA die Gerinnung.

Blutungs- und Gerinnungstests

Blutungszeit. Zeit von einem Stich in die Fingerbeere bis zur Blutungsstillung, beim Gesunden 2–3 min.

> Eine verlängerte Blutungszeit weist auf eine Störung der primären Hämostase hin, also eine Thrombozytopenie oder Thrombozytopathie.

Thromboplastinzeit (Prothrombinzeit). Wird durch den Quick-Test ermittelt. Dabei wird Blutplasma zunächst mit Natriumzitrat versetzt. Anschließend werden Gewebsthromboplastin und Ca^{2+} im Überschuss dazugegeben. Der Test misst die Gerinnungszeit über das exogene System und die gemeinsame Endstrecke. Der Normalwert beträgt 11–15 s und wird auf Standardplasma bezogen in Prozent angegeben. Diesen Wert bezeichnet man als **Quick-Wert** (Normalwerte 70–125 %). Dabei bedeutet eine längere Thromboplastinzeit, d. h. eine langsamere Gerinnung, einen geringeren Quick-Wert. Zur internationalen Vergleichbarkeit wird heute die Thromboplastinzeit meist auf ein Standardplasma der WHO (World Health Organization) bezogen. Diesen Wert nennt man **INR** (International normalised ratio, Normalwerte 0,85–1,15). Hier folgt aus einer längeren Thromboplastinzeit ein höherer INR-Wert.

> Eine verlängerte Thromboplastinzeit – erniedrigter Quick-Wert, erhöhter INR-Wert – findet man insbesondere unter Therapie mit Cumarin-Derivaten oder Heparin, nicht jedoch bei Hämophilien.

Partielle Thromboplastinzeit. In diesem Test werden durch Zugabe von Oberflächenaktivatoren, Ca^{2+} und Phospholipiden die Gerinnungsfaktoren XII und XI aktiviert. Dadurch wird die Gerinnung über das endogene System und die gemeinsame Endstrecke untersucht. Der Normalwert beträgt 25–38 s.

> Eine verlängerte PTT tritt z. B. bei den Hämophilien A und B, unter Heparin-Therapie und unter Therapie mit Cumarin-Derivaten auf.

Thrombinzeit. Diese ist die Gerinnungszeit nach Zugabe einer Testthrombinlösung zu Zitratplasma. Der Normalwert beträgt 17–24 s.

2 Blut und Immunsystem

Die Thrombinzeit ist bei Fibrinogenmangel, z. B. unter Fibrinolysetherapie mit Streptokinase, verlängert.

■ Fibrinolyse

Physiologisch herrscht ein Gleichgewicht zwischen Fibrinbildung und Fibrinolyse, sodass z. B. überschießende Blutgerinnung verhindert werden kann. Die Fibrinolyse, d. h. die Spaltung der Fibrinpolymere in lösliche Fibrinopeptide, erfolgt durch die Protease **Plasmin**, die zunächst aus Plasminogen aktiviert werden muss. Plasmin spaltet auch Fibrinogen, Prothrombin und weitere Gerinnungsfaktoren. Die Aktivierung von Plasminogen zu Plasmin erfolgt auf verschiedenen Wegen:

- **Tissue plasminogen activator** (**tPA**) wird von Endothelzellen sezerniert und aktiviert Plasminogen direkt.
- Im Blut zirkulierender **Faktor XIIa** aktiviert Präkallikrein zu Kallikrein und Prourokinase zu Urokinase. Kallikrein und Urokinase aktivieren Plasminogen.

Faktor XIIa fördert folglich sowohl die Gerinnung als auch die Fibrinolyse. Gehemmt wird die Fibrinolyse durch das α_2-**Antiplasmin**.

In der Klinik aktiviert die Gabe von rekombinantem tPA oder von Streptokinase die Fibrinolyse. So kann der Versuch unternommen werden, Thromben aufzulösen, z. B. bei einem Herzinfarkt oder einem ischämischen Schlaganfall. Zur Hemmung der Fibrinolyse kann z. B. ε-Aminocapronsäure eingesetzt werden.

■ CHECK-UP

- ☐ Wie ist der Normbereich für die Konzentration von Thrombozyten im Blut?
- ☐ Wie wirken Protein C und Protein S?
- ☐ Welche Teile des Hämostase-Systems werden untersucht durch die Blutungszeit, die Thromboplastinzeit, die PTT und die Thrombinzeit?
- ☐ Wie verhalten sich diese Messwerte bei Heparin-Therapie, bei Therapie mit Cumarin-Derivaten, bei Hämophilien und bei Thrombozytopathien?
- ☐ Welche Substanzen aktivieren die Fibrinolyse physiologisch und therapeutisch?

Abwehrsystem und zelluläre Identität

■ Einleitung

Das Immunsystem bekämpft Krankheitserreger und körpereigene, entartete Zellen. Es zeichnet sich durch seine große **Mobilität** aus: Bestandteile des Immunsystems durchqueren das Blut- und Lymphsystem auf der Suche nach körperfremden Eindringlingen. Immunzellen werden in den primären lymphatischen Organen (Knochenmark und Thymus) produziert und gelangen schließlich in die sekundären lymphatischen Organe (z. B. Lymphknoten, Tonsillen, Milz, Peyer-Plaques), um weiterzureifen und Fremdorganismen zu bekämpfen. Das Immunsystem besteht aus diversen Immunzellen (**zelluläre Komponente**) und löslichen Molekülen (**humorale Komponente**). Um das Arsenal des Immunsystems einzuteilen, hat sich des Weiteren eine Trennung in **angeborene** (**unspezifische**) und **erworbene** (**spezifische**) Bestandteile als nützlich erwiesen (→ Tab. 2.6). Beide Komponenten können körperfremde von körpereigenen Strukturen unterscheiden. Die Bestandteile des erworbenen Immunsystems zeichnen sich dadurch aus, dass sie ganz bestimmte Oberflächenstrukturen von Eindringlingen spezifisch erkennen und gezielt gegen diese vorgehen. Oberflächenstrukturen, welche eine spezifische Immunantwort auslösen, bezeichnet man als **Antigene**.

Die einzelnen Bestandteile des Immunsystems arbeiten integrativ zusammen. Ihre „Sprache" sind die **Zytokine**: eine Gruppe von körpereigenen Signalmolekülen, die über Rezeptoren auf andere Immunzellen wirken.

Tab. 2.6 Einteilung des Immunsystems

Immunsystem			
Unspezifisch (angeboren)		Spezifisch (erworben)	
Zellulär	Humoral	Zellulär	Humoral
• Haut, Schleimhäute • Makrophagen: im Gewebe aus Monozyten, Histiozyten → Bindegewebe, Mikroglia → Gehirn, etc. • Neutrophile Granulozyten • Mastzellen, nur im Gewebe, und Basophile, v. a. im Blut • Eosinophile • Natürliche Killerzellen (NK-Zellen) • Interdigitierende dendritische Zellen	• Enzyme z. B. Lysozym • Defensine, Opsonine • Akute-Phase-Proteine z. B. C-reaktives Protein, mannosebindendes Lektin, α_1-Antitrypsin, Ferritin, Fibrinogen, Zäruloplasmin, u. a. • Komplementsystem • Zytokine	• T-Lymphozyten – Zytotoxische T-Zellen – T-Helferzellen – Regulatorische T-Zellen • B-Lymphozyten: differenzieren zu antikörperproduzierenden Plasmazellen	• Antikörper • Zytokine

Immunreaktion
Eindringlinge wie Mikroorganismen (Bakterien, Viren, Parasiten, Pilze), aber auch Transplantate und veränderte körpereigene Strukturen besitzen antigene Eigenschaften. Sie lösen also eine **spezifische Immunantwort** aus, die mit der Produktion von Antikörpern und T-Zellen verbunden ist. Diese sind die wichtigsten Bausteine des spezifischen Immunsystems und wirken selektiv gegen ein **Antigen**.

Primäre Immunantwort. Bezeichnet diejenigen Mechanismen, welche beim ersten Antigenkontakt ablaufen: Selektion und Differenzierung von passenden T-Zellen und Antikörpern.

Sekundäre Immunantwort. Bei weiteren Antigenkontakten sind die passenden Antikörper von Gedächtniszellen schnell produziert. Die Verteidigung ist effektiver.

Barrierestrukturen
Als **Barrierestrukturen** für Eindringlinge dienen beim Menschen:
- Epithelien mit Tight junctions
- Kommensale Bakterienflora
- Zilienschlag
- Schleim
- Säure: z. B. Magen, Vaginalsekret.

Diese stellen einen überwiegend passiven Schutzmechanismus dar.

■ Unspezifisches Abwehrsystem

Antiinfektive Moleküle
Wenn es ein Erreger geschafft hat, die natürlichen Barrieren zu durchdringen, ist er für das spezifische Immunsystem noch weitgehend unsichtbar. Bevor eine zielgenaue Abwehr erfolgen kann, arbeiten unspezifische Immunmechanismen. In den Körperflüssigkeiten, auf Haut und Schleimhäuten erwarten antiinfektive Moleküle die Erreger als erste Verteidigungslinie. Hierzu gehören u. a.:
- **Lysozym**: Speichel, Tränenflüssigkeit, Schweiß, Blut, Phagozyten → enzymatische Spaltung von Peptidoglykan der bakteriellen Zellwand
- **Defensine**: Paneth-Körnerzellen des Dünndarms, Phagozyten → Interaktion mit bakterieller Zellmembran und Nukleinsäuren
- **C-reaktives Protein** (= **CRP**): Leber → plasmatisches Opsonin, bindet an bakterielle Zellmembran und aktiviert Komplement und Phagozyten
- **Surfactant-Proteine** A/D: v. a. Pneumozyten Typ II → Opsonierung im bronchialen und alveolären Schleim.

Diese humoralen Mechanismen verdauen oder markieren die Eindringlinge sofort. Diese Markierung wird als **Opsonierung** bezeichnet.

Das Komplementsystem
Das Komplementsystem besteht aus über 30 verschiedenen Plasmaproteinen, welche in der Leber produziert werden. Die meisten dieser Fak-

2 Blut und Immunsystem

toren besitzen Serin-Proteaseaktivität. Das Komplementsystem wird **kaskadenartig** – ähnlich dem plasmatischen Gerinnungssystem – durch **limitierte Proteolyse** der Einzelkomponenten bei Antigenkontakt aktiviert. Dies erfolgt auf einem der folgenden Wege:
1. **Klassischer (antikörpervermittelter) Weg**: durch IgM oder IgG
2. **Alternativer Weg**: durch spontanen Zerfall von C3 auf der Bakterienoberfläche
3. **Lektinweg**: durch Kontakt von mannosebindendem Lektin (MBL) an Saccharidstrukturen der Glykokalyx von Bakterien.

Die zentrale Komponente, die immer aktiviert wird, ist C3. Sie kann durch Spaltung weiterer unterschiedlicher Komplementfaktoren jeweils drei Effektorwege einschlagen:
1. Über die Komponenten C3a und C5a werden Leukozyten, v. a. Neutrophile, angelockt (**Chemotaxis**); diese Komplementfaktoren bedingen zudem eine Schrankenöffnung der Endothelien im Infektionsgebiet und somit eine lokale Entzündungsreaktion
2. Über die Komponente C3b, die als reaktiver Thioester an der Bakterienoberfläche gebunden bleibt, können Komplementrezeptoren auf Phagozyten stimuliert werden → **Phagozytose** der Bakterienzelle (Opsonierung)
3. Über die Endstreckenkomponenten C5b, C6, C7, C8 und C9 wird der **MAC** gebildet → Lyse der Bakterienzelle in Form einer Pore.

Entzündungsreaktion
Die Bedeutung des Komplementsystems liegt also – wie bei den meisten Komponenten des unspezifischen Immunsystems – nicht nur in der Zerstörung des Eindringlings, sondern auch in der Aktivierung einer immer größeren und gezielteren Abwehr. Zudem wird auch das Gefäßsystem aktiviert → Vasodilatation, Aufweiten der Endothelbarriere in Blutgefäßen, etc. Dies führt zu Hyperämie mit den fünf Kardinalsymptomen der **Entzündung**:
- Erwärmung (Calor)
- Rötung (Rubor)
- Gewebeödem (Tumor)
- Schmerz (Dolor)
- Folglich eingeschränkter Funktion (Functio laesa).

Diese Entzündungsreaktion erleichtert dem Körper die Bekämpfung von Infektionen. Schießt sie jedoch über wie z. B. bei resistenten Erregern oder Überempfindlichkeitsreaktionen, kann sie zu einer lebensgefährlichen Organschädigung führen.

> Das **Komplementsystem** generiert eine stärkere Immunantwort bei Erregerkontakt und tötet Bakterien direkt ab.

Zellen des unspezifischen Immunsystems
Phagozyten. Fressen Bakterien und andere Mikroorganismen und aktivieren durch Präsentation der Antigene das spezifische Immunsystem. Sie erkennen fremde Molekülanordnungen (Pathogen associated molecular patterns, PAMP) auf Bakterien mit ihren **Pattern-recognition-Rezeptoren (PRR)**. Die Hauptvertreter dieser PRR sind die Toll-like-Rezeptoren (TLR). Sie aktivieren Phagozyten v. a. über das intrazelluläre Signalmolekül NF-κB.

Makrophagen. Entwickeln sich im Gewebe aus den Monozyten des Bluts. Sie werden über TLR bei Kontakt mit Antigenen wie Lipopolysaccharid (LPS) oder Lipoteichonsäure aktiviert, reagieren aber auch auf Zytokine wie γ-Interferon oder C3a. Auch Antikörper führen zu ihrer Aktivierung. Hierzu besitzen Makrophagen wie viele Phagozyten F_c-Rezeptoren für den konstanten Bereich der Antikörper auf ihrer Oberfläche. Hauptfunktion von Makrophagen ist die Phagozytose von Fremdpartikeln und Zellschrott, mit anschließendem lysosomalen Abbau. Durch Ausschüttung von Tumor-Nekrosefaktor-α (TNF-α) können Makrophagen infizierte Körperzellen abtöten. Zudem schütten sie eine ganze Reihe von Zytokinen mit unterschiedlichen Funktionen aus:
- Aktivierung und Differenzierung von T-Lymphozyten: v. a. IL-1 und IL-6
- Erhöhung der Endothelpermeabilität: TNF-α, IL-1, IL-6
- Chemotaxis: IL-8
- Vermehrte Lymphdrainage: TNF-α
- Produktion von Akute-Phase-Proteinen in der Leber: v. a. IL-1, IL-6 und TNF-α.

Neutrophile Granulozyten. Sie werden durch **Chemokine** wie C3a, C5a oder IL-8 ins Entzündungsgebiet rekrutiert. Chemokine wirken über G-Protein-gekoppelte Rezeptoren. Die Extravasation der Neutrophilen folgt einem typischen Schema, das gesteuert wird durch die sequenzielle Expression von Adhäsionsmolekülen wie Se-

lektinen, Intercellular adhesion molecules (ICAM) und Integrinen. Im Entzündungsgebiet wandern Neutrophile dann entlang des Chemokingradienten zum Ort „größter Not". Dort töten sie Eindringlinge v. a. durch
1. **Respiratory burst**: enzymatische Reaktionsfolge zur Produktion von reaktiven Sauerstoffspezies
2. **Phagozytose**.

Natürliche Killerzellen. Natürliche Killerzellen sind die Lymphozyten des unspezifischen Immunsystems. Sie zerstören **infizierte körpereigene Zellen** und **entartete Zellen**, also körpereigene Zellen mit veränderten Antigenstrukturen auf ihrer Oberfläche. Dies bewerkstelligen die Killerzellen über die Sekretion von Perforinen und Granzymen – Enzyme, welche die Lyse der Zielzelle bewirken bzw. die Apoptose durch Caspasenaktivierung auslösen. Ihr Erkennungsmechanismus basiert auf der verminderten Expression **von MHC-I-Komplexen** (Major histocompatibility complex, → s. u.) auf infizierten und entarteten körpereigenen Zellen.

■ Spezifische Immunität

Spezifische Immunität wird erst nach Antigenkontakt erworben und ergänzt fortan die unspezifischen Abwehrmechanismen.

Antigen. Fremde Proteine, Kohlenhydrate, Nukleinsäuren oder Lipide, welche die Bildung von Antikörpern induzieren. Die Immunogenität von Antigenen ist umso größer, je größer sie sind (mindestens 2,5 kD) und je stärker sie sich von körpereigenen Molekülen unterscheiden.

Hapten. Kleinere Antigene werden **Haptene** genannt – damit Antikörper sie erkennen, sind Carriermoleküle nötig, z. B. bestimmte Plasmaproteine. Viele Medikamente gehören zu den Haptenen und können durch Bindung an Plasmaproteine allergische Reaktionen hervorrufen.

Antikörper. Die wichtigste humorale Komponente des spezifischen Immunsystems. Sie können ihr Antigen effektiv binden und unschädlich machen.

Epitop. Die exakte Bindungsstelle eines Antikörpers auf seinem Antigen. Beispiel: Humanes Albumin hat mit einem Molekulargewicht von 69 kD sechs potenzielle Antikörperbindungsstellen, also sechs Epitope. Epitope benötigen zur Antikörperbindung eine Größe von einigen kD.

T-Zelle. Das zelluläre Pendant zum Antikörpermolekül innerhalb des spezifischen Immunsystems ist die **T-Zelle**. Sie besitzt mittels ihres T-Zell-Rezeptors ebenfalls die Fähigkeit, ein Epitop selektiv zu binden. Man unterscheidet:
- **T-Helferzellen** (T_H-**Zellen**): kurbeln die Antikörperproduktion gegen das erkannte Antigen an
- **Zytotoxische T-Zellen** (T_C-**Zellen**): zerstören eine Zielzelle, auf der sich ein fremdes Antigen befindet.

Theorie der klonalen Expansion
Frank Burnet erklärte mit dieser Theorie die grundlegende Funktionsweise des spezifischen Immunsystems. Es lassen sich vier Grundprinzipien ableiten:
1. **Primäre Diversität**: Das spezifische Immunsystem besteht aus Millionen verschiedenen B-Zell-Rezeptoren und T-Zell-Rezeptoren, ohne dass hierzu ein Antigenkontakt stattgefunden haben muss. Gegen körpereigene Antigene werden keine B- oder T-Zell-Rezeptoren ausgebildet (**Selbsttoleranz**).
2. **Identische Spezifität**: Jede B- und T-Zelle besitzt auf ihrer Oberfläche Millionen B-Zell- bzw. T-Zell-Rezeptoren, welche alle dieselbe Spezifität besitzen, also dasselbe Zielepitop erkennen.
3. **Klonale Selektion**: Nach Fremdkontakt differenzieren nur diejenigen B- und T-Lymphozyten zu Effektorzellen (Plasmazellen, T_H- oder T_C-Zellen) aus, welche ein Zielantigen erkannt haben. Hierdurch entstehen viele gleichartige Effektorzellen, die eine Infektion zielgenau bekämpfen können.
4. **Innere Kohärenz**: Nach Ausdifferenzierung produzieren Plasmazellen Antikörper mit derselben Spezifität, welche bereits der B-Zell-Rezeptor der Vorläufer-B-Zelle besaß.

Immunologisches Gedächtnis. Der Nutzen des spezifischen Immunsystems liegt insbesondere in seiner Fähigkeit, langlebige Gedächtniszellen (sowohl B- als auch T-Zellen) zu bilden. Diese tragen bei erneuten Infektionen mit demselben Erreger sofort zu einer effektiven Bekämpfung bei.

Entwicklung von T- und B-Lymphozyten
In primären lymphatischen Organen reifen die Vorläufer der B- bzw. T-Lymphozyten. Diese Vor-

2 Blut und Immunsystem

läufer exprimieren bereits rekombinierte B- oder T-Zell-Antigenrezeptoren. Mehr als 10^8 verschiedene Antigenspezifitäten lassen sich nachweisen. Die Entstehung der Rezeptorvielfalt des spezifischen Immunsystems basiert auf **Gen-Rearrangements**: kontrollierte, aber zufällige partielle Deletionen der Rezeptorgene. Beide Lymphozytenpopulationen machen auch eine negative Selektion durch, bei der selbstreaktive Zellen durch Apoptose entfernt werden (**zentrale Toleranz**).

Antigenerkennung durch T-Zellen

MHC-Restriktion. Die Besonderheit der T-Lymphozyten besteht darin, dass der T-Zell-Rezeptor (TCR) freie Antigene nicht selbst binden kann, sondern nur Antigenfragmente, die ihm andere Zellen auf MHC-Molekülen präsentieren. Dies bezeichnet man als **MHC-Restriktion** des T-Zell-Rezeptors. Zu unterscheiden ist die MHC-Restriktion von T_H- und T_C-Zellen (→ Tab. 2.7).

MHC-I: Vorkommen und Aktivierung. Fast alle Körperzellen tragen MHC-I-Komplexe auf ihrer Oberfläche. Ausnahmen sind Erythrozyten, Spermien und Trophoblastzellen. MHC-I-Komplexe werden mit zelleigenen Peptidfragmenten aus dem **proteasomalen Abbau** beladen. Entartet eine Zelle oder befällt sie ein Virus, ändert sie ihre Peptidfragment-Zusammensetzung. Die T_C-Zelle mit passendem TCR erkennt das Fremdpeptidfragment auf dem MHC-I-Komplex und eliminiert die Zelle.

MHC-II: Vorkommen und Aktivierung. MHC-II-Komplexe kommen nur auf professionellen antigenpräsentierenden Zellen (**APC**) vor. Dazu zählen B-Zellen, Makrophagen und indigitierende dendritische Zellen. Letztere sind die effektivsten Stimulatoren der T_H-Zellen. APC befinden sich meist im Gewebe (z. B. Submukosa, Dermis) auf Antigensuche. Phagozytieren sie ein Antigen, wandern sie in den nächstgelegenen Lymphknoten und treffen dort früher oder später auf eine T_H-Zelle, der sie das Antigen nach **lysosomaler Degradation** auf MHC-II-Komplexen präsentieren. Der Kontakt zwischen antigenpräsentierender Zelle und T_H-Zelle ist essenziell, um das spezifische Immunsystem zu aktivieren (→ Abb. 2.3). Die T_H-Zelle besitzt einen CD4-Hilfsrezeptor, um den MHC-II-Komplex zu erkennen. Der TCR bindet an das Peptid- oder Saccharidfragment und benachbarte Aminosäuren des MHC-II-Moleküls. Darüber hinaus gibt es weitere wichtige kostimulatorische Rezeptoren auf beiden Zellen:

- B7 (= CD80) auf der APC bindet CD28 auf der T_H-Zelle
- CD40 der APC bindet den CD40-Liganden der T_H-Zelle.

Bei selbstreaktiven T-Zellen fehlen diese kostimulatorischen Signale.

Medizinisch relevant sind diejenigen Signalkaskaden, die TCR mit seinen assoziierten Ketten (CD3) bei Stimulation auslöst. Sie aktivieren über die Signalmetaboliten mTOR,

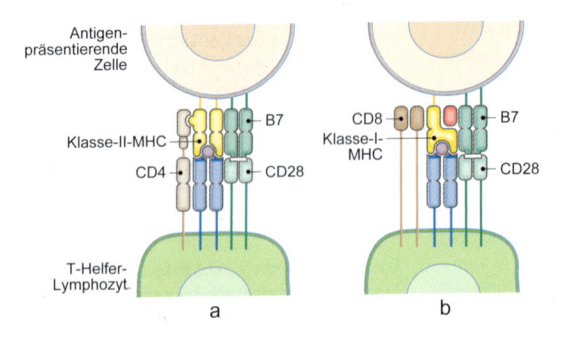

Tab. 2.7 Antigenpräsentation für T-Lymphozyten

T-Zell-Typ	Hilfsrezeptor	MHC-Molekül der antigenpräsentierenden Zelle
T-Helferzelle	CD4	MHC-II
Zytotoxische T-Zelle	CD8	MHC-I

Abb. 2.3 T-Lymphozyten und MHC-Antigenpräsentation: MHC-II (a) und MHC-I (b). [L106]

Immunsuppressiva | Cyclosporin = Calcineurin-Inhibitor

Calcineurin und NFAT die Proliferation der T-Zelle. Der Calcineurin-Inhibitor **Cyclosporin** besitzt historische Bedeutung in der Transplantationschirurgie, da er in den 70er-Jahren erstmals die Immunreaktion von Organempfängern ausreichend unterdrückte. Heute gibt es eine große Palette von Immunsuppressiva.

Effektorfunktionen von T-Zellen

Resultat der Aktivierung von CD4-positiven T_H-Zellen ist v. a. eine Freisetzung von Zytokinen. Die T_H-Zellen lassen sich in zwei Fraktionen unterscheiden:
- T_{H_1}-Zellen aktivieren v. a. Makrophagen – also den unspezifischen Teil des Immunsystems – über Interferon-γ, und IL-2
- T_{H_2}-Zellen aktivieren B-Zellen – also den spezifischen Teil des Immunsystems – über IL-4, -5, -6, -10 oder -13.

Zytotoxische T-Lymphozyten zerstören körpereigene Zellen mit Fremdpeptiden auf ihren MHC-I-Komplexen v. a. über zwei Mechanismen:
1. Sekretion von Perforinen und Granzymen (→ s. o.)
2. Expression von Fas-Ligand: Fas-Ligand induziert Apoptose über Fas-Rezeptor (CD95) der Zielzelle.

Zudem werden Zytokine wie INF-γ oder TNF-α ausgeschüttet.

B-Zellen und Antikörperproduktion

Antikörper werden durch Plasmazellen produziert, die ausgereiften B-Lymphozyten entsprechen. B-Zellen tragen als **B-Zellrezeptor** (BCR) seit ihrer Reifung im Knochenmark IgM- oder IgD-Antikörper mit einem zusätzlichen Transmembransegment.

> **B-Zell-Rezeptoren** können freie Antigene erkennen, die im Gegensatz zum T-Zell-Rezeptor nicht prozessiert und präsentiert werden müssen.

Nach Antigenbindung durch den BCR kommt es zur rezeptorvermittelten Endozytose und Präsentation von Antigenfragmenten auf MHC-II-Komplexen der B-Zelle (→ Abb. 2.4). Eine T_{H_2}-Zelle derselben Antigenspezifität stimuliert die B-Zelle daraufhin zur Proliferation – insbesondere durch IL-4. So entstehen erste antikörperproduzierende Plasmazellen. Diese sezernieren ihren BCR als löslichen Antikörper. Initial wird v. a. IgM gebildet, später auch andere Immunglobuline.

Keimzentrumsreaktion. In der Keimzentrumsreaktion werden die reaktiven B-Zell-Klone nun in sekundären lymphatischen Organen durch T_H-Zellen und follikuläre dendritische Zellen weiter modifiziert:

1. Proliferierende B-Zellen können durch Interleukine einen **Klassenwechsel** der schweren Kette (→ s. u.) durchführen.
2. Im Differenzierungsstadium der Zentroblasten findet die **somatische Hypermutation** des BCR statt: Der BCR wird nochmals zufällig genetisch verändert. Hierbei entsteht u. U. auch ein BCR, der eine höhere Affinität zum Antigen besitzen als sein Vorläufer.
3. **Follikuläre dendritische Zellen** (**FDC**) selektieren die B-Zellen mit den am besten passenden Rezeptoren. FDC besitzen keine MHC-Rezeptoren zur Stimulation wie die interdigitierenden dendritischen Zellen, sondern lediglich F_c- und Komplementrezeptoren. Mit diesen präsentieren sie den hypermutierten BCR Antigen-Antikörper-Komplexe. Die B-Lymphozyten, deren Rezeptoren das Antigen am besten erkennen, reifen letztlich aus.
4. Schließlich sezerniert die reife **Plasmazelle** ihren BCR als Antikörper der jeweiligen Klasse – dies passiert durch alternatives Splicing: Die transmembranäre Region des Rezeptors wird in diesem Differenzierungsstadium einfach herausgeschnitten. Neben Plasmazellen entstehen während der Keimzentrumsreaktion auch **B-Gedächtniszellen**.

Antikörper

Antikörper (**Immunglobuline**, Ig oder AK) sind gegen Antigene gerichtete, lösliche Abwehrmoleküle. Am besten lässt sich ihr Aufbau anhand des IgG erklären: Ein IgG-Molekül besteht aus zwei schweren und zwei leichten Ketten. Beide weisen jeweils konstante und variable Molekülabschnitte auf (→ Abb. 2.5).

Die variablen Abschnitte einer schweren und einer leichten Kette bilden zusammen eine Antigenbindungsstelle. IgG besitzt also insgesamt zwei Bindungsstellen. Variabel heißen diese Abschnitte, da sie zu ca. 10^{10} verschiedenen AK-Varianten auf ebenso vielen verschiedenen B-Zellen führen und damit alle erdenklichen Antigene binden können. Leichte Ketten besitzen neben der variablen Domäne nur eine konstante Im-

2 Blut und Immunsystem

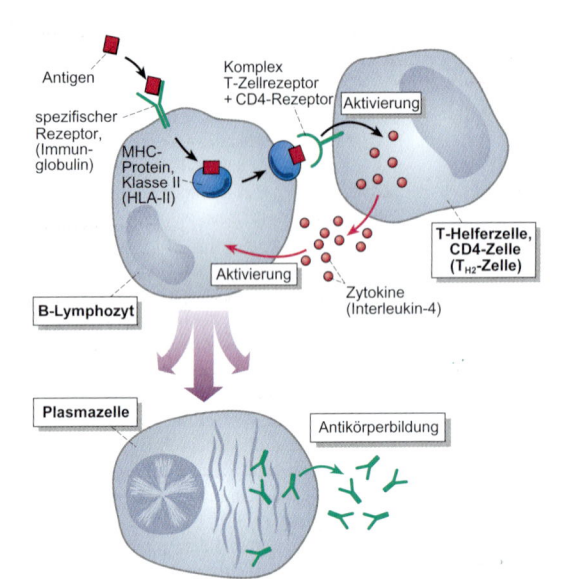

Abb. 2.4 Antigenerkennung durch B-Zellen und Stimulation durch T-Helferzellen [L106]

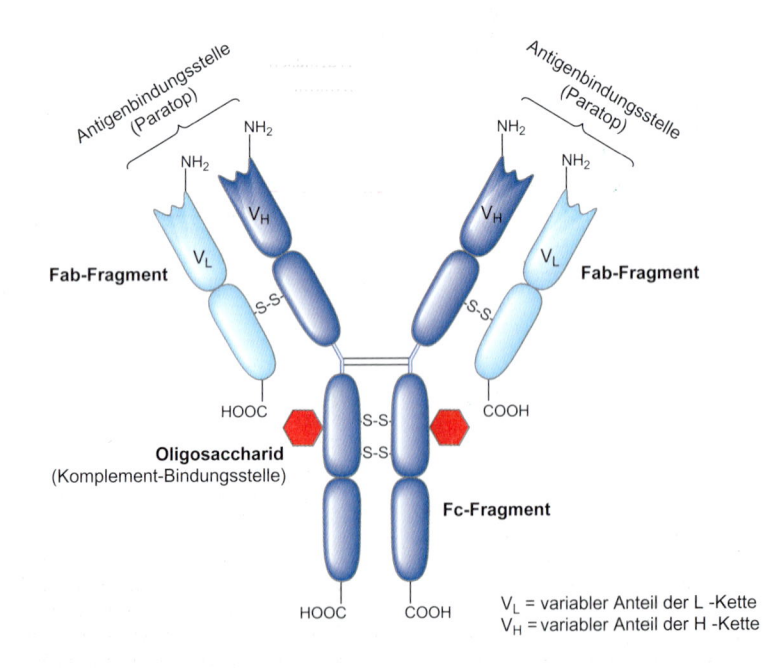

V_L = variabler Anteil der L-Kette
V_H = variabler Anteil der H-Kette

Abb. 2.5 Antikörper der IgG-Klasse [O522]

Tab. 2.8 Wichtige Eigenschaften der AK-Klassen

AK-Klasse	Struktur	Funktion und Eigenschaften
IgG	Monomer	• Opsonierung • Komplementaktivierung • Rhesus-AK • Häufigstes Ig im Blut • Späte Abwehrphase, Klassenwechsel notwendig • Plazentagängig
IgM	Pentamer (Joining chain)	• Neutralisierung, Agglutination durch 10 Antigenbindungsstellen • Membranständig als BCR • Stärkster Komplementaktivator • Frühe Abwehrphase • AB0-AK • Nicht plazentagängig
IgA	Plasma: Monomer; Sekrete: Dimer (Joining chain)	• Neutralisierung • Schleimhaut-AK, auch in Muttermilch, nach epithelialer Transzytose
IgE	Monomer	• Bindung an T_C-Rezeptoren von Mastzellen und Basophilen • Allergische Sofortreaktion vom Typ I • Parasitenabwehr
IgD	Monomer	• Membranständig als BCR

munglobulindomäne, schwere Ketten drei: CH1–CH3. Zwischen CH1- und CH2-Domäne der schweren Ketten befindet sich die Gelenkregion (Hinge region), die dem AK die nötige Flexibilität bei der Antigenbindung verleiht. In der CH2-Domäne befindet sich ein Saccharidrest, über den Komplement aktiviert werden kann (nur IgG und IgM).

Insgesamt gibt es vier weitere AK-Klassen, die sich vom IgG im konstanten Kettenabschnitt unterscheiden und dadurch spezifische Eigenschaften besitzen, welche ➔ Tabelle 2.8 zusammenfasst.

Aktive und passive Immunisierung. Bei der **aktiven Immunisierung** (**Aktivimpfung**) werden dem Organismus abgeschwächte oder gentechnisch hergestellte Antigene verabreicht, um eine Immunantwort mit der Bildung von AK und Gedächtniszellen zu induzieren. Im Gegensatz hierzu werden bei der **passiven Immunisierung** (**Passivimpfung**) AK gegen das jeweilige Antigen i. v. verabreicht.

Eosinophile
Vielzellige Parasiten werden durch eosinophile Granulozyten angegriffen, weshalb diese Zellen bei **parasitären Erkrankungen** im Blut erhöht sind. Ihre Effektormoleküle sind:
- MBP (Major basic proteins)
- ECP (Eosinophil cationic proteins)
- Peroxidasen
- Katalasen
- Hydrolasen
- Zytokine.

Morgenröte der Genesung: Typisch ist eine leichte Eosinophilie nach überstandenen Infektionen.

Allergische Reaktionen
Allergen. Eine allergische Reaktion auslösendes, eigentlich harmloses Antigen.

Allergische Reaktion. Folgt gewissen Gesetzmäßigkeiten:
- Anfallsartig (paroxysmal)
- Bei **Allergenkontakt**
- Abhängig von Umwelt, Stress und genetischer Ausstattung.

Die Art und Weise der Reaktion ist abhängig vom Typ der allergischen Reaktion und nicht vom Allergen. Man unterscheidet vier Typen allergischer Reaktionen:

Typ I: Reaktion vom Soforttyp. IgE kann nach Erstkontakt mit einem Allergen Mastzellen sensibilisieren, sodass bei erneutem Antigenkontakt deren T_C-Rezeptoren kreuzvernetzt werden. Sie schütten daraufhin Histamin und Heparin aus ihren Granula aus, was zu Bronchospasmen, vermehrter Schleimbildung und Vasodilatation führt. Beispiele: Allergisches Asthma, Heuschnupfen (allergische Rhinitis).

Typ II: Zytotoxische Reaktion. Opsonierung durch AK führt zur Phagozytose. Komplementaktivierung führt zur Lyse der Zielzelle. Beispiel: Hämolyse bei Blutgruppenunverträglichkeit.

Typ III: Immunkomplexvermittelte Reaktion. Antigen-AK-Komplexe führen zur Vasodilatation, Ödembildung, Stase, Mikrothrombenbildung und Gerinnungsaktivierung. Beispiel: Rheumatisches Fieber.

(Randnotiz: Glomerulonephritis)

Typ IV: Zelluläre Reaktion vom verzögerten Typ. T_C-Zell-vermittelte Makrophagenattraktion führt verzögert zu Riesenzellbildung mit der Entstehung von Granulomen (fibrotische Zellansammlungen), da das Antigen nicht eliminiert werden kann. Beispiel: Sarkoidose, Tuberkulose.

Beendigung der Immunantwort
Wege, um die Immunantwort zu beenden:
- Intrinsische Mechanismen der Immunzellen wie Apoptose
- Systemisch wirksame Mechanismen wie inhibitorische Interleukine z. B. IL-10 oder Kortisol als wichtigstes immunsupprimierendes Hormon.

■ Blutgruppen

Erythrozyten tragen auf ihrer Zellmembran typische Oberflächenmoleküle (v. a. Kohlenhydrat- und Proteinstrukturen), die in fremden Individuen als Antigen wirken können. Insbesondere die AK-Bildung gegen Erythrozytenantigene kann, über Quervernetzung mehrerer Erythrozyten, zur **Agglutination** (Verklumpung) mit nachfolgender komplementvermittelter Hämolyse führen. Dies gilt es in der Transfusionsmedizin zu vermeiden, da heftigste allergische Reaktionen drohen. Bei Transfusionen sind aufgrund ihrer Immunogenität vor allem das AB0- und das Rhesus-Blutgruppensystem zu berücksichtigen. Die **AB0-AK** gehören der **IgM**-Klasse an → sehr gute Agglutinationsfähigkeit, die **Rhesus-AK** sind vom **IgG**-Typ → plazentagängig. AB0-AK sind ab dem 3. Lebensmonat präformiert gegen alle fremden AB0-Antigene vorhanden, da diese von Darmbakterien exprimiert werden. Rhesus-AK werden erst nach Kontakt mit fremdem Blut gebildet.

AB0-System
Die Antigene im AB0-System sind drei verschiedene **Kohlenhydratstrukturen** von Glykoproteinen und Glykolipiden der Erythrozytenmembran. Diese werden durch membranständige **Glykosyltransferasen** auf ein Kohlenhydratgrundgerüst übertragen.
- A-Spezifität: A-Transferase überträgt einen endständigen N-Acetylgalaktosaminrest
- B-Spezifität: B-Transferase überträgt einen endständigen Galaktoserest
- H-Spezifität: Beide Transferasen fehlen, der Kohlenhydratbaum endet mit einem Fukoserest (H-Spezifität).

Ist ein Organismus homozygot für die A-Transferase, so besitzt er die Blutgruppe A, ist er homozygot für die B-Transferase, so besitzt er die Blutgruppe B. Falls keine der beiden Transferasen kodiert wird, so besitzt er nur Erythrozyten mit H-Spezifität, also Blutgruppe 0. Genetisch verhalten sich die beiden Allele A und B **kodominant**, sodass es bei Heterozygotie auch zur Blutgruppe AB kommen kann. Gegenüber der

Tab. 2.9 AB0-Blutgruppensystem mit Kompatibilitätsschema

Blutgruppe	Genotyp	AK	Anteil in der deutschen Bevölkerung [%]	Mögliche Erythrozyten-Empfänger	Mögliche Erythrozyten-Spender	Mögliche Plasma-Empfänger	Mögliche Plasma-Spender
A	AA oder A0	Anti-B	43	A, AB	A, 0	A, 0	A, AB
B	BB oder B0	Anti-A	11	B, AB	B, 0	B, 0	B, AB
AB	AB	–	5	AB	AB, A, B, 0	AB, A, B, 0	AB
0	00	Anti-A und Anti-B	41	0, A, B, AB	0	0	0, A, B, AB

Morbus haemolyticus neonatorum.

H-Spezifität verhalten sich A und B dominant. Die möglichen Blutgruppen sowie mögliche Spender und Empfänger von Erythrozytenkonzentraten bzw. Blutplasma (Fresh Frozen Plasma, FFP) sind in ➔ Tabelle 2.9 zusammengefasst.

Bombay-Typ. Selten fehlt sogar die Transferase für die H-Spezifität. Dies wird als Bombay-Typ bezeichnet. Träger des Bombay-Typs reagieren mit Erythrozyten der Blutgruppen A, B, AB und 0, weshalb ihnen nur Spenderblut von anderen seltenen Bombay-Trägern transfundiert werden darf.

Rhesus-System

Das Rhesusgen Dd kodiert für ein Transmembranprotein der Erythrozytenmembran. Dabei wird das D-Allel dominant gegenüber dem d-Allel vererbt. Erythrozyten mit mindestens einem D-Allel sind Rhesus-positiv (Rh-positiv), solche mit zwei d-Allelen Rhesus-negativ (Rh-negativ). Anti-D-AK werden von einer Rh-negativen Person erst bei Kontakt mit Rh-positivem Blut gebildet z. B. bei Schwangerschaften oder Transfusionen. Daher sollten Transfusionen möglichst rhesuskompatibel durchgeführt werden, insbesondere bei Patienten mit hohem Transfusionsbedarf und jungen Rh-negativen Frauen. Bei diesen kann es nach vorheriger Sensibilisierung während einer Schwangerschaft mit einem Rh-positiven Kind zum gefürchteten **Morbus haemolyticus neonatorum** kommen. Hierbei gehen plazentagängige Anti-D-AK der Klasse IgG von der Mutter auf das Kind über und führen zu einer lebensgefährlichen Hämolyse. Aus diesem Grund wird Rh-negativen Frauen bei der Geburt eines Rh-positiven Kinds eine passive Immunisierung mit Anti-D-AK verabreicht. Sie fangen die kindlichen Erythrozyten ab, bevor es zu einer AK-Bildung der Mutter kommen kann.

Bei Bluttransfusionen in der Klinik wird zur Blutgruppenbestimmung die Kreuzprobe mit den zu kombinierenden Patienten und Spenderseren durchgeführt.
- **Major-Test**: Spender-Erythrozyten werden mit Empfängerserum zusammengegeben, Merke: „SpErMa"
- **Minor-Test**: Empfänger-Erythrozyten werden mit Empfängerserum kombiniert.

Jeweils wird auf Agglutination überprüft. Zudem wird vor einer Bluttransfusion noch mittels AK-Suchtest auf irreguläre (unnatürliche) AK untersucht. Vom transfundierenden Arzt wird am Patientenbett nochmals auf Agglutination kontrolliert (Bedside-Test).

■ CHECK-UP

- ☐ Wie wird das Komplementsystem aktiviert und was bewirkt es?
- ☐ Wie wird das spezifische Immunsystem aktiviert?
- ☐ Was bedeutet MHC-Restriktion und wie werden MHC-Komplexe beladen?
- ☐ Erklären Sie den Mechanismus der AK-Bildung gegen ein Antigen!
- ☐ Welche AK-Klassen gibt es und was sind ihre wichtigsten Eigenschaften?

ABO → IgM
Rhesus → IgG

A, B Glykosyltransferasen

3 Herz

- Elektrophysiologie des Herzens 33
- Mechanik des Herzens 44
- Ernährung des Herzens 49
- Steuerung der Herztätigkeit 50

Elektrophysiologie des Herzens

Spezielle Elektrophysiologie des Myokards

Die allgemeine Elektrophysiologie der Herzmuskelzellen unterscheidet sich nicht von anderen Zellen (→ Kap. 1). Entscheidend für die Elektrolythomöostase in Herzmuskelzellen ist die ubiquitär vorkommenden Na^+/K^+-ATPase, der membranständige Na^+/Ca^{2+}-Austauscher, der Ca^{2+}-Ionen sekundär aktiv aus der Zelle transportiert, sowie verschiedene Ca^{2+}-ATPasen, die während des AP freigesetzte Ca^{2+}-Ionen aus dem Zytosol entfernen.

Die Entstehung und Phasen des kardialen Aktionspotenzials

Für die zielgerichtete Kontraktion der Herzmuskelzellen und damit des Herzens ist ebenso wie beim Skelettmuskel eine **Depolarisation** der Zellmembran in Form eines AP nötig. Die hierfür nötige Ladungsverschiebung erfolgt auch in den Herzmuskelzellen über **spannungsgesteuerte Ionenkanäle** und einen präzise regulierten Ein- und Ausstrom von Ladungsträgern. Allerdings unterscheiden sich die Form und die molekularen Entstehungsmechanismen des kardialen AP aufgrund der besonderen funktionellen Erfordernisse von denen der Skelettmuskel- und Nervenzelle. Auch in verschiedenen funktionellen Gebieten des Herzens unterscheiden sich Form und Dauer des AP. Die wesentlichen Abläufe sind aber identisch. Es soll daher zunächst ein typisches AP einer ventrikulären Arbeitsmyokardzelle beschrieben werden. Ein typisches AP einer Herzmuskelzelle dauert zwischen 200 und 400 ms – daher ist **keine Tetanisierung** möglich – und besteht aus **fünf Phasen** (→ Abb. 3.1):

Phase 4. Die Zelle weist ein **Ruhemembranpotenzial** von ca. –85 mV auf. Es liegt keine Kontraktion vor; üblicherweise bleibt die Zelle in diesem Zustand, bis sie von einer benachbarten Zelle über Gap junctions elektrisch erregt wird.

Phase 0. In der **Aufstrichphase** (Upstroke) findet eine rasche Depolarisation der Zellmembran statt. Wird die Zelle ausgehend vom Ruhemembranpotenzial über das **Schwellenpotenzial** (ca. –70 mV) depolarisiert, öffnen schnelle spannungsgesteuerte Na^+-Kanäle. Das führt zu einer erhöhten Na^+-Leitfähigkeit und damit zu einem raschen Na^+-Einstrom und zu einer weiteren Depolarisation. Bei einer Membranspannung von ca. +30 mV (**Overshoot**) sind die schnellen Na^+-Kanäle vollständig inaktiviert und es folgt Phase 1.

Phase 1. Während dieser Phase findet ein kurzzeitiger Auswärtsstrom positiver Ladungen in Form von K^+ statt (I_{to}, Transient outward), der eine **partielle Repolarisation** bis ca. 0 mV bewirkt.

Phase 2. Es schließt sich die für Myokardzellen charakteristische lange **Plateauphase** an. Während dieser Phase wird ein annähernd konstantes Membranpotenzial aufrechterhalten. Dies wird bewirkt durch ein Gleichgewicht zwischen einströmenden Ca^{2+}-Ionen durch L-Typ-Ca^{2+}-Kanäle (I_{Ca}) und einem Efflux von K^+-Ionen durch langsam gleichrichtende K^+-Kanäle (I_{KS}).

Phase 3. In dieser letzten Phase des AP, der **schnellen Repolarisationsphase**, schließen die

3 Herz

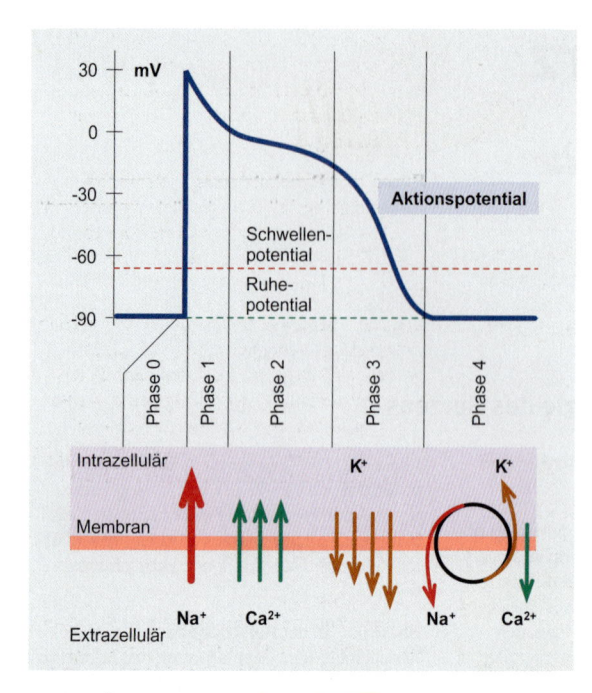

Abb. 3.1 Ablauf eines AP und beteiligte Ionenströme im Arbeitsmyokard der Herzkammern [L157]

L-Typ-Ca^{2+}-Kanäle, während die langsamen gleichrichtenden K^+-Kanäle geöffnet bleiben. Nun überwiegt der Ausstrom positiver Ladungen. Dadurch kommt es zu einer langsamen Repolarisation, die nach Öffnung der schnellen gleichrichtenden K^+-Kanäle (HERG, I_{KR}) und der einwärts gleichrichtenden K^+-Kanäle (I_{K1}) beschleunigt wird. Sobald das Membranpotenzial einen Wert von ca. −85 mV erreicht, verlieren der langsame und der schnelle gleichrichtende K^+-Kanal an Bedeutung. Das Ruhepotenzial wird dann hauptsächlich von I_{K1} getragen.

In vielen, an der Bildung des AP beteiligten Kanälen (KCNQ1, HERG u. a.) wurden genetisch bedingte Unter- oder Überfunktionen beschrieben. Diese verlängern oder verkürzen oft die Plateauphase und erhöhen das Risiko für Herzrhythmusstörungen. Im EKG spiegelt sich dies durch eine verlängerte/verkürzte QT-Zeit wider, weshalb man die durch diese **Kanalopathien** ausgelösten Krankheiten auch als Long/Short-QT-Syndrome bezeichnet.

Refraktärphase. Ein AP kann in der oben beschriebenen Weise nur entstehen, wenn sich die Zelle zum Zeitpunkt der Erregung in Phase 4 befindet. Dies erklärt sich dadurch, dass die für die Aufstrichphase verantwortlichen schnellen spannungsgesteuerten Na^+-Kanäle bei Depolarisation (positiver als −40 mV) vollständig inaktiviert sind. Die Phase, in der auch ein beliebig hoher Reiz kein AP auslösen kann, wird als **absolute Refraktärphase** bezeichnet. Bei der Myokardzelle fällt diese mit der Plateauphase zusammen. Während der schnellen Repolarisationsphase werden die Na^+-Kanäle langsam wieder aktiv, sodass es zu diesem Zeitpunkt möglich ist, mit starken Reizen ein AP auszulösen. Ein AP, das in dieser **relativen Refraktärphase** (Dauer nur ca. 100 ms) entsteht, hat einen weniger steilen Aufstrich und eine geringere Amplitude und Dauer. Außerdem wird die Erregung langsamer fortgeleitet.

Wird die Erregung innerhalb des Myokards aufgrund metabolischer oder struktureller Abnormalitäten (alter Herzinfarkt oder Entzündung) verlangsamt weitergeleitet, kann es passieren, dass sie nicht wie üblich auf nicht erregtes oder absolut refraktäres, sondern auf relativ refraktäres Myokard trifft. Das kann zu gefährlichen **kreisenden Erregungen** (Reentry) führen, die sich klinisch als Kammerflimmern oder pulslose ventrikuläre Tachykardie darstellen. Ähnliche Auswirkungen kann eine pathologisch verkürzte AP-Dauer haben.

Aktionspotenziale in verschiedenen Herzregionen

Die AP der Zellen sind in verschiedenen Bereichen des Herzens ähnlich, aber nicht identisch:
- Erregungsbildung: Sinusknoten
- Erregungsleitung: AV-Knoten, His-Bündel, Purkinje-Fasern
- Arbeitsmyokard: Vorhof, Ventrikel.

Ein wichtiger Unterschied ist die Dauer der Plateauphase und damit der absoluten Refraktärphase, die aus funktionellen Gründen im Vorhof kürzer ist als im Kammermyokard, und in den distalen Teilen des Erregungsleitungssystems (Purkinje-Fasern) länger als in den proximalen. Ein weiterer wichtiger Unterschied ist die unterschiedlich stark ausgeprägte Fähigkeit zur Spontandepolarisation (→ s. u.).

Anoxie und Elektrolytstörungen

Sauerstoffmangel und Elektrolytverschiebungen können gravierende Auswirkungen auf die Elektrophysiologie des Herzens haben. Besonders dramatisch und häufig sind hierbei Veränderungen des K^+- und Ca^{2+}-Spiegels.

Hyperkaliämie. Eine Erhöhung des Blut-K^+ auf 6–8 mmol/l verschiebt das K^+-Gleichgewichtspotenzial und depolarisiert so die Zellmembran. Das Schwellenpotenzial wird dadurch schneller erreicht, und es kommt zu **Extrasystolen**. Bei einer stärkeren Erhöhung des K^+-Spiegels ist die resultierende Depolarisation so stark, dass die Na^+-Kanäle inaktiviert sind, und keine AP mehr entstehen können. Die Folge ist ein Herzstillstand.

> Den Effekt von Hyperkaliämie auf die Erregbarkeit des Herzens macht man sich in der Herzchirurgie zunutze. Während eine Herz-Lungen-Maschine Kreislauf und Atmung des Patienten übernimmt, kann mit einer K^+-reichen **kardioplegen Lösung** (ca. 30 mmol/l) das Herz reversibel zum Stillstand gebracht werden.

Hypokaliämie. Eine Erniedrigung der Kaliumspiegels unter 4 mmol/l führt, anders als nach der Nernst-Gleichung zu erwarten, ebenfalls zu einer Depolarisation mit Extrasystolen. Dies erklärt sich durch eine verringerte Öffnungswahrscheinlichkeit der K_{ir}-Kanäle, die den erhöhten transmembranären K^+-Gradienten mehr als ausgleicht.

Hyper- und Hypokalziämie. Veränderte Ca^{2+}-Spiegel beeinflussen die Plateauphase und/oder Repolarisation und somit die QT-Zeit. Hypokalziämie verlängert, Hyperkalziämie verkürzt AP und QT-Intervall.

Anoxie. Bei einem Mangel an Sauerstoff kann nicht genügend energiereiches ATP gebildet werden. ATP ist für die Funktion der Na^+/K^+-ATPase unerlässlich. In der Folge kann der Na^+-Gradient nicht aufrechterhalten werden und es kommt zur Abnahme der Kontraktionskraft und schließlich zum mechanischen Herzstillstand.

■ Erregungsbildungs- und -leitungssystem

Erregungsleitung

Für die autonome rhythmische Kontraktion im Herzen müssen elektrische Impulse generiert und fortgeleitet werden. Diese Aufgabe übernehmen Verbände spezialisierter Herzmuskelzellen. Die Erregung wird unter normalen Umständen im **Sinusknoten** (SA-Knoten) im rechten Vorhof durch Spontandepolarisierung der Schrittmacherzellen gebildet, und über unscharf definierte Bahnen durch die Atria zum Atrioventrikular-Knoten (AV-Knoten) weitergeleitet. Die Weiterleitung erfolgt dabei stets über Gap junctions, die aus den einzelnen Herzmuskelzellen ein **funktionelles Synzytium** entstehen lassen. Nach dem AV-Knoten wandert die Erregung mit unterschiedlichen Geschwindigkeiten (→ Tab. 3.1) entlang des His-Bündels, der Tawara-Schenkel und den Purkinje-Fasern zu ihrem Zielort, den Zellen des Arbeitsmyokards – von endo- nach epikardial. Dort bewirkt sie eine koordinierte Kontraktion des Herzmuskels.

Erregungsbildung

Primäre Schrittmacher. In **Schrittmacherzellen** sind im Gegensatz zu Zellen des Arbeitsmyokards die primär einwärts gleichrichtenden K_{ir}-Kanäle nur spärlich vorhanden. Deshalb verfügen diese Zellen über kein stabiles Ruhepotenzial. Zusätzlich dazu finden sich **nicht selektive Kationenkanäle**, die einen konstanten Na^+-Einstrom zulassen. Hat der durch diese **Funny**

3 Herz

channels (I_f-Schrittmacherkanäle) verursachte Einstrom positiver Ladungen die Membran stark genug depolarisiert (**spontane diastolische Depolarisation**), öffnen T-Typ-Ca^{2+}-Kanäle. Diese sind für den Aufstrich in Schrittmacherzellen verantwortlich. Die Repolarisation erfolgt durch ausströmende K^+-Ionen. Die hierbei aktiven K^+-Kanäle werden bei vollständiger Repolarisation inaktiviert, sodass die Spontandepolarisation durch I_f erneut beginnen kann (→ Abb. 3.2). Die Frequenz des erzeugten Rhythmus hängt vor allem von der Steilheit der spontanen diastolischen Depolarisation ab und unterscheidet sich je nach Zelltyp.

Sekundäre und teritäre Schrittmacher. Im Normalfall wird der Herzrhythmus von Schrittmacherzellen des Sinusknotens generiert (**Sinusrhythmus**). Die Frequenz von 60–80/min ist deutlich höher als die Frequenz der übrigen potenziellen Schrittmacher. Dadurch werden diese von den vom Sinusknoten ausgehenden AP erreicht, bevor ihre eigene, langsamere Spontandepolarisation abgeschlossen ist. Fällt der Sinusknoten in pathologischen Situationen jedoch aus, können der AV-Knoten mit einer Frequenz von etwa 45–60 Schlägen/min (sekundärer Schrittmacher) und schließlich auch Zellen des Ventrikelmyokards (Kammerersatzrhythmus, tertiärer Schrittmacher) mit einer Frequenz von 25–45 Schlägen/min die Rolle des Taktgebers übernehmen.

Weiteres zum Erregungsbildungs- und -leitungssystem

Spezielle Aufgaben bestimmter Strukturen des Reizleitungssystems. Der **AV-Knoten** sorgt durch seine äußerst langsame Leitungsgeschwindigkeit (0,05 m/s) dafür, dass die Kammern erst erregt werden, nachdem die Vorhöfe vollständig gefüllt sind. Außerdem werden atriale tachykarde Rhythmusstörungen dadurch nur verzögert weitergegeben. Die AP der **Purkinje-Fasern** weisen eine besonders lange absolute Refraktärphase auf und wirken dadurch als Frequenzfilter.

Steuerung der Erregungsbildung und -leitung. Die Frequenz der Erregungsbildung und die Geschwindigkeit der Erregungsfortleitung können nerval und pharmakologisch moduliert werden. Hierbei steigert der Sympathikus Frequenz und Leitungsgeschwindigkeit (positiv-chronotrop und positiv-dromotrop). Der Parasympathikus hat gegenteilige Effekte (→ s. u.).

Tab. 3.1 Leitungsgeschwindigkeiten im kardialen Erregungsleitungssystem

Ort	Leitungsgeschwindigkeit
SA-Knoten	Entstehungsort der Erregung
Vorhofmyokard	0,8–1,8 m/s
AV-Knoten	0,05 m/s
His-Bündel, Tawara-Schenkel, Purkinje-Fasern	2–4 m/s
Arbeitsmyokard	0,5–2 m/s

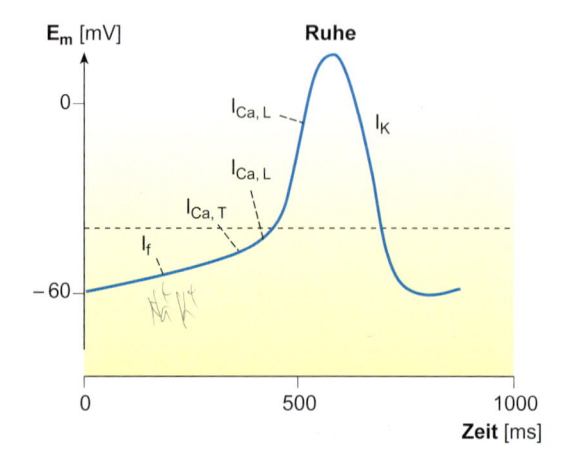

Abb. 3.2 AP und Ionenströme in Schrittmacherzellen. Die diastolische Depolarisation erfolgt durch das Öffnen von Ionenkanälen, zunächst vom I_f-Schrittmacherkanal, dann von T-Typ- und L-Typ-Ca_v-Kanälen. Die Repolarisation erfolgt über das Öffnen von K_v-Kanälen. Gestrichelte Linie: Schwellenpotenzial. [L106]

Eine **medikamentöse Senkung der Herzfrequenz** kann durch eine Blockierung des Sympathikus (β-Blocker) oder durch Ca^{2+}-Antagonisten (z. B. Verapamil) erfolgen. Letztere blockieren die für den Aufstrich verantwortlichen Ca^{2+}-Kanäle im AV-Knoten und verlangsamen damit die atrioventrikuläre Überleitung. Gleichzeitig tritt jedoch als Nebenwirkung eine verringerte Kraftentfaltung (negative Inotropie) auf, da der Ca^{2+}-Einstrom in die Myokardzellen ebenfalls blockiert wird. Das neuere Medikament **Ivabradin** senkt die Herzfrequenz über eine Blockierung der Funny channels.

■ Elektromechanische Kopplung

Kontraktion

Die Umsetzung des AP in eine mechanische Kontraktion erfolgt am Herzen auf ähnliche Weise wie im Skelettmuskel und ist hauptsächlich Ca^{2+}-vermittelt (→ Abb. 3.3). Wird eine Zelle des Arbeitsmyokards elektrisch erregt, bildet sich ein AP an der Zellmembran (→ s. o.), das sich auch entlang der transversalen T-Tubuli ausbreitet. Wie besprochen strömen während der Plateauphase aufgrund des elektrochemischen Gradienten Ca^{2+}-Ionen über L-Typ-Ca^{2+}-Kanäle (**Dihydropyridinrezeptoren**) in die Zelle. Diese moderate Erhöhung der intrazellularen Ca^{2+}-Konzentration führt zu einer Freisetzung von Ca^{2+} aus dem sarkoplasmatischen Retikulum (dem longitudinalen tubulären System, SR) in das Zytosol. Dies erfolgt über Ca^{2+}-sensitive Ca^{2+}-Kanäle in der Membran des SR (**Typ-II-Ryanodinrezeptoren**, RyR_2). Anders als im Skelettmuskel findet keine direkte mechanische Interaktion zwischen den Dihydropyridinrezeptoren und RyR_2 statt. Der Trigger für die Freisetzung von Ca^{2+} aus dem SR ist das von extrazellular einströmende Ca^{2+}. Durch diese Effekte steigt das intrazellulare Ca^{2+} zu Beginn einer Kontraktion um das 100fache von 10^{-7} mmol/l auf 10^{-5} mmol/l. Die sich anschließende Kaskade, die durch Verschiebung der Aktin-Myosin-Filamente zur Kontraktion des Muskels führt, gleicht derjenigen im Skelettmuskel (→ Kap. 13).

Relaxation

Zur Beendigung der Kontraktion wird die zytosolische Ca^{2+}-Konzentration durch zwei Mechanismen gesenkt. Einerseits wird Ca^{2+} durch eine sarkoplasmatische Ca^{2+}-ATPase (**SERCA**) zurück in das SR transportiert, andererseits erfolgt im Austausch gegen Na^+ ein sekundär aktiver Transport aus der Zelle hinaus (Na^+/Ca^{2+}-Antiporter). Hierbei wird SERCA von dem Protein

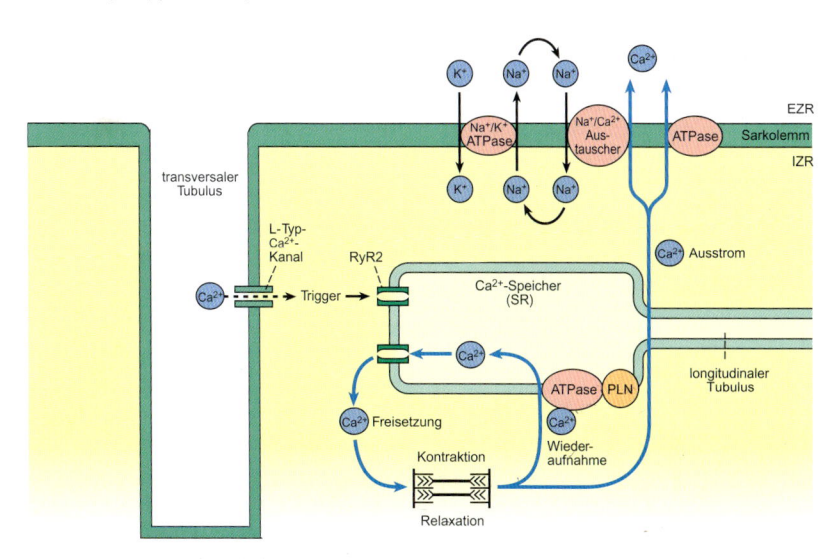

Abb. 3.3 Elektromechanische Kopplung und Ca^{2+}-Clearance in Herzmuskelzellen. PLN: Phospholamban. [L106]

3 Herz

Phospholamban reguliert: Die Aktivität der Ca^{2+}-Pumpe steigt, wenn Phospholamban cAMP-abhängig phosphoryliert wurde. Der Transport über den Na^+/Ca^{2+}-Antiporter ist vom transmembranen Na^+-Gradienten abhängig. Drei Na^+-Ionen sind nötig, um ein Ca^{2+}-Ion aus der Zelle zu befördern.

Inotropie
Die Kraft, die eine Herzmuskelzelle entfalten kann, ist direkt abhängig von der Vordehnung und dem intrazellulären Ca^{2+}-Spiegel. Geht eine erhöhte Kraftentwicklung auf eine Ca^{2+}-Veränderung zurück, spricht man von positiver Inotropie. Ein erhöhter Ca^{2+}-Einstrom kann durch drei Mechanismen erreicht werden:

- Verlängerte Plateauphase mit längerem Ca^{2+}-Influx
- Mehr AP pro Zeiteinheit: **Frequenzinotropie** (Bowditch-Effekt)
- Pharmakologische Intervention (Herzglykoside).

Häufig eingesetzte Medikamente gegen Herzinsuffizienz, **Digitalisglykoside**, greifen in die Ca^{2+}-Homöostase der Zelle ein und erhöhen dadurch die Kontraktionskraft der Herzens: Sie hemmen die kardiale Na^+/K^+-ATPase, was den Na^+-Gradienten reduziert. Da dies die Triebkraft für den sekundär aktiven Auswärtstransports von Ca^{2+} während der Relaxationsphase (Diastole) ist, erhöhen Digitalisglykoside wie Digoxin und Digitoxin den intrazellulären Ca^{2+}-Spiegel und damit die Schlagkraft des Herzens. Außerdem haben sie einen vagotonen, frequenzsenkenden Effekt.

Das autonome Nervensystem spielt eine entscheidende Rolle bei der Regulierung der Kontraktionskraft des Herzens. Der Sympathikus (über β_1 Rezeptoren) hat dabei einen positiv-inotropen, der Parasympathikus einen negativ inotropen Effekt (→ s. u.).

■ Elektrokardiografie

Die Elektrokardiografie (EKG) ist ein unersetzliches Hilfsmittel in der klinischen Medizin, das es dem Arzt erlaubt, sich ein orientierendes Bild vom kardialen Zustand des Patienten zu machen: **Viele Pathologien rufen charakteristische Veränderungen** im EKG hervor. Das EKG erlaubt es, die elektrischen Phänomene, die sich am Herzen abspielen, nicht invasiv sichtbar zu machen. Während der Erregungsausbreitung vom Sinusknoten, über die Vorhöfe hin zu den Kammern und der Herzspitze, sind die Zellen eines Teils des Herzens depolarisiert, wohingegen andere, weiter distal gelegene noch nicht erregt sind. Dieser sich zeitlich verändernde Potenzialunterschied kann mit geeigneten Elektroden an der Körperoberfläche abgegriffen werden.

Entstehung des EKG-Signals
Die **Vektortheorie des EKG** versucht, zu erklären, wie das EKG-Signal zustande kommt: Bildet sich an einem Teil einer Herzmuskelfaser ein AP, so kommt es zu einem Einstrom von positiven Ladungen (Na^+ und Ca^{2+}). Man kann sich vorstellen, dass die Außenseite der Membran dadurch, relativ gesehen, negativ geladen wird. Zur gleichen Zeit sind weiter distal gelegene Abschnitte der Muskelfaser, die das AP noch nicht erreicht hat, relativ positiv geladen. Es existiert also eine Ladungsdifferenz entlang einer Herzmuskelfaser von „**erregt und negativ**" hin zu „**nicht erregt und positiv**", die Zelle wirkt als **Dipol**. Dies kann durch einen Spannungsvektor (von negativ nach positiv) symbolisiert werden, der in die gleiche Richtung zeigt, in der sich die Erregung entlang der Muskelfaser bewegt. Ist die Faser vollständig depolarisiert, liegt kein Spannungsgefälle mehr vor, und der Vektorbetrag ist null. Die Repolarisierung nach vollständiger Erregung und Kontraktion beginnt im Herzen in dem Bereich, der zuletzt depolarisiert wurde. Der proximale Teil der Faser ist noch relativ negativ, während der distale Teil bereits repolarisiert und positiv ist: Die Richtung des Dipolvektors ist also während De- und Repolarisation gleich. Die EKG-Elektroden messen jedoch nicht die Vektoren jeder einzelnen Zelle, sondern einen zeitlich veränderlichen **Summationsvektor** (Integralvektor), der sich aus allen Zellen gemeinsam zusammensetzt. Dieser hat sowohl eine Richtung, als auch einen Betrag. Diese beiden Faktoren beeinflussen die Höhe des Ausschlags im EKG nach folgender Gleichung:

$$V[mV] \sim \text{Betrag (Summationsvektor)} \times \cos(\alpha)$$

wobei α der Winkel zwischen Summationsvektor und Ableitungsvektor ist.
Das heißt, wenn die Ableitungsrichtung des EKG (definiert durch die beiden Ableitungselektroden, von negativ nach positiv) in die gleiche

Richtung zeigt wie der Summationsvektor, ist der Ausschlag positiv. Wenn sie in entgegengesetzte Richtungen zeigen, ist der Ausschlag negativ. Stehen der Ableitungsvektor und der Summationsvektor senkrecht zueinander, sind die registrierten Ausschläge gleich null. Man kann sich vorstellen, dass die **Projektion des im Raum stehenden Integralvektors** auf den Ableitungsvektor den Ausschlag im EKG ergibt. Da durch diese Projektion immer Informationen verloren gehen, werden im klinischen Alltag stets mehrere Ableitungen (üblicherweise zwölf) ausgewertet.

Bestandteile des EKG

Im EKG wird die gemessene Potenzialdifferenz zwischen zwei Elektroden in mV gegen die Zeit aufgetragen. Dabei stellen Ausschläge nach oben positive Spannungen dar. Anhand von ➔ Abbildung 3.4 (Ableitung II nach Einthoven, ➔ s. u.) sollen die typischen Bestandteile des EKG und ihre Bedeutung erläutert werden. Dabei reflektieren bestimmte Teile des EKG bestimmte elektrische Vorgänge am Herzen.

P-Welle. Die P-Welle zu Beginn des EKG spiegelt die **Erregungsausbreitung in den Vorhöfen** wider. In dieser Phase bewegt sich die Erregung vom Sinusknoten zur Klappenebene, d. h. von Herzbasis in Richtung Herzspitze. Da Ableitung II nach Einthoven ausgehend von der rechten Schulter ca. 45° nach unten in Richtung Herzspitze zeigt, ist die P-Welle in dieser Ableitung positiv.

QRS-Komplex. Der QRS-Komplex (meist bestehend aus den Zacken Q, R und S) stellt das Analogon der P-Welle auf Ventrikelebene dar, die **Erregung des Kammermyokards**. Zu Beginn bewegt sich die Erregung entlang der linken Wand des Kammerseptums. Hierbei zeigt der Integralvektor kurzfristig in Richtung Herzbasis, weshalb die Q-Zacke negativ ist. Während der R-Zacke wird der Großteil des Myokards von Klappenebene in Richtung Herzspitze erregt. Aufgrund der großen Masse ruft dies einen hohen Ausschlag in Ableitung II hervor. Wenn die Basis des linken Ventrikels erregt wird, zeigt der Integralvektor kurze Zeit nach rechts. Er schließt damit mit dem Ableitungsvektor einen Winkel von > 90° ein, weshalb die S-Zacke nach unten zeigt.

T-Welle. Die T-Welle (und eine nicht immer zu beobachtende U-Welle) symbolisiert die **Erregungsrückbildung in den Kammern**. Wie oben beschrieben hat der entstehende Integralvektor die gleiche Richtung wie derjenige der R-Zacke. Die Repolarisation ist ein relativ langsamer Vorgang ist, daher ist die T-Welle deutlich breiter als die R-Zacke.

PQ-Strecke. Abschnitte ohne Erregung (0 mV = Isoelektrische) zwischen zwei Wellen oder Zacken werden als Strecken bezeichnet. Die PQ-Strecke spiegelt die Zeit **zwischen vollständiger Erregung der Atria und Beginn der ventrikulären Erregungsausbreitung** wider, also die Überleitungszeit im AV-Knoten. Ein Sum-

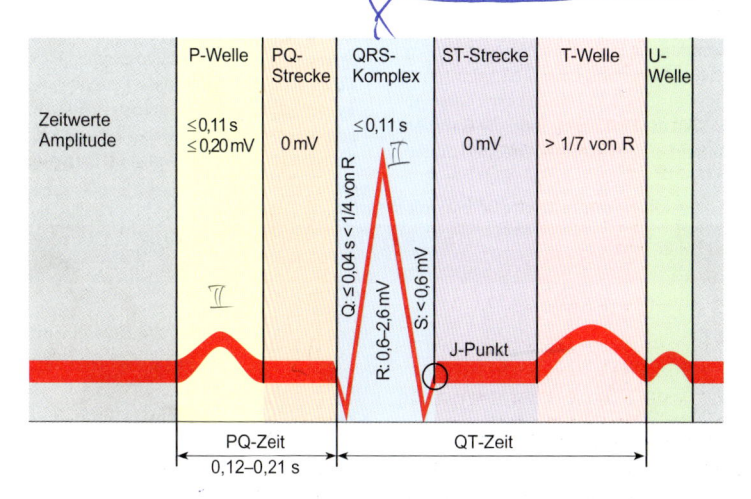

Abb. 3.4 Bestandteile und Normwerte des EKG (typische Ableitung II nach Einthoven) [L157]

3 Herz

mationsvektor ist hier nicht messbar, da der Anulus fibrosus der Klappenebene als elektrisch nicht leitender Isolator fungiert.

ST-Strecke. Die ST-Strecke liegt zwischen QRS-Komplex und T-Welle. Zu dieser Zeit ist das **Ventrikelmyokard vollständig und gleichmäßig erregt**, was im EKG zu einer isoelektrischen Linie (0 mV) führt.

PQ-Intervall. Bei Kombination von einer Strecke und einer oder mehrerer Wellen und/oder Zacken erhält man ein Intervall. P-Welle und PQ-Strecke zusammengenommen ergeben das PQ-Intervall, welches den **Lauf der Erregung von SA-Knoten** durch die Atria **in den AV-Knoten** darstellt.

QT-Intervall. Die **Gesamtdauer von Beginn der Ventrikelerregung bis zur vollständigen Repolarisation** kommt in der Länge des QT-Intervalls zum Ausdruck. Dieses ist von der Herzfrequenz abhängig, weshalb es im klinischen Alltag mit einer einfachen Formel für die Frequenz korrigiert wird.

RR-Intervall. Zeit zwischen zwei QRS-Komplexen in Sekunden. Die **Herzfrequenz** kann aus dem EKG ermittelt werden, indem das RR-Intervall, durch 60 s dividiert wird.
Für die Länge aller Abschnitte des EKG existieren Normwerte, die in → Tabelle 3.2 dargestellt sind. Eine Abweichung kann einen Hinweis auf eine zugrunde liegende Störung in den elektrischen Prozessen des Herzens darstellen.

Ableitungen

Die Verwendung mehrerer Ableitungen kann den durch die Projektion entstehenden Informationsverlust ausgleichen. Häufig verwendete Ableitungen sind die **Einthoven**- und die **Goldberger**-Ableitung in der **Frontalebene**, und die Ableitung nach **Wilson** (→ Abb. 3.5). Seltener kommt die Ableitung nach Nehb zum Einsatz.

Ableitung nach Einthoven. Bei der Ableitung nach Einthoven kommen drei Elektroden an den Extremitäten (rechter Arm, linker Arm, linker Fuß) plus Erdung am rechten Fuß mit vierter Elektrode zum Einsatz. Dies entspricht elektrisch einer Projektion der Elektroden auf die Brustwand in Form des **Einthoven-Dreiecks**. Aus der Differenz jeweils zwei der drei Bezugspunkte (**bipolare Ableitung**) ergeben sich drei Ableitungen in der Frontalebene:

- **Ableitung I** vom rechten zum linkem Arm (Horizontale)
- **Ableitung II** vom rechten Arm hinunter zum linken Fuß
- **Ableitung III** vom linken Arm hinunter zum linken Fuß.

Es ist zu beachten dass die Elektrode am linken Arm für Ableitung I positiv (d. h. Ziel des Ableitungsvektors), für Ableitung III dagegen negativ gepolt ist (d. h. Ausgangspunkt des Ableitungsvektors). Da Ableitung I und II annähernd parallel zu der Ausbreitungsrichtung der Erregung im den Ventrikeln verläuft, ist der QRS-Komplex bei normaler kardialer Anatomie in diesen Ableitungen deutlich größer als in Ableitung III. Pathologien der Vorderwand des linken Ventrikels schlagen sich bevorzugt als Veränderungen in Ableitungen I und II nieder, während Ableitung III eher die Hinterwand des linken Ventrikels abdeckt.

Ableitung nach Goldberger. Die Ableitung nach Goldberger ist ebenfalls eine Ableitung in der Frontalebene. Es können die gleichen Elektroden wie in den Ableitungen nach Einthoven verwendet werden, allerdings bedient man sich diesmal einer **unipolaren Ableitung**. Dabei befindet sich der Ableitungsvektor zwischen einer Extremitäten-

Tab. 3.2 Physiologische Zeitwerte im EKG mit Ursachen für Abweichungen

Segment	Normdauer [s]	Ursache für Verlängerung	Ursache für Verkürzung
P-Welle	0,06–0,11	Mitralstenose	–
PQ-Intervall	0,12–0,20	Überleitungsstörung	Wolff-Parkinson-White-Syndrom
Q-Zacke	< 0,04	Herzinfarkt	–
QRS-Komplex	0,06–0,10	Schenkelblock	Hyperkaliämie
S-Zacke	< 0,04	–	–
QT-Intervall	0,2–0,5 (frequenzabhängig)	Genetisch, Hypothyreose	Hyperkalzämie

elektrode und einer indifferenten Bezugselektrode, die (virtuell) durch den Zusammenschluss der beiden anderen Elektroden entsteht. Bildlich gesprochen liegt diese virtuelle Bezugselektrode im Einthoven-Dreieck auf halbem Weg zwischen den beiden jeweils anderen Extremitätenelektroden, und trägt stets eine negative Ladung. Als Richtungen der Ableitungen resultieren aVR, aVL und aVF. Die R-Zacke in aVR ist fast immer negativ.

Ableitungen in der Horizontalebene. Die sechs Brustwandableitungen nach **Wilson** registrieren den Integralvektor als Projektion auf die Horizontalebene und ergeben zusammen mit den Goldberger- und Einthoven-Ableitungen ein typisches 12-Kanal-EKG. Die sechs Elektroden V1–V6 werden am Thorax angebracht, und jeweils einzeln mit einer virtuellen indifferenten Bezugselektrode bestehend aus den drei Extremitätenableitungen verrechnet. Eine Visualisierung des entstehenden Ableitungsvektors ist hier nicht mehr einfach möglich, aufgrund der Lokalisation der Elektroden ergibt sich jedoch, dass die **Vorderwand** in den **Ableitungen V1–V4** und die **Seitenwand** in den **Ableitungen V5 und V6** repräsentiert ist. Ist es nötig, die Hinterwand zu beurteilen, können zusätzlich weiter dorsal drei Elektroden (V7–V9) angebracht werden.

Zur ergänzenden Beurteilung in der Horizontalebene kommen die (seltener verwendeten) **bipolaren** Ableitungen nach **Nehb** zum Einsatz. Wie in → Abbildung 3.6 angebracht und verschaltet, erlaubt Ableitung A (anterior) eine Beurteilung der Vorderwand und Ableitung I (inferior) eine Beurteilung der Unterseite des Herzens. Ableitung D (dorsal) registriert die oft schwierig zugängliche Herzhinterwand, und ist daher bei Verdacht auf eine Pathologie in diesem Bereich ein wichtiges Hilfsmittel.

- Bipolare Ableitungen: Einthoven und Nehb
- Unipolare Ableitungen: Goldberger und Wilson
- Frontalebene: Einthoven und Goldberger
- Horizontalebene: Wilson und Nehb
- Vorderwand: Einthoven I und II, Goldberger, Wilson V1–V4, Nehb A und I
- Seitenwand: Wilson V5 und V6
- Hinterwand: Einthoven III, Wilson V7–V9, Nehb D.

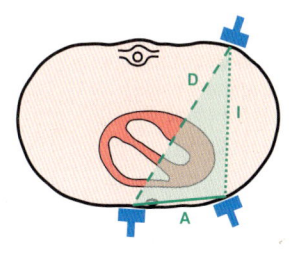

Abb. 3.6 EKG-Ableitung nach Nehb. Ableitstellen am Thorax bei der bipolaren Ableitung nach Nehb. D = dorsal, A = anterior, I = inferior. [L106]

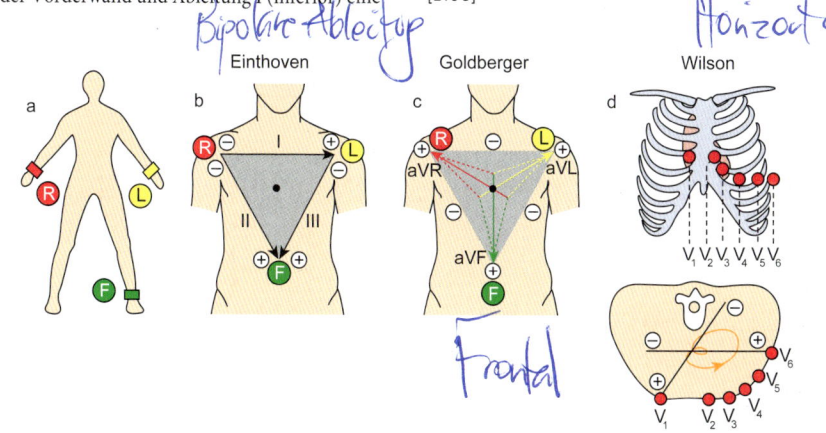

Abb. 3.5 EKG-Ableitungen nach Einthoven (b), Goldberger (c) und Wilson (d) [L231]

3 Herz

Diagnostik und Pathologie

Lagetyp. Die frontalen Ableitungen nach Einthoven und Goldberger zusammengenommen bilden die Frontalebene in einer 30°-Auflösung ab. Sie bilden zusammengenommen den sog. **Cabrera-Kreis** (→ Abb. 3.7), der die Grundlage für die Bestimmung des Lagetyps bildet. Man versucht dabei anhand der genannten Ableitungen zu bestimmen, in welchem Winkel zur Horizontalen die (elektrische) Hauptachse des Herzens steht. Derjenige Ableitungsvektor, der am ehesten parallel zur dieser Hauptachse steht, weist den höchsten QRS-Komplex auf. Man kann den Lagetyp daher bestimmen, in dem man die beiden Ableitungen mit den höchsten QRS-Komplexen aussucht und ihnen anhand des Cabrera-Kreises den dazugehörigen Winkel zuordnet. Die Herzachse liegt dann zwischen den beiden ermittelten Werten. Eine andere Möglichkeit ist, die Ableitung mit dem kleinsten QRS-Komplex zu bestimmen. Die Herzachse steht dann senkrecht auf dem dazugehörigen Ableitungsvektor. Zur Beschreibung kann anstelle der Größe des Winkels auch Prosabeschreibung, z. B. überdrehter Rechtstyp für einen Winkel zwischen 120 und –150° verwendet werden. Der Lagetyp hängt ab von der Konstitution des Probanden/Patienten: steiler Typ bei leptosomem Typ, eher Linkstyp bei pyknischem Typ. Er verändert sich auch während der Inspiration: **inspiratorische Versteilerung**.

Klinisch deutet eine **Rechtsverschiebung des Lagetyps** auf einen Linksschenkelblock oder eine neu aufgetretene Volumenvermehrung des rechten Ventrikels hin. Dies kann z. B. als Folge von Druckbelastung (Lungenembolie, chronische Lungenerkrankung) des rechten Herzens auftreten. Zur Beurteilung sind immer serielle Untersuchungen erforderlich, einmalige Bestimmungen des Lagetyps sind wenig aussagekräftig.

Herzinfarkt. Von besonderer klinischer Bedeutung ist die Diagnostik von Herzinfarkten und Angina-pectoris-Anfällen (akutes Koronarsyndrom). Beim **Myokardinfarkt** werden Zellen in der gesamten Muskelschicht des Myokards durch Sauerstoffmangel geschädigt, was zu einer **Hebung der ST-Strecke** in den entsprechenden Ableitungen führt. Weitere Zeichen sind eine vergrößerte Q-Zacke und eine negative T-Welle. Sind wie bei einer Angina pectoris nur die besonders empfindlichen Zellen der subendokardialen (innen liegenden) Muskelschichten betroffen, sieht man eine **ST-Senkung**.

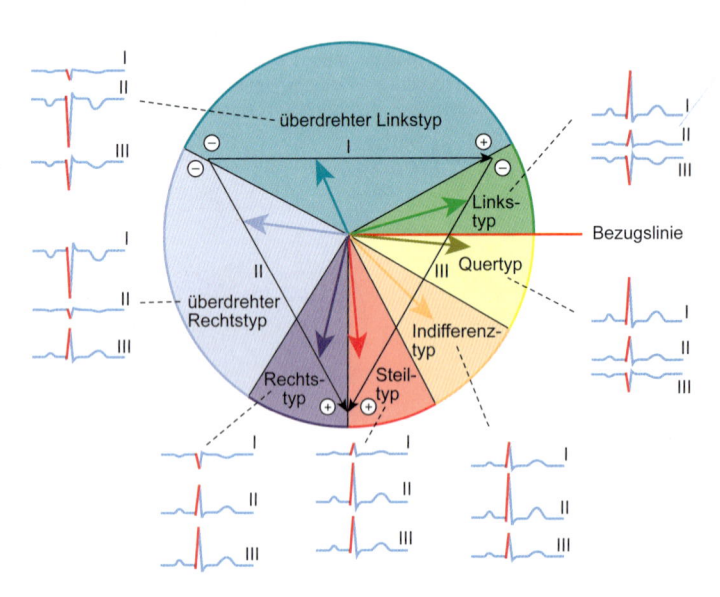

Abb. 3.7 Lagetypen im Cabrera-Kreis mit resultierenden EKG-Ableitungen nach Einthoven [L231]

AV-Block. Ist die Überleitung von den Vorhöfen in die Kammern über den AV-Knoten gestört, spricht man von einem AV-Block. Dieser wird in drei Grade eingeteilt und zieht spezifische EKG-Veränderungen nach sich.
- **AV-Block 1. Grads**: auf jede Erregung der Vorhöfe (P-Welle) folgt eine Kammererregung (QRS-Komplex), allerdings ist das PQ-Intervall pathologisch auf mehr als 200 ms verlängert.
- **AV-Block 2. Grads**: nicht mehr jede Vorhoferregung wird an die Ventrikel weitergegeben. Verlängert sich das PQ-Intervall mit jeder Erregung, bis schließlich eine Überleitung ausfällt und der Zyklus von neuem beginnt (Wenckebach-Periodizität), liegt ein **Typ Mobitz 1** vor (typischerweise asymptomatisch, eher benigne). Wird konstant nur jede 2. oder 3. Erregung weitergeleitet, spricht man von **Typ Mobitz 2** (oft progressiv).
- **AV-Block 3. Grads**: vollständiger AV-Block und eine Dissoziation von Vorhöfen und Kammern. P-Wellen und QRS-Komplexe weisen keinerlei Beziehung zueinander mehr auf, der Rhythmus wird von einem tertiären Taktgeber erzeugt und ist daher sehr langsam (30–40/min). Die QRS-Komplexe weisen darüber hinaus nicht die typische Form auf, da die Erregungsausbreitung von ektopen Schrittmacherzellen in den Kammern ausgeht.

Extrasystolen. Werden unterteilt in Extrasystolen **ventrikulären** (VES) und **supraventrikulären** (atrialen) Ursprungs (SVES). Beide Typen gehen von **ektopen Erregungszentren** aus, die durch metabolische Entgleisungen, verstärkte Sympathikusaktivität oder Medikamente aktiviert werden. Sie sind durch zusätzlich einfallende QRS-Komplexe gekennzeichnet. Dabei haben VES eine **abnorme, oft verbreiterte Form**, keine dazugehörige P-Welle und werden von einer kompensatorischen Pause gefolgt (Ausfall der nächsten „normalen" Erregung aufgrund absoluter Refraktärität). SVES erzeugen einen typischen QRS-Komplex, eine normale oder anormale P-Welle (retrograde Erregung der Vorhöfe) und ziehen keine kompensatorische Pause nach sich.

Arrhythmien. Verschiedene Formen von Arrhythmien lassen sich im EKG diagnostizieren. Ist die Frequenz der Vorhoferregungen erhöht, spricht man von **Vorhofflattern** (220–350 Schläge/min) oder von **Vorhofflimmern** (> 350 Schläge/min). Die P-Welle verliert hierbei ihre typische Form und wird zunächst zu sägezahnartigen Flatterwellen und später zu einem hochfrequenten Flimmern. Beim Vorhofflattern liegt oft ein assoziierter AV-Block 2. Grads vor, der die Herzfrequenz reduziert, während beim Vorhofflimmern sowohl Brady- als auch Tachykardie auftreten können. **Kammerflattern** und **-flimmern** ist eine durch Extrasystolen verursache Erregungsfrequenz der Kammern von 180–250 bzw. > 250 Schlägen/min. Sie geht einher mit einer verringerten diastolischen Füllung und Auswurfleistung des Herzens bis hin zum hämodynamischen Herzstillstand.

- **ST-Hebung**: gesamte Dicke der Muskelschicht betroffen, Myokardinfarkt
- **ST-Senkung**: Innenschichtschaden, Angina pectoris

■ CHECK-UP

- ☐ Beschreiben Sie die Phasen des kardialen AP einschließlich der beteiligten Ionenströme!
- ☐ Was ist ein Sinusrhythmus und wie und wo entsteht er?
- ☐ Erklären Sie, was genau bei einem EKG gemessen wird!
- ☐ Beschreiben Sie, was die Wellen und Zacken im EKG bedeuten!
- ☐ Welche Ableitungen enthält ein 12-Kanal-EKG!
- ☐ Wie stellen sich eine kardiale Minderperfusion, ein akuter und ein abgelaufener Myokardinfarkt (MI) im EKG dar?

3 Herz

Mechanik des Herzens

Herzklappen

Bau und Funktion

Für einen unidirektionalen Blutfluss im Herzen sind Mechanismen notwendig, die dafür sorgen, dass Blut nur in eine Richtung fließen kann. Diese Ventilfunktion übernehmen vier Herzklappen, zwei pro Herzhälfte.

Segelklappen. Zwischen den Atria und den Ventrikeln befindet sich jeweils eine **Segelklappe (Atrioventrikularklappe, AV-Klappe)**, die verhindert, dass das Blut während der Kammerkontraktion zurück in die Vorhöfe gepumpt wird. Sie besteht im rechten Herzen aus drei Segeln (**Trikuspidalklappe**) und im linken Herzen aus zwei Segeln (**Mitralklappe, Bikuspidalklappe**). Die Papillarmuskeln mit den Sehnenfäden (Chordae tendinea) befestigen die Segel in den Ventrikeln und verhindern während der Systole ein Durchschlagen der Segelklappen in Richtung Vorhof.

Taschenklappen. Zwischen rechtem Ventrikel und Pulmonalarterie, sowie zwischen linkem Ventrikel und Aorta befindet sich je eine **Taschenklappe**: Pulmonalklappe rechts, Aortenklappe links. Diese Taschenklappen bestehen aus jeweils drei halbmondförmigen Taschen (daher auch Semilunarklappen genannt), die nach Austreibung des Bluts einen Rückstrom in die Ventrikel verhindern. Der Mechanismus hierfür ist ein initialer geringer Blutrückfluss am Ende der Systole, der die Taschen von außen auffüllt, und damit die Klappenöffnung verschließt.

Herztöne

Die Herzklappen sind verantwortlich für die typischen Herztöne. Beim gesunden Erwachsenen gibt es zwei Herztöne. Der **erste Herzton** (S1) zu Beginn der Systole geht zurück auf die Anspannung der Ventrikel und das Schließen der AV-Klappen, der **zweite Herzton** (S2) wird durch das Schließen der Taschenklappen am Ende der Austreibungsphase der Systole erzeugt.

Zusätzliche Herztöne lassen sich bei Kindern oder bestimmen Krankheiten beobachten:
- Mittdiastolischer dritter Herzton S3, wird zurückgeführt auf Turbulenzen während der Ventrikelfüllung.
- Enddiastolischer vierter Herzton S4, fällt mit der Vorhofkontraktion zusammen.

Falls es sich bei der untersuchten Person nicht um junge Kinder oder Sportler handelt, können diese Herztöne auf Herzversagen oder restriktive Kardiomyopathie hinweisen.

Die Herztöne können sowohl direkt vom Untersucher über ein Stethoskop wahrgenommen werden, als auch mithilfe eines **Phonokardiografen** (PKG) dauerhaft aufgezeichnet werden. Ersteres bietet den Vorteil der schnellen Verfügbarkeit, während der PKG auch sehr leise Geräusche hörbar machen kann, und die Ergebnisse archivierbar sind. Aufgrund der Position der Herzklappen im Thorax und Fortleitung entstehender Geräusche mit dem Blutfluss sind bestimme Herztöne und -geräusche (→ s. u.) an bestimmten Stellen der Brustwand besonders gut hörbar.

Auskultationspunkte der Herzklappen:
- **Mitralklappe**: 5. Interkostalraum (ICR), mittlere Klavikularlinie
- **Trikuspidalklappe**: 4. ICR, links des Sternums
- **Aortenklappe**: 2. ICR, rechts des Sternums
- **Pulmonalklappe**: 2. ICR, links des Sternums
- Alle Klappen: **Erb-Punkt**, 3. ICR, links des Sternums.

Klappenfehler

Die Herzklappen können von vielfältigen und häufigen Erkrankungen betroffen sein (→ Tab. 3.3), die zu typischen Symptomen und zusätzlichen Herzgeräuschen bei Auskultation führen. Geschädigte Klappen führen entweder zu einer **Klappeninsuffizienz** (Durchlässigkeit → retrograder Blutfluss), zu einer **Klappenstenose** (Verengung → reduzierter anterograder Blutfluss) oder einer Kombination von beiden.

Systolische Herzgeräusche. Die Herzgeräusche fallen zeitlich zwischen S1 und S2. Treten auf, wenn Klappenabnormitäten während der Kammerkontraktion und Auswurfphase einen veränderten Blutfluss verursachen. Dies ist der

Tab. 3.3 Übersicht über Klappendefekte

	Aortenklappe	Pulmonalklappe	Trikuspidalklappe	Mitralklappe
Systolikum	Aortenklappenstenose, -sklerose	Pulmonalklappenstenose	Trikuspidalinsuffizienz, Ventrikelseptumdefekt	Mitralinsuffizienz
Diastolikum	Aortenklappeninsuffizienz	Pulmonalklappeninsuffizienz	Trikuspidalstenose, Atriumseptumdefekt	Mitralstenose

Fall bei Stenosen der Semilunarklappenlappen oder bei Insuffizienzen der AV-Klappen.

Diastolische Herzgeräusche Treten auf, wenn während der Diastole Blut aus den großen Arterien zurück in die Kammern fließt (Aorten- oder Pulmonalklappeninsuffizienz) oder die AV-Klappen eine Stenose aufweisen. Sowohl vor stenotischen als auch insuffizienten Klappen ist der Druck im Allgemeinen pathologisch erhöht. Diese Geräusche sind am besten dort zu auskultieren, wo auch der Herzton der zugrunde liegenden Klappe zu erwarten ist. Zusätzlich wird das Herzgeräusch der Aortenklappenstenose entlang der Aorta in die Karotiden weitergeleitet. Eine Mitralinsuffizienz kann oftmals durch Auskultation im Bereich der Axilla wahrgenommen werden. Die Schwere der Herzklappenerkrankung korreliert oftmals mit der Lautstärke des Herzgeräuschs, die mit einer Zahl zwischen eins und sechs angegeben wird.

Klinische Auswirkungen der Herzklappenfehler. Typisch für die **Aortenklappenstenose** ist die Trias Luftnot, Angina pectoris und Synkope. Auch eine **Aortenklappeninsuffizienz**, **Mitralstenose** oder **-insuffizienz** kann den Druck im linken Vorhof und den Lungenvenen erhöhen und dadurch zu Dyspnoe und Erschöpfung führen. Schwere Pulmonalisstenosen führen zu Zyanose und Tachypnoe. Folge einer Aortenklappeninsuffizienz ist ein retrograder Blutfluss in den linken Ventrikel während der Diastole mit resultierender Vergrößerung des linken Ventrikels (exzentrische Hypertrophie) und großer Blutdruckamplitude. Häufige Ursachen von Klappenfehlern sind bakterielle **Endokarditiden**, die aufgrund der mechanischen Belastung bevorzugt die **Klappen des linken Herzens** betreffen. Veränderungen der Klappen des rechten Ventrikels sind insgesamt seltener, treten aber gehäuft bei i. v.-Drogenkonsumenten auf.

Herzzyklus

Phasen des Herzzyklus

Der mechanische Herzzyklus lässt sich in mehrere Phasen einteilen, die in engem funktionellem Kontakt zu einzelnen EKG-Abschnitten, den Herztönen und Schwankungen des aortalen Blutdrucks stehen (→ Abb. 3.8). Die beiden Phasen **Systole** und **Diastole** werden dabei noch einmal in jeweils zwei Abschnitte untergliedert. Im Ruhezustand ist das Verhältnis der Dauer von Diastole zu Systole etwa 2:1. Bei höheren Frequenzen verkürzt sich insbesondere die Diastolendauer. Dies hat Auswirkungen auf die Ernährung des Herzens, die für die Länge der Diastole entscheidend ist (→ s. u.). Im Folgenden werden die Phasen des Herzzyklus am Beispiel des linken Herzens erläutert; die Vorgänge im rechten Herzen sind analog.

Systole. Während der Systole werden Anspannungs- und Austreibungsphase unterschieden. Die Anspannungsphase beginnt mit der Kontraktion der Ventrikel. Dies führt zu einem raschen intraventrikulären Druckanstieg und dem Schluss der AV-Klappen. Am Ende der **Anspannungsphase** sind alle Klappen im Herzen geschlossen und es erfolgt eine isovolumetrische Kontraktion. Sobald der Druck im linken Ventrikel den Aortendruck übersteigt, öffnet sich die Aortenklappe und die **Austreibungsphase** beginnt. Hier werden ca. 50 % des Inhalts des linken Ventrikels in die Aorta ausgeworfen (ca. 60 ml von 130 ml). Die Kontraktionsform während dieser Phase wird als auxobar bezeichnet, während der sich sowohl Druck als auch Volumen verändern, und die Wanddicke zunimmt. Der Druck im linken Ventrikel nimmt nach dem Laplace-Gesetz nach einem Anstieg zum Ende der Auswurfphase hin ab. Sobald er unterhalb des Aortendrucks liegt, schließt die Aortenklappe, was zu einem kurzzeitigen Abfall des Aortendrucks (**Inzisur**) führt.

3 Herz

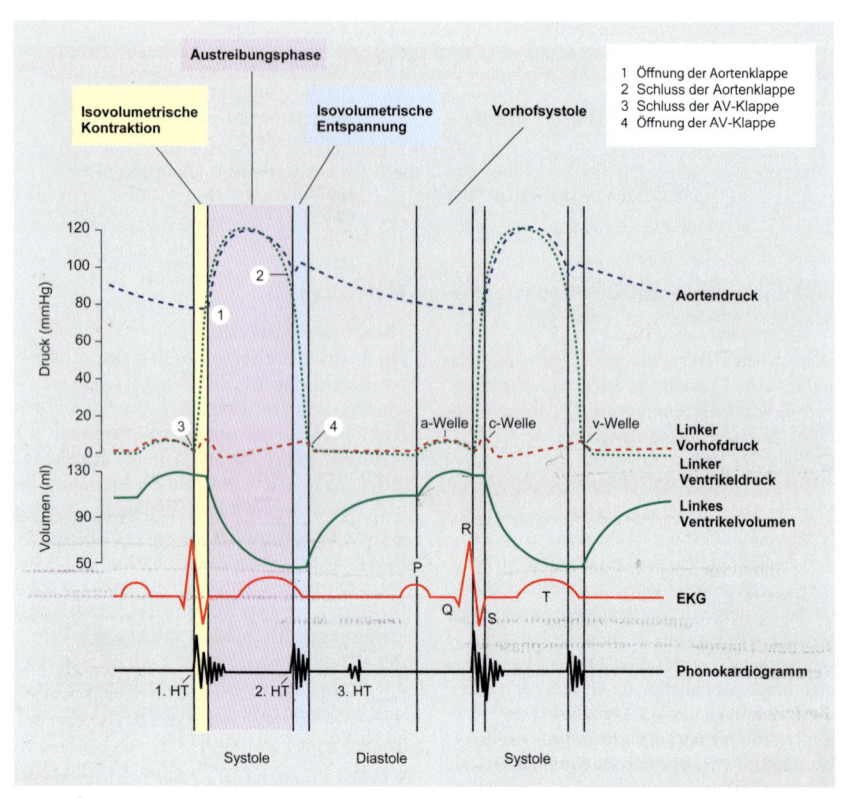

Abb. 3.8 Herzzyklus mit Zeitverlauf von Druck und Volumen in Vorhöfen, Kammern und herznahen Gefäßen. Bezug zu EKG, Klappenfunktion und Herztönen. [A300]

Diastole. Die Diastole beginnt mit der **Entspannungsphase**, während der wiederum alle vier Klappen geschlossen sind. Der Druck in den Kammern sinkt unter den der Vorhöfe, was zur passiven Öffnung der AV-Klappen führt. Die **Füllungsphase** ist durch geringe elektrische Aktivität und den überwiegend passiven Blutstrom von den Atria in die Ventrikel gekennzeichnet. Hierfür verantwortlich ist der **Ventilebenenmechanismus**: bei der Kontraktion hat sich die Ventilebene (die Grenzfläche zwischen Vorhöfen und Kammern) in Richtung Herzspitze verschoben. Nun dehnen sich die Kammern wieder aus, und stülpen sich durch die Bewegung der Ventilebene in Richtung Herzbasis über das Blut, das sich passiv in den Vorhöfen angesammelt hat. Die Vorhofkontraktion trägt hingegen, insbesondere bei hohen Frequenzen, relativ wenig zur Füllung der Ventrikel bei.

Arbeitsdiagramm des Herzens
Man kann den Herzzyklus nicht nur als ventrikulären Druck gegen die Zeit darstellen (→ Abb. 3.8), sondern im sog. Arbeitsdiagramm des Herzens auch als Druck gegen Volumen. Die verschiedenen Kontraktionsformen werden hieran sehr gut veranschaulicht und es lässt sich nachvollziehen, wie das Herz auf veränderte Druck- und Volumenbedingungen reagiert. → Abbildung 3.9 zeigt ein solches Druck-Volumen-Diagramm (Arbeitsdiagramm) und visualisiert die im Folgenden verwendeten Termini.

Kontraktionsformen des Herzens. Wie der Skelettmuskel ist der Herzmuskel in der Lage, bei konstantem Volumen einen Druck zu generieren oder sich bei gleich bleibendem Druck zu kontrahieren. Dies wird als **isovolumetrische** bzw. **isobare Kontraktion** bezeichnet. Eine Kombination dieser beiden Kontraktionsformen

Unterstützungsmaxima   isovolumetrische Maxima

AB: Anspannungsphase } Systole
BC: Austreibungsphase
CD: Erschlaffungsphase } Diastole
DA: Füllungsphase
B: Öffnen der Taschenklappen
D: Öffnen der Segelklappen
A': maximale isobarische Verkürzung
B': maximale isovolumetrische Kontraktion

maximale isovolumetrische Kontraktion
isobarische Maxima
Ruhedehnungskurve
Nachlast
Vorlast
maximale isobarische Kontraktion

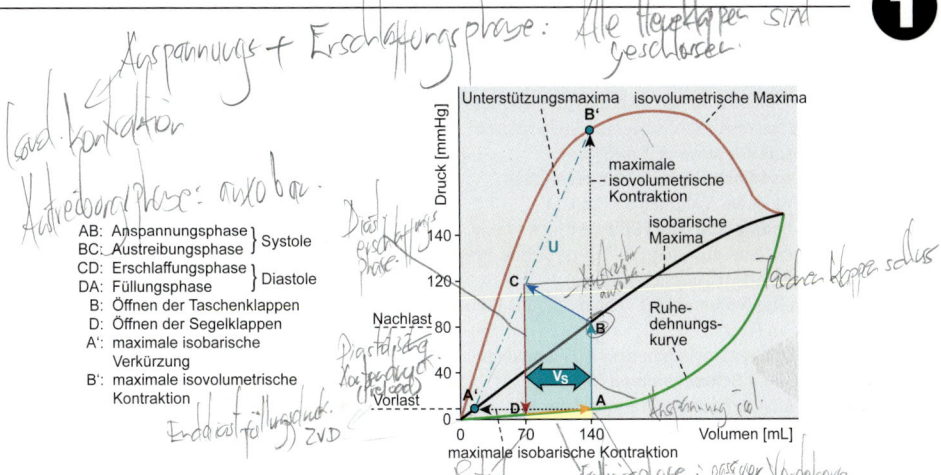

Abb. 3.9 Herzzyklus des linken Ventrikels im Druck-Volumen-Diagramm. Die markierte Fläche (A-B-C-D) entspricht der vom Herzen geleisteten Druck-Volumen-Arbeit. [L231]

trägt den Namen **auxobare Kontraktion**. Im Herzzyklus liegt immer dann eine isometrische Kontraktion vor, wenn alle vier Herzklappen geschlossen sind, also während der Anspannungs- und der Erschlaffungsphase zu Beginn von Systole bzw. Diastole. Die Austreibungsphase wird verursacht durch eine auxobare Kontraktion.

Bestandteile des Druck-Volumen-Diagramms. Ein wichtiger Bestandteil des Arbeitsdiagramms ist die **Ruhedehnungskurve**. Sie gibt den Zusammenhang zwischen passivem Füllungsdruck des Ventrikels und resultierendem Volumen an. Man sieht, dass zu Beginn sehr geringe Drücke ausreichen, um das Volumen zu erhöhen, während die Kurve nach rechts steil ansteigt. Dann kann auch mit starken Druckerhöhungen aufgrund der Steifigkeit der Ventrikel kein weiteres Volumen in die Kammern gepresst werden. Wie beim Skelettmuskel hängt die Fähigkeit zur Kontraktion auch bei der Herzmuskulatur von der **Vordehnung des Muskels** ab. Ausgehend von jedem Punkt der Ruhedehnungskurve gibt es daher eine maximale isovolumetrische und eine maximale isobare Kontraktion. Werden diese Punkte verbunden, folgen die **Kurven der isovolumetrischen und isobaren Maxima**. Zu jedem Punkt auf der Ruhedehnungskurve gehört darüber hinaus eine Kurve der **maximalen Unterstützungskontraktionen**. Man erhält diese wie in ➔ Abbildung 3.9 dargestellt, wenn man die zu einem Punkt auf der Ruhedehnungskurve gehörenden Punkte der isovolumetrischen und isobaren Maxima annähernd linear miteinander verbindet. Diese **U-Kurve** als Kombination von isovolumetrischen und isobaren Maxima ist für die auxobare Kontraktion während der Austreibungsphase relevant. Man sieht, dass die maximale Auswurfleistung bei mittlerer Füllung der Ventrikel möglich ist. Die Kurve der isovolumetrischen Maxima fällt anschließend wieder ab. Dies liegt daran, dass die Aktin- und Myosinfilamente bei zu starker oder geringer Überlappung nicht optimal überlappen und die Ca^{2+}-Sensitivität von Troponin C vom Dehnungszustand abhängt. Der Herzmuskel kann daher nur im mittleren Bereich die volle Kraft entfalten.

Der Herzzyklus im Arbeitsdiagramm
Im Druck-Volumen-Diagramm dargestellt nimmt der Herzzyklus die Form eines Trapezes an. Nach passiver Vordehnung der Ventrikel in der Füllungsphase beginnt die mechanische Herzaktion an Punkt A in ➔ Abbildung 3.9. Während der **Anspannungsphase** verändert sich wie beschrieben das Volumen nicht, während der Druck rasant ansteigt, symbolisiert durch die senkrechte Strecke AB. Der Druck an Punkt B entspricht dem diastolischen Aortendruck; wenn der Ventrikeldruck diesen Wert erreicht, beginnt mit der auxobaren Kontraktion die **Austreibungsphase**. Hierbei nimmt das ventrikuläre Volumen ab, und der Druck steigt gleichzeitig leicht an. Die Taschenklappen schließen an Punkt C, und es schließt sich die **diastolische Erschlaffungsphase** an, die wiederum isovolumetrisch verläuft. Von Punkt D nach Punkt A wird der Ventrikel er-

neut passiv mit Blut gefüllt und der Zyklus beginnt von neuem. Einige wichtige Parameter lassen sich aus dem Arbeitsdiagramm direkt ablesen (für Normwerte siehe ➜ Tabelle 3.4):
- Das **enddiastolische Füllungsvolumen** (EDV) ist das Volumen an Punkt A
- Der **enddiastolische Füllungsdruck** (direkt proportional zum zentralvenösen Druck, **Preload**) ist der Druck an Punkt A
- Dem **Restvolumen** (RV) entspricht das Volumen an Punkt D
- Die Differenz zwischen dem EDV und dem RV ist das **Schlagvolumen** (**SV**)
- Die Auswurfleistung in Prozent des EDV liefert die **Ejektionsfraktion** (**EF**)
- Der Druck am Punkt B reflektiert den **diastolischen Aortendruck** (**Afterload**).

Von besonderer Bedeutung sind die Vor- und Nachlast des Herzens (**Pre- und Afterload**) sowie die Ejektionsfraktion. Letztere hat große klinische Relevanz bei der Beurteilung der Herzinsuffizienz.

Vorlast. Das ventrikuläre Volumen am Ende der diastolischen Füllungsphase. Wird direkt beeinflusst von der Höhe des venösen Rückstroms zum Herzen. Durch den **Frank-Starling-Mechanismus** (➜ s. u.) ist das Herz in der Lage, die Auswurfleistung an einen veränderten venösen Rückstrom anzupassen. Dies ist nötig beim Wechsel zwischen liegender und stehender Position, in geringerem Umfang auch im Rahmen des Atemzyklus. Inspiration ist hierbei aufgrund des intrathorakalen Druckabfalls durch erhöhten venösen Rückstrom zum rechten Herzen und verminderten Blutfluss zum linken Ventrikel gekennzeichnet.

Nachlast. Der Druck, den der linke Ventrikel in der Austreibungsphase überwinden muss. Hängt direkt vom aortalen Blutdruck ab. Je größer dieser ist, desto geringer ist die absolute und relative Auswurfleistung. Wiederum über den Frank-Starling-Mechanismus ist das Herz in der Lage, auch unter solchen Bedingungen einen adäquaten Output aufrechtzuerhalten.

Herzzeitvolumen und -arbeit

Funktionell relevant ist neben dem ausgeworfenen Volumen pro Kontraktion insbesondere auch das geförderte Volumen pro Zeiteinheit, das **Herzzeitvolumen** (**HZV**). Es berechnet sich als Produkt aus Schlagvolumen und Herzfrequenz. Unter Normalbedingungen bei einem SV von 60 ml und einer Herzfrequenz von 60/min liegt es bei 3.600 ml/min. Unter Belastung kann es jedoch bis auf das 10fache ansteigen. Das HZV lässt sich nach dem **Fick-Gesetz** bestimmen. Es besagt in diesem speziellen Fall, dass die Konzentrationsdifferenz von O_2 im arteriellen und zentralvenösen Blut – multipliziert mit dem gesuchten HZV – der über die Lunge aufgenommen O_2-Menge entspricht. Die O_2-Konzentrationen im Blut können hierbei über Katheterverfahren bestimmt werden. Die O_2-Aufnahme wird im Spirometer aus dem O_2-Gehalt der ausgeatmeten Luft bestimmt.

$$HZV = SV \times Herzfrequenz$$

$$HZV = \frac{O_2\text{-Verbrauch pro Zeit}}{\text{art. } O_2\text{-Gehalt} - \text{ven. } O_2\text{-Gehalt}}$$

$$\text{Mittlerer Blutdruck} = HZV \times \text{Totaler peripherer Widerstand}$$

Um das HZV kontinuierlich aufzubringen, muss das Herz Arbeit verrichten. Diese setzt sich zusammen aus der **Druck-Volumen-Arbeit** (Druck × Volumen) und der **Beschleunigungsarbeit** des Bluts (½ × Masse × Geschwindigkeit^2). Beim Gesunden entfallen bis zu 99 % der Arbeit auf die Druck-Volumen-Arbeit. Da im linken Herzen ein ca. 7fach höherer Druck herrscht als im rechten, ist die Arbeit des linken Ventrikels entsprechend deutlich höher. Bei einer Herzfrequenz von 60 ergibt sich einer Herzleistung von ca. 1 Watt. Normwerte sind in ➜ Tabelle 3.5 dargestellt.

Tab. 3.4 Normwerte wichtiger Parameter der Herzmechanik

Parameter	Normwert
Enddiastolisches Füllungsvolumen	120 ml
Schlagvolumen	70 ml
Ejektionsfraktion	58 %
Diastolischer Aortendruck	80 mmHg
Herzzeitvolumen	4,9 l/min

Tab. 3.5 Normwerte der Herzarbeit nach Ort und Typ

Ort	Druck-Volumen-Arbeit [Nm]	Beschleunigungsarbeit [Nm]
Linker Ventrikel	0,94	0,01
Rechter Ventrikel	0,19	0,01

CHECK-UP

- Beschreiben Sie Lokalisation und Funktion der Herzklappen!
- Welche Herzgeräusche werden durch Stenosen/Insuffizienzen der Herzklappen verursacht und wo lassen sie sich auskultieren?
- Beschreiben Sie die Phasen des Herzzyklus, und gehen Sie dabei insbesondere auf den zeitlichen und funktionellen Zusammenhang zwischen EKG, Herztönen und mechanischer Aktion ein!
- Welche Kontraktionsformen sind für die kardiale Kontraktion relevant?
- Erläutern Sie die Begriff EDV, SV, EF, sowie Pre- und Afterload inkl. Normwerten an einem Druck-Volumen-Diagramm des Herzens!

Ernährung des Herzens

Koronardurchblutung

Das Herz wird von zwei Hauptgefäßen, die direkt über der Aortenklappen aus der Aorta abgehen, mit Nährstoffen versorgt: Die **linke Koronararterie** versorgt die Vorderwand des linken Ventrikel sowie das Septum. Die **rechte Koronararterie** versorgt das rechte Herz (einschließlich SA und AV-Knoten) sowie die gesamte Hinterwand des Herzens. Für eine adäquate Pumpleistung des Herzens ist eine ausreichende Versorgung der Muskelzellen mit O_2 und Nährstoffen notwendig.

Von den Herzkranzgefäßen ziehen kleinere Arterien durch die Muskelschicht zu subendothelial gelegenen Abschnitten des Myokards. Diese Gefäße werden während der Systole komprimiert, sodass die Diastole für die Versorgung dieser innen liegenden Zellen entscheidend ist. Eine Verkürzung der Diastolendauer, wie sie bei erhöhter Herzfrequenz auftritt, kann bei vorbestehender Arterienverkalkung zu **kritischer Minderperfusion** der Muskelinnenschicht führen.

Regulierung der Koronardurchblutung

Schon im Ruhezustand werden von den 20 mg/dl O_2 in den Koronararterien bis zu 14 ml/dl vom Herzen extrahiert → O_2-Extraktionsrate: 70 %. Die O_2-Ausschöpfung kann bei Belastung also kaum gesteigert werden. Es ist daher nötig, den Blutfluss zu erhöhen. Dies erfolgt über **metabolische Signalmoleküle** und nachrangig das **autonome Nervensystem**. Bei O_2-Mangel kann das bei ATP-Spaltung anfallende **Adenosin** nicht durch Resynthese von ATP verbraucht werden. Seine Konzentration steigt daher an und wirkt als potenter Vasodilatator. Der erhöhte Sympathikotonus, der unter Belastung eine erhöhte Herzfrequenz und Kontraktilität bewirkt, schafft auch gleichzeitig die Voraussetzungen für einen unter Stressbedingungen ausreichenden Blutfluss. Während peripher die Gefäße über α_1-Rezeptoren kontrahiert werden und der Blutdruck ansteigt, verfügen die glatten Muskelzellen der Herzkranzgefäße vornehmlich über β_2-Rezeptoren, die zu einer Relaxation führen. Der gesenkte Widerstand im koronaren Gefäßbett zusammen mit einem erhöhten systemischen Blutdruck erlaubt eine deutlich gesteigerte Perfusion des Herzmuskels. Insgesamt kann die Durchblutung bei Belastung gegenüber dem Ruhezustand um den Faktor 4–5 gesteigert werden (**Koronarreserve**).

Energieumsatz

In Ruhe beträgt der O_2-Verbrauch des Herzens in etwa 10 % des körperlichen Gesamtverbrauchs. Er berechnet sich als das Produkt der arteriovenösen O_2-Konzentrationsdifferenz und der Koronardurchblutung in ml/min. Unter Belastung wie körperlicher Anstrengung, Hypertonus (Druckbelastung) oder Katecholaminen und mit zunehmender Herzgröße steigt der absolute kardiale O_2-Verbrauch auf den bis zu 4fachen Wert an. Dies entspricht beinahe der Koronarreserve, was der Grund ist für **Ischämie** unter Belastung (**Angina pectoris**) bei **verminderter Koronardurchblutung** (Atherosklerose).

3 Herz

Bei **kritischer O$_2$-Mangelversorgung** des Myokards stehen therapeutisch zwei Prinzipien im Vordergrund:
- Erhöhung des O$_2$-Angebots: durch Zufuhr von 100 % O$_2$ und Koronardilatation durch Nitrate
- Reduzierung des O$_2$-Bedarfs: durch Senkung des Preloads durch venöse Vasodilatation (Nitrate) und Verringerung der Herzarbeit (Frequenz, Inotropie) durch β-Blocker. Einem evtl. vorliegenden schmerzassoziierten erhöhten Sympathikotonus kann mit Morphin begegnet werden.

Zusammen mit Aspirin ergibt sich das Merkwort für Angina-pectoris-Anfälle: MONA B.

Anders als im Skelettmuskel ist im Myokard neben freien Fettsäuren **Laktat** ein wichtiger Energielieferant. Dies hilft auch der Vorbeugung einer Laktatazidose durch anaerobe Glykolyse bei starker körperlicher Anstrengung.

■ CHECK-UP
- ☐ Beschreiben Sie die Anatomie der Herzdurchblutung!
- ☐ Wie ist die Perfusion der Koronararterien reguliert?
- ☐ Welche Faktoren spielen bei einer belastungsabhängigen relativen O$_2$-Minderversorgung der subendokardialen Muskelzellen eine Rolle?

Steuerung der Herztätigkeit

Eine Steuerung der Herztätigkeit ist nötig, um die Auswurfleistungen an den situationsabhängigen Bedarf anzupassen. Im Herzen sind dabei sowohl vom Nervensystem unabhängige als auch nervale Steuerungsmechanismen aktiv, die sich gegenseitig ergänzen.

■ Frank-Starling-Mechanismus

Der Frank-Starling-Mechanismus basiert auf der Tatsache, dass die **Kontraktilität** der Herzmuskelfasern von ihrer **Vordehnung** (Vorlast) abhängt. Dies wird durch die bei Dehnung der Sarkomere funktionell bessere Überlappung der Aktin- und Myosinfilamente und des besseren Ansprechens auf Ca^{2+} von Troponin C erklärt. Daraus resultiert, dass bei vermehrter Ventrikelfüllung und konstantem diastolischen Aortendruck (Nachlast) das SV ansteigt. Das zusätzlich anfallende Blut wird also direkt abtransportiert. Dieser Anpassungsmechanismus erlaubt es dem Herzen auch, das SV gegen eine sich erhöhende Nachlast aufrechtzuerhalten.

Akute Volumenbelastung

In → Abbildung 3.10 sind die Vorgänge bei akuter Volumenbelastung (A$_1$B$_1$C$_1$D$_1$), wie sie etwa beim **Hinlegen**, **Waten in Wasser** oder bei der **Inspiration** auftritt, im Vergleich zum Normalfall (ABCD) dargestellt. Da sich der Ausgangs-

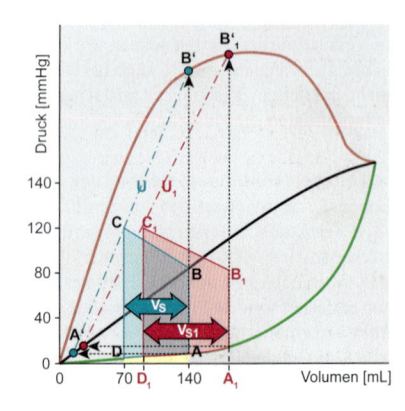

Abb. 3.10 Akute Volumenbelastung und Frank-Starling-Mechanismus. Erläuterungen im Text. [L231]

punkt A_1 des Trapezes (enddiastolisches Füllungsvolumen) nach rechts auf der Ruhedehnungskurve verschiebt, ist der Ventrikel in der Lage, eine größere Kraft zu generieren. Zwar ist auch die Kurve der Unterstützungsmaxima U_1 im Vergleich zu normaler Füllung (Punkt A) abgeflacht, dennoch resultiert bei gleicher Nachlast (Druck bei Punkt B und B_1) ein vergrößertes Schlagvolumen. Es ist ersichtlich, dass das endsystolische Volumen nach einem solchen Zyklus noch immer erhöht ist (D_1). Der beschriebene Vorgang wird sich jedoch, falls die Volumenbelastung auf ein einmaliges Ereignis zurückging, sukzessive wiederholen, wobei sich die Volumina immer weiter den Normalwerten annähern. Ist der enddiastolische Füllungsdruck konstant erhöht (etwa bei Herzinsuffizienz), muss der Herzmuskel dauerhaft am rechten Ende der Ruhedehnungskurve arbeiten. Dies führt neben einer **verringerten EF** v. a. zu chronischer Mehrbelastung mit dilatativen Veränderungen.

Akute Druckbelastung

Obwohl das Herz keine direkte Möglichkeit hat, auf eine erhöhte Nachlast (Afterload, diastolischer Aortendruck) zu reagieren, kann indirekt über den Frank-Starling-Mechanismus auf akute Blutdrucksteigerungen reagiert werden. Bei einer akuten Nachlaststeigerung kann der linke Ventrikel zunächst nicht das normale SV auswerfen, weshalb ein **erhöhtes RV** im Ventrikel zurückbleibt. Der rechte Ventrikel ist von der Nachlasterhöhung in der Aorta jedoch nicht betroffen; er fördert daher weiterhin dasselbe SV. Dieses kommt schließlich im linken Ventrikel an, und führt zusammen mit dem erhöhten RV zu einem erhöhten EDV, und damit einer erhöhten Vorlast im linken Ventrikel. Dies führt zu einer gesteigerten Vordehnung der Muskelfasern, die es dem linken Ventrikel erlaubt, ein adäquates SV gegen die erhöhte Nachlast auszuwerfen. Die **EF** ist dabei wiederum **verringert**.

■ Autonom-nervale Steuerung

Die Herztätigkeit wird darüber hinaus vom autonomen Nervensystem reguliert. Hierbei haben Sympathikus und Parasympathikus antagonistische Eigenschaften, wirken jedoch bei der Steuerung der Herztätigkeit funktionell zusammen.

Einfluss des Sympathikus

Alle Bereiche des Herzens sind über die Nn. cardiaci sympathisch innerviert. Synaptisch freigesetztes **Noradrenalin** wirkt ebenso wie systemisch zirkulierendes **Adrenalin** über adrenerge **β$_1$-Rezeptoren**. Eine Stimulation dieser G-Protein-gekoppelten Rezeptoren erhöht **cAMP**-Adenylatcyclase-vermittelt die Aktivität der Proteinkinase A (PKA). Diese steigert den Ca^{2+}-Einstrom durch Phosphorylierung von membranständigen Ca^{2+}-Kanälen. Die Wiederaufnahme von Ca^{2+} ins SR wird ebenfalls gesteigert.

> Der Sympathikus wirkt am Herzen positiv-chronotrop, -dromotrop, -inotrop, -lusitrop und -bathmotrop. Er steigert den Blutdruck durch Erhöhung der Herzfrequenz, des Schlagvolumens (Herzzeitvolumen) und des peripheren Widerstands.
> Positiv-inotrope Effekte haben darüber hinaus Digitalis und Hyponatriämie.

Positive Chronotropie. Der Sympathikus steigert die **Herzfrequenz** durch Erhöhung der Schrittmacherfrequenz im Sinusknoten. Dies erfolgt über Phosphorylierung der für die **Funny currents** verantwortlichen unspezifischen Anionenkanäle. Unter Einfluss des Sympathikus erfolgt die diastolische Depolarisation steiler und die Frequenz der spontan generierten AP nimmt zu. Außerdem wird die Reizschwelle für die Generierung eines AP herabgesetzt (positive Bathmotropie). Da ein ähnlicher Effekt auch an allen anderen Zellen des Myokards ausgelöst wird, steigt unter Sympathikuswirkung die Häufigkeit von Extrasystolen. Funktionell ist eine Erhöhung der Herzfrequenz das wichtigste Mittel, um das HZV bei körperlicher Belastung zu steigern.

Positive Inotropie. Durch PKA-vermittelte Aktivitätssteigerung der kardialen Ca^{2+}-Kanäle steht intrazellular mehr Ca^{2+} zur Verfügung, was direkt die **Kraftentwicklung** positiv beeinflusst. Dies wird durch den Effekt der Frequenzinotropie noch verstärkt. Der Herzmuskel ist dadurch in der Lage, unabhängig von Frank-Starling-Mechanismus ein erhöhtes SV zu generieren, oder gegen einen erhöhten Druck zu arbeiten. Im Druck-Volumen-Diagramm zeigt sich dies durch eine Verschiebung der Kurven der isovolumetrischen und isobaren Maxima und damit der U-Kurve nach links oben (**Starling-Kurve**, → Abb. 3.11). Wird ein größeres SV

3 Herz

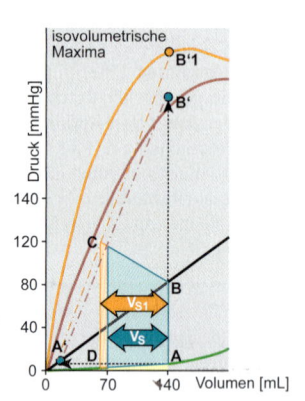

Abb. 3.11 Einfluss des Sympathikus auf die Pumpfunktion des Herzens. Die Aktivierung des Sympathikus verändert die Kurve der isovolumetrischen Maxima sowie der korrespondierenden U-Kurve. Die Kurven werden steiler und es werden höhere Drücke erreicht. [L231]

gefördert, führt dies zu einer Zunahme von EF. Funktionell ist für eine starke Kontraktion auch eine rasche Relaxation zwischen den Muskelaktionen nötig. Der Sympathikus begünstigt dies durch Disinhibierung der Ca^{2+}-ATPase SERCA (→ s. o.), was zu einem schnellen Ca^{2+}-Abtransport aus dem Zytoplasma führt (**postivie Lusitropie**).

Positive Dromotropie. Der Sympathikuseinfluss führt über Steigerung der Aktivität der für den Aufstrich verantwortlichen Ca^{2+}-Kanäle im AV-Knoten auch zu einer erhöhten **Überleitungsgeschwindigkeit**.

Einfluss des Parasympathikus
Parasympathische Nervenfasern erreichen die Vorhöfe des Herzens über den N. vagus. Die Ventrikel werden nicht parasympathisch innerviert. Durch muskarinerge Typ-II-Rezeptoren werden, durch Acetylcholin vermittelt, bestimmte K^+-Kanäle geöffnet, die das Ruhemembranpotenzial der Zellen des Sinus- und AV-Knotens stabilisieren. Die Spontandepolarisierung in den Schrittmacherzellen verläuft weniger steil. Damit wirkt der Parasympathikus ausschließlich **negativ-chronotrop** und **negativ-dromotrop**.

Das autonome Nervensystem ist Angriffspunkt zahlreicher medikamentöser Interventionen. Bei extremer **Bradykardie** oder Herzstillstand wird versucht, das Gleichgewicht mehr in Richtung Sympathikus zu verlagern. Dies erfolgt mit Parasympathikolytika wie **Atropin** und adrenergen Agonisten wie **Adrenalin** und **Dobutamin**.
Manchmal ist es auch nötig, das Herz funktionell zu entlasten. Bei Herzinsuffizienz, Tachykardie oder Hypertonus kommen häufig $β_1$-Antagonisten wie Metoprolol zum Einsatz. Diese senken die Herzfrequenz und Inotropie.

■ Kardiale Reflexe

Das Herz verfügt über spezielle Rezeptoren, mit denen es den Füllungszustand des rechten Vorhofs (**B-Sensoren**) oder die Muskelspannung im Myokard (**A-Sensoren**) erfasst. Die Informationen werden über efferente Vagusfasern an höhere Zentren weitergeleitet. Diese leiten Aktionen ein, die dem Zustand, der zur Reizung der Rezeptoren führte, entgegenwirken. Man unterscheidet:

- **Barorezeptorreflexe**: Vermehrte Dehnung der Vorhöfe, wie sie bei chronischer Volumenbelastung auftritt, führt zur Freisetzung von ANP (atriales natriuretisches Peptid), was die Na^+- und damit die Wasserausscheidung in den Nieren fördert. Zusätzlich nimmt vagal-vermittelt die Produktion von ADH (antidiuretisches Hormon) im Hypophysenhinterlappen ab, was ebenfalls zu einer vermehrten Diurese führt (**Gauer-Henry-Reflex**). Beide Mechanismen senken das intravasale Volumen. Dieser Mechanismus ist strikt zu trennen vom Pressorezeptorreflex der Drucksensoren in Aortenbogen und Carotissinus, die bei Aktivierung durch hohen systolischen Blutdruck mittels gesteigerter Aktivität vagaler und verringerter Aktivität sympathischer Efferenzen zum Herzen die Herzfrequenz senken.
- **Chemosensorreflexe**: Als Betzold-Jarisch-Reflex wird die Beobachtung bezeichnet, dass metabolische Abnormitäten, wie etwa Ischämie, im Ventrikelmyokard zu Bradykardie und Hypotonie führen. Dies entlastet möglichweise das potenziell geschädigte Muskelgewebe.

CHECK-UP

- [ ] Erklären Sie, wie das Herz bei akuter Volumenbelastung das Schlagvolumen kompensatorisch erhöht!
- [ ] Erklären Sie, wie das Herz bei akuter Druckbelastung das Schlagvolumen aufrechterhält.
- [ ] Wie beeinflusst der Sympathikus Herzfrequenz und Kontraktilität?
- [ ] Nennen Sie klinisch relevante Medikamente, die die autonome Innervation des Herzens beeinflussen!

→ Atropin: Parasympatholytika

Adrenalin + Dobutamin = Adrenerge Agonisten

4 Blutkreislauf

- Allgemeine Grundlagen 55
- Hochdrucksystem 59
- Niederdrucksystem 64
- Organdurchblutung 66
- Fetaler und plazentarer Kreislauf 70

Allgemeine Grundlagen

Gliederung des Gefäßsystems

Der Blutkreislauf stellt den Organen des Körpers Sauerstoff und Nährstoffe zur Verfügung und entfernt Stoffwechselendprodukte. Er lässt sich in einen **kleinen Lungen-** und **großen Körperkreislauf** untergliedern, die hintereinandergeschaltet sind. In der Lunge wird das sauerstoffarme Blut oxygeniert, welches vorher über das venöse System die rechte Herzhälfte erreicht hat. Über das linke Herz gelangt sauerstoffreiches Blut in die Körperperipherie zur Versorgung der Organe. Im arteriellen Schenkel des Gefäßsystems herrscht ein hoher Druck (im Mittel ca. 100 mmHg, **Hochdrucksystem**, → Abb. 4.1). Dieser Druck ermöglicht die Ultrafiltration des Bluts in den **Kapillarbetten** der einzelnen Organe. Im venösen Schenkel des Gefäßsystems herrscht dagegen ein deutlich niedriger Druck (5–25 mmHg, **Niederdrucksystem**). Dieser dient dem venösen Rücktransport reabsorbierter Gewebeflüssigkeit und ermöglicht die Volumenspeicherung.

Abschnitte des Gefäßsystems

Widerstandsgefäße. V. a. kleine Arterien und **Arteriolen** bedingen den hohen **totalen peripheren Widerstand (TPR)** des Körperkreislaufs: in Ruhe etwa 20 mmHg × min × l^{-1}. Daher ist der Blutdruckabfall in den **Arteriolen** am größten: von ca. 100 mmHg auf 35 mmHg präkapillär, ca. 50 % des Gesamt-TPR. Widerstandsgefäße beinhalten nur einen geringen Teil des zirkulierenden Blutvolumens. Die Kontrolle des Kontraktionszustands der Widerstandsgefäße ist das wesentliche Stellglied zur Regulation der Organdurchblutung.

Windkesselgefäße. Hierzu gehören Gefäße mit einem hohen Anteil **elastischer Fasern** wie die Aorta, Aa. pulmonales, Aa. carotides. Durch ihre Dehnungsfähigkeit nehmen sie ca. 50 % des während der Systole vom Herzen ausgeworfenen Bluts auf (ca. 70 ml) und geben es während der Diastole wieder ab. So wird die Durchblutung der Organe gleichmäßiger auf Systole und Diastole verteilt. Die **Windkesselfunktion** verringert zudem die für eine ausreichende Organdurchblutung benötigte Herzarbeit. Aufgrund einer Verminderung des Anteils elastischer Fasern nimmt die Dehnbarkeit der Aorta (Compliance) im Alter ab. Das erhöht die benötigte Herzarbeit. Ca. 20 % des Gesamt-TPR entfallen auf die Windkesselgefäße.

Kapillaren. Hier findet der Stoffaustausch zwischen den Geweben und dem Gefäßsystem statt. Im Hochdrucksystem erfolgt dieser neben der Diffusion als Haupttransportweg durch Filtrationsvorgänge, in der Lungenstrombahn alleinig durch Diffusion. Um den **Stoffaustausch** zu optimieren, steigt der Gesamtquerschnitt des Gefäßsystems auf der Kapillarebene sehr stark an (Gefäß-Divergenz) und die Strömungsgeschwindigkeit des Bluts nimmt dementsprechend ab (Kontinuitätsgesetz, → s. u.). Ca. 25 % des Gesamt-TPR entfallen auf die Kapillaren.

Postkapilläre Venolen. Aufgrund des größeren Gefäßdurchmessers im Vergleich zu den Kapillaren und einer nur bedingten Gefäßkonvergenz herrscht in den postkapillären Venolen der **höchste Gesamtquerschnitt** im Gefäßsystem

4 Blutkreislauf

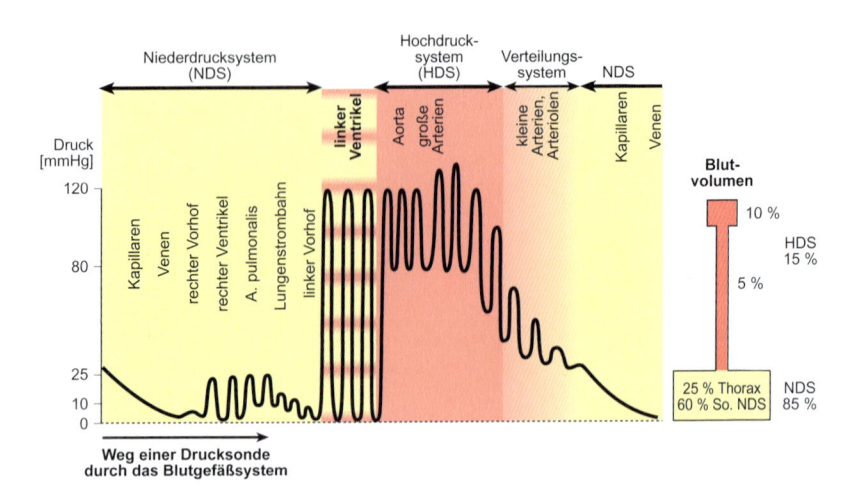

Abb. 4.1 Abschnitte des Gefäßsystems mit entsprechenden Richtwerten für den lokal herrschenden Blutdruck. Rechts ist die Volumenverteilung zwischen Hochdruck- (HDS) und Niederdrucksystem (NDS) dargestellt. [L106]

und damit auch die **niedrigste mittlere Strömungsgeschwindigkeit** (Kontinuitätsgesetz).

Kapazitätsgefäße. Die großen Venen des Splanchnikusgebiets, der Leber und der Haut können aufgrund ihres niedrigen Gefäßtonus und ihrer **großen Compliance** etwa 85 % des Blutvolumens speichern und bei Bedarf durch Kontraktion ihrer glatten Gefäßmuskulatur dem Herzen zur Verfügung stellen. Sie besitzen den niedrigsten Strömungswiderstand des Gefäßsystems.

Shunt-Gefäße. Als Shunt bezeichnet man eine direkte Gefäßverbindung zwischen arteriellem und venösem System („Kurzschluss"). Physiologisch spielen sie eine wichtige Rolle bei der Kontrolle der Haut- und Lungendurchblutung.

■ Hämodynamik

Stromstärke und Widerstand

Nach dem Ohm-Gesetz ist die Stromstärke (I) in einem geschlossenen System direkt proportional der treibenden Druckdifferenz (Δp) und umgekehrt proportional dem Widerstand (R):

$$I = \frac{\Delta P}{R}$$

Zudem ist die Stromstärke in einem Gefäß abhängig vom Gefäßquerschnitt (Q) und der über den Querschnitt gemittelten Strömungsgeschwindigkeit ($\bar{v}$):

$$I = Q \times \bar{v}$$

Kontinuitätsgesetz. In einem System verbundener Röhren (wie dem Blutgefäßsystem) ist die Volumenstromstärke in jedem Abschnitt konstant. Dies führt dazu, dass sich bei einer Verdopplung des Gefäßquerschnitts die Strömungsgeschwindigkeit halbiert.

In einer Reihenschaltung von Gefäßen addieren sich die Einzelwiderstände (R_n) zum Gesamtwiderstand:

$$R_{ges} = R_1 + R_2 + R_3 + \ldots + R_n$$

In einer Parallelschaltung addieren sich die reziproken Einzelwiderstände (also die Leitfähigkeiten) zum reziproken Gesamtwiderstand (also der Gesamtleitfähigkeit):

$$1/R_{ges} = 1/R_1 + 1/R_2 + 1/R_3 + \ldots + 1/R_n$$

Strömungsgesetze

Laminare Strömung. Eine Flüssigkeitsströmung in gleichmäßigen, parallel zur Gefäßwand ausgerichteten, konzentrischen Schichten, mit nach innen zunehmender Strömungsgeschwindigkeit (→ Abb. 4.2). Für laminare Strömungen gilt das **Hagen-Poiseuille-Gesetz** unter idealen Bedingungen:
- Starre Röhre
- Homogene Flüssigkeit
- Benetzbare Gefäßwand
- Konstante Strömung.

$$I = \frac{r^4 \times \pi \times P}{8 \times \eta \times l}$$

wobei r = Gefäßradius, η = Viskosität, l = Gefäßlänge.
Das Hagen-Poiseuille-Gesetz veranschaulicht, dass sich bereits eine minimale Änderung des Gefäßradius deutlich auf die Volumenstromstärke auswirkt (4. Potenz!). Die Viskosität ist eine temperaturabhängige Materialkonstante der strömenden Flüssigkeit. Für Newton-Flüssigkeiten wie z. B. Wasser gilt:

$$\eta = \frac{\tau}{\gamma}$$

wobei τ = Schubspannung und γ = Schergrad.
Die **Schubspannung** ist diejenige Kraft F, die pro Fläche A nötig ist, um Flüssigkeitsschichten gegeneinander zu verschieben (τ = F/A). Der **Schergrad** γ ist das Geschwindigkeitsgefälle, das sich ausbildet, wenn sich eine Flüssigkeitsschicht gegenüber einer anderen durch die herrschende Schubspannung in Bewegung setzt. Blut ist keine Newton'sche Flüssigkeit, da seine Viskosität bei niedriger Flussgeschwindigkeit durch die Wechselwirkungen der suspendierten Zellen (v. a. Erythrozyten) stark zunimmt und nicht allein von der Umgebungstemperatur abhängt. Trotzdem eignet sich das Hagen-Poiseuille-Gesetz für quantitative Abschätzungen in der Kreisaufphysiologie.

Fahraeus-Lindquist-Effekt. In kleinen Gefäßen (< 300 μm) nehmen die Erythrozyten eine schlangenförmige Anordnung in der Gefäßmitte ein (Axialmigration), wo sie umgeben von Plasma entlanggleiten. Hierdurch werden die Reibungswiderstände minimiert und die Viskosität nimmt paradoxerweise ab.

Geldrollenphänomen. In den Kapillaren ballen sich die Erythrozyten durch die sehr langsamen Strömungsgeschwindigkeiten reversibel zusammen (Geldrollenphänomen). Dieser Effekt ist beim Volumenmangelschock besonders ausgeprägt und verursacht einen Anstieg der Viskosität.

Eine **Koronararteriensklerose** führt zu einer massiven Einschränkung der Herzdurchblutung. Nach dem Hagen-Poiseuille-Gesetz wird dies offensichtlich: Eine 40-prozentige Stenose des R. interventricularis anterior (RIVA) vermindert die Volumenstromstärke auf ca. 10 % ($0,6^4 \approx 0,13$).

Blutdoping wie z. B. mit EPO erhöht den Hämatokritwert des Bluts (Anteil der zellulären Bestandteile), der in Extremfällen 0,6 überschreiten kann. Ein Hkt von 0,65 bedingt eine etwa 10fach höhere Viskosität als Wasser und beeinträchtigt damit die Blutströmung erheblich.

Anhand des Ohmschen und des Hagen-Poiseulle-Gesetzes ergibt sich für den Gefäßwiderstand R:

$$R = \frac{8 \times \eta \times l}{r^4 \times \pi}$$

Es ist ersichtlich, dass der Gefäßwiderstand R effektiv über eine Regulation des Gefäßdurchmessers gesteuert werden kann.

Turbulente Strömung. Verwirbelungen im Blutstrom (→ Abb. 4.2). Zu Verwirbelungen kommt es v. a. in großen Gefäßen (bei schnellem Blutfluss), an Gefäßverzweigungen und bei niedriger Blutviskosität. Unter diesen Umständen kann das Hagen-Poiseuille-Gesetz nicht angewendet werden. Zur Abschätzung der potenziellen Turbulenz einer Strömung dient die dimensionslose **Reynolds-Zahl**:

$$R_e \times \frac{d \times \bar{v} \times \rho}{\eta}$$

wobei d = Innendurchmesser des Gefäßes, ρ = Massendichte des Bluts (kg/m³). Bei $R_e \geq 200$ kommt es zu lokalen Turbulenzen, bei $R_e \geq 2.000$ herrscht eine turbulente Strömung.

Funktionelles Herzgeräusch. Bei einer niedrigen Erythrozytenkonzentration im Blut sinkt die Viskosität und die Reynolds-Zahl überschreitet in zentralen Abschnitten des Gefäßsystems 1.000. Die turbulente Strömung kann als neu auftretendes, systolisches Herzgeräusch auskultierbar werden, dem kein Herzfehler zugrunde liegt.

Gefäßeigenschaften

Transmuraler Druck. Die Differenz zwischen dem durch den Blutdruck hervorgerufenen intravasalen Druck (P_i) und dem Gewebedruck (P_a) wird als transmuraler Druck (P_{tm}) bezeichnet. Je höher P_{tm}, desto größer ist der Gefäßdurchmesser.

Laplace-Gesetz. Der transmurale Druck P_{tm} erzeugt in der Gefäßwand eine tangentiale Wandspannung σ, die sich proportional zum Gefäßradius r und umgekehrt proportional zur Wanddicke h verhält (→ Abb. 4.3):

$$\sigma = P_{tm} \times \frac{r}{h}$$

h = Wanddicke

Die Wandspannung entspricht anschaulich der Kraft in der Gefäßwand, die dem transmuralen Druck entgegenwirkt, damit das Gefäß bei Druckzunahme nicht rupturiert. Sie ist in kleinen Gefäßen (kleiner Radius und relativ dicke Wand) deutlich geringer als in größeren Gefäßen, sodass erstere auch bei relativ hohen Blutdruckspitzen standhalten können.

Compliance und Volumenelastizitätskoeffizient. Die Compliance C ist ein Maß für die Dehnbarkeit der Gefäßwand. Sie ist definiert als die Volumenzunahme bei einer bestimmten Drucksteigerung:

$$C = \frac{\Delta V}{\Delta P} \qquad E' = \frac{\Delta P}{\Delta V}$$

wobei V = Volumen.
Die Compliance des venösen Systems ist **etwa 200fach größer** als die des arteriellen Systems. Der Volumenelastizitätskoeffizient E' ist der Kehrwert der Compliance.

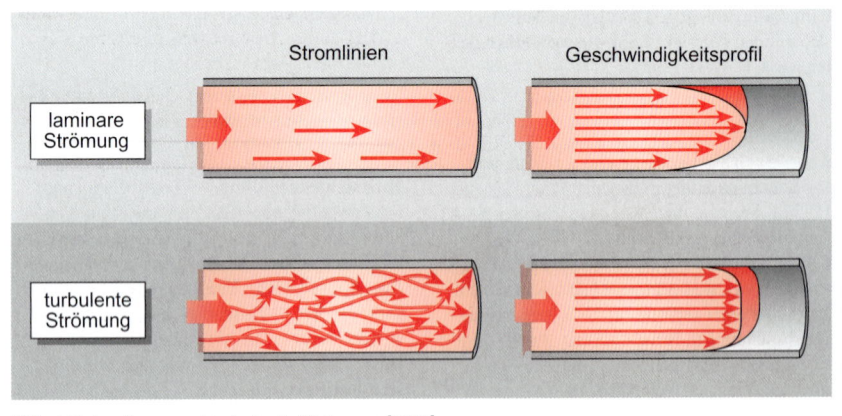

Abb. 4.2 Laminare und turbulente Strömung [L106]

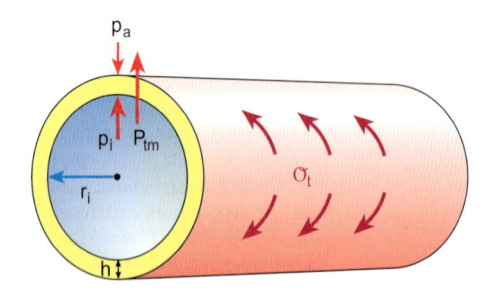

Abb. 4.3 Einflussfaktoren auf den transmuralen Druck [L106]

Gefäßverhalten bei Druckanstieg. Einige Gefäße reagieren passiv bei Druckanstieg mit einer Wanddehnung (**druckpassives Verhalten**). Dies kann z. B. in der Lunge beobachtet werden (→ Abb. 4.4a). Hier steigt die Stromstärke wesentlich stärker an, als nach dem Hagen-Poiseuille-Gesetz vorherzusagen wäre. Dieses Verhalten führt zu einer Minimierung der Auswärtsfiltration in den Kapillaren der Lunge bei Blutdruckanstieg und wirkt so der Entstehung eines Lungenödems entgegen.

Andere Organe (z. B. Gehirn und Nieren) sind auf eine unabhängig vom herrschenden Blutdruck gleich bleibende Durchblutung angewiesen. Dies wird durch eine **Autoregulation** ihrer Gefäßbetten erreicht, die die Stromstärke in einem großen Blutdruckbereich relativ konstant hält (→ Abb. 4.4b). Dies kann durch eine Ca^{2+}-vermittelte reflektorische Vasokonstriktion erklärt werden: Mechanosensitive Kationenkanäle führen zu einer sekundären Aktivierung von spannungsabhängigen Ca^{2+}-Kanälen (**Bayliss-Effekt**). Der Effekt ist völlig unabhängig von der vegetativen Innervation der glatten Gefäßmuskulatur.

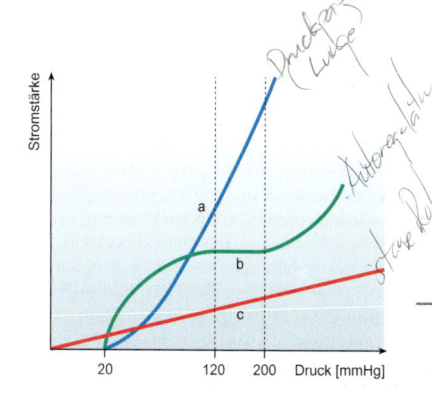

Abb. 4.4 Gefäßverhalten bei Druckanstieg. Druckpassives Verhalten (a), Autoregulation (b) und idealisierte Druck-Stromstärke-Beziehung in einem starren Rohr nach dem Hagen-Poiseuille-Gesetz (c). [L106]

> Geringe Gefäßelastizität bedeutet hoher **Elastizitätskoeffizient** wie z. B. in den peripheren Arterien oder bei Arteriosklerose.

CHECK-UP

- Nennen Sie die Abschnitte des Gefäßsystems und beschreiben Sie wichtige funktionelle Charakteristika!
- Erklären Sie die pathophysiologischen Einschränkungen der Herzdurchblutung bei einer 30-prozentigen Stenose der linken Koronararterie mithilfe eines Ihnen bekannten hämodynamischen Gesetzes!
- Was ist die Compliance und wie unterscheidet sie sich im arteriellen und im venösen System?
- Wie können Gefäße auf Druckanstieg reagieren und welche Mechanismen liegen diesen unterschiedlichen Reaktionen zugrunde?

Hochdrucksystem

Das Hochdrucksystem wird gebildet aus dem linken Ventrikel und dem arteriellen Gefäßschenkel des Körperkreislaufs. Es zeichnet sich durch einen hohen TPR aus (etwa 10fach höher als im Niederdrucksystem) und hohe Blutdruckwerte. Der **Blutdruck** (Druck im Gefäßsystem) setzt sich zusammen aus:

- Statischem Druck (= transmuralem Druck)
- Hydrostatischem Druck: lageabhängig
- Hydrodynamischem Druck: durch die Pumpaktion des Herzens.

■ Arterielle Pulsphänomene

Die Pumpaktion der linken Herzkammer führt durch Volumenverschiebung und Druckänderung zur Entstehung einer **Pulswelle** im arteriellen Gefäßsystem. Bedingt durch eine Zunahme des **Wellenwiderstands** in Richtung Gefäßperipherie (muskuläre, „starre" Arterien) wird die Pulswelle präkapillär reflektiert. Sie lässt sich in zwei Qualitäten unterteilen: Druckpuls und Strompuls (→ Abb. 4.5). Beim Aufeinandertreffen von Wellen mit entgegengesetzter Laufrich-

4 Blutkreislauf

tung addieren sich die Wellendrücke und subtrahieren sich die Wellenströmungen. Daher weisen Druck- und Strompuls im arteriellen Gefäßsystem unterschiedliche Kurvenverläufe auf.

Druckpuls
Der Druckpuls gibt den örtlich messbaren **Blutdruck** an (in mmHg).
- **Diastolischer Blutdruck P_{diast}**: Minimalwert in der Diastole, beim Gesunden bis maximal 85 mmHg, enddiastolisch
- **Systolischer Blutdruck P_{syst}**: Maximalwert in der Systole, beim Gesunden bis maximal 130 mmHg
- Der **arterielle Mitteldruck** (**MAP**): zeitliches Integral der Druckpulskurve, **Näherung**:

MAP = P_{diast} + ⅓ der Blutdruckamplitude; herznah (Aorta): MAP = P_{diast} + ½ der Blutdruckamplitude.

Die Druckpulskurve zeigt in der Aorta asc. eine typische **Inzisur** durch die Windkesselfunktion der Aorta, welche durch Dämpfungsphänomene in den Arm- und Beinarterien nicht mehr zu sehen ist (→ Abb. 4.5). Das charakteristische Merkmal mittelgroßer Arterien (z. B. A. femoralis) ist die von Wellenreflexionen hervorgerufene **Dikrotie** (Doppelgipfeligkeit). Zudem nimmt die **Amplitude** der Druckpulskurve bis zu distalen Arterien durch Überlagerungsphänomene und den zunehmenden Wellenwiderstand zu: systolischer Blutdruck beim Gesunden bis 160 mmHg in der A. tibialis post. Der diastoli-

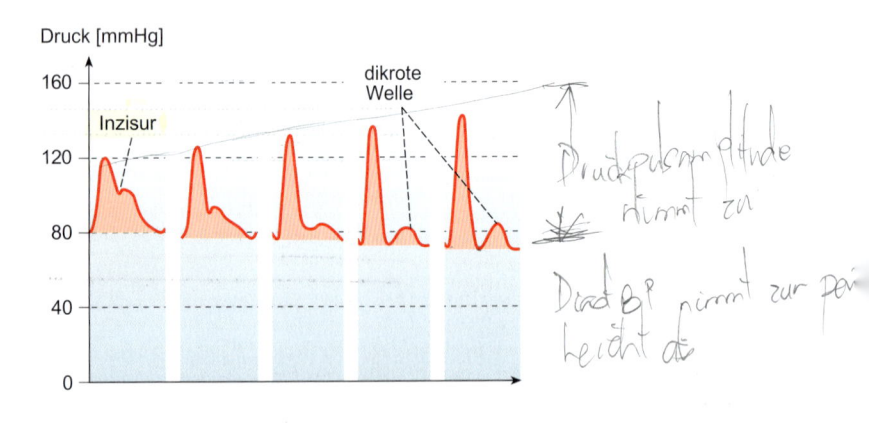

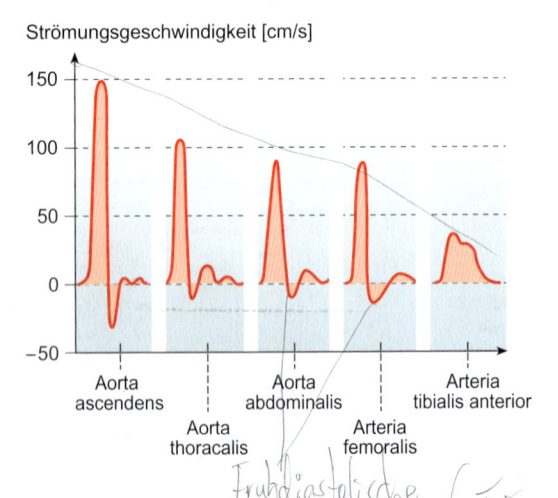

Abb. 4.5 Druck- und Strompulskurve [L106]

sche Druck nimmt zur Peripherie leicht ab; der MAP bleibt bis zu den Arteriolen relativ konstant.

Strompuls
Der Strompuls gibt die örtliche **Strömungsgeschwindigkeit des Bluts** an: Mittelwert 20 cm/s, Maximalwert 120 cm/s in der Aorta asc. Er ist nicht mit der viel schnelleren Pulswellengeschwindigkeit (→ s. u.) zu verwechseln. Er geht dem Druckpuls voraus. Das Maximum der Strompulskurve ist bereits nach ¼–⅓ der Systolendauer erreicht. Ihre **Amplitude** nimmt aufgrund von Wellenreflexionen zur Peripherie hin ab. In der Aorta abdominalis und nachgeschalteten größeren Arterien zeigt sich eine **frühdiastolische Rückstromphase** (→ Abb. 4.5).

Pulswellengeschwindigkeit
Die Pulswelle breitet sich als Auslenkung der Gefäßwand viel schneller aus als das strömende Blut (= Strompuls), da keine Teilchen entlang der Ausbreitungsrichtung transportiert werden, sondern wie bei einer Kettenreaktion anstoßen (Analogie: Wasserwellen). Sie erreicht binnen 0,2 s von der Aorta aus die Fußarterien und kann dort als „Puls" getastet werden, wenn das Blut der linken Herzkammer gerade die Aorta erreicht hat. Die Pulswellengeschwindigkeit **nimmt nach peripher** aufgrund der abnehmenden Gefäßelastizität zu: Aorta 5 m/s, peripher 10 m/s. Zudem steigt sie im **Alter** und bei einem erhöhten Mitteldruck (**Hypertonie**).

Volumenelastizitätsmodul. Das Volumenelastizitätsmodul K unterscheidet sich vom Volumenelastizitätskoeffizienten dadurch, dass die Volumenänderung ΔV zum Gesamtvolumen V in Beziehung gesetzt wird (spezifische Volumenelastizität):

$$K = \frac{\Delta P}{\Delta V} \times V = E' \times V$$

■ Blutdruck

Der **systolische** Blutdruck wird v. a. vom Schlagvolumen des Herzens bestimmt, der **diastolische** vom TPR (Gefäßtonus). Insgesamt ist der Blutdruck (RR) von der Auswurfleistung des Herzen (HZV) und dem TPR abhängig. Beides sind die wichtigsten physiologischen Stellglieder zur Blutdruckregulation.

$$RR = HZV \times TPR$$

Als normal gelten Blutdruckwerte unter 130/85 (Normotonie), ein Bluthochdruck besteht ab 140/90 (Hypertonie), optimal sind Werte <120/80, da das kardiovaskuläre Risiko linear mit dem Blutdruck steigt.

Blutdruckmessung
Die Messung des Blutdrucks erfolgt intravasal mittels der Drucksonde eines Katheters („blutig") oder nach **Riva-Rocci** („unblutig"). Im letzteren Fall wird eine pneumatische Manschette um das Stammgefäß einer Extremität – i. d. R. die A. brachialis – gelegt und auf Werte oberhalb des systolischen Druck aufgepumpt. Mit dem Stethoskop hört man distal der Manschette nach Strömungsgeräuschen (Korotkow-Geräusche), ein Finger tastet zusätzlich nach dem Puls. Beim Ablassen der Luft aus der Manschette sind ab Erreichen des systolischen Blutdruckwerts Strömungsgeräusche zu hören (durch turbulente Strömungen in der komprimierten Arterie). Nach Erreichen des diastolischen Blutdruckwerts verschwinden die Strömungsgeräusche oder werden deutlich dumpfer.

> Fehler bei der Blutdruckmessung:
> - Zu kleine Manschette: falsch-hohe Blutdruckwerte.
> - Zu große Manschette: falsch-niedrige Blutdruckwerte.

Regulation des Blutdrucks
Den Blutdruck regulieren zahlreiche myogene, neurogene, metabolische, endokrine und autakoide Mechanismen. Sie können wie folgt untergliedert werden:
- **Kurzfristige** – innerhalb von Sekunden: Kreislaufreflexe, nervale Mechanismen
- **Mittelfristige** – innerhalb von Minuten bis Stunden: Angiotensin II, lokale Metaboliten, transkapilläre Volumenverschiebungen, Stressrelaxation der Gefäße
- **Langfristige** – innerhalb von Stunden bis Tagen: renale Anpassung des Flüssigkeitshaushalts durch ADH, Aldosteron, natriuretische Peptide.

Kreislaufregulatorische Neurone der Medulla oblongata kontrollieren den neurogenen Anteil der Blutdruckregulation. Sie steuern über das sympathische Nervensystem HZV und TPR. Im Folgenden werden die wichtigsten Mechanismen besprochen, welche für die systemische Blutdruckregulation verantwortlich sind.

4 Blutkreislauf

Pressorezeptorreflex
Der Pressorezeptorreflex hält den Blutdruck konstant und stellt einen besonders sensitiven und schnellen Regelkreis dar. Als Sensor dienen freie Nervenendigungen, sog. Pressorezeptoren (= Dehnungsrezeptoren) im Carotissinus und dem Aortenbogen. Diese nehmen als **Proportional-Differenzial-Rezeptoren (P/D-Rezeptoren)** sowohl den absoluten Blutdruckwert wahr (Proportional-Komponente) als auch die Geschwindigkeit der Blutdruckänderung (Differenzial-Komponente). Eine Erhöhung des Blutdrucks führt zu einer vermehrten Aktivität der Pressorezeptoren. Ihre Afferenzen gelangen über die Nn. IX und X zum Ncl. tractus solitarii des **Hirnstamms** und werden auf kreislaufregulatorische Neurone der Medulla oblongata und des Ncl. ambiguus umgeschaltet. Dort wirken sie auf sympathische Neurone inhibitorisch und auf parasympathische Neurone exzitatorisch. Dies führt zu einer Verminderung des HZV und des TPR, sowie einer Kapazitätserhöhung im venösen System. Fällt der Blutdruck, reagiert das System genau entgegengesetzt. Die Pressorezeptoren sind im physiologischen Blutdruckbereich zwischen 80 und 180 mmHg empfindlich, auf niedrigere Werte sprechen sie überhaupt nicht an. Sie zeigen also auch bei normalen Blutdruckwerten eine gewisse Grundaktivität. Bei einer dauerhaften Blutdruckänderung adaptieren sie und stellen sich schnell auf einen neuen „Referenzdruck" um.

Katecholamine
Noradrenalin (NA). Als wichtigster Transmitter des sympathischen Nervensystems wird NA aus Varikositäten freigesetzt (keine Synapse!) und diffundiert zu α_1-Rezeptoren der glatten Gefäßmuskulatur. Dort erhöht es über den Phospholipase-C-(PLC)-β-Signalweg den intrazellulären Ca^{2+}-Spiegel und sorgt so für eine gesteigerte Kontraktion. An den Varikositäten hemmt es über α_2-Rezeptoren seine eigene Freisetzung (negatives Feedback).

Adrenalin. Wird nach Sympathikusaktivierung im Rahmen von Fight-and-Flight-Reaktionen aus dem Nebennierenmark freigesetzt. Adrenalin steigert an β_1-Rezeptoren des Herzens das HZV. In der Skelettmuskulatur bewirkt es in moderaten Plasmakonzentrationen über β_2-Rezeptoren eine Vasodilatation. Bei hohen Adrenalinspiegeln kommt es über die Stimulation von α_1-Rezeptoren zu einer zunehmenden peripheren Vasokonstriktion. Im ZNS kommt Adrenalin auch als Neurotransmitter vor.

Renin-Angiotensin-Aldosteron-System
RAAS. Im Gegensatz zum Pressorezeptorreflex reguliert das Renin-Angiotensin-Aldosteron-System (RAAS) den Blutdruck mittel- und langfristig: Minderdurchblutung der Nierenglomeruli mit einer Reduktion des Ultrafiltrats im proximalen Tubulus → Detektion einer verminderten Na^+-Konzentration an der **Macula densa** → spezialisierte glatte Muskelzellen (Granulazellen) der afferenten Arteriole setzen **Renin** frei. Zusätzlich kann auch der Sympathikus über β_1-Rezeptoren die Reninfreisetzung stimulieren.

Renin. Renin ist eine Protease, die in der Leber gebildetes Angiotensinogen (ein Dekapeptid) in Angiotensin I spaltet.

Angiotensin I und II. Das Oktapeptid Angiotensin I wird durch das **Angiotensin converting enzyme (ACE)**, welches v. a. in den Endothelien der Lungengefäße exprimiert wird, zu Angiotensin II prozessiert. Angiotensin II steigert den Blutdruck durch verschiedene Mechanismen. Hierbei hat Angiotensin II eine deutlich höhere Affinität zu den beiden Angiotensin-Rezeptoren (AT_1R und AT_2R) als Angiotensin I. AT I wirkt v. a. über eine **Stimulation der NA-Wirkung** auf das Gefäßsystem:
- Fördert NA-Freisetzung aus sympathischen Varikositäten
- Steigert NA-Syntheserate
- Vermindert NA-Wiederaufnahme in Varikositäten des Sympathikus.

Weitere Effekte sind:
- **Direkte Vasokonstriktion**: $AT_1R \rightarrow G_{12/13}/G_{q/11} \rightarrow Rho/IP_3$, $DAG \rightarrow Ca^{2+}$-Sensitivierung/Ca^{2+}-Freisetzung
- Hypertrophie glatter Muskulatur, Synthese von extrazellulären Matrixkomponenten (sog. **trophische Effekte**, mitverantwortlich für die Entstehung von Hypertonie, Arteriosklerose und Herzinsuffizienz)
- **Zentrale Mechanismen**: Sympathikusstimulation, Trinkverhalten ↑, ADH-Sekretion ↑
- **Aldosteronfreisetzung**: Zona glomerulosa der Nebennierenrinde.

Aldosteron. Vermittelt als Mineralcorticoid die langfristigen Effekte des RAAS. Es sorgt in den distalen Tubuli und Sammelrohren der Niere für eine vermehrte Na^+- und Flüssigkeitsresorption. Gleichzeitig wird die Ka^+-Ausscheidung gesteigert, im indirekten Austausch mit Na$^+$.

Adiuretin
Adiuretin (**ADH**, **Vasopressin**). Peptidhormon, das in hypothalamischen Neuronen des Ncl. supraopticus und paraventricularis synthetisiert und nach anterograd-axonalem Transport bei Bedarf in der Neurohypophyse sezerniert wird (→ Kap. 10). Stimuli hierfür sind:
- Steigerung der Osmolarität des Bluts, wahrgenommen von bestimmten Neuronen des Hypothalamus
- Angiotensin II
- Nervale Reize
- Hypovolämie, wahrgenommen von Dehnungsrezeptoren der Herzvorhöfe.

ADH bewirkt in der Niere über **V2-Rezeptoren** und eine cAMP-vermittelte Signalkaskade den Einbau von **Aquaporin-2-Kanälen** in die apikale Membran der Sammelrohre. Dies führt zu einer vermehrten **Wasserretention** und folglich einem Blutdruckanstieg (→ Kap. 9). Zudem besitzt ADH direkte vasoaktive Effekte (daher der Name „Vasopressin"): Über **V1-Rezeptoren** bewirkt es in den meisten Gefäßbetten eine **Vasokonstriktion**, in den Koronarien und dem ZNS wirkt es jedoch über das Endothel und NO vasodilatatorisch. Damit spielt ADH eine wichtige Rolle während Schockzuständen → **Zentralisierung** des Kreislaufs.

Gauer-Henry-Reflex. Verminderte ADH-Produktion bei einer Zunahme des Intravasalvolumens. Diese wird durch Dehnungssensoren der Herzvorhöfe (**B-Rezeptoren**) detektiert und über den N. vagus dem Hypothalamus gemeldet. Dort wird die ADH-Sekretion gedrosselt, sodass mehr Flüssigkeit über die Nieren ausgeschieden wird.

Natriuretische Peptide
Atriales natriuretisches Peptid (ANP) wird in den **Herzvorhöfen** gebildet, Brain-derived natriuretic peptide (BNP) im Hypothalamus und den Herzventrikeln. Der adäquate Reiz für ihre Freisetzung ist eine vermehrte Volumenbelastung, die durch Dehnungsrezeptoren wahrgenommen wird. Die natriuretischen Peptide sind Hormone, welche in der Niere eine verminderte Na$^+$-Resorption und eine erhöhte glomeruläre Filtration bewirken. Sie binden an membranständige **Guanylatzyklase-Rezeptoren** und erhöhen so den intrazellularen cGMP-Spiegel.

Hydrostatische Einflüsse auf den Blutdruck
Aufgrund der Erdgravitation addieren sich beim Stehen die hydrostatischen Drücke der Blutsäule auf die venösen und arteriellen Blutdruckwerte im Gefäßsystem. Dies führt zu charakteristischen mittleren Druckverteilungen (→ Abb. 4.6). Die hydrostatische Indifferenzebene liegt etwa 5–10 cm unterhalb des Zwerchfells. Dort sind die Druckwerte im Liegen und

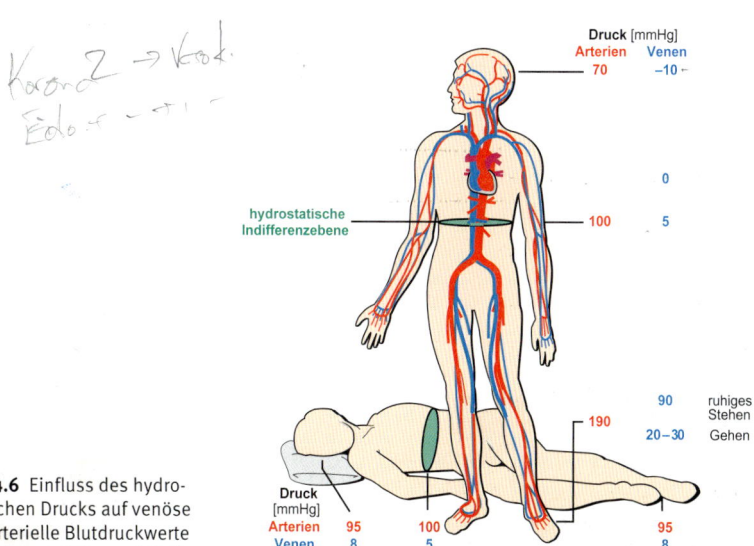

Abb. 4.6 Einfluss des hydrostatischen Drucks auf venöse und arterielle Blutdruckwerte im Stehen und Liegen [L106]

4 Blutkreislauf

Stehen gleich → arteriell: 100 mmHg, venös: 5 mmHg.

Orthostase
Beim Übergang vom Liegen zum Stehen (Orthostase) verbleiben aufgrund einer Zunahme des hydrostatischen Drucks binnen weniger Sekunden 400–600 ml Blut in den Venen der Beine und des Beckens. Dies führt zu einer Erniedrigung des:
- Zentralvenösen Drucks (ZVD) von 2–4 mmHg auf ca. –3 mmHg
- Enddiastolischen Volumens
- Schlagvolumens: –40 %; RR_{sys} ↓ nach Frank-Starling-Mechanismus.

Als Reaktion führt der Pressorezeptorreflex zu
- Vasokonstriktion: TPR: +25 %, insbesondere im Splanchnikusgebiet, Haut und Extremitäten; RR_{diast}: +5 %
- Steigerung der Herzfrequenz: +20 %
- Katecholaminausschüttung aus dem Nebennierenmark.

Die **Reninfreisetzung** mit konsekutiver A-II- und Aldosteronbildung nimmt aufgrund der verminderten GFR und einer $β_1$-vermittelten Stimulation zu. Das **HZV** nimmt ab (–20 %), da die Abnahme des Schlagvolumens durch die Herzfrequenzsteigerung nicht ganz kompensiert werden kann.

MERKE

→ Nierendurchblutung nimmt ab = GFR

Schellong-Test. Klinisch wird Orthostasereaktion mittels des Schellong-Tests überprüft: Blutdruck und Puls werden engmaschig im Liegen, Stehen und erneutem Liegen gemessen. Ein zu starkes Absinken des Blutdrucks kann auf eine orthostatische Hypotonie durch einen verminderten Sympathikotonus hinweisen. Diese kann Synkopen (Ohnmachtsanfälle) verursachen.

Hypertonie. Ursachen für einen zu hohen arteriellen Blutdruck (arterielle Hypertonie, > 140/90) sind z. B.:
- Reduzierte Windkesselfunktion (isolierte systolische Hypertonie)
- Dysregulation des systemischen Gefäßwiderstands, z. B. durch eine Störung des RAAS
- Erhöhung des HZV oder des Intravasalvolumens
- Nierenarterienstenose
- Nephritis
- Katecholaminproduzierender Tumor, z. B. Phäochromozytom.

In ca. 90 % der Fälle bleibt die genaue Ursache jedoch unklar (primäre Hypertonie). Hypertonie begünstigt Endothelschädigungen und damit assoziierte Altersveränderungen im Gefäßsystem, sodass sie einen wesentlichen Risikofaktor für Herz-Kreislauf-Erkrankungen darstellt.

■ CHECK-UP
- ☐ Was sind Druckpuls und Strompuls? Worin unterscheiden sie sich?
- ☐ Wie lassen sich die Mechanismen der Blutdruckregulation im Körper untergliedern?
- ☐ Erklären Sie die Blutdruckregulation über den Pressorezeptorreflex.
- ☐ Erklären Sie die Blutdruckregulation durch das RAAS! Wie ist dessen Wirkung zeitlich einzuschätzen?
- ☐ Nennen Sie typische mittlere Blutdruckwerte (venös und arteriell) für folgende Körperregionen im Liegen und Stehen: 10 cm unterhalb des Zwerchfells, ZNS, Fuß.
- ☐ Beschreiben Sie die Vorgänge bei der Orthostase sowie physiologische Kompensationsmechanismen!

Niederdrucksystem

Das Niederdrucksystem umfasst die Venen des Körperkreislaufs, die Lungenstrombahn, die beiden Herzvorhöfe und den rechten Ventrikel. Es beinhaltet etwa 85 % des gesamten Blutvolumens. Als **ZVD** bezeichnet man den Druck im rechten Vorhof: Normwert 2–4 mmHg. Der ZVD ist ein wichtiger Parameter zur Kontrolle des Volumenhaushalts und hängt v. a. von der Blutmenge und der Saugtätigkeit des Herzens ab. Er schwankt atem- und pulssynchron.

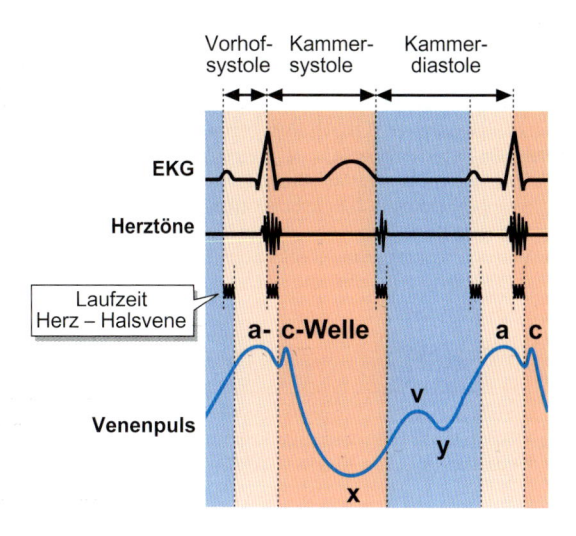

Abb. 4.7 Venendruckkurve mit Beziehung zur Herzaktion [L106]

Blutdrücke im Niederdrucksystem (Mittelwerte):
- Postkapilläre Venolen: 20 mmHg
- Kleine Venen: 15 mmHg
- Große extrathorakale Venen: 6 mmHg
- Rechter Vorhof: 2–4 mmHg
- Aa. pulmonales: 15 mmHg.

Venenpulskurve

Der Venenpuls ist Ausdruck periodischer Druck- und Volumenschwankungen der herznahen Venen. Er zeigt einen typischen Verlauf (→ Abb. 4.7). Dabei entspricht:
- Die a-Welle der Vorhofkontraktion
- Die c-Welle der Ventrikelkontraktion, mit Vorwölbung der Trikuspidalklappe in das rechte Atrium
- Die x-Senkung der Austreibungsphase, Ventilebenenmechanismus
- Die v-Welle der Vorhoffüllung, AV-Klappen noch geschlossen
- Die y-Senkung der Ventrikelfüllung, AV-Klappen geöffnet.

Venöser Rückstrom

Um den hydrostatischen Druck beim Blutrückstrom aus den abhängigen Körperregionen zu überwinden, bedient sich der Körper verschiedener Mechanismen:

- **Muskelpumpe**: Kompression der in den bindegewebigen Gefäß-Nerven-Bündeln laufenden, muskelschwachen Venen durch die Anspannung der Skelettmuskulatur; v. a. beim Laufen
- **Venenklappen**: sorgen in den Bein- und Beckenvenen dafür, dass sich das Blut durch die Druckerhöhung nur in Richtung des Herzen bewegen kann (Ventilmechanismus); existieren nicht in den großen Hohlvenen
- **Atempumpe**: in thorakalen Venen entsteht inspiratorisch ein Unterdruck; dieser begünstigt den Rückstrom des Bluts aus dem Bauchraum, wo sich der intraabdominelle Druck erhöht
- **Ventilebenenmechanismus**: herzsystolische Verschiebung der Klappenebene in Richtung Herzspitze, unterstützt die Füllung der Herzvorhöfe aus den intrathorakalen Venen.

Valsalva-Manöver

Nach forcierter Inspiration wird bei geschlossenen Atemwegen eine maximale Exspirationsbewegung ausgeführt und die Bauchmuskulatur angespannt, sodass der intrathorakale Druck stark ansteigt. Dies führt zu einem Auspressen der Vv. pulmonales in das linke Herz, wodurch das Schlagvolumen ansteigt. Der übermäßige intrathorakale Druck verhindert jedoch auch einen Rückstrom des venösen Bluts zum Herzen. Daraus kann bei prädisponierten Personen ein aku-

4 Blutkreislauf

ter Blutdruckabfall mit Synkope resultieren. Der ZVD steigt beim Valsalva-Manöver an.

Venöse Insuffizienz. Eine Überlastung des venösen Systems – z. B. durch andauernde stehende Tätigkeit ohne aktive Muskelpumpe – kann über eine Druckerhöhung die Venenklappen schädigen. Dies verschlechtert den venösen Rückstrom weiter, da nun Muskelpumpe, Atempumpe und Ventilebenenmechanismus nicht mehr effizient greifen.

Vasovagale Synkope
Vermittelt durch einen Stressreiz – z. B. Schreck, Schmerz, Lärm, Kälte oder Trauma – wird ein Reflex ausgelöst, der über eine Erhöhung des Vagotonus zu einer ausgeprägten Bradykardie mit konsekutivem Blutdruckabfall führt. Dies äußert sich in Seh- und Hörstörungen („Flimmern vor den Augen"), Schwindel bis hin zur Synkope.

■ CHECK-UP
- Beschreiben Sie die Venenpulskurve!
- Welche Mechanismen ermöglichen den venösen Rückstrom des Bluts?
- Was ist ein Valsalva-Manöver und zu welchen physiologischen Reaktionen kommt es?

Organdurchblutung

■ Mikrozirkulation

Kapillaren dienen dem Stoffaustausch zwischen Geweben und Gefäßsystem. Sie haben einen durchschnittlichen Durchmesser von ca. 6 μm und besitzen keine Muskelschicht. Der Hauptteil des Stoffaustauschs in den Kapillaren erfolgt durch Diffusion; zusätzlich spielt die Filtration eine wichtige Rolle. Das pro Zeiteinheit filtrierte Volumen J_v folgt dem **Starling-Gesetz**:

$$J_v = K_f \times P_{eff} = K_f \times (\Delta P - \Delta \Pi)$$
$$= K_f \times [(P_c - P_i) - (\Pi_c - \Pi_i)]$$

wobei K_f = Filtrationskoeffizient der Kapillare, P_{eff} = effektiver Filtrationsdruck, P_c = intrakapillärer hydrostatischer Druck, P_i = interstitieller hydrostatischer Druck, Π_c = intrakapillärer onkotischer Druck, Π_i = interstitieller onkotischer Druck. Der Filtrationskoeffizient setzt sich aus der Filtrationsfläche und der Leitfähigkeit der Kapillarwand zusammen, die jedoch nicht getrennt voneinander bestimmt werden können.

In den **Glomeruluskapillaren** steigt der onkotische Druck mit zunehmender Kapillarstrecke stark an, in den systemischen Kapillaren bleibt er konstant. In der **Lungenstrombahn** ist der mittlere arterielle Druck deutlich niedriger als im Körperkreislauf (ca. 15 mmHg in der A. pulmonalis, ca. 7 mmHg in den Kapillaren). Daher findet hier nur eine Einwärtsfiltration statt.

Durch die Auswärtsfiltration von Flüssigkeit kehrt sich der effektive Filtrationsdruck über die Kapillarstrecke weitgehend um (→ Tab. 4.1).

Tab. 4.1 Typische Filtrationsdrücke einer fenestrierten Kapillare des Körperkreislaufs (Richtwerte)

	Arterieller Kapillarschenkel [mmHg]	Venöser Kapillarschenkel [mmHg]
P_c	35	15
P_i	−2	−2
Π_c	25	25
Π_i	0	4
P_{eff}	12	−8

Dies führt zu einer Reabsorption von 90 % der im arteriellen Kapillarschenkel filtrierten Flüssigkeit in die Kapillare (~20 l/d). Die restlichen 10 % (~2 l/d) des Ultrafiltrats werden über die **Lymphwege** abtransportiert.

Lokale Durchblutungsregulation

Die Stärke der lokalen Gewebedurchblutung wird v. a. über den Tonus der präkapillären Arteriolen gesteuert. Dieser kann durch verschiedene Mechanismen reguliert werden, die lokal sehr unterschiedlich ausgeprägt sind und sich unter bestimmten Bedingungen wie z. B. einer Entzündung stark verändern können.

Myogene Regulation. Gefäße besitzen einen gewissen Grundtonus (Ruhetonus), der sich zusammensetzt aus der intrinsischen Aktivität ihrer glatten Muskelzellen (**myogener Tonus**) und einer Grundaktivität des Sympathikus (**neurogener Tonus**). Manche Gefäßbetten können zudem auf Blutdruckschwankungen mit starken Änderungen des myogenen Tonus reagieren, z. B. Gehirn, Niere, Koronarien. Eine Blutdrucksteigerung bewirkt in diesen Gefäßen eine Vasokonstriktion zur Konstanthaltung der Durchblutungsstärke (**Autoregulation**). Diese erfolgt durch die Aktivierung von dehnungssensitiven, unspezifischen Kationen-Kanälen und nachgeschalteten, zu einer glattmuskulären Kontraktion führenden Signalwegen (**Bayliss-Effekt**). Die Perfusion wird so bei Blutdrücken zwischen 70 und 180 mmHg relativ konstant gehalten. Dieser Mechanismus ist in den Gefäßbetten der Niere am ausgeprägtesten.

NO. Eine ausreichende NO-Produktion im Endothel zählt im Rahmen der „Endothelfunktion" zu den wichtigsten blutdrucksenkenden physiologischen Mechanismen. NO wird durch die konstitutiv aktive **endotheliale NO-Synthase** (**eNOS**) aus Arginin gebildet. Die eNOS wird durch Ca^{2+}/**Calmodulin** aktiviert → alle Signalwege, welche die Ca^{2+}-Konzentration im Gefäßendothel erhöhen, induzieren die NO-Bildung; z. B. Acetylcholin, Bradykinin, Histamin. Den wichtigsten Reiz für die NO-Synthese stellt jedoch die **Wandschubspannung** dar, die durch den Blutfluss auf dem Endothel der Widerstandsgefäße und größeren Arterien entsteht. Sie aktiviert über das Aktinzytoskelett die Kinasen PI3K und PKB, welche durch Phosphorylierung die eNOS stimulieren. Erst die NO-Bildung bedingt eine maximale Vasodilatation, da lokal chemische Metaboliten nur auf die terminalen Widerstandsgefäße vasodilatierend wirken können. NO entfaltet seine vasodilatatorische Wirkung über eine Diffusion vom Endothel in die glatte Gefäßmuskulatur und eine dortige Aktivierung der **löslichen zytosolischen Guanylatzyklase**. Hierdurch wird vermehrt cGMP aus GTP gebildet, was über die Aktivierung der Proteinkinase G (PKG) zur Hemmung der Myosinleichte-Ketten-Kinase (MLCK) und einer verminderten Ca^{2+}-Konzentration in den glatten Muskelzellen führt (→ Kap. 13). NO hemmt zudem die Thrombozytenaggregation über die PKG-Aktivierung in den Blutplättchen. Die **Halbwertszeit** von NO ist sehr kurz (Sekundenbereich!).

Autakoide. Parakrin wirkende Signalstoffe, die meist vorübergehende lokale Veränderungen (kurze Halbwertszeit!) der Durchblutung hervorrufen. Sie werden aus unterschiedlichen, mobilen Zellen freigesetzt und wirken entweder direkt auf die glatte Gefäßmuskulatur oder auf das Endothel. Dort regen vasodilatatorisch wirkende Substanzen die NO-Produktion an. Allgemein ist der Effekt auf die Durchblutungsregulation dabei vom Rezeptor des Autakoids und der Gefäßsituation abhängig. **Serotonin**, das aus enterochromaffinen Zellen freigesetzt wird, bewirkt in intakten Gefäßen eine Vasodilatation – über $5\text{-}HT_7$-Rezeptoren der glatten Gefäßmuskulatur oder indirekt über $5\text{-}HT_{1B/2B}$-Rezeptoren des Endothels. In defekten Gefäßen mit Endothelschäden bewirkt Serotonin dagegen eine Vasokonstriktion – über $5\text{-}HT_{1B/2A/2B}$-Rezeptoren. Unter den Prostaglandinen wirkt **Prostaglandin I_2** (Prostazyklin) ebenso wie die **Prostaglandine $E_{1/2}$ und D** vasodilatatorisch. **Thromboxan A_2** wirkt stark vasokonstriktorisch, **Histamin** wird im Rahmen allergischer Reaktionen vom Soforttyp freigesetzt und wirkt vasodilatatorisch und permeabilitätssteigernd. **Bradykinin** entsteht z. B. im Rahmen von Entzündungen aus der Vorstufe Kallidin und wirkt stark vasodilatierend.

Lokal chemische Kontrolle. Metabolische Aktivität wirkt durchblutungsfördernd, v. a. in der Muskulatur. Hierfür verantwortlich sind eine Abnahme des pO_2, eine Zunahme des pCO_2, eine Abnahme des pH-Werts und ein Anstieg der Adenosin- und K^+-Konzentration.

4 Blutkreislauf

Angiogenese. Einsprossen neuer Gefäße in ein Gewebe. Langfristige hypoxische Reize können sie über Wachstumsfaktoren wie VEGF auslösen. In vielen Tumoren ist die Angiogenese außer Kontrolle geraten und stellt ein modernes Therapieziel dar, z. B. mittels monoklonaler VEGF-Antikörper.

■ Organstrombahnen

Die Durchblutung vieler Organsysteme wird neurogen durch Veränderungen des arteriolären präkapillären Gefäßtonus reguliert. Diese Regulation spielt eine stark untergeordnete Rolle in Lunge, Herz, Niere und Gehirn.

Lunge. In den Gefäßbetten der Lunge herrscht eine **druckpassive Regulation** vor: Bei einer Erhöhung des pulmonalarteriellen Drucks kommt es zu einer passiven Gefäßwanddehnung. Der mittlere pulmonalarterielle Druck wird so bei etwa 15 mmHg konstant gehalten.
Eine weitere Besonderheit pulmonaler Gefäße stellt der **Euler-Liljestrand-Mechanismus** dar – eine Vasokonstriktion in nicht ventilierten Regionen (**hypoxische Vasokonstriktion**). Sie dient der Reduktion des funktionellen Totraums (→ Kap. 5) und wird wahrscheinlich vermittelt durch eine Steigerung der Offenwahrscheinlichkeit von O_2-sensitiven K^+-Kanälen.

> **Lungenödem.** Übersteigt der pulmonalarterielle Mitteldruck den kolloidosmotischen Druck (25 mmHg), so resultiert in den Lungenkapillaren eine Netto-Auswärtsfiltration mit der Folge eines Lungenödems. Nitrospray führt im Aktastadium zu einer starken Senkung des pulmonalarteriellen Widerstands.

Herz. Das Herz wird über die Koronararterien durchblutet, in Ruhe mit etwa 5 % des HZV: 80 ml × 100 g^{-1} × min^{-1}. Bei maximaler Belastung ist eine 4- bis 5fache Steigerung möglich (**Koronarreserve**). Diese wird v. a. über lokal-chemische Einflüsse hervorgerufen: **Adenosin**, H^+, CO_2. Eine gewisse Anzahl an β_2-Rezeptoren wird von der glatten Gefäßmuskulatur der distalen Koronarien exprimiert. Sie tragen hier zur Vasodilatation bei Steigerung der Sympathikusaktivität bei.

Skelettmuskel. Auch im Skelettmuskel wird die Durchblutung v. a. **lokal-chemisch** durch vasodilatatorische Effekte von katabolen Metaboliten wie CO_2, H^+, K^+ und Adenosin kontrolliert. In Ruhe ist die spezifische Durchblutung mit ca. 2–4 ml × 100 g^{-1} × min^{-1} sehr niedrig und steigt bei Belastung auf Werte bis zu 80 ml × 100 g^{-1} × min^{-1} an. Trotz der niedrigen spezifischen Ruhedurchblutung benötigt die Skelettmuskulatur aufgrund ihrer Masse etwa 15 % des HZV in Ruhe und bis zu 80 % bei Belastung. Muskelgefäße werden zudem von **vasodilatatorisch wirkenden sympathischen Nervenendigungen** erreicht, der Transmitter ist aber unbekannt. Sie bedingen insbesondere in emotionalen Reaktionslagen eine Durchblutungssteigerung. Adrenalin steigert über β_2-**Rezeptoren** die Durchblutung der Skelettmuskulatur. Während der Kontraktion nimmt die Durchblutung ab, v. a. bei isometrischer Haltearbeit (z. B. Gewichtheben).

Haut. Die Ruhedurchblutung der Haut (ca. 10–15 ml × 100 g^{-1} × min^{-1}) kann durch maximale Vasokonstriktion bei Kälte auf unter ⅓ gedrosselt werden. Maximale Vasodilatation der zuführenden Gefäße steigert hingegen die Ruhedurchblutung um den Faktor 15. Regulierend wirkt v. a. das **autonome Nervensystem**. In den Gefäßbetten der Akren kann die Durchblutung sogar um den **Faktor 150** variieren! Einen besonderen Mechanismus stellt die sympathisch-vermittelte Öffnung **arteriovenöser Shunt-Gefäße** dar: Wärmeabgabe und Verhinderung eines übermäßigen CO_2-Abtransports, da dieses zur lokal-chemischen Vasodilatation benötigt wird.

Gehirn. Das Gehirn verbraucht etwa 15 % des HZV in Ruhe: 20–100 ml × 100 g^{-1} × min^{-1}. Dabei existieren lokale Durchblutungs-Hotspots, die mittels funktioneller Bildgebung sichtbar gemacht werden können. Die Durchblutung der grauen Substanz ist etwa 5-mal so groß wie die der weißen Substanz. Primär ist in ZNS-Gefäßen die **Autoregulation** mittels Bayliss-Effekt führend. Entscheidend für eine ausreichende Hirndurchblutung ist zudem die **lokal-chemisch** ausgelöste Vasodilatation, insbesondere durch einen Anstieg des pCO_2, aber auch durch K^+, H^+, Adenosin und NO. Hirngefäße weisen nur eine sehr geringe autonome Innervation auf.

Hypokapnie führt zur Vasokonstriktion im ZNS. Dies zeigt sich etwa bei den Begleitsymptomen einer Hyperventilationstetanie („schreiende Groupies"): Übelkeit, Schwindel, Bewusstseinsverlust. Ein weiterer pathophysiologisch besonders relevanter Mechanismus ist die **ZNS-Ischämiereaktion**: Eine zentrale O_2-Minderversorgung – z. B. im Rahmen eines Schlaganfalls – wird von Neuronen des Hirnstamms detektiert. Es folgt eine sympathikotone Gegenregulation mit starker Blutdruckerhöhung, was zu einer Hirndruckerhöhung führen kann (Circulus vitiosus, Cushing-Reflex).

Niere. Die Niere ist das unter Ruhebedingungen am stärksten durchblutete Organ des menschlichen Körpers: $350 \text{ ml} \times 100 \text{ g}^{-1} \times \text{min}^{-1}$. Besonders in der Nierenrinde, die weitaus besser durchblutet ist als das Mark, wird die Durchblutung durch **Autoregulation** gesteuert, um den glomerulären Filtrationsdruck bei Blutdruckänderungen konstant zu halten.

Splanchnikusgebiet. Im Splanchnikusgebiet führen Parasympathikus während der Verdauung und Sympathikus während Arbeit zu Vasodilatation bzw. Vasokonstriktion. Die Leber ist das am besten durchblutete Organ dieses Gefäßgebietes: 25 % des HZV, $100 \text{ ml} \times 100 \text{ g}^{-1} \times \text{min}^{-1}$.

Reaktive Hyperämie

Unter reaktiver Hyperämie versteht man die postischämische, überschießende Durchblutung eines Organs z. B. der Haut oder Skelettmuskulatur. Ihr liegen mechanistisch die Anhäufung von lokalen, vasodilatatorisch wirkenden Metaboliten zugrunde.

Sauerstoffsättigung und -ausschöpfung

Sauerstoffsättigung. O_2-Beladung des Hämoglobins. Beträgt in den Arterien > 97 %, in den großen Venen etwa 75 % („gemischt-venöse Sättigung").

Sauerstoffausschöpfung. Wird als arteriovenöse O_2-Differenz (AVD_{O_2}) in ml/dl oder einfacher in % angegeben. Sie beträgt in Ruhe etwa 25 %. Durch starke muskuläre Arbeit kann die gemischt-venöse Sättigung auf Werte von 20 % abfallen. Die größte O_2-Ausschöpfung findet sich im **Herzmuskel**: etwa ⅔ bis ¾ der vorhandenen O_2-Menge (20 ml O_2 pro 100 ml Blut), maximal 85 %. Im Gehirn herrscht eine Luxusversorgung: Ausschöpfung etwa ⅓. In der **Niere** ist die O_2-Ausschöpfung am geringsten, da sie zur Entsorgung harnpflichtiger Substanzen sehr gut durchblutet ist. Ähnliches gilt für die Haut, wo die Durchblutung v. a. der Temperaturregulation dient.

Der O_2-Verbrauch eines Organs wird berechnet nach dem **Fick-Prinzip**:

$$\dot{V}_{O_2} = AVD_{O_2} \times \dot{Q}$$

Wobei $\dot{V}_{O_2}$ = O_2-Verbrauch und $\dot{Q}$ = Blutfluss durch das Organ. Bei der Berechnung des spezifischen O_2-Verbrauchs pro 100 g Organmasse muss auch die spezifische Organdurchblutung für $\dot{Q}$ pro 100 g Organmasse eingesetzt werden.

■ CHECK-UP

- ☐ Welche generellen Mechanismen steuern den Gefäßtonus?
- ☐ Erklären Sie verschiedene Stimuli der NO-Bildung! Woraus entsteht NO? Wie wirkt NO im Gefäßsystem?
- ☐ Welches Organ besitzt die höchste spezifische Durchblutung in Ruhe bzw. bei schwerer körperlicher Arbeit?
- ☐ In welchen Organen ist die Durchblutung am stärksten autoreguliert? Erklären Sie den Mechanismus!
- ☐ Wie wird die Durchblutung des Gehirns reguliert?
- ☐ Ein Mensch beginnt Sport zu treiben. Welche Mechanismen führen zu einer Mehrdurchblutung der Muskulatur?
- ☐ Was ist das Fick-Prinzip?
- ☐ Nennen Sie vasokonstriktorische und vasodilatatorische Substanzen des Körpers!

5 Atmung

Tab. 5.1 Partialdrücke trockener Luft in Meereshöhe

Komponente	Fraktioneller Anteil	Partialdruck [kPa]	[mmHg]
Luft	1	101,325	760
N_2	0,781	79,12	594,05
O_2	0,210	21,23	159,24
CO_2	0,0039	0,39	2,93

sättigung nicht null, verringern sich die Partialdrücke entsprechend relativ, sodass der Gesamtdruck unverändert bleibt. Mit zunehmender Höhe sinken der Gesamtdruck und damit auch die Partialdrücke (→ s. u.).

Standardmessbedingungen für Volumina
Da das Volumen eines Gases von Temperatur, Gesamtdruck und Dampfdruck abhängt, ist es nötig, Standardbedingungen zu definieren. Man hat sich hierbei auf drei Umgebungszustände geeinigt:
- **STPD-Bedingungen** (Standard temperature, pressure, dry): Standardwerte für T = 0 °C, p = 101 kPa, Dampfdruck von 0 kPa
- **BTPS-Bedingungen** (Body temperature, pressure, saturated): Entspricht den tatsächlichen Bedingungen in der Lunge mit T = 37 °C, dem aktuellen atmosphärischen Druck und der Wasserdampfsättigung bei 37 °C (6,25 kPa)
- **ATPS-Bedingungen** (Ambient temperature, pressure, saturated): Druck, Temperatur und Dampfdruck wie sie tatsächlich bei Messung vorliegen.

Aus der Zustandsgleichung idealer Gase ergibt sich, dass $V_{BTPS} > V_{ATPS} > V_{STPD}$.

Löslichkeit von Gasen in Flüssigkeiten
Wenn Gase physikalisch in Flüssigkeiten gelöst sind, wird oft anstelle von Konzentrationen ebenfalls von Partialdrücken gesprochen. Damit ist der Partialdruck gemeint, der an der Grenzfläche der zu der betrachten Flüssigkeit herrschen muss, sodass die Konzentration des gelösten Gases konstant bleibt. Übersteigt der so definierte Partialdruck eines in einer Flüssigkeit gelösten Gases den Partialdruck an der Grenzfläche zwischen Flüssigkeit und Luft, diffundiert solange ein Teil des Gases aus der Flüssigkeit in die Luft, bis sich erneut ein Gleichgewicht einstellt (**Diffusionsgleichgewicht**).

> ■ **CHECK-UP**
> ☐ Erläutern Sie das ideale Gasgesetz!
> ☐ Erklären Sie die Begriffe Partialdruck und Wasserdampf!
> ☐ Wie unterscheiden sich STPD-, BTPS-, und ATPS-Bedingungen und wie können diese Werte ineinander umgerechnet werden?

Atemmechanik

■ Lungenvolumina und Statik des Atemapparats

Lungenvolumina
Im Rahmen der In- und Exspiration unterscheidet man die in → Abbildung 5.1 dargestellten Volumina und Kapazitäten. Dabei werden Kapazitäten stets als Summe mehrerer Volumina gebildet. Die Normwerte sind hierbei stark von Alter, Konstitution, Geschlecht und Trainingszustand anhängig, und werden im Folgenden für einen gesunden jungen Mann mittlerer Größe angegeben.

Vitalkapazität. Die Summe aus dem Atemzugvolumen (500 ml), dem inspiratorischen Reservevolumen (3.300 ml), das bei bewusster tiefer Einatmung mobilisiert werden kann, und

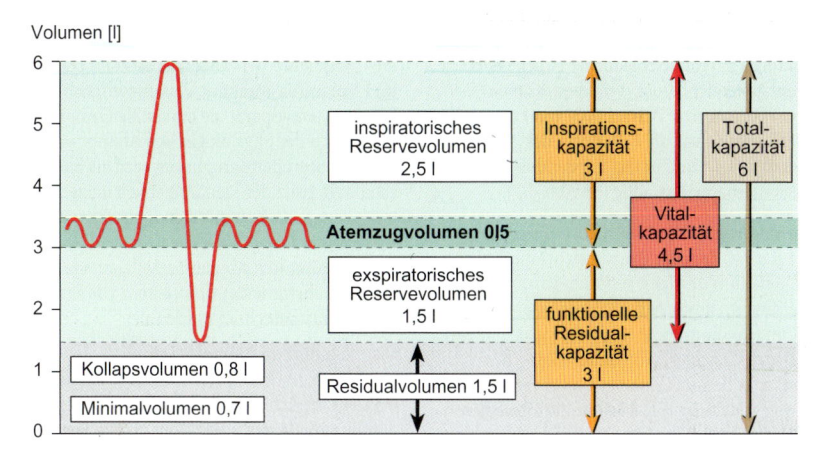

Abb. 5.1 Normwerte der Atemvolumina im Spirogramm (statische Atemgrößen) und ihre Beziehung zueinander [L106]

dem entsprechenden exspiratorischen Reservevolumen (1.800 ml). Die Vitalkapazität beträgt damit rund 5.600 ml. Atemzugvolumen und inspiratorisches Reservevolumen ergeben zusammen die **Inspirationskapazität** (3.800 ml).

Residualvolumen. Die Luftmenge, die nach forcierter Exspiration in der Lunge verbleibt (1.400 ml). Das Volumen, das nach normaler Ausatmung in der Lunge verbleibt bezeichnet man als **funktionelle Residualkapazität** (Summe aus Residualvolumen und exspiratorischem Reservevolumen, FRK). Dieses ist deutlich größer als das Atemzugsvolumen. Es wird also nicht bei jedem Atemzug die gesamte Luft der Lunge ausgetauscht, vielmehr findet eine Vermischung statt. Dies führt dazu, dass in den Alveolen praktisch eine konstante O_2- und CO_2-Konzentration herrscht.

Totalkapazität. Lässt sich wie aus → Abbildung 5.1 ersichtlich auf verschiedene Weise als Summe der beschriebenen Komponenten darstellen.

Messung der Lungenvolumina
Für die Messung der beschriebenen Lungenvolumina stehen verschiedene Techniken zur Verfügung.

- Die **Spirometrie** misst die in- und exspiratorischen Volumina direkt über die Exkursionen einer luftdicht an den Probanden angeschlossenen Glasglocke.
- Die **Pneumotachygrafie** misst anstelle der Volumina die Geschwindigkeiten der ein- und ausgeatmeten Luft. Nach mathematischer Integration dieser Geschwindigkeitswerte erhält man die gesuchten Volumina.
- Die **Helium-Einwaschmethode** erlaubt als einzige Methode die Bestimmung der funktionellen Residualkapazität. Man macht sich zunutze, dass Helium (He) nicht über die Alveolarmembran diffundieren kann und die Konzentration eines Gases abnimmt, wenn es sich auf ein größeres Volumen ausdehnt. Der Proband wird nach Exspiration an ein geschlossenes Spirometerystem mit bekanntem Volumen (V_{spiro}) und He-Konzentration (c_{spiro}) angeschlossen. Nach einigen Atemzügen verteilt sich das He in dem (neuen) Volumen „Spirometer + funktionelle Residualkapazität". Die im Spirometer messbare Konzentration ($c_{spiro+FRK}$) ist nun entsprechend geringer. Das gesuchte Volumen folgt nun mit der Gleichung:

$$c_{spiro} \times V_{spiro} = c_{spiro+FRK} \times (V_{spiro} + V_{FRK})$$

Druck-Volumen-Beziehung von Lunge und Thorax
Der Atemapparat kann funktionell in Lunge und Thorax zerlegt werden. Diese beiden Komponenten weisen eine unterschiedliche Elastizität

5 Atmung

(Dehnbarkeit) auf. Abhängig vom intrapulmonalen Volumen wird daher von diesen beiden Strukturen ein unterschiedlicher Druck generiert. Die entstehenden Druck-Volumen-Kurven (P-V-Kurve) bei isolierter Betrachtung von Lunge bzw. Thorax, ebenso wie die P-V-Kurve des gesamten Atemapparats, sind für das Verständnis der Statik des Atemapparats nötig (➔ Abb. 5.2).

Thoraxkurve. Die Thoraxkurve zeigt bei Interpretation, dass der Brustkorb bei niedrigen Lungenvolumina einen stark negativen Druck generiert; er ist bestrebt, sich auszudehnen. Erst bei Lungenvolumina ab 4 l findet sich ein positiver Druck. Das heißt, die Ruhestellung des Brustkorbs befindet sich bei 4 l; bei vermehrter Füllung generieren die **Rückstellkräfte** einen positiven Druck.

Lungenkurve. Die Lungenkurve ist demgegenüber nach rechts verschoben und nicht S-förmig. Bei allen Lungenvolumina findet sich ein positiver Druck. Dies erklärt die Neigung der Lunge, sich stark zusammenzuziehen. Die Kurve flacht nach rechts hin ab, das heißt, bei starker Dehnung nimmt die **Elastizität** der Lunge ab, auch mit starken Drücken kann kein Volumen mehr in sie hineingepresst werden.

Atemapparatskurve. Die Atemapparatskurve erhält man durch Addition der Drücke der Thorax- und Lungenkurve. Bei starker Exspiration überwiegt der vom Thorax erzeugte negative Druck, wohingegen sich das System nach starker Inspiration aufgrund der Lungenelastizität zusammenzieht → positiver Druck. Entspricht das Volumen der funktionellen Reservekapazität wie am Ende eines normalen Atemzugs, ist der resultierende Druck 0, das System ist im Gleichgewicht.

Pleuradruck. Der Pleuradruck lässt sich ebenfalls an der Abbildung ablesen. Er entspricht der Differenz der Lungen- und Thoraxkurve und ist stets negativ. Dies und die **Kapillarhaftung** aufgrund der Pleuraflüssigkeit sind der Grund dafür, dass die Lunge nicht kollabiert und den Exkursionsbewegungen des Thorax während der In- und Exspiration folgt.

Statische Compliance und Elastance
Die Volumenänderung, die mit einer gewissen Druckänderung erreicht werden kann, bezeichnet man als **Compliance** (Dehnbarkeit, $C = \Delta V/\Delta P$). Sie ist in ➔ Abbildung 5.2 als Steigung der Kurven enthalten. Die Compliance des Thorax nimmt bei stark negativen Drücken ab, während die Compliance der Lunge bei positiven Drücken und Volumina abnimmt. Zusammengenommen hat der Atemapparat die maximale Compliance im Bereich der physiologischen Atembewegung. Der Kehrwert der Compliance wird als Elastance (Steifheit; trotz der Lautähnlichkeit keine Bedeutungsverwandschaft mit dem deutschen Wort Elastizität = Compliance) bezeichnet. Die Steifheit des gesamten Atemapparats kann als Summe der Kehrwerte der Compliance von Lunge und Thorax berechnet werden.

Oberflächenkräfte in der Lunge
Wir haben gesehen, dass die isolierte Lunge stets bestrebt ist, sich zu kontrahieren. Dies ist zu ⅓ auf die enthaltenen elastischen und kollagenen Fasern zurückzuführen. Hauptverantwortlich ist die **Oberflächenspannung** der Alveolen. Aufgrund physikalischer Gesetzmäßigkeiten streben die mit einem Flüssigkeitsfilm ausgekleideten Alveolen danach, sich zu verkleinern, was in Summe zu der großen Retraktionskraft der Lungen führt. Die tatsächlich beobachtbare Oberflächenspannung ist jedoch deutlich geringer als erwartet. Dies liegt an der oberflächenaktiven Substanz **Surfactant**. Diese wird in den Alveolarmakrophagen Typ II produziert. Sie besteht aus Phospholipiden, Ca^{2+}-Ionen und Proteinen und kann die alveoläre Oberflächenspannung gleich einem Spülmittel um etwa den Faktor 10 senken. Surfactant erhöht damit die Compliance der Lunge.

> Surfactant-Mangel tritt klinisch als **Atemnotsyndrom des Neugeborenen** bei bis zu 60 % aller vor der 30. SSW entbundenen Neugeborenen auf. Da die Lungen bei diesen Frühgeborenen noch kein Surfactant bilden können, kollabieren die Alveolen und erlauben keinen adäquaten Gasaustausch. Präventiv wird versucht, mit Gabe von Glucocorticoiden (Betamethason) die Lungenreifung vor Geburt zu beschleunigen, oder die Geburt mit wehenhemmenden (tokolytischen) Medikamenten zu verzögern.

■ Dynamik des Atemapparats

Atemmuskeln
Um den Atemapparat aus seiner Ruheposition auszulenken, ist Muskelarbeit erforderlich. Bei Ruheatmung übernimmt diese Aufgabe für die

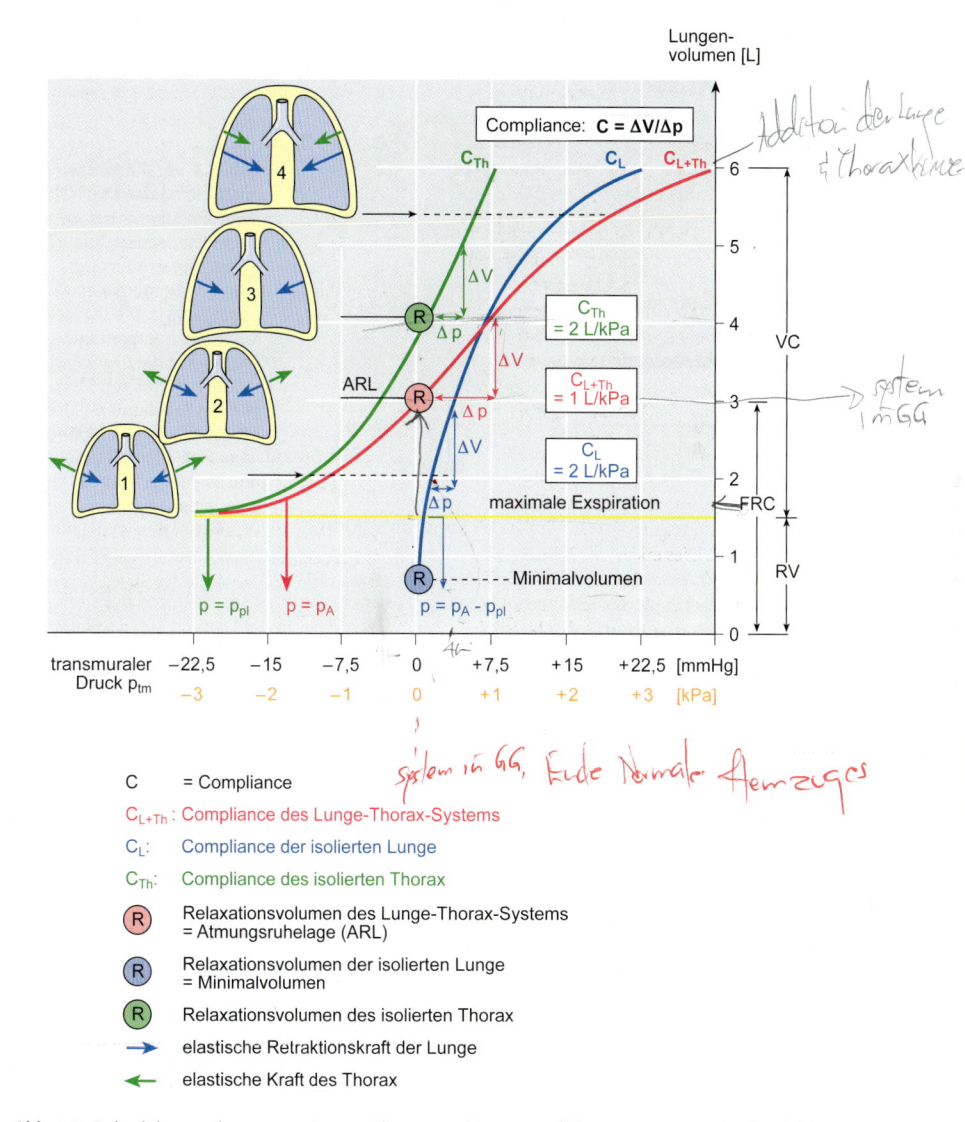

Abb. 5.2 Ruhedehnungskurven von Lunge, Thorax, und Lunge und Thorax zusammen im Druck-Volumen-Diagramm [L231]

Inspiration größtenteils das **Zwerchfell**, während die Exspiration aufgrund der Rückstellkraft des Lungengewebes größtenteils passiv erfolgt. Ist diese **Abdominalatmung** nicht ausreichend, können die Mm. intercostales externi den Brustkorb in der Sagittalebene erweitern. Nur bei starken Atemanstrengungen und Luftnot kommt die **inspiratorische Atemhilfsmuskulatur** zum Einsatz: Das sind Muskeln, die vorrangig andere Aufgaben haben, aufgrund ihrer Insertion aber in der Lage sind, den Brustkorb zu heben. Es sind dies die Mm. pectorales majores

5 Atmung

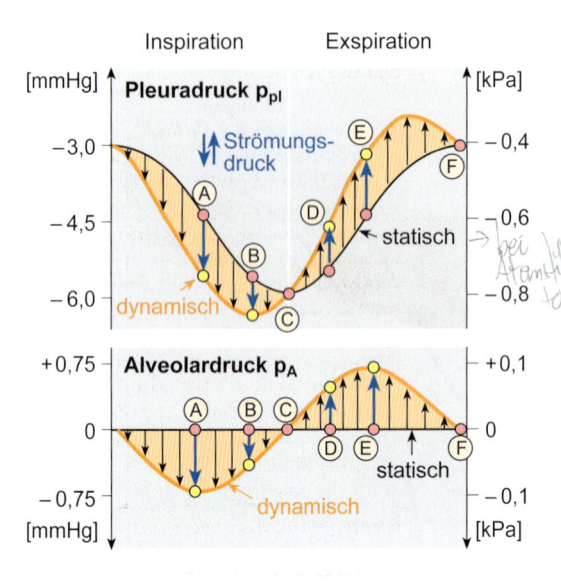

Abb. 5.3 Veränderungen des intrapulmonalen und intrapleuralen Drucks (relativ zum atmosphärischen Druck) im Verlauf eines Atemzugs (oben) unter normalen Ruhebedingungen. Die statische Kurve des intrapleuralen Drucks gibt die Druckwerte für die zugehörigen Stellungen des Atemapparats (oben) bei Atemstillstand an. Die dynamische Kurve des Pleuradrucks entsteht durch Überlagerung des intrapulmonalen Drucks mit dem statischen Intrapleuraldruck. [L231]

und minores, scaleni, sternocleidomastoidei und serrati anteriores. Als **exspiratorische Hilfsmuskeln** fungieren die Mm. intercostales interni und der M. rectus.

Atemwegswiderstand

Neben den bereits behandelten elastischen Atemwegswiderständen von Thorax und Lunge müssen auch nicht elastische Widerstände überwunden werden. Mit 85 % machen die Strömungswiderstände in den Atemwegen den Großteil dieser Widerstände aus. Gewebewiderstände durch Reibung tragen dazu etwa 15 % bei. Von besonderer praktischer Bedeutung ist der Strömungswiderstand. Dieser wird auch als Resistance R bezeichnet und kann analog dem Ohm'schen Gesetz als Quotient des intrapulmonalen Drucks (ΔP_{pul} = Differenz alveolärer Druck und Umgebungsdruck in kPa) und der Stromstärke ($\dot{V}$ in l/s) berechnet werden:

$$R = \frac{\Delta P_{pul}}{\dot{V}}$$

Der Atemwegswiderstand ist v. a. eine Funktion der lichten Weite der luftleitenden Abschnitte. Er steigt daher an bei verstärkter Schleimsekretion und parasympathisch vermittelter Bronchokonstriktion (z. B. Asthma). Noradrenalin hat hingegen über β_2-Rezeptoren einen bronchodilatativen Effekt (→ Kap. 14).

Druckveränderungen während der Atmung

Während der In- und der forcierten Exspiration treten typische Veränderungen der intrapulmonalen (alveolären) und -pleuralen Drücke auf (→ Abb. 5.3):

- Der **Beginn der Inspiration** ist gekennzeichnet durch einen sich ausdehnenden Thorax. Die **Adhäsionskräfte** im Pleuraspalt und der **negative Pleuradruck** bewirken eine gleichzeitige Ausdehnung der Lunge. Da Luft aufgrund des Strömungswiderstands nicht unmittelbar in die Alveolen strömen kann, wird der alveoläre Druck kurzzeitig negativ.
- Im **weiteren Verlauf der Inspiration** dehnen sich der Thorax und die Lunge weiter aus. Der Pleuradruck wird dabei **stärker negativ**. Etwas zeitversetzt beginnt der Einstrom von Atemluft in die Alveolen, wobei die maximale Strömungsgeschwindigkeit mit dem maximal negativen intrapulmonalen Druck einhergeht.
- Während der **Exspiration** kehren sich die Vorgänge um: Der Thorax komprimiert die Lunge, was aufgrund der Resistance der Atemwege zu einem temporären **positiven intrapulmonalen Druck** führt. Dadurch wird der intrapleurale Druck **weniger negativ**. Luft beginnt auszuströmen bis Thorax und Lunge durch die passiven Rückstellkräfte wieder ihre Ruhestellung eingenommen haben.

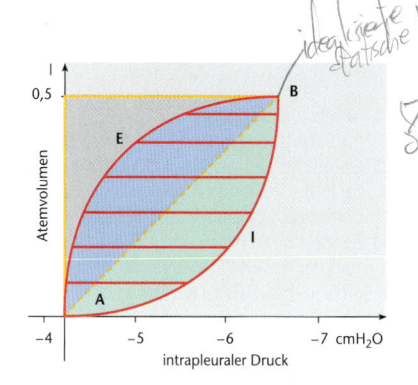

Abb. 5.4 P-V-Diagramm der Lunge bei normaler Ruheatmung. Die gelb gestrichelte Linie gibt den idealisierten statischen Verlauf ohne Berücksichtigung der viskösen Atemwiderstände wieder; I = Inspiration; E = Exspiration; A = Ausgangspunkt der Einatmung; B = Endpunkt der Einatmung. [L106]

Bei nicht forcierter Exspiration (Ruheatmung) komprimiert der Thorax die Lunge nicht, sondern diese kehrt aufgrund ihrer eigenen Elastizität in die Ruheposition zurück. Dies führt im Vergleich zur forcierten Atmung zu negativeren Pleuradrücken während der Exspiration.

Druck-Volumen-Diagramm und Atemarbeit
Die Phasen der In- und Exspiration lassen sich auch in einem P-V-Diagramm darstellen (→ Abb. 5.4): Das zeitabhängige Atemvolumen wird gegen den intrapleuralen Druck aufgetragen. Die Atemarbeit lässt sich aus diesem Diagramm direkt als die rot schraffierte eingeschlossene Fläche ablesen. Da wie beschrieben hohe Strömungswiderstände für stark negative Drücke während der Inspiration, und weniger negative Drücke während der Exspiration sorgen, beult eine pathologisch hohe Resistance der Atemwege die Fläche nach links und rechts aus und erhöht die Atemarbeit. Gleiches gilt für eine Zunahme der Atemtiefe in y-Richtung.

Ventilationsstörungen
Ventilationsstörungen sind häufig und für die Betroffenen meist sehr belastend. Neben vielen anderen Tests und der Bestimmung der Lungenvolumina kann zur Diagnose und Unterscheidung von restriktiven und obstruktiven Ventilationsstörungen unter anderem der Tiffenau-Test verwendet werden. Dabei wird der Patient gebeten, nach maximaler Inspiration so schnell wie möglich so viel wie möglich auszuatmen. Das absolute Volumen wird als forcierte Vitalkapazität (FVC) bezeichnet. Das innerhalb einer Sekunde exspirierte Volumen ist das forcierte exspiratorische Volumen FEV_1 (Normalwert: 80 % der Vitalkapazität).

Restriktive Ventilationsstörungen. Die Compliance der Lunge ist abnormal erniedrigt. Dies führt neben einer verkleinerten Totalkapazität zu einer proportional verkleinerten FVC und FEV_1, sodass der Quotient FEV_1/FVC normal oder sogar erhöht ist. Ursachen sind v. a. das Parenchym betreffende Prozesse wie Lungenfibrose, die Luftnot und Husten verursachen.

Obstruktive Ventilationsstörungen. Gekennzeichnet durch abnormale Strömungswiderstände. Dies hat eine erschwerte und verlangsamte Exspiration mit erhöhter Atemarbeit und sog. Air-trapping zur Folge. Das heißt, dass Luft in der Lunge gefangen bleibt, und die Totalkapazität oftmals zu hoch ist. Der FEV_1-Wert ebenso wie der Quotient FEV_1/FVC ist jedoch typischerweise erniedrigt. Asthma und Lungenemphysem sind zwei prominente Vertreter dieser Gruppe von Atemwegserkrankungen.

■ CHECK-UP

- ☐ Wie können die verschiedenen Lungenvolumina bestimmt werden?
- ☐ Definieren Sie die Begriffe Resistance, Compliance und Elastance!
- ☐ Wie wirkt Surfactant und welche Aufgabe hat es?
- ☐ Beschreiben Sie die Veränderungen der relevanten Drücke während In- und Exspiration!
- ☐ Nennen Sie Beispiele für restriktive und obstruktive Lungenerkrankungen und erläutern Sie die zugrunde liegende Pathophysiologie!

5 Atmung

Lungenperfusion

Drücke
In den Lungengefäßen herrscht ein signifikant niedrigerer Druck als in den Gefäßen des Körperkreislaufs. Direkt nach dem rechten Herzen herrscht in der A. pulmonalis ein systolischer Druck von 20 mmHg und ein diastolischer Druck von 8 mmHg. Der Mitteldruck beträgt 13 mmHg und fällt über die Lungenkapillaren (6,5 mmHg) bis auf 5,5 mmHg in den Pulmonalvenen und im linken Vorhof ab. Diese niedrigen Drücke resultieren aus einem in der Gefäßarchitektur begründeten niedrigen Strömungswiderstand (1/10) des systemischen Widerstands und dem Fehlen von muskulären Widerstandsgefäßen (Arteriolen).

Regulierung
Der pulmonale Druck wird nur in sehr geringem Maße von dem autonomen Nervensystem reguliert. Ausgehend von der Atemruhelage erhöhen In- und Exspiration den Strömungswiderstand und damit den pulmonalen Mitteldruck. Bei niedrigem pO_2 kontrahieren sich die pulmonalen Gefäße, was zu geringerer Durchblutung und erhöhtem Druck führt (**Euler-Liljestrand-Mechanismus**). Bei einem erhöhten HZV unter Belastung können sich die Pulmonalgefäße druckpassiv ausdehnen, sodass der Pulmonalisdruck auch unter diesen Bedingungen nicht über 25 mmHg ansteigt.

Regionale Unterschiede
Aufgrund des geringen Drucks in den Lungengefäßen spielen hydrostatische Einflüsse eine größere Rolle. Die Lungenspitze ist daher im Stehen weniger perfundiert als die Lungenbasis, und die messbaren intravasalen Drücke sind aufgrund der zu berücksichtigenden Blutsäule in der Spitze geringer als an der Basis.

Pulmonale Hypertonie. Entsteht selten als idiopathisches Krankheitsbild oder häufig als sekundäre Komplikation von z. B. chronischer obstruktiver Lungenerkrankung. Dabei ist der Druck in der A. pulmonalis durch Umbauprozesse der Lungengefäße mit Lumenverkleinerung > 25 mmHg und kann bis zu 100 mmHg ansteigen. Oftmals kommt es im Verlauf zu einer Rechtsherzinsuffizienz mit peripheren Ödemen. Durch die verminderte Herzleistung und die erschwerte O_2-Aufnahme durch die sklerosierten Lungengefäße besteht oft eine kritische Unterversorgung mit O_2 in der Peripherie. Therapeutisch stehen Medikamente wie Bosentan (Endothelinrezeptorantagonist) und Sildenafil (erhöht NO) zur Verfügung. Kurativ ist jedoch nur eine Lungentransplantation.

■ CHECK-UP
- [ ] Beschreiben Sie die Druckverhältnisse im Lungenkreislauf.
- [ ] Was versteht man unter dem Euler-Liljestrand-Mechanismus?

Gasaustausch in der Lunge

Für die O_2-Aufnahme über die Lunge sind drei Teilprozesse nötig. O_2 muss mit der Luft durch die Atemwege in die Alveolen gelangen (**Ventilation**) und von dort über die Alveolarmembran in das Blut diffundieren (**Diffusion**). Diese beiden Vorgänge bestimmen gemeinsam mit der Lungendurchblutung (**Perfusion**), und ihrer Relation zueinander, den Oxygenierungsgrad des pulmonalvenösen Bluts.

■ Ventilation

Begriffsdefinitionen
Atemzugvolumen. Das pro Atemzug ein- und wieder ausgeatmete Volumen. Beträgt im Regelfall 0,5 l.

Atemzeitvolumen. Atemzugsvolumen multipliziert mit der **Atemfrequenz** (Normwert bei Erwachsenen 14/min, bei Kindern und Neugeborenen höher). Hat in Ruhe einen Wert von ca. 7 l/min, kann jedoch bei körperlicher Anstrengung auf bis zu 120 l/min gesteigert werden.

Totraum. Die Anteile des Atemapparats, die nicht am Gasaustausch teilnehmen, also die die Luft passieren muss, um in die Alveolen zu gelangen. Man unterscheidet zwei Arten von Toträumen:
- **Anatomischer Totraum**: von der Nase abwärts bis zu den Bronchien, ist aufgrund seiner Struktur nicht zum Gasaustausch befähigt, befeuchtet die Luft und wärmt sie an
- **Funktioneller Totraum**: Anatomischer Totraum plus Abschnitte der Lunge, in denen prinzipiell Diffusion stattfinden könnte, die aber aufgrund von etwa mangelnder Perfusion nicht zum Gasaustausch fähig sind (physiologischer Totraum).

Beim Gesunden nehmen alle Alveolen am Gasaustausch teil: Der funktionelle Totraum entspricht dem anatomischen Totraum.

Totraum- und Alveolarventilation

Damit das Atemzeitvolumen zum Gasaustausch beitragen kann, muss es zuerst den Totraum überwinden. Ist das Atemzugsvolumen V_E kleiner als das Totraumvolumen V_D, wird lediglich die Luft in Nase und Trachea hin- und hergeschoben, ohne dass die Alveolen belüftet werden. Es gilt also für die alveoläre Ventilation V_A:

$$V_A = V_E - V_D$$

Die Größe des funktionellen Totraums lässt sich nach Bestimmung des pCO_2 in der inspiratorischen (P_I) sowie exspiratorischen (P_E) Atemluft und der Alveolarluft (P_A entspricht dem arteriellen pCO_2) mit der Bohr-Formel berechnen:

$$V_D = \frac{V_E \times (P_A - P_E)}{(P_I - P_A)}$$

Beim Gesunden liegt der Anteil der Totraumventilation bei ca. 30 %, d. h. 150 ml. Es erreichen also von 500 ml nur 350 ml die Alveolen. Da der anatomische Totraum fix ist, muss bei sehr flacher Atmung die Atemfrequenz überproportional gesteigert werden, wenn die Alveolarventilation gleichbleiben soll.

Partialdrücke im Alveolargas

Die Partialdrücke von O_2 und CO_2 in den Alveolen entsprechen in Näherung den **Partialdrücken in den Pulmonalvenen**. Die fraktionellen Konzentrationen entsprechen in Näherung den endexspiratorischen fraktionellen Konzentrationen, die sich leicht messen lassen. Mit Hilfe dieser kann man die physiologisch relevanten alveolaren Partialdrücke erhalten, wenn man berücksichtigt, dass in der Lunge ein **atmosphärischer Druck** von 760 mmHg herrscht und die Luft dort vollständig mit **Wasserdampf gesättigt** ist. Man muss also den Dampfdruck von 47 mmHg abziehen und den resultierenden Druck auf die Gaskomponenten verteilen:

$$P_{Gas} = f_{Gas} \times (P_{Atmosphäre} - P_{Wasserdampf})$$

Bei normaler Atmung resultiert ein alveolärer pO_2 von 100 mmHg, und ein pCO_2 von 40 mmHg.

Beeinflussung der alveolaren Partialdrücke. Die absoluten Werte der Partialdrücke im Alveolargas hängen von verschiedenen Faktoren ab. So steigt der pO_2 mit steigender inspiratorischer O_2-Konzentration (Maskenbeatmung mit 100 % O_2) und mit steigendem Atemzugsvolumen (bis maximal ca. 150 mmHg). Er verringert sich, wenn bei hohem O_2-Verbrauch des Organismus viel O_2 in die Arterien abgegeben wird. Der pCO_2 hingegen fällt mit zunehmender Ventilation ab und steigt mit zunehmender CO_2-Produktion des Organismus und steigender inspiratorischer CO_2-Konzentration.

■ Diffusion

Der Übertritt von O_2 aus der Alveolarluft in das Blut und von CO_2 aus dem Blut in die Alveolarluft ist diffusionsgetrieben. Dabei müssen die Gasmoleküle die Alveolarmembran, das **Kapillarendothel** und die **Erythrozytenmembran** durchqueren. Wir haben bereits gesehen, dass im Alveolargas ein konstanter pO_2 von 100 mmHg und ein konstanter pCO_2 von 40 mmHg herrscht. Im pulmonalartieriellen, sauerstoffarmen Blut hat pO_2 auf 40 mmHg abund der pCO_2 auf 46 mmHg zugenommen. Das Fick-Diffusionsgesetz (→ Kap. 1) besagt, dass die Menge an ausgetauschtem Gas pro Zeiteinheit $\dot{V}$ proportional ist zu der Partialdruckdifferenz ΔP über der Membran. Der Proportionalitätsfaktor D_L ist die **Diffusionskapazität** der Lunge und setzt sich zusammen aus

5 Atmung

$$D_L = D \times \alpha \times A/d$$

Hierbei ist D die **Diffusionskonstante**, α der Bunsen-Löslichkeitskoeffizient, A die Durchtrittsfläche und d die Dicke der Alveolarwand. Das Produkt aus D und α wird als **Krogh-Diffusionskoeffizient** bezeichnet. Dieser ist für CO_2 etwa 20fach höher als für O_2, was erklärt, weshalb CO_2 trotz der geringeren Partialdruckdifferenz ebenso rasch wie O_2 diffundiert. Der Angleich der Partialdrücke im Blut an die Werte im Alveolargas geschieht innerhalb einer halben Sekunde, obwohl jeder einzelne Erythrozyt deutlich länger Kontakt zum alveolären Gasgemisch hat. Da der O_2-Gehalt im arteriellen Blut also primär von der Lungendurchblutung bestimmt wird, bezeichnet man den Gasaustausch beim Gesunden als **perfusionslimitiert**.

Diffusionsstörungen treten auf, wenn sich die Diffusionskapazität der Lunge verkleinert. Dies kann auf eine Vergrößerung der Diffusionsstrecke (Lungenödem, Lungenfibrose, chron. Entzündung) oder auf einer Verkleinerung der Gesamtaustauschfläche (Lungenemphysem) zurückzuführen sein. Unter Ruhe ist meist noch ein kompletter Gasaustausch möglich. Wenn unter Belastung die Erythrozyten jedoch kürzer mit den Alveolen in Kontakt sind, kann mit der pathologisch verlangsamten Diffusion keine vollständige Oxygenierung mehr erreicht werden (**Diffusionslimitierung**).

■ Perfusion und Verteilung

Neben Ventilation und Diffusion ist für die Arterialisierung des Bluts auch die Perfusion der Lunge entscheidend. Wie oben beschrieben, ist die Durchblutung in den Lungenspitzen geringer als an der Lungenbasis. Weiterhin werden durch den **Euler-Liljestrand-Mechanismus** Areale, die nicht belüftet werden, aufgrund des abfallenden pO_2 weniger belüftet. Auch die Ventilation ist nicht überall gleich, sondern in den Lungenspitzen ebenfalls niedriger als an der Basis.

Ventilations-Perfusions-(V/Q-)Verhältnis. Das V/Q-Verhältnis liegt in der Lungenspitze bei 3 und in den basalen Anteilen der Lunge bei 0,6. Für die gesamte Lunge ergibt sich im Normalfall ein V/Q-Verhältnis von 0,8. Eine pathologische **Erhöhung** bedeutet, dass ventilierte Abschnitte der Lunge nicht durchblutet werden (**Perfusionsstörung**, z. B. bei Lungenembolie, Lungenfibrose). Dies erhöht den Totraum und verringert damit die effektive alveoläre Ventilation. Sofern das Atemzeitvolumen nicht gesteigert wird, sinkt der alveoläre pO_2 mit negativen Folgen für die Arterialisierung des Bluts. Eine pathologische **Erniedrigung** des V/Q-Verhältnisses bedeutet, dass Teile der Lunge perfundiert, aber nicht ventiliert werden: **Ventilationsstörung**. Dies wird im Normalfall durch den Euler-Liljestrand-Mechanismus verhindert, kann aber z. B. bei Aspiration und Verlegung eines Bronchus vorkommen. Hierbei gelangt nicht oxygeniertes Blut zurück zum linken Herzen, man spricht von einem (Rechts-links-)**Shunt**, der ebenfalls zu verringerten arteriellen O_2- und erhöhten arteriellen CO_2-Partialdrücken führt.

Klinisch unterscheiden lassen sich Ventilations-, Perfusions- und Diffusionsstörung durch einen **V/Q-Scan**, bei dem die Ventilation und Perfusion mithilfe von radioaktivem Material sichtbar gemacht wird. Lässt sich eine arterielle Hypoxämie durch Gabe von 100 % Sauerstoff korrigieren, kann eine Perfusionsstörung ausgeschlossen werden. Dies zusammen mit einer Thorax-CT erlaubt oftmals das Erstellen einer Arbeitsdiagnose.

■ CHECK-UP

- ☐ Beschreiben Sie den Weg eines O_2-Moleküls von der Raumluft in den Erythrozyten!
- ☐ Was ist der Totraum, welche Arten gibt es, wie kann er bestimmt werden und unter welchen Bedingungen ist er vergrößert?
- ☐ Erklären Sie anhand der Fick-Gleichung und klinischer Bezüge, welche Parameter die Diffusion in den Alveolen beeinflussen!
- ☐ Wie hilft das V/Q-Verhältnis bei der Differenzialdiagnose einer arteriellen Hypoxämie?

Atemgastransport

Sauerstofftransport im Blut

Physikalische Lösung
O_2 kann im Blut sowohl physikalisch gelöst als auch an Hämoglobin gebunden transportiert werden. Nach dem Henry-Gesetz berechnet sich die Konzentration des physikalisch gelösten O_2 als Produkt aus dem alveolären Partialdruck von 100 mmHg und dem O_2-Löslichkeitskoeffizienten von 0,03 ml O_2/ml/760 mmHg: im arteriellen Blut sind nur etwa 0,003 ml O_2 pro ml Blut gelöst.

Anlagerung und Transport an Hämoglobin
Das Haupt-Transportprotein für O_2 im Blut ist das erythrozytäre Hämoglobin. Es besteht aus vier Peptidketten mit je einer eisenhaltigen Hämgruppe, an die sich jeweils ein O_2-Molekül reversibel anlagern kann (**Oxygenierung**). Das Eisen ändert seine Oxidationsstufe dabei nicht.

Sauerstoffbindungskapazität. Aus der Molekülmasse von Hämoglobin lässt sich berechnen, dass 1 g Hämoglobin ca. 1,34 ml O_2 binden kann (**Hüfner-Zahl**). Bei einem normalen Hämoglobingehalt des Bluts von 15 g/dl folgt, dass im Blut maximal 200 ml O_2 pro l Blut an Hämoglobin gebunden transportiert werden.

Sauerstoffbindungskurve. Wie viel O_2 tatsächlich in gebundenem Zustand vorliegt, hängt in erster Linie von dem pO_2 ab. Dabei ist diese Beziehung nicht linear, sondern S-förmig (→ Abb. 5.5). Der Grund: Die Affinität der O_2-Bindungsstellen steigt aufgrund **kooperativer allosterischer Effekte**, sobald ein oder mehrere O_2-Moleküle binden. Ab einem pO_2 von etwa 80 mmHg sind alle Bindungsstellen besetzt, und die **O_2-Sättigung** als Verhältnis von oxygenierten zu gesamt verfügbaren O_2-Bindungsstellen ist 100 %. Die spezielle Form der Bindungskurve erlaubt eine effektive Sauerstoffabgabe im peripheren Gewebe, wenn pO_2 auf 40–60 mmHg sinkt.

Bindungsaffinität. Als Maß dafür, wie stark Hämoglobin O_2 bindet, kann derjenige pO_2 dienen, bei dem die O_2-Sättigung 50 % beträgt (**O_2-Halbsättigungsdruck**).

Abnormale Hämoglobine sind die Ursache der **Hämoglobinopathien**. Diese können durch eine fehlerhafte Zusammensetzung des Hämoglobinmoleküls aus Untereinheiten verursacht sein (numerische Aberration, z. B. **Thalassämie**: fehlende β-Kette) oder auf Punktmutationen innerhalb der korrekten Untereinheiten zurückgehen (strukturelle Aberration, z. B. **Sichelzellanämie**: Glutamat ersetzt durch Valin an Position 6). Gemeinsam haben diese Erkrankungen eine verkürzte Lebenszeit der Erythrozyten mit Anämie und eine verkürzte Lebenserwartung. Stammzelltherapie könnte in der Zukunft eine Heilung bedeuten.

Beeinflussung der Sauerstoffbindungsaffinität
Die O_2-Bindungsaffinität wird physiologisch durch eine Reihe von Einflüssen moduliert. Im Sinne einer guten O_2-Versorgung des Gewebes ist dabei die Affinität in der Peripherie gering (erleichterte Abgabe) und in der Lunge hoch (erleichterte Aufnahme). In Bezug auf die grafische Darstellung der O_2-Bindungskurve geht eine Erhöhung der Affinität mit einem erniedrigten Halbsättigungsdruck und einer **Linksverschiebung** einher. Analog stellt sich einer verringerte

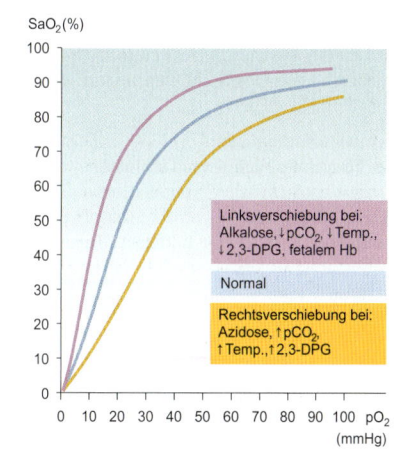

Abb. 5.5 Sauerstoffbindungskurve von Hämoglobin und Beeinflussung der Sauerstoffaffinität [L157]

O_2-Bindungsaffinität als **Rechtsverschiebung** dar. Folgende Faktoren setzen die Bindungsaffinität herab:

- Anstieg des pCO_2 und Anstieg der H^+-Konzentration (**Bohr-Effekt**)
- Anstieg der **Temperatur**
- Erhöhter Spiegel von **2,3-Bisphosphoglycerat** (**2,3-BPG**).

Die ersten beiden Bedingungen sind im arbeitenden Skelettmuskel, der besonders auf Sauerstoff angewiesen ist, gegeben. Genau umgekehrte Umgebungsbedingungen führen zu einer Zunahme der Affinität (Linksverschiebung).

Das Hämoglobin des Ungeborenen (**HbF**) hat eine geringere Affinität für 2,3-BPG als das adulte Hämoglobin. Dadurch hat es eine höhere O_2-Affinität als das Hämoglobin der Mutter, was den transplazentären O_2-Transport von der Mutter auf den Fetus ermöglicht.

Sauerstoffausschöpfung

Der Sauerstoffpartialdruck liegt im arteriellen Blut bei ca. 100 mmHg und im zentralvenösen Blut bei 40 mmHg. Aus der O_2-Bindungskurve folgt daher eine Sättigung von 97 % arteriell bzw. 73 % venös. Mit der Hüfner-Zahl folgen für die arteriellen und venösen O_2-Konzentrationen Werte von $[O_2]_{art}$ = 0,20 l O_2/l Blut bzw. $[O_2]_{ven}$ = 0,15 l O_2/l Blut. Der Körper verbraucht also in Ruhe nur etwa 25 % des möglichen O_2 (oder 0,05 l O_2/l Blut = **arteriovenöse O_2-Differenz**). Bei Belastung kann dieser Wert um das 3fache gesteigert werden. Es ist anzumerken, dass dies ein Mittelwert für den gesamten Organismus ist: Einzelne Organe wie das Herz können prozentual deutlich mehr O_2 ausschöpfen, andere wie die Niere deutlich weniger.

Inaktives Hämoglobin

Man bezeichnet Hämoglobin als inaktiv, wenn es aufgrund chemischer Modifikationen nicht mehr in der Lage ist, O_2 von der Lunge in die Gewebe zu transportieren und dort abzugeben.

Carboxyhämoglobin. Entsteht bei **Kohlenstoffmonoxidvergiftungen**. CO hat eine etwa 230fach höhere Affinität zu Hämoglobin als O_2, weshalb es bevorzugt bindet und O_2 verdrängt. Zusätzlich wird bei Bindung eines CO-Moleküls die O_2-Bindungskurve stark nach links verschoben, sodass noch gebundene O_2-Moleküle in der Peripherie nicht an das Gewebe abgegeben werden können.

Methämoglobin. Diese Form des Hämoglobins, die kein O_2 mehr binden kann, entsteht, wenn das Eisen der Hämgruppen nicht enzymatisch von Fe(II) zu Fe(III) oxidiert wird. Dies kann als Folge von Stoffwechselkrankheiten, Umweltgiften (z. B. Nitrit) oder Medikamenten auftreten. Auch physiologisch entstehen stets kleine Mengen Methämoglobins, dessen Konzentration macht jedoch aufgrund der Wirkung der **Methämoglobinreduktase** maximal 1–2 % des Gesamthämoglobins aus.

■ Kohlenstoffdioxidtransport im Blut

Kohlenstoffdioxid-Transportformen

CO_2 kann im Blut in drei Formen transportiert werden.

Physikalische Lösung. Nach dem Henry-Gesetz sind dank des hohen Löslichkeitskoeffizienten bis zu 10 % des Gesamt-CO_2 physikalisch gelöst.

Bindung an Hämoglobin. Ebenfalls etwa 10 % werden als **Carbaminoverbindungen** kovalent an Aminogruppen des Hämoglobins gebunden transportiert.

Transport als Bicarbonat. Hat die größte funktionelle Bedeutung. CO_2 und Wasser bilden Kohlensäure, die unter Katalyse durch die Karboanhydratase in ein Proton und Bicarbonat dissoziiert. Die anfallenden Protonen werden teilweise von den Puffern des Nicht-Bicarbonat-Systems neutralisiert (→ s. u.). Die Karboanhydratase kommt nicht im Plasma vor, sondern nur in den Erythrozyten. Während CO_2 leicht durch die Membran diffundieren kann, sorgt ein HCO_3^-/Cl^--Antiporter (**Hamburger Shift**) dafür, dass sich etwa 35 % des Bicarbonats im Plasma und 45 % in den Erythrozyten befinden.

Kohlenstoffdioxidbindungskurve

Bei der CO_2-Bindungskurve wird die CO_2-Konzentration gegen den pCO_2 aufgetragen (→ Abb. 5.6). Diese Kurve ist nicht sättigbar. Es lässt sich analog zur Rechts-/Linksverschiebung der O_2-Kurve feststellen, dass gleiche CO_2-Partialdrücke im desoxygenierten Blut zu höheren CO_2-Konzentrationen führen als im oxygenierten Blut. Dieser sog. **Haldane-Effekt** beruht auf der besseren Pufferwirkung für die bei der Dissoziation der Kohlensäure entstehenden Protonen der desoxygenierten Hämoglobinmoleküle. Funktionell hat dies einen besseren Abtransport des im Gewebe anfallenden CO_2 zur Folge.

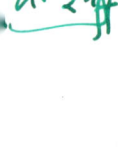

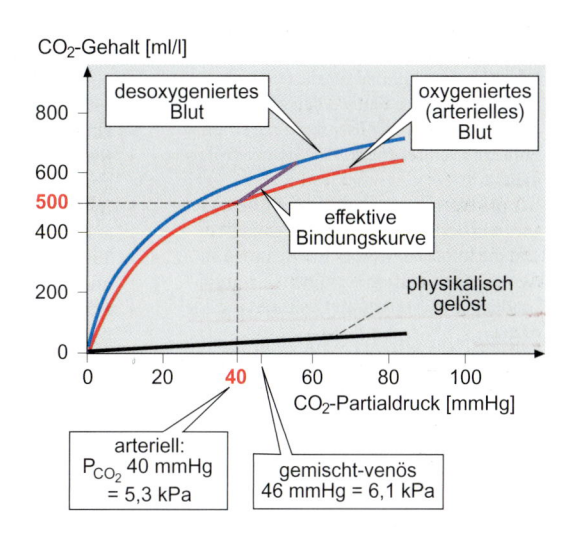

Abb. 5.6 CO_2-Bindungskurve im oxygenierten und desoxygenierten Blut [L106]

(Graph: CO_2-Gehalt [ml/l] vs. CO_2-Partialdruck [mmHg]; Kurven für desoxygeniertes Blut, oxygeniertes (arterielles) Blut, effektive Bindungskurve, physikalisch gelöst. Arteriell: P_{CO_2} 40 mmHg = 5,3 kPa; gemischt-venös 46 mmHg = 6,1 kPa)

■ CHECK-UP

- ☐ Weshalb ist die O_2-Bindungskurve S-förmig?
- ☐ Welche Faktoren beeinflussen die O_2-Affinität des Hämoglobins?
- ☐ Stelle Unterschiede zwischen O_2- und CO_2-Transport im Blut dar!

Atmungsregulation

■ Atemzentren und Atemanreize

Die Atmung wird hauptsächlich vom autonomen Nervensystem kontrolliert. Das **Atemzentrum** ist ein zur **Formatio reticularis** gehöriges neuronales Netzwerk in Medulla und Pons des Hirnstamms. Die Genese des Atemrhythmus ist nicht vollständig verstanden, allerdings scheinen die frontale exspiratorische Gruppe mit dem N. ambiguus und prä-Bötzinger-Komplex, und die dorsale inspiratorische Gruppe mit den Nn. tractus solitarii (beide in der Medulla) eine wichtige Rolle zu spielen. Im Pons liegen das pneumotaktische und das apneustische Zentrum. Diese Zentren sind bei Atemreflexen aktiv und erhalten Input von **zentralen** und **peripheren Chemosensoren**, die kontinuierlich O_2- und CO_2-Partialdrücke sowie den pH-Wert registrieren. **Pulmonale Mechanorezeptoren** beeinflussen die Aktivität des Atemzentrums ebenso wie Hormone (z. B. Progesteron) und Opioide. Diese Afferenzen modulieren den zentral vorgegebenen Atemrhythmus und passen ihn an die aktuellen Bedingungen an.

Rückgekoppelte Atemanreize

Aufgabe der Atmung ist es insbesondere, die O_2- und CO_2-Konzentration im arteriellen Blut konstant zu halten. Diese beiden Parameter und der vom CO_2-Spiegel direkt abhängige pH-Wert werden von Chemosensoren überwacht und führen bei einer Abweichung zu einer gegensteuernden respiratorischen Anpassung.

Chemosensoren:
- Der **pCO_2** wird von **peripheren Chemosensoren** im Glomus caroticum und den Glomera aortica gemessen. Über die Nn. glossopharyngeus und vagus wird diese Information an das Atemzentrum geleitet. Ein moderat steigender pCO_2 erhöht die Atemfrequenz

5 Atmung

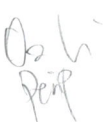

und -tiefe. Ab ca. 70 mmHg CO_2 wird das Atemzentrum jedoch gelähmt.
- Der **pO_2** sowie (gesondert) die O_2-Konzentration im arteriellen Blut werden ebenfalls von den peripheren Chemosensoren registriert. Eine Erhöhung reduziert das Atemzeitvolumen.
- Der **pH-Wert** wird von **zentralen Chemosensoren** in der Medulla oblongata gemessen und die Information über Interneurone an das Atmungszentrum vermittelt. Ein absinkender pH-Wert (Azidose) reduziert die Atmung.

Der pCO_2 ist der stärkste Modulator des Atemantriebs, wohingegen die Einflüsse von pO_2 und pH-Wert verhältnismäßig gering sind.

Mechanosensoren. Dehnungsrezeptoren im Lungenparenchym werden bei starker Inspiration aktiviert. Sie hemmen über den N. vagus eine weitere Inspiration. Dieser **Hering-Breuer-Reflex** schützt vor Überdehnung.

Nicht rückgekoppelte Atemanreize

Neben den unbewussten reflektorischen Einflüssen lässt sich die Atmung auch bewusst steuern. Als Atemantrieb wirken außerdem Fieber, geringe Hypothermie, Schmerz, Adrenalin und Schwangerschaftshormone wie Progesteron.

> Neben vielen anderen Veränderungen beobachtet man **während der Schwangerschaft** auch einen Anstieg des pH-Werts aufgrund **gesteigerter Atmung**, die durch Progesteron vermittelt wird.

■ Formen normaler und veränderter Atmung

Es werden die folgenden, teilweise überlappenden Begriffe verwendet:
- **Normoventilation**: Ventilation, die an die metabolischen Bedürfnisse angepasst ist und zu einem normalen arteriellen pCO_2 führt (pCO_2 = 40 mmHg)
- **Hyperventilation**: Ventilation, die über die metabolischen Bedürfnisse hinausgeht und zu einem erniedrigten arteriellen pCO_2 führt (pCO_2 < 40 mmHg, Hypokapnie)
- **Hypoventilation**: Ventilation, die für die metabolischen Bedürfnisse nicht ausreichend ist, und zu einem erhöhten arteriellen pCO_2 führt (pCO_2 > 40 mmHg, Hyperkapnie)
- **Eupnoe**: Normale Ruheatmung
- **Hyperpnoe**: erhöhtes Atemzeitvolumen aufgrund erhöhten Atemzugvolumens
- **Hypopnoe**: erniedrigtes Atemzeitvolumen aufgrund erniedrigten Atemzugvolumens
- **Tachypnoe**: gesteigerte Atemfrequenz bei normalen pCO_2
- **Bradypnoe**: verringerte Atemfrequenz bei normalen pCO_2
- **Apnoe**: Atemstillstand
- **Dyspnoe**: subjektiv empfundene erschwerte Atmung
- **Orthopnoe**: Dyspnoe, die nur durch aufrechtes Sitzen überwunden werden kann
- **Asphyxie**: Hypoxie aufgrund Atemunfähigkeit.

Daneben existieren verschiedene pathologische Atmungsformen, die oft Ausdruck einer zugrunde liegenden Erkrankung sind (➔ Abb. 5.7).

Kussmaul-Atmung. Angestrengte langsame und tiefe Atemzüge. Tritt auf bei schwerer lang anhaltender metabolischer Azidose (z. B. diabetische Ketoazidose). Durch diese Hyperventilation wird versucht, die Azidose respiratorisch zu kompensieren.

Cheyne-Stokes-Atmung. Wechsel von apnoeischen und tachypnoeischen Phasen, wobei das Atemzugvolumen während der tachypnoeischen Phasen erst zu- und dann abnimmt (Crescendo-Decrescendo). Ursache ist meist eine verminderte Durchblutung des Atemzentrums.

Biot-Atmung. Diese pathologische Atemform ist sehr ähnlich der Cheyne-Stokes-Atmung. Es finden sich Cluster gleichmäßig tiefer Atemzüge, die sich mit apnoeischen Phasen abwechseln. Ursache ist eine Verletzung der Medulla oblongata.

Schnappatmung. Hierbei treten vereinzelte flache stoßhafte Inspirationen mit geringer Frequenz auf, zwischen denen lange Pausen liegen. Sie tritt bei Menschen kurz vor dem Tod oder mit schweren Herz- oder Lungenerkrankungen auf.

Bezeichnung	Atemmuster
Normale Ruheatmung	
Cheyne-Stokes-Atmung	
Kussmaul-Atmung	
Biot-Atmung	
Schnappatmung	

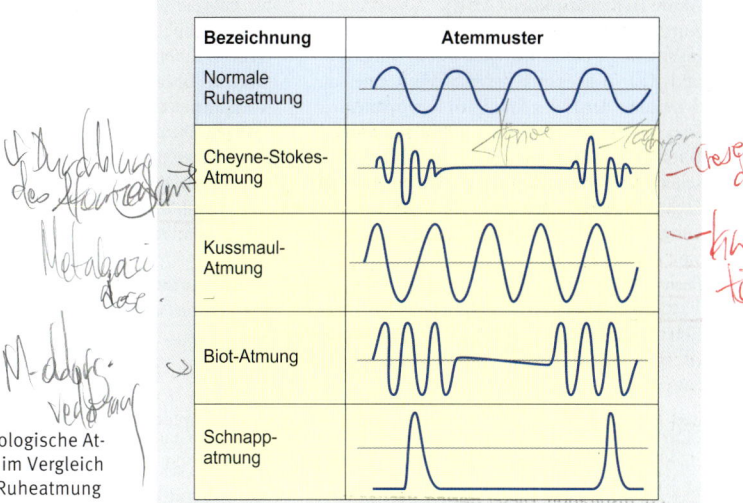

Abb. 5.7 Pathologische Atmungsformen im Vergleich zur normalen Ruheatmung [A400]

CHECK-UP

- Nennen und erläutern Sie drei Atemanreize!
- Was sind pathologische Atmungsformen, beschreiben Sie drei Beispiele!

Atmung unter ungewöhnlichen Bedingungen

Unter ungewöhnlichen Bedingungen versteht man im Kontext der Atmung v. a. große Höhe (Mountaineering) und die Bedingungen unter Wasser (Tauchphysiologie).

Höhenphysiologie

In großer Höhe verändern sich Umgebungsvariablen. Die für die Atmung relevante ist ein exponenzieller **Abfall des Luftdrucks** mit der Höhe (740 mmHg auf Meereshöhe, dann Halbierung alle 5,5 km). Entsprechend sinken auch die Partialdrücke von O_2 und CO_2. So beträgt der alveoläre pO_2 in 4.000 m Höhe nur noch 50 mmHg.

Akute Anpassung:
- Leichte bis starke **Hyperventilation**
- Dies führt zu einer **respiratorischen Alkalose** und Hypokapnie
- Hypokapnie hemmt den Atemantrieb → der erniedrigte Umgebungs-pO_2 kann durch Hyperventilation nur teilweise kompensiert werden
- Die verbleibende **Hypoxie** bewirkt eine **pulmonale Vasokonstriktion** und erhöht den pulmonalen Druck
- Änderungen im Wasserhaushalt durch verringerte Urinproduktion spielen ebenfalls eine Rolle.

Höhenakklimatisation. Bei längerem Aufenthalt in großer Höhe kann sich der Organismus besser anpassen:
- Der verbleibenden Hypoxie wird mit einer Erhöhung der Sauerstofftransportkapazität durch Steigerung des Hämatokrit (**Polyglobulie**) begegnet
- Die respiratorische Alkalose wird metabolisch (insbesondere renal) kompensiert
- Die Herzfrequenz kehrt in den Normalbereich zurück.

5 Atmung

Akute Höhenkrankheit (AHK). Die akuten Anpassungsvorgänge bei zu schnellem Aufstieg, insbesondere die erniedrigten arteriellen pO_2- und pCO_2-Werte sowie die Alkalose, können die Symptome der Höhenkrankheit hervorrufen. Die einfache Verlaufsform mit **Kopfschmerz**, **Übelkeit** und **Müdigkeit** ist selbstlimitierend. In seltenen Fällen kommt es jedoch zu einem systolischen Blutdruckanstieg mit lebensgefährlichem **Lungen**- und/oder **Hirnödem**. Als Ursachen werden ein dysregulierter Euler-Liljestrand-Reflex bei pulmonaler Hypoxie und eine relative Vasodilatation der zerebralen Gefäße diskutiert. Einzige Therapieform ist Ausgleich der Hypoxie durch raschen Abstieg oder Behandlung in einer Sauerstoffdruckkammer.

> Zur **Prophylaxe** gegen die AHK wurden verschiedene Medikamente vorgeschlagen. Der Carboanhydrasehemmer **Acetazolamid** soll helfen, in der Frühphase der Anpassung vermehrt Bicarbonat renal auszuscheiden und damit der Alkalose vorzubeugen. Gegen das Höhenlungenödem hat sich der PDE-5-Hemmer **Sildenafil** als wirksam erwiesen. **Dexamethason** zeigt bei dem Höhenhirnödem signifikante Verbesserungen. Am wirkungsvollsten ist eine **langsame Aufstiegsgeschwindigkeit**.

Chronische Höhenkrankheit. Entwickelt sich **nach jahrelangem Aufenthalt** in Höhen über 2.500–3.000 m. Sie ist gekennzeichnet durch **arterielle Hypoxämie**, Hb > 20 mg/dl, Hkt > 0,65 und **pulmonalen Hochdruck**. Eine Komplikation ist Herzversagen.

■ Tauchphysiologie

Unter Wasser steigt der Umgebungsdruck alle 10 m um etwa 1 atm an. Bei der Tauchphysiologie kann zwischen Tauchen ohne Hilfsmittel, Tauchen mit Schnorchel und Tauchen mit komprimierten Gasen unterschieden werden.

Tauchen ohne Hilfsmittel

Beim Tauchen ohne Hilfsmittel wird die Lunge während des **Abtauchens** durch den Wasserdruck komprimiert. Die gleichzeitige Abgabe von O_2 aus den Alveolen in das Blut und die Erhöhung des intrapulmonalen Drucks sorgt dafür, dass der pO_2 annähernd konstant bleibt. Ebenso erhöht sich durch die Thoraxkompression der pulmonale pCO_2, was schnell zu Werten führt, die über die Chemosensoren einen starken Atemantrieb auslösen und zum Auftauchen zwingen. Wird der pCO_2 vor dem Tauchgang durch bewusste Hyperventilation verringert, kann dieser Atemantrieb erst verzögert einsetzen: Ertrinkungsgefahr. Während des **Auftauchens** dehnt sich die Lunge wieder aus, wodurch der pO_2 abfällt, weshalb das Ende der Auftauchphase die kritische Phase bezüglich der O_2-Versorgung darstellt.

Tauchen mit Schnorchel

Beim Tauchen mit Schnorchel entspricht der pulmonale Druck dem Umgebungsdruck an Land, während auf den Thorax von außen der erhöhte Wasserdruck wirkt. Unter diesen Bedingungen ist schon bei einer Eintauchtiefe von 1 m keine Atemexkursion mehr möglich. Zusätzlich reduziert die Kompression thorakaler Venen den venösen Rückstrom zum Herzen, was zu reduziertem Schlagvolumen und Bewusstlosigkeit führen kann.

Gerätetauchen

Beim Gerätetauchen wird der intrapulmonale Druck durch Druckflaschen an den herrschenden Wasserdruck angeglichen. Unter hohem Druck können normalerweise harmlose und lebenswichtige Gase gefährliche Wirkungen entfalten. N_2 kann bei einem Druck, der 50 m Wassertiefe entspricht, narkotische und/oder euphorische Wirkungen entfalten (Tiefenrausch, Inertgasnarkose). Ist der Organismus über längere Zeit einem erhöhten pO_2 ausgesetzt, werden zahlreiche Enzyme des oxidativen Stoffwechsels gehemmt und Membranbestandteile des ZNS nicht enzymatisch oxidiert. Dies führt zu Symptomen der **Sauerstoffvergiftung**: Schwindel, Übelkeit, Bewusstlosigkeit. Bei zu raschem Auftauchen besteht durch den intravasalen Druckabfall die Möglichkeit von Bläschenbildung (v. a. N_2), was zu Gasembolien in kleinen Gefäßen führen kann. Abhängig vom Ort der Blasenbildung und des Gefäßverschlusses treten Gelenkschmerzen, Lähmungen oder ZNS-Symptome auf (**Caisson-Krankheit**).

CHECK-UP

- Was ist die Hauptursache der AHK?
- Welche physiologischen Veränderungen treten bei raschem Aufstieg in große Höhen auf?
- Welche lebensbedrohlichen Verlaufsformen des AHK unterscheidet man, und wie werden sie behandelt?
- Wo liegen die Gefahren beim Gerätetauchen?
- Welche Gefahr birgt Hyperventilation vor einem Tauchgang ohne Hilfsmittel?

Säure-Basen-Gleichgewicht und Pufferung

Pufferung und H⁺-Ionen

pH-Wert
Der pH-Wert einer Lösung ist definiert als der **negative dekadische Logarithmus** der Protonenkonzentration:

$$pH = -\lg([H^+])$$

Eine Verringerung des pH-Werts um 1 bedeutet also insbesondere ein Verzehnfachen der Protonenkonzentration. Die Funktion aller Enzyme im menschlichen Organismus ist vom pH-Wert abhängig. Dieser wird daher in engen Grenzen kontrolliert, und liegt im Regelfall zwischen 7,35 und 7,45, was einer Protonenkonzentrationsspanne von nur ca. 10 nmol/l entspricht. Jenseits eines pH-Werts von 7,0 und 7,8 können die Vitalfunktionen nicht aufrechterhalten werden. **Hauptverantwortlich** für die längerfristige Regulierung des pH-Werts sind die **Lunge** und **Nieren**. Kurzfristig spielen die **Puffersysteme** im Blut eine übergeordnete Rolle.

Eigenschaften von Puffersystemen
Ein Puffer ist ein chemisches System, das bei Zufügen geringer **Mengen von Säuren oder Basen** einen konstanten pH-Wert behält. Es besteht aus einer schwachen Säure und der dazugehörigen Base. Im Blut sind das **Bicarbonatsystem** im Plasma und die **Nicht-Bicarbonat-Puffer** (NBP) in den Erythrozyten von größter Bedeutung. Das Phosphatpuffersystem leistet nur einen geringen Beitrag.

Henderson-Hasselbalch-Gleichung. Kann auf verschiedene Puffersysteme angewandt werden. Bezeichnet HA eine allgemeine Säure und A⁻ die dazugehörige Base, dann gilt für ihre Konzentrationen:

$$\frac{[H^+] \times [A^-]}{[HA]} = K_S$$

Wobei K_S = Dissoziationskonstante der Säure. Nach Umformung und Logarithmierung folgt die Gleichung in ihrer bekannten Form:

$$pH = pK_S + \lg\left(\frac{[A^-]}{[HA]}\right)$$

Hierbei ist pK_S der negative dekadische Logarithmus der Dissoziationskonstanten. Diese gibt an, bei welchem Wert Säure und Base in gleicher Konzentration vorliegen. Man sieht, dass der pH-Wert abfällt, wenn dem System Protonen zugeführt werden, wodurch sich der Zähler im Logarithmus verkleinert und der Nenner vergrößert.

Pufferkapazität. Die Zugabe (oder Wegnahme) von Protonen zu einem Puffersystem ändert also den pH-Wert. Es lässt sich mathematisch zeigen, dass diese Änderung von der absoluten Menge und dem Anfangsverhältnis von Säure und Base abhängt. Die Pufferkapazität ist definiert als die Menge Protonen (in mol), die man zu einem Liter einer Lösung geben muss, um den pH-Wert um 1 zu ändern. Diese Kapazität ist dann am höchsten, wenn Säure und Base in gleicher Konzentration vorliegen, das heißt, wenn der pH-Wert dem pK_S-Wert entspricht. Hat sich der pH-Wert mehr als eine Einheit vom pK_S-Wert entfernt, findet kaum noch eine Pufferung statt, der Puffer ist erschöpft.

Biologische Puffersysteme

Bicarbonat-Puffersystem. Das im Blutplasma relevanteste Puffersystem besteht aus CO_2 als Säure und Bicarbonat als korrespondierende Ba-

5 Atmung

se. Letzteres entsteht aus CO_2, wenn dieses nach Bildung von Kohlensäure (H_2CO_3) in H^+ und HCO_3^- dissoziiert:

$$CO_2 + H_2O \rightarrow H_2CO_3$$
$$\rightarrow HCO_3^- + H^+$$

Die Konzentration von CO_2 im Plasma berechnet sich nach dem Henry-Gesetz als Produkt von alveolärem pCO_2 und dem Löslichkeitskoeffezienten α für CO_2 (0,49 mmol/l/mmHg). Der pK_S-Wert des Systems beträgt 6,1. Eingesetzt in die Henderson-Hasselbalch-Gleichung ergibt sich

$$pH = 6{,}1 + \log\left(\frac{[HCO_3^-]}{\alpha pCO_2}\right)$$

Da der pK_S-Wert relativ weit von dem pH-Wert des Bluts entfernt ist, ist das Bicarbonatsystem zuerst einmal nicht optimal für die pH-Regulierung. Um einen pH-Wert von 7,4 zu gewährleisten müsste das Verhältnis von Zähler zu Nenner etwa 20:1 zu sein. Der große Vorteil dieses Systems ist, dass die Bicarbonatkonzentration über die **Niere** und der alveoläre pCO_2 über die **Atmung unabhängig** voneinander **reguliert** werden können. Bei einem erhöhten pCO_2 steigt nach obiger Gleichung neben den Protonen auch die Bicarbonatkonzentration an. Theoretisch fällt dieser Anstieg prozentual jedoch nur sehr gering aus, da die HCO_3^--Konzentration diejenige von CO_2 und H^+ um mehrere Größenordnungen übersteigt. Unter physiologischen Bedingungen werden die bei pCO_2-Erhöhung entstehenden Protonen allerdings von anderen Puffersystemen gepuffert, sodass Bicarbonat deutlicher ansteigt, und der pH-Wert weniger stark fällt, als durch einen alleinigen pCO_2-Anstieg zu erwarten wäre.

Weitere Puffersysteme. **Nicht-Bicarbonat-Puffer** sind einerseits die ionisierbaren Seitenketten von **Proteinen** und andererseits primäres und sekundäres **Phosphat**. Proteine wie Hämoglobin tragen intrazellular mit einem pK_S von 7,4 signifikant zur Pufferung bei. Wie gesehen liegt eine Hauptbedeutung dieser Puffersysteme in der Stabilisierung des pH-Werts bei steigendem pCO_2. Das Phosphatsystem hat zwar einen ebenfalls günstigen pK_S-Wert von 6,8, aufgrund der **geringen Plasmakonzentration** ist der Beitrag zur Gesamtpufferung jedoch nur gering.

■ Säure-Basen-Haushalt

pH-Wert-Regulation

Die längerfristige Regulierung der CO_2-Konzentration im Blut erfolgt über Beeinflussung des alveolären pCO_2 in den Lungen. Außerdem ist die Niere in der Lage, Bicarbonat aus dem Primärharn rückzuresorbieren.

Pulmonal. **Chemosensoren** registrieren kontinuierlich den pH-Wert im Blut. Bei einem **Abfall** leitet das Atemzentrum eine **vermehrte Ventilation** ein. Dies führt zu einer Abnahme des alveolären pCO_2 und damit nach der Henderson-Hasselbalch-Gleichung zu einer Zunahme des pH-Werts. Analog wird bei steigendem pH-Wert die Ventilation reduziert.

Renal. In der Niere werden pro Tag ca. 50 mmol H^+-Ionen im Austausch gegen Bicarbonat aktiv in das Tubuluslumen sezerniert und ausgeschieden. Ist der pH-Wert im Blut sehr hoch, kann auch **alkalischer Harn** produziert werden. Außerdem können zum Ausgleich einer Azidose vermehrt basische Ammonium-Ionen produziert und an die Zirkulation abgegeben werden.

Beurteilung des Säure-Basen-Haushalts

Um den Säure-Basen-Haushalt zu beurteilen, sind neben dem pH-Wert, der aktuellen Bicarbonatkonzentration und dem pCO_2 v. a. folgende Größen relevant:

StandardBicarbonat. Wie beschrieben verändert sich bei unnatürlich hohem oder niedrigen pCO_2 auch die Bicarbonatkonzentration. Um bei der Beurteilung des Bicarbonats den respiratorischen Einfluss auszugleichen, kann die Bicarbonatmessung unter Standardbedingungen (pCO_2 von 40 mmHg, 37 °C, vollständige O_2-Sättigung des Hämoglobins) erfolgen. Liegt der Wert dieses korrigierten Bicarbonats außerhalb des Referenzbereichs von 21–28 mmol/l, spricht dies für eine nicht respiratorische Störung (→ s. u.).

Gesamtpufferbasen. Die Summe der Konzentration aller Pufferbasen (Bicarbonat, Proteine, Phosphat) liegt normalerweise bei ca. 48 mmol. Dieser Wert wird durch einen veränderten pCO_2 nicht beeinflusst, da in gleichem Maße Bicarbonat entsteht, wie Proteinbasen durch entstehende Protonen abgesättigt werden. Zusätzliche organische Säuren wie Laktat oder Ketonkörper senken jedoch die Gesamtpufferbasen.

Basenüberschuss/Base excess. Anstelle der absoluten Konzentration der Gesamtpufferbasen wird häufig die Differenz zum Normalwert von 48 mmol/l angegeben. Ein positiver **Base excess** (BE) deutet auf ein Überangebot an Basen im Blut und damit auf eine metabolische Alkalose hin.

Ion gap. Zur Differenzierung der Ursache innerhalb der nicht-respiratorischen Störungen kann die Anionen-Lücke als $[Na^+] - ([Cl^-] + [HCO_3^-])$, Normwert 8–12 mmol/l, berechnet werden. Der pH-Wert, die aktuelle Bicarbonatkonzentration und der aktuelle pCO_2 können durch eine arterielle Blutgasanalyse in wenigen Minuten gewonnen werden. Sie erlauben eine Einteilung in respiratorische und nicht-respiratorische Störungen.

■ Störungen des Säure-Basen-Gleichgewichts

Störungen des Säure-Basen-Gleichgewichts lassen sich auf verschiedene Weise kategorisieren:
- Nach der **Art der Störung**: Alkalose (pH erhöht, > 7,43) oder Azidose (pH erniedrigt, < 7,37)
- Nach dem **Ausmaß der Störung**: leicht, mittelschwer oder schwer
- Nach der **Ursache**: respiratorisch oder nicht respiratorisch (z. B. metabolisch oder renal)
- Nach dem **Grad der Kompensierung**: Nicht, vollständig, oder teilweise kompensiert.

Respiratorische Störungen
Bei diesen beiden Störungen sind, sofern noch keine Kompensation stattgefunden hat, alle Werte bis auf den pH-Wert und den arteriellen pCO_2 (und leichte Verschiebung der Bicarbonatkonzentration in gleiche Richtung wie pCO_2) im Normbereich.

Primär respiratorische Azidose. Tritt auf, wenn nicht genügend CO_2 abgeatmet werden kann (Hypoventilation) und der arterielle pCO_2 steigt (Hyperkapnie). Ursachen können eine akute Azerbation einer Lungenerkrankung wie COPD oder Asthma, aber auch Schädigungen des Atemzentrums oder der Atemmuskulatur sein.

Primär respiratorische Alkalose. Gekennzeichnet durch Hyperventilation und Hypokapnie mit verstärkter CO_2-Abatmung und reduziertem arteriellen pCO_2. Kann bei emotionaler Belastung, Aufenthalt in großen Höhen oder bestimmten Medikamenten auftreten.

Nicht respiratorische Störungen
Primäre nicht-respiratorische Störungen sind durch einen normalen pCO_2 gekennzeichnet.

Primär nicht respiratorische Azidose. Die Gesamtpufferbasen sind reduziert, es besteht ein negativer Basenüberschuss.

Primär nicht respiratorische Alkalose. Die Konzentration der Pufferbasen ist erhöht, positiver Basenüberschuss. Dies kann verursacht werden durch Verlust von Protonen (und Cl^--Ionen) bei chron. Erbrechen (hypochlorämische Alkalose) oder Übertherapie mit alkalotischen Agenzien (z. B. bei Magenulzera).

> Klinisch lassen sich die nicht-respiratorischen Störungen weiter untergliedern in metabolische und renale Alkalosen/Azidosen. Bei der Bestimmung der Ursache **nicht respiratorischer Azidosen** hilft auch die **Anionen-Lücke**: Ist sie hoch (> 11 mEq/l) spricht dies für das Vorhandensein von organischen Säuren wie Laktat, oder Ketonkörpern bei Diabetes mellitus. Eine normale Anionen-Lücke ist eher ein Hinweis auf einen Verlust von Bicarbonat (chronische Diarrhö, Nierenschädigung).

Kompensationsmechanismen
Führt eine respiratorische oder nicht respiratorische Störung zu einer Entgleisung des pH-Werts, ist der Körper bemüht, diesen durch Kompensationsmechanismen wieder in den Normbereich zurückzuführen. **Nicht respiratorische Störungen** wird dabei rasch mit **Hypo-** oder **Hyperventilation** und entsprechendem Anstieg bzw. Abfall des pCO_2 begegnet. Bei respiratorischen Störungen ist die Niere über einen etwas längeren Zeitraum in der Lage, die Ausscheidung von Bicarbonat zu erhöhen (führt zu neg. BE, Kompensierung einer resp. Alkalose) oder zu erniedrigen (führt zu positivem BE, Kompensierung einer resp. Azidose). → Abbildung 5.8 stellt verschiedene Arten von Störungen einschließlich der zugehörigen regulatorischen Kompensationsmechanismen grafisch dar.

6 Arbeits- und Leistungsphysiologie

- Arbeitsbeginn (ca. 0–3 s) → Nutzung des vorliegenden ATP.
- Initiale Belastungsphase (bis ca. 20 s), z. B. beim 100-m-Lauf → **anaerob alaktazide Energiebereitstellung**: ATP-Regeneration v. a. aus Kreatinphosphat im Zytosol.
- Kurze Arbeitsphase (Sekunden bis wenige Minuten) → **anaerob laktazide Energiebereitstellung**: Zuckerspaltung unter Laktatbildung. Glykogenolyse und Glukoneogenese werden initiiert. Es findet auch aerobe Glykolyse statt, jedoch mit stark untergeordneter Bedeutung: Nutzung von vorhandenen O_2-Reserven des Myoglobins, Hämoglobins und der Alveolarluft, sowie sofortiger Anstieg der Ventilation nach Belastungsbeginn.
- Mittlere Arbeitsphase (ca. einige Minuten bis Stunden) → **aerobe Energiebereitstellung**: Endoxidation von Pyruvat im Mitochondrium.
- Lange Arbeitsphase (ca. 45 Minuten bis Tage) → Anteil der Fettverbrennung nimmt zu: β-Oxidation, ebenfalls aerobe Energiebereitstellung.

Die einzelnen Energiequellen ergänzen sich meist gegenseitig und die angegebenen Zeitwerte sind nur als Richtwerte aufzufassen. So findet etwa die **Fettverbrennung** bereits bei niedrigen Belastungsintensitäten statt. Sie stellt jedoch erst nach etwa 45 min einer mäßigen Ausdauerbelastung einen wesentlichen Anteil an der Gesamt-Energie bereit.

■ Energieumsatz

Grundumsatz (basaler Energieumsatz). Morgendlicher Energieumsatz, der beim Menschen in völliger Ruhe, unter thermoneutralen Bedingungen und nach 12-stündiger Nahrungskarenz entsteht. Für einen Mann gilt ein Richtwert von 100 kJ/kg/d, für einen 70-kg-Mann also etwa 7.000 kJ/d. Der Grundumsatz bei Frauen ist geringer; mit zunehmendem Alter nimmt er stetig ab.

Ruheumsatz. Grundumsatz plus notwendige Energie, welche durch Verdauungstätigkeit und leichte Bewegung wie z. B. Gehen benötigt wird. Er beträgt etwa 8.000 kJ/d.

Arbeitsumsatz. Als Faustwerte gilt für gleichmäßig durchgeführte **leichte bis mittel-**

Tab. 6.1 Energieumsatz bei verschiedenen körperlichen Aktivitäten

	Relativ zum Grundumsatz
Grundumsatz	1
Gartenarbeit	5
Laufen/Radfahren (normale Dauerleistungsgrenze)	10
Marathonlauf (Dauerleistungsgrenze bei stärkstem Training)	20
Kurzleistungen Höchstwerte (100-m-Weltrekord)	250

schwere Arbeit ein Energieumsatz von etwa 15.000 kJ/d und für **Schwerstarbeit** etwa 20.000 kJ/d. An Einzeltagen können Höchstwerte von etwa 50.000 kJ/d erreicht werden. Eine Auflistung verschiedener Tätigkeiten mit entsprechender Leistung in Relation zum Grundumsatz ist ➜ Tabelle 6.1 zu entnehmen. Hierbei handelt es sich um die **Gesamtleistung** des Körpers, die sich aus dem Energieumsatz berechnen lässt, **nicht** um die nach außen **abgegebene Leistung**. Letztere kann etwa auf einem Fahrradergometer bestimmt werden.

■ Grundbegriffe der Leistungsphysiologie

Arbeitsformen

Statische Arbeit. Haltungs- und Haltearbeit wird durch isometrische Muskelkontraktionen bewerkstelligt. Diese führen v. a. zur Aktivierung von Typ-IIb-Fasern mit hohem Querschnitt und leichter Ermüdbarkeit. Die Energiegewinnung erfolgt vorwiegend anaerob. Bei statischer Arbeit wird die Durchblutung des Muskels limitiert und sistiert bei etwa **60 %** der maximalen Kraftentwicklung. Zudem begrenzt die lokale Azidose die Kraftentwicklung. Als **Maximalkraft** bezeichnet man diejenige Kraft, welche durch maximale, willentliche Anstrengung bei einer isometrischen Kontraktion aufgebracht werden kann.

Dynamische Arbeit. Die Muskulatur durchläuft regelmäßige Wechsel von Kontraktion und Erschlaffung. Dies verbessert ihre Durchblutung im Vergleich zu statischer Arbeit und erhöht die O_2-Versorgung sowie den Laktat-Abtransport. Beispiele sind sämtliche Ausdauerbelastungen von Gartenarbeit über leichte Ergometerbelastungen (bis ca. 100 W) bis hin zu einem Marathonlauf.

Dauerleistungsgrenze

Als Dauerleistungsgrenze bezeichnet man die maximale Dauerleistung, welche gerade noch langfristig (i. d. R. 8 Stunden) durchgehalten werden kann. Sie hängt stark ab von der konstitutionellen Verfassung und dem Trainingszustand eines Menschen. Die durchschnittliche Dauerleistungsgrenze liegt etwa in einem Bereich zwischen dem **5- und 10fachen des Grundumsatzes** (**40 % der maximalen O_2-Aufnahme**). Bei maximalem Training kann sie auf das 20fache des Grundumsatzes gesteigert werden. Arbeit im Bereich unterhalb der Dauerleistungsgrenze wird in der Physiologie als **leichte Arbeit** bezeichnet. Entsprechend ist **schwere Arbeit** eine Leistung oberhalb der Dauerleistungsgrenze.

Sauerstoffdefizit und -schuld

Sauerstoffdefizit. Zu Beginn einer dynamischen Leistung genügt die O_2-Aufnahme nicht dem O_2-Bedarf. Dies führt zur Entstehung eines O_2-**Defizits** (→ Abb. 6.1). Ein Fließgleichgewicht (O_2-Aufnahme = O_2-Abgabe) stellt sich erst nach etwa 2–3 Minuten ein und wird als **Steady state** bezeichnet. Das O_2-Defizit steigt mit der erbrachten Leistung überproportional an und sinkt mit besserem Trainingszustand: größere AVD_{O_2} durch stärkeren Kapilarisierungsgrad der Muskulatur, mehr Mitochondrien, höherer Anteil an Typ-I-Muskelfasern, größeres HZV.

Sauerstoffschuld. Nach Beendigung der dynamischen Leistung sinkt die O_2-Aufnahme verzögert ab und gleicht das O_2-Defizit vom Beginn der Belastung wieder aus. Diese während der Erholung zusätzlich aufgenommene O_2-Menge wird als O_2-**Schuld** bezeichnet. Sie ist oft größer als das O_2-Defizit, da die Wiederherstellung der Zellhomöostase vom Stoffwechsel mehr Energie verlangt. Übersteigt die zu erbringende Leistung die Dauerleistungsfähigkeit, so steigt das O_2-Defizit bis zum Belastungsabbruch aufgrund von Erschöpfung immer weiter an.

Anaerobe Schwelle

Die anaerobe Schwelle ist definiert als die maximale Leistung, bei der **gerade noch ein Laktat-Steady state** herrscht. Sie darf nicht als Grenze zwischen anaerober und aerober Energiegewinnung betrachtet werden.

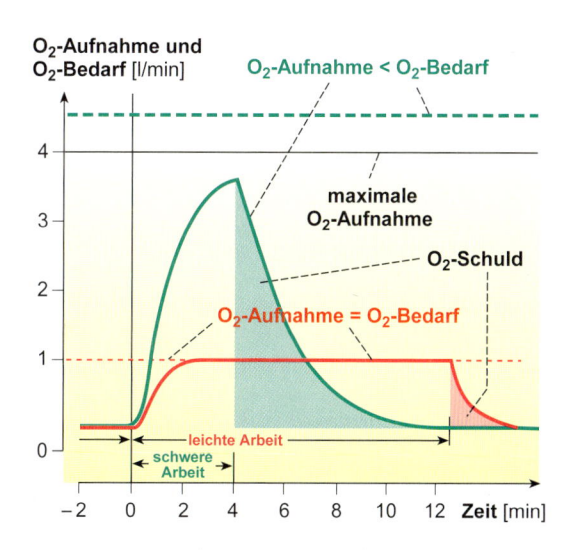

Abb. 6.1 O_2-Aufnahme während dynamischer Arbeit [L106]

6 Arbeits- und Leistungsphysiologie

Es gibt keine rein aerobe oder rein anaerobe Energiegewinnung. Das Maximum der O_2-Aufnahme und damit der aeroben Energiegewinnung wird erst jenseits der anaeroben Schwelle erreicht.

Die Bedeutung der anaeroben Schwelle liegt in der **Trainingssteuerung**, da es z. B. für Ausdauersportler entscheidend ist, das Training in vorwiegend aerobe, aerob-anaerobe und anaerobe Einheiten zu untergliedern.

■ CHECK-UP

- ☐ Was versteht man unter Grundumsatz, Ruheumsatz und Arbeitsumsatz?
- ☐ Wie ist die Dauerleistungsgrenze definiert?
- ☐ Wie verhält sich die O_2-Aufnahme bei Beginn und Beendigung einer dynamischen Leistung?
- ☐ Was versteht man unter der anaeroben Schwelle?

Organbeteiligung

■ Atmung

Unterhalb der Dauerleistungsgrenze steigt die Ventilation (Atemzugvolumen und Atemfrequenz) und damit die O_2-Aufnahme (V_{O_2}) etwa proportional mit einer Belastung an (**Hyperpnoe**). Die kortikale Mitinnervation der Atemzentren und reflektorische Einflüsse von Muskelrezeptoren sind dafür verantwortlich, dass der arterielle und alveoläre pCO_2 konstant bleibt. Bei anaerob laktazider Energiegewinnung (oberhalb der Dauerleistungsgrenze) fällt der pCO_2 im Verlauf ab, da durch die metabolische Laktatazidose zentral ein verstärkter Atemantrieb mit überproportionalem Anstieg des Atemzeitvolumens (AZV) ausgelöst wird (**Hyperventilation**). Bei maximaler Arbeit wird so ein AZV von bis zu 120 l/min erreicht, bei Ausdauersportlern bis 170 l/min (Ruhewert: 7 l/min). Da bei leichter dynamischer Arbeit das Schlagvolumen des Herzens schnell auf 150–200 % des Ausgangswerts zunimmt und die O_2-Ausschöpfung der arbeitenden Skelettmuskulatur ebenfalls schnell verdreifacht wird, kann das Fick-Gesetz auf folgende Form vereinfacht werden:

$$V_{O_2} \sim Hf$$

Hieraus folgt, dass sich Herzfrequenz und O_2-Aufnahme bzw. das AZV unter diesen Umständen annähernd proportional zur Leistung verändern.

Höhentraining. Beim Training in großer Höhe nimmt der äußere Luftdruck und damit der alveoläre pO_2 deutlich ab: von 100 mmHg auf Meereshöhe auf **etwa 50 mmHg in 4.000 m** Höhe. Damit sinkt auch die arterielle O_2-Sättigung. Es kommt zu einem kompensatorischen Anstieg des AZV und HZV. Die Hyperventilation zieht eine verstärkte CO_2-Abatmung und damit eine **respiratorische Alkalose** nach sich. Diese wird bei längeren Höhenaufenthalten metabolisch kompensiert, indem die Bicarbonat-Ausscheidung der Niere gesteigert wird. Längerfristig kommt es aufgrund der vermehrten **EPO-Synthese** auch zu einer Polyglobulie (Hkt ↑) und einem Anstieg des Hämoglobinwerts im Blut.

■ Herz und Kreislauf

Körperliche Arbeit führt zu einer **Sympathikusaktivierung** und damit zu einer Steigerung von Herzfrequenz und Schlagvolumen. Das gesteigerte HZV wird durch eine selektive Durchblutungssteigerung (v. a. lokal-chemisch ausgelöst) der Skelettmuskulatur zugeführt.

- Leichte Arbeit – unterhalb der Dauerleistungsgrenze – Herzfrequenz erreicht Steady state
- Schwere Arbeit – oberhalb der Dauerleistungsgrenze – Herzfrequenz steigt weiter an (→ Abb. 6.2).

Insbesondere das **HZV begrenzt die maximale O_2-Aufnahmefähigkeit des Körpers** und damit die maximale Leistung. Es kann im Vergleich zur Ruhesituation bei einer durchschnittlich trainierten Person auf das 3- bis 4fache anstei-

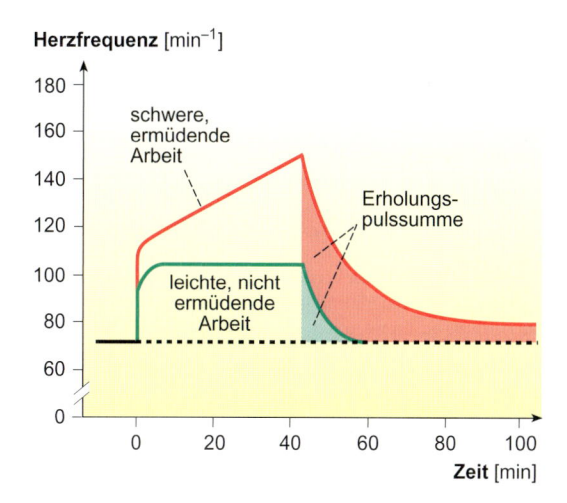

Abb. 6.2 Herzfrequenz bei unterschiedlichen Belastungstypen [L106]

gen. Leistungssportler erreichen eine Steigerung um das 5fache, da ihre Ruheherzfrequenz durch eine Herzhypertrophie niedriger ist: bei maximal Ausdauertrainierten ~30/min. Die **arteriovenöse O_2-Ausschöpfung** kann sich von 15 % auf 75 % erhöhen, sodass der **O_2-Verbrauch** nach dem Fick-Prinzip insgesamt auf etwa das 10- bis 24fache ansteigen kann: von 250–300 ml/min auf 3 l/min bei Nichtsportlern und 6 l/min bei Ausdauersportlern. Ein Maß für den Trainingszustand und die stattgefundene Belastung ist die **Erholungspulssumme**: Summe der Herzschläge bis zum Erreichen des Ausgangswerts nach Ende der Belastung. Bei dynamischer Arbeit nimmt der **systolische Blutdruck** etwa proportional zur Leistung zu. Der **diastolische Blutdruck** fällt oft leicht ab oder bleibt konstant.

■ Blut

Bei zunehmender Leistung steigt infolge anaerober Energiegewinnung die **Laktatkonzentration** auf Werte von 2–3 mmol/l bei Dauerleistung bis zu 20 mmol/l bei erschöpfender Leistung. Laktat bewirkt lokal eine Durchblutungssteigerung und zentral einen Atemantrieb, was zum Absinken des pCO_2 bei Belastungen oberhalb der Dauerleistungsgrenze führt: **metabolische Azidose** bis pH 6,8. Die **arterielle O_2-Sättigung** bleibt bei sportlicher Aktivität weitgehend konstant, nur beim Spitzensportler kann die Kontaktzeit in den Lungenkapillaren derart verkürzt werden, dass ein nennenswerter Abfall resultiert. Durch vermehrtes Schwitzen kommt es zu einer Abnahme des Plasmavolumens und einem **Anstieg des Hkt**. Außerdem steigen die Leukozyten- und Thrombozytenwerte während Ausdauerbelastungen an.

■ Muskulatur und Fettgewebe

Die **ergotrope Reaktionslage** führt zur Sympathikusaktivierung und stimuliert so die Glykogenolyse und Glykolyse in der Skelettmuskulatur. Im Fettgewebe wird die Lipolyse in Gang gesetzt. Zudem erfolgt eine Blutumverteilung, v. a. vom Splanchnikusgebiet in die Muskulatur.

■ ZNS

Die Sympathikusaktivierung ist v. a. Folge einer **Mitinnervation** vegetativer Zentren aus den motorischen Kortizes.

■ CHECK-UP

- ☐ Beschreiben Sie kurz- und langfristige Organanpassungen bei Ausdauertraining!
- ☐ Welche Parameter ändern sich typischerweise beim Übergang von leichter zu schwerer Ausdauerleistung?

6 Arbeits- und Leistungsphysiologie

Erfassung von Leistung und Leistungsbeurteilung

Physiologische Leistungstests sollten möglichst spezifisch für eine bestimmte Sportart und aufgrund des Gesundheitsrisikos stets in Anwesenheit eines Arztes durchgeführt werden.

■ Aerobe Maximaltests

Die anaerobe Schwelle wird ermittelt, indem man in einem Ausdauerleistungstest die maximale Leistung bestimmt, unter welcher der Laktatspiegel einer Testperson zwischen der 10. und 30. Minute des Tests um weniger als 1 mmol/l schwankt (**anaerobe Schwellenleistung**). Die Leistung sollte möglichst gleichmäßig zu erbringen und gut messbar sein z. B. auf einem Fahrradergometer oder Laufband. Die Höhe der **Laktatkonzentration** an der anaeroben Schwelle ist interindividuell sehr verschieden – im Mittel etwa **4 mmol/l** – und besitzt keine direkte Aussagekraft. Tendenziell weisen gut trainierte Athleten an der anaeroben Schwelle eine niedrigere Laktatkonzentration auf als untrainierte Personen (verbesserte Blutlaktatverwertung).
In der Praxis wird die anaerobe Schwelle aufgrund der komplizierten Bestimmung mittels Laktat-Steady state näherungsweise bestimmt mittels:
- Spiroergometrie: überproportionaler Anstieg des AZV; respiratorischer Quotient (RQ) > 1; Anstieg des Atemäquivalents
- Laktatsenktest: anaerobe Schwelle = die Stufe eines Stufentests, bei der die Laktatproduktion die Laktatelimination übertrifft = **Umkehrpunkt der Laktatkonzentration** = „Laktatsenke"
- Conconi-Test: **Abflachen des Herzfrequenzanstiegs** in einem Stufentest.

■ Aerobe Submaximaltests

Bei einem Submaximaltest geht die Versuchsperson nicht an ihre Leistungsgrenze. Es wird z. B. die Leistung bei einer Herzfrequenz von 170/min durch lineare **Extrapolation** von drei Leistungswerten bei niedrigeren Herzfrequenzen bestimmt (AK170). Die AK170 ist abhängig von Alter, Größe und Geschlecht.

■ Anaerobe Maximaltests

Die Maximalkraft kann nur **isometrisch** bestimmt werden. Näherungsweise kann auch das Repetition maximum 1 (**RM1**) herangezogen werden, bei dem diejenige Kraft gemessen wird, mit der man z. B. ein Gewicht nur einmal heben kann. RM1 liegt etwa 10 % unter der isometrischen Maximalkraft. Beim Wingate-Test wird auf einem Fahrradergometer nach initialer Beschleunigung durch Zuschalten eines hohen Widerstands die anaerobe Leistungsfähigkeit und Ermüdungsresistenz (durch Leistungs- und Laktatmessung) bestimmt.

■ Psychophysiologische Tests

Beim **Borg-Test** schätzen Probanden nach einem Belastungstest ihr Anstrengungsempfinden auf einer Schätzskala ein, z. B. von 1–10. Ebenfalls kann eine **visuelle Analogskala** verwendet werden.

■ CHECK-UP

☐ Wie wird die anaerobe Schwelle bestimmt?
☐ Wie verhalten sich folgende physiologische Parameter jenseits der anaeroben Schwelle: AZV, Herzfrequenz, RQ, Laktat, arterieller pO_2, pCO_2?

7 Ernährung, Verdauungstrakt, Leber

- Ernährung 97
- Motorik des Magen-Darm-Trakts 98
- Sekretion 102
- Aufschluss der Nahrung 109
- Absorption 111
- Integrative Steuerung der Magen-Darm-Funktion 115

Ernährung

Zusammensetzung der Nahrung

Nahrungsmittel bestehen aus:
- H_2O
- Makronährstoffen: Kohlenhydrate, Lipide, Eiweiße
- Mikronährstoffen: Vitamine, Mineralstoffe
- Spurenelementen
- Ballaststoffen: Zellulose, Faserstoffe.

Die Ernährung dient der Versorgung des Körpers mit **Energie** und mit **essenziellen** Stoffen des Zellstoffwechsels, z. B. Aminosäuren, Fettsäuren und Vitaminen, die er nicht selbstständig synthetisieren kann.

Brennstoffe

Als **physikalischen Brennwert** bezeichnet man diejenige Energiemenge, die bei vollständiger Verbrennung eines Nährstoffs frei wird. Im Körper werden jedoch unter den wichtigsten Brennstoffen nur Kohlenhydrate, Fette und Ethanol vollständig zu CO_2 und H_2O abgebaut. Proteine werden im Körper nur bis zur Stufe des Harnstoffs oxidiert, sodass ihr **physiologischer Brennwert** niedriger als der physikalische ist. Zu den Brennwerten der wichtigsten Nährstoffe und ihrem empfohlenen Anteil an der Ernährung siehe ➔ Tabelle 7.1.

Insbesondere bei einem gesteigerten Energieumsatz (z. B. Sportler) sollten zusätzliche Kalorien v. a. aus Kohlenhydraten und Fetten gedeckt werden. Bei Akutbelastungen kann auf schnell verfügbare Kohlenhydrate zurückgegriffen werden. Für ältere Menschen wird ein höherer Eiweißanteil empfohlen. Auf eine ausreichende Zufuhr essenzieller Nahrungsbestandteile ist stets zu achten.

Vitamine und Mineralstoffe

Vitamine und Spurenelemente übernehmen wichtige Funktionen als Kofaktoren von Enzymen und Proteinen, bei der Genexpression und als Hormone. Sie werden daher nur in geringer Menge vom Körper benötigt.

Vitamine. Können vom menschlichen Körper nicht selbst oder nicht in ausreichender Menge synthetisiert werden, sodass sie von außen zugeführt werden müssen. Man unterscheidet wasser- und fettlösliche Vitamine, was im Rahmen der enteralen Resorption von Bedeutung ist.

7 Ernährung, Verdauungstrakt, Leber

Tab. 7.1 Brennwerte der wichtigsten Nährstoffe und empfohlener Anteil an der täglichen Ernährung

	Brennwert [kJ/g]	Brennwert [kcal/g]	Empfohlener Anteil [%]
Kohlenhydrate	17	4,1	60
Proteine	Physikalisch: 23 Physiologisch: 18	5,4 4,2	15
Ethanol (Trinkalkohol)	30	7,1	– (deckt etwa 5 % des durchschnittlichen Energiebedarfs eines deutschen Mannes)
Fette	39	9,0	25

Mineralstoffe. Zu den **Spurenelementen** zählen Mineralstoffe mit einem Anteil von weniger als 50 mg/kg KG, z. B: Selen, Mangan, Molybdän, Jod, Chrom. Mineralstoffe, deren Anteil am Körpergewicht größer ist, werden als **Massenelemente** bezeichnet, z. B: Natrium, Calcium, Kalium, Eisen.

■ Physiologie der Eiweißaufnahme

Metabolismus
Im Körper eines Menschen wird stets eine gewisse Menge an Eiweiß zur Energiebereitstellung verstoffwechselt, auch wenn er kein Eiweiß zu sich nimmt. Diese Menge lässt sich anhand der **Ausscheidung von Stickstoff** im Urin bestimmen, da etwa 16 % des Eiweißes aus Stickstoff bestehen. Sie beträgt 15–20 g/d (0,25 g/d pro kg KG, sog. **absolutes Eiweißminimum, Abnutzungsquote**). Wird der Nahrung zunehmend mehr Eiweiß zugesetzt, steigt die Stickstoffausscheidung an. Der Körpereiweißbestand nimmt weiterhin ab. Dies lässt sich zum Teil mit der **spezifisch kalorischen Wirkung der Eiweiße** erklären: Etwa 30 % der durch Eiweiß extra zugeführten Energie wird für die Verdauungstätigkeit selbst verbraucht. Dieser Anteil ist bei den anderen Brennstoffen kleiner.

Eiweißbedarf
Erst ab einer Eiweißaufnahme von 30–40 g/d (0,5 g/d pro kg KG) wird eine ausgeglichene Bilanz zwischen Aufnahme und Ausscheidung erzielt (**Bilanzminimum**). Die optimale Eiweißaufnahme (**funktionelles Eiweißoptimum**) liegt bei etwa **70 g/d** (1 g/d pro kg KG). Diese Empfehlungen beziehen sich auf energetisch hochwertiges Eiweiß, das alle essenziellen Aminosäuren in ausreichendem Maße und korrektem Verhältnis beinhaltet. Die biologische Wertigkeit ist bei einer Mischkost aus tierischem und pflanzlichem Eiweiß am größten.

■ CHECK-UP
☐ Was versteht man unter essenziellen Nahrungsbestandteilen und wie sollte die tägliche Kost eines Mitteleuropäers zusammengesetzt sein?

Motorik des Magen-Darm-Trakts

■ Glatte Muskulatur des Magen-Darm-Trakts

Motorische Funktionen des Magen-Darm-Trakts sind für Aufnahme, Transport, Durchmischung, Resorption und Ausscheidung von Nahrung von zentraler Bedeutung. Ab dem Ösophagus bis zum Rektum werden diese Funktionen von glatter Muskulatur ausgeführt. Diese besitzt die Fähigkeit zu spontaner elektrischer Aktivität und steht unter vielfältigen regulatorischen Einflüssen durch das Nervensystem, Hormone und lokale Signalstoffe (→ Kap. 13).

Glattmuskuläre Kontraktionsformen
Phasisch-rhythmische Aktivität. Eine Besonderheit im Gastrointestinaltrakt sind phasisch-rhythmische Kontraktionen. Sie werden von spezialisierten glatten Muskelzellen zwischen äußerer Längs- und innerer Ringmuskulatur ge-

bildet, den interstitiellen Zellen von Cajal. Je nach Lokalisation entstehen typische Eigenrhythmen (**basale organspezifische Rhythmen, BOR**):
- **Magen** (Schrittmacherregion der großen Kurvatur): 3/min
- **Dünndarm**: 12/min; nach distal abnehmend.

Zellphysiologisch entstehen BOR durch spontane Öffnung unspezifischer Kationenkanäle und daraus resultierenden langsamen Membrandepolarisationen (**Slow-Wave-Potenziale**). Auf diesen Vordepolarisationen können **AP-Spikes** durch die Öffnung spannungsabhängiger Ca^{2+}-Kanäle entstehen und für eine verstärkte Kontraktion der Muskelzelle sorgen. Alternativ kann durch parasympathische Stimulation der Muskulatur das **Plateau** von Ca^{2+}-Aktionspotenzialen verlängert werden, was ebenfalls zu einer Kontraktion führt.

Tonische Aktivität. Tonisch, also anhaltend aktive glatte Muskeln, kommen v. a. in der Wand von Speicherorganen vor (Magenfundus, Gallenblase) und in Sphinkteren (Bauhin-Klappe, innerer Analsphinkter). Sie stehen vorwiegend unter **chemischer Kontrolle**, z. B. durch Acetylcholin (ACh).

Propulsive Peristaltik. Von oral nach aboral wandernde Kontraktionswellen der glatten Ringmuskulatur bewirken einen Weitertransport des Speisebreis in Richtung Anus (→ Abb. 7.1).

Nichtpropulsive Peristaltik (Segmentationsrhytmik). Kontrahieren zwei benachbarte Bereiche glatter Ringmuskulatur gleichzeitig, so findet kein gerichteter Transport des Speisebreis, sondern vielmehr eine Durchmischung statt (→ Abb. 7.1).

■ Schluckreflex

Einleitung. Der Schluckreflex soll den Transport eines Speisebolus von der Mundhöhle in den Ösophagus sicherstellen und eine Aspiration von Nahrungsbestandteilen in die Luftwege verhindern. Er wird **willkürlich eingeleitet**, indem die Zunge den Nahrungsbrei nach hinten befördert (orale Transportphase) und dieser die Rachenhinterwand oder den Zungengrund berührt.

Transportphase. Es läuft ein vom **Schluckzentrum** in der **Medulla oblongata** gesteuertes, festgelegtes, **unwillkürliches Programm** ab (pharyngeale und ösophageale Transportphase). Zunächst werden die Atemwege verschlossen. Durch ein Anheben des Gaumensegels und eine Kontraktion des M. constrictor pharyngis sup. verschließt sich der Nasopharynx. Ein Zurückweichen des Zungengrunds und das Anheben des Kehlkopfs über eine Kontraktion der suprahyalen Muskulatur verschließen die unteren Atemwege durch den Kehldeckel. Außerdem verschließen sich die Stimmlippen. Der obere Ösophagussphinkter öffnet sich und die Schlundschnürer befördern den Nahrungsbolus in die Speiseröhre. Nun folgt der Weitertransport durch propulsive Peristaltik in den Magen.

Rezeptive Relaxation. Erschlaffung der Magenfundusmuskulatur beim Schlucken. Dieser Reflex verhindert einen starken Druckanstieg beim Übertritt von Nahrung in den Magen und wird vom N. vagus vermittelt (→ s. u.).

Peristaltik (Transport) | Segmentation (Durchmischung)

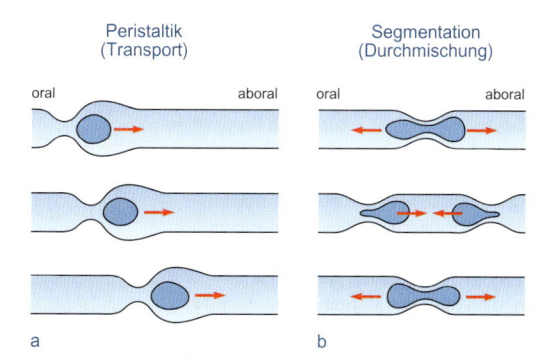

Abb. 7.1 Wichtige Formen gastrointestinaler Motilität: Propulsive Peristaltik und Segmentationsbewegung [L106]

a b

7 Ernährung, Verdauungstrakt, Leber

■ Steuerung des unteren Ösophagussphinkters

Es existiert **kein anatomischer Sphinkter** am Übergang von Speiseröhre zu Magen. Dennoch ist eine als Spinkterzone bezeichnete Region etwa 2 cm oberhalb der Kardia durch einen ständigen Ruhetonus von etwa 20 mmHg gekennzeichnet. Der Druck in den übrigen Ösophagusbereichen beträgt 0 mmHg, gemessen relativ zum intrathorakalen Druck außerhalb des Ösophagus. Dieser Tonus ist wichtig, um den Übertritt des sauren Mageninhalts in die Speiseröhre zu verhindern – insbesondere im Liegen.

> Kontrolle des unteren Ösophagussphinkters:
> - Tonussteigernd wirken: ACh, Gastrin und Motilin
> - Tonussenkend wirken: VIP (vasoaktives intestinales Peptid), Sekretin, Cholezystokinin (CCK), Progesteron, Alkohol, Nikotin, Fett und Kaffee.

■ Magenmotorik

In Fundus und oberem Korpus wird die Nahrung zum Verdau gespeichert. Die Muskulatur ist in diesem Bereich **tonisch** aktiv, je nach Füllungsgrad.

Rezeptive Relaxation. Nicht cholinerge, nicht adrenerge Neurone (**NANC**, Transmitter: NO) bewirken beim Schlucken eine reflexartige Senkung des Magentonus zur Erhöhung der Speicherkapazität.

Akkommodationsreflex. Auch die Magenfüllung per se führt über Dehnungsrezeptoren und Reflexbögen des **enterische Nervensystems (ENS)** zu einer Tonussenkung. Als Sensoren dieses Akkommodationsreflexes dienen Dehnungsrezeptoren in der Magenwand.

Peristaltische Wellen. Sorgen ab Korpusmitte für die Durchmischung und den Weitertransport der Nahrung. Sie entstehen im Bereich der **großen Kurvatur des Magenkorpus** und wandern mit einer Frequenz von etwa 3/min langsam nach distal. Ist der Pylorus verschlossen, führen die Wellen zu einer effektiven Durchmischung des Mageninhalts.

Steuerung. Der Parasympathikus stimuliert die Magenmotilität über ACh und muskarinische Rezeptoren, der Sympathikus inhibiert sie über Noradrenalin und β-Rezeptoren. Auch Hormone regulieren die Magenmotilität: **Gastrin** steigert den Tonus, **CCK** wirkt hemmend („Sättigungshormon").

■ Magenentleerung

Die **Verweildauer von Nahrung** im Magen ist stark von ihrer Zusammensetzung abhängig und variiert zwischen einer halben Stunde und sechs Stunden. Grobe und feste Nahrung, fetthaltige Nahrung und hyperosmolare Flüssigkeit verzögern die Magenentleerung. Wird derartiger Chymus ins Duodenum weitergegeben, verzögert auch der Dünndarm durch ein negatives Feedback die Magenentleerung. Hieran sind neuronale und hormonelle Mechanismen beteiligt.

> Beschleunigung der Magenentleerung (Dehnung der Magenwand):
> - Parasympathikus (ACh)
> - Gastrin
> - Motilin.
>
> Hemmung der Magenentleerung (Nahrungsübertritt ins Duodenum: Osmolarität ↑, pH ↓, Fett, Dehnung):
> - Sympathikus
> - Sekretin, wird bei sinkendem pH aus S-Zellen im Duodenum und Jejunum freigesetzt
> - CCK
> - Gastric inhibitory peptide (GIP).

■ Erbrechen

Auslöser. Erbrechen ist v. a. ein Schutzmechanismus des Körpers bei Schädigung der Schleimhäute des oberen Gastrointestinaltrakts durch chemische und physikalische Noxen, Toxine, Gifte oder Medikamente. Es kann außerdem ausgelöst werden durch Elektrolyt- und Blutzuckerentgleisungen, Störungen des Gleichgewichtsorgans und Reizung der Chemorezeptortriggerzone im Boden des IV. Hirnventrikels (**Area postrema**), z. B. durch Zytostatika oder Opiate. Allein die Wahrnehmung von Ekel (z. B. durch Geruch oder Ansehen) oder von Schmerzen kann zu Erbrechen führen.

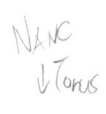

Reflex. Erbrechen ist ein komplexer, reflektorischer, zentralnervös gesteuerter Vorgang. Im Gastrointestinaltrakt wird bei Schleimhautläsionen **Serotonin** aus enterochromaffinen Zellen ausgeschüttet und aktiviert afferente vegetative Nervenfasern über 5-HT$_3$-Rezeptoren. Diese aktivieren über einen Reflexbogen das Brechzentrum in der **Formatio reticularis** des Hirnstamms. Über einen efferenten Reflexbogen bewirkt das vegetative und somatische Nervensystem ein kompliziertes Zusammenspiel von Darm-, Magen- und Ösophagusmuskulatur, Zwerchfell, Thorax und Bauchdecken. Koordinierte Kontraktionen dieser Organe bedingen letztlich den retrograden Transport von Magen- und/oder Darminhalt.

■ Motorik des Dünndarms

Die Motorik des Dünndarms wird durch das ENS gesteuert (→ Kap. 14). Das vegetative Nervensystem moduliert lediglich die Aktivität des ENS, wobei der Parasympathikus über muskarinische ACh-Rezeptoren der glatten Muskulatur den Tonus des Dünndarms steigert und der Sympathikus über α_2- und β_2-Rezeptoren den Tonus senkt.

Segmentations- und Pendelrhythmik (nichtpropulsive Peristaltik). Spielt eine wichtige Rolle zum Aufschluss der Nahrung (**digestive Phase**), nachdem die Nahrung in den Dünndarm gelangt ist. Sie weist im Duodenum eine Frequenz von 12–16/min auf. Nach distal nimmt die Frequenz der Segmentationsrhythmik ab: im Ileum etwa 8–10/min.

Minuten-Rhythmik. Langsamere Rhythmen spontaner Muskelaktivität, die die vorherrschenden Segmentationsbewegungen des Dünndarms modulieren.

Peristaltische Wellen. Schreiten im Gegensatz zu Segmentationsbewegungen über eine weitere Darmstrecke fort. Sie werden nach Aufschluss der Nahrung stärker und dienen dem Weitertransport des Chymus in den Dickdarm. Die Peristaltik wird vom **ENS**, v. a. Auerbach-Plexus, generiert, wobei die lokale Dehnung der Darmwand als Auslöser eines lokalen Reflexbogens fungiert:

- Erschlaffung der aboralwärts gelegenen Ringmuskulatur, Transmitter: ACh
- Kontraktion der Längsmuskulatur, Transmitter: ACh
- Kontraktion der oralwärts gelegenen Ringmuskulatur, Transmitter: VIP.

Die Transitzeit der Nahrung im Dünndarm schwankt zwischen 2–10 h, wobei Kohlenhydrate am schnellsten, Proteine mittelschnell und Fette am langsamsten transportiert werden. Die Bauhin-Klappe am ileokäkalen Übergang schützt den Dünndarm vor einem retrograden Übertritt von Bakterien.

Myoelektrischer Motorkomplex (Aktivitätskomplex). Interdigestive, starke peristaltische Wellen, die sich alle 90–120 min vom Magenantrum bis zum Ileum ausbreiten und den Darm von alten Speiseresten, abgeschilferten Epithelien und Bakterien reinigen. Der Komplex wird durch das ENS gesteuert und durch einen Anstieg der Motilinkonzentration verstärkt.

■ Motorik des Dickdarms

Die durchschnittliche Passagedauer des Nahrungsbreis im Kolon beträgt 2–3 Tage, was durch die im Vergleich zu Magen und Dünndarm geringere Motilität bedingt ist. Eine faserreiche Ernährung beschleunigt die Dickdarmpassage. Nur phasenweise treten kräftige propulsive Muskelkontraktionen zur Fortbewegung des zunehmend eingedickten Darminhalts auf:

- **Massenbewegungen** sind kräftige Muskelkontraktionen, die den Darminhalt aboral verschieben und etwa zwei- bis dreimal täglich auftreten. Sie werden auch als Holzknecht-Bewegungen bezeichnet.
- **Gastrokolischer Reflex**: Hierunter versteht man die typische Förderung der Kolonmotilität kurze Zeit nach Nahrungszufuhr.
- **Segmentationsbewegungen** sind im Kolon schwach ausgeprägt.
- **Defäkationsreflex**: Eine Dehnung des Rektums bewirkt eine Erschlaffung der Analsphinkteren sowie Anspannung der Bauchdecken und ermöglicht damit die Defäkation (→ Kap. 14).

Die Motorik des Dickdarms steht im Gegensatz zum Dünndarm v. a. unter der Kontrolle des vegetativen Nervensystems.

7 Ernährung, Verdauungstrakt, Leber

Obstipation („Verstopfung"). Eine verlängerte Verweildauer von Stuhl im Kolon findet sich z. B. bei ballaststoffarmer Ernährung. Diese ist ein gesicherter Risikofaktor für die Entstehung eines Kolonkarzinoms. Im Alter kommt es bei Dehydratation zu einer Eindickung des Stuhlgangs mit Stuhlverhalt (**Koprostase**). Im Extremfall kann hieraus ein Darmverschluss (Ileus) resultieren, der zu lebensbedrohlichen Komplikationen führen kann.

CHECK-UP

- Erklären Sie den Schluckvorgang!
- Wie kann Erbrechen ausgelöst werden?
- Wie wird der untere Ösophagussphinkter verschlossen?
- Erklären Sie den Unterschied zwischen dem gastralen Akkommodationsreflex und der rezeptiven Relaxation!
- Welche Formen rhythmischer motorischer Aktivität kommen im Gastrointestinaltrakt vor? Beschreiben Sie den zeitlichen Ablauf und die typische Lokalisation!

Sekretion

Übersicht der Sekretionsprozesse

Im Verlauf des Magen-Darm-Trakts werden von den verschiedenen exokrinen Drüsen insgesamt etwa 10 l Sekretvolumen produziert (→ Tab. 7.2).

Speicheldrüsen

Funktion. Speichel dient der Verflüssigung und dem **Verdau** der in die Mundhöhle aufgenommenen Nahrung sowie der **Abwehr** von Mikroorganismen. Pro Tag werden etwa 0,5–1,5 l Speichel in den großen und kleinen Speicheldrüsen gebildet. H_2O macht mit 99 % den Hauptbestandteil des Speichels aus, der Rest wird eingenommen von den Elektrolyten Na^+, K^+, Cl^- und HCO_3^-, sowie Muzinen, IgA, Enzymen – z. B. α-Amylase, Lysozym – und anderen Proteinen. Unter den großen Speicheldrüsen produziert die Gl. parotis vorwiegend dünnflüssigen (serösen) Speichel, die Gll. submandibularis und sublingualis produzieren dagegen schleimigen (seromukösen) Speichel, der sich durch einen höheren Anteil von Muzinen auszeichnet.

Tab. 7.2 Übersicht über die gastrointestinale Flüssigkeitssekretion und -resorption

Organ	Sekretion [l/Tag]	Resorption [l/Tag]
Nahrung	2	
Speicheldrüsen	1,5	
Magensaft	2	
Pankreassaft	1,5	
Galle	1	
Dünndarm	1	7
Colon		1,9
Stuhl		0,1
Bilanz	**9**	**9**

Sekretion. In den Azini der Speicheldrüsen wird zunächst ein plasmaisotoner Primärspeichel sezerniert (295 mmol/l). Hierbei wird Cl^- über basolaterale NKCC-Transporter sekundär aktiv in die Azinuszellen aufgenommen. Der Auswärtsgradient für Cl^--Ionen bewirkt dann eine apikale Diffusion ins Lumen. Na^+ strömt passiv parazellulär nach, H_2O ebenfalls sowie durch Aquaporine der apikalen Zellmembran. Muzine werden aktiv durch Exozytose freigesetzt. Der Primärspeichel wird in den Streifenstücken durch aldosteronabhängigen Na^+- und Cl^--Entzug zunehmend **hypoton** (50–100 mosmol/l). K^+-, sowie HCO_3^- werden dagegen ins Lumen der Ausführungsgänge sezerniert.

Zusammensetzung. Die Zusammensetzung der Elektrolyte ändert sich in Abhängigkeit der Sekretionsrate des Speichels. **Steigt das Sekretionsvolumen**, so können die Ionentransportmechanismen in den Ausführungsgängen nicht mit der Flussrate mithalten. Dies führt zu einem Anstieg der Konzentrationen von Na^+ und Cl^-, sowie zu einem Abfall der Konzentrationen von K^+ und HCO_3^- (→ Abb. 7.2). Der pH-Wert ist bei niedrigen Flussraten leicht sauer und erreicht bei maximaler Sekretion deutlich alkalische Werte (bis 7,8).

Regulation. Die Speichelsekretion wird durch verschiedene Mechanismen kontrolliert.
- **Neurogene Reize**: Erwartung, Appetit → Speichelsekretion ↑
- **Reflektorische Mechanismen**: Geruch, Geschmack, mechanische Reizung der Mundschleimhaut, Kauen → Speichelsekretion ↑
- Im Sinne eines Schutzreflexes bewirkt **Säure** eine verstärkte Produktion dünnflüssigen Speichels.
- Innerhalb des vegetativen Nervensystems bewirken sowohl Parasympathikus als auch Sympathikus eine Steigerung der Speichelsekretion. Der **Parasympathikus** bedingt jedoch über ACh und Kotransmitter wie VIP und Substanz P eine Produktion **serösen Speichels**. Der **Sympathikus** hingegen sorgt über Noradrenalin v. a. für eine Produktion **mukösen Speichels** mit geringer Steigerung der Sekretmenge.

> **Speichelsekretion.** In **Stresssituationen** – z. B. Prüfungssituation → Sympathikusaktivität ↑ – wird der Speichel dickflüssiger → „trockener Mund und feuchte Hände". Speichel ist das einzige Verdauungssekret, das **nicht plasmaisoton** ist, sondern **hypoton**. Je höher die **Sekretionsrate**, desto weniger hypoton und umso alkalischer der Speichel!

■ Magensaftsekretion

Die Magendrüsen des **Fundus** und **Korpus** sezernieren täglich 2–3 l **Magensaft**, der HCl, HCO_3^-, Pepsinogen, Muzine und Intrinsic factor enthält. Er dient der Denaturierung und dem Abbau von Nahrungsproteinen, der Aktivierung von Pepsinogen sowie der Abtötung von Krankheitserregern. Intrinsic factor bindet an aufgenommenes Vitamin B_{12} und ist für dessen Resorption im Ileum notwendig.

Belegzellen (Parietalzellen)
Funktion. Die Belegzellen dienen der Produktion von Magensäure (HCl) und Intrinsic factor. In der apikalen Membran befinden sich sog. H^+/K^+-**ATPasen** (**Protonenpumpen**), die primär aktiv H^+-Ionen in das Magenlumen und K^+-Ionen in die Belegzelle transportieren. Über einen apikalen Cl^--Kanal strömen Cl^--Ionen in das Magenlumen und bilden dort mit den H^+-Ionen die Salzsäure (→ Abb. 7.3). Magensaft ist eine hoch aggressive Säure mit einem durchschnittlichen **pH-Wert von 2** (minimal bis zu 1,0).
Belegzellen können je nach Funktionsgrad ihr Erscheinungsbild verändern: Während sie in

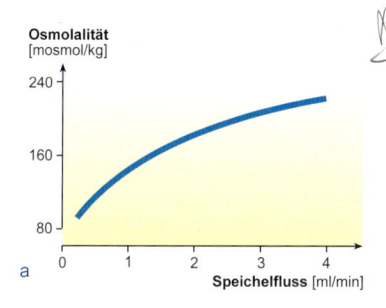

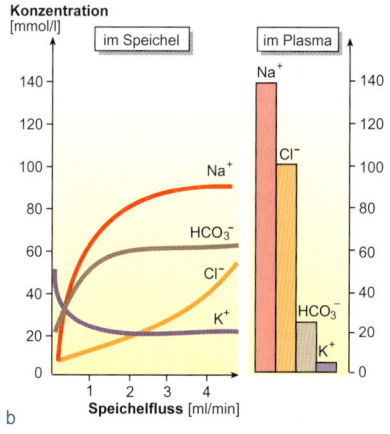

Abb. 7.2 Abhängigkeit der Osmolarität (a) und der Ionenkonzentrationen (b) des Speichels von der Flussrate [L106]

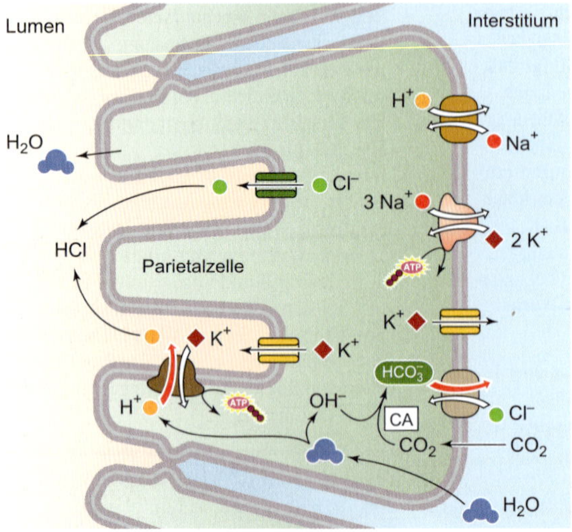

7 Ernährung, Verdauungstrakt, Leber

Abb. 7.3 Säuresekretion im Magen durch Belegzellen [E346]

Ruhe abgerundet erscheinen, vergrößern sie bei Nahrungsaufnahme und vegetativer Stimulation ihre Membranoberfläche durch die Fusion von Membranvesikeln mit der Plasmalemm. Dabei werden sog. **Canaliculi** ausgebildet. Bei **Nüchternheit** sezernieren die Magendrüsen nur wenig Sekret mit annähernd neutralem pH-Wert.

Regulation. In der **kephalen Phase** der Nahrungsaufnahme stimuliert bereits der Anblick, Geruch oder die Vorstellung von Nahrungsmitteln die Magensäureproduktion über den N. vagus (Parasympathikus) über **ACh**. Dieses wirkt über M_3-Rezeptoren auf die Belegzellen (→ Abb. 7.4). In der **gastralen Phase** der Verdauung stimulieren die **Dehnung der Magenwand** und **Gastrin** die Säurebildung der Belegzellen. Gastrin wird aus den G-Zellen des Magenantrums freigesetzt und gelangt über den Blutweg in die proximale säureproduzierende Region des Magens. Dort stimuliert es Belegzellen über CCK_B-Gastrinrezeptoren. **Histamin** stimuliert die Säureproduktion direkt an Belegzellen und indirekt über eine vermehrte Gastrinfreisetzung aus G-Zellen (beide Mechanismen über H_2-Rezeptoren). Die Säureproduktion der Belegzellen wird **gehemmt** durch einen sinkenden pH-Wert im Magen, einen hohen Fettgehalt sowie die Hormone Sekretin, Somatostatin, VIP, PGE_2, GIP, CCK und Neurotensin.

Zur Behandlung einer erosiven Gastritis, von Magengeschwüren (Ulcera ventriculi) oder eines gastroösophagealen Refluxes werden sog. **Protonenpumpenhemmer** wie z. B. Pantoprazol eingesetzt. Diese hemmen die H^+/K^+-ATPasen der Belegzellen irreversibel durch kovalente Modifikation. Früher setzte man H_2-Rezeptor-Antagonisten wie z. B. Ranitidin ein – sie erwiesen sich jedoch als weniger effektiv in der Hemmung der Säureproduktion bei gleichzeitig ungünstigerem Nebenwirkungsprofil.

Gastrinsekretion aus G-Zellen

G-Zellen befinden sich im **Magenantrum**. Zur Freisetzung von Gastrin ins Blut stimuliert werden sie durch **Dehnungsreize**, den **N. vagus**, **Histamin** (über H_2-Rezeptoren), **Proteinabbauprodukte**, sowie **Koffein** und **Alkohol** im Magenlumen. Gehemmt werden sie durch die Hormone Somatostatin, Sekretin, GIP und Neurotensin, und durch eine steigende intragastrale HCl-Konzentration: pH-Wert ≥ 2 → **negatives Feedback**.

Chemische Nahrungsinhaltsstoffe wie **Alkohol** und **Koffein** erhöhen v. a. über eine Steigerung der Gastrinfreisetzung die Säureproduktion im Magen.

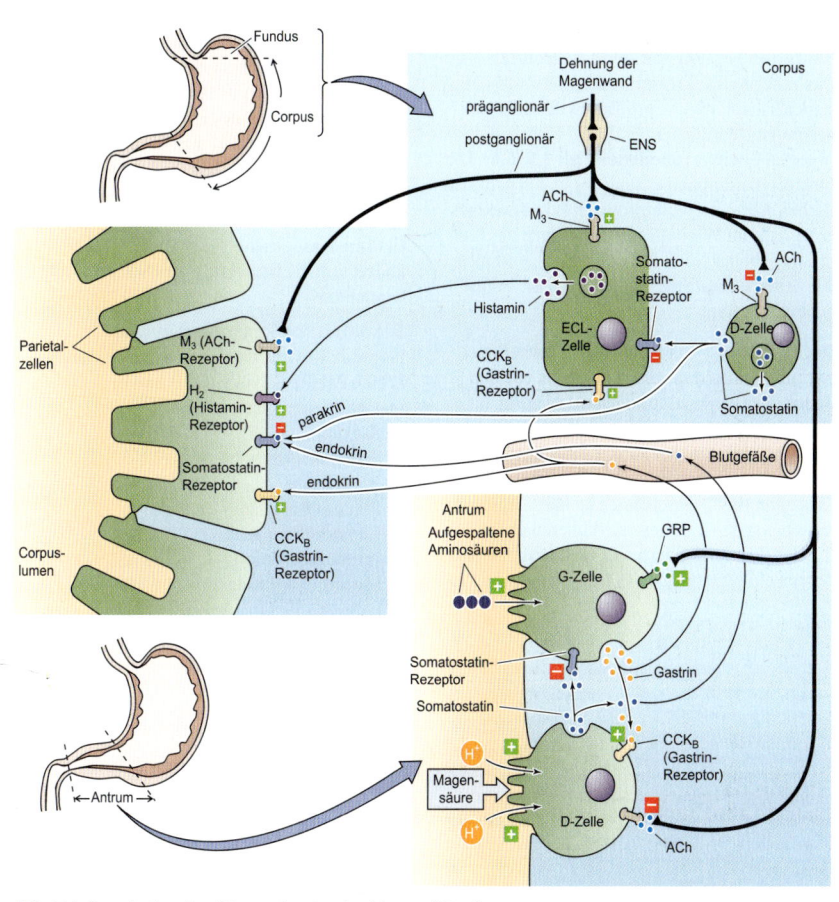

Abb. 7.4 Regulation der Säuresekretion im Magen [E346]

Schleimhautschutz
Zum Schleimhautschutz vor Magensäure und anderen toxischen und mechanischen Einflüssen trägt die Produktion eines muzinösen und alkalischen (HCO_3^--haltigen) Sekrets bei, welches die **Nebenzellen** der Magendrüsen und dem Oberflächenepithel bilden. Insbesondere im **Mikromilieu** der Schleimhautoberfläche (Glykokalyx) herrschen im Gegensatz zum Magenlumen ein neutraler pH-Wert und niedrige Pepsinaktivitäten. **Glucocorticoide** unterdrücken die Schleimproduktion; Sekretin, CCK und PGE_2 fördern sie. Prostaglandin E_2 steigert zudem die Bicarbonatsekretion und die lokale Durchblutung. **COX**-Hemmer wie z. B. ASS begünstigen daher die Entstehung von Magenulzera und -blutungen.

Pepsine
Pepsinogen wird aus **Hauptzellen** der Magendrüsen freigesetzt und durch HCl im Rahmen einer limitierten Proteolyse zu verschiedenen Pepsinen aktiviert. Diese spalten Proteine hinter den Aminosäuren Phenylalanin, Leucin und Glutamat in kleinere Peptidfragmente. Sie besitzen ein an das Magenmilieu angepasstes **pH-Optimum** von 1,8–3,5. Im Dünndarm werden Pepsine irreversibel inaktiviert. Gastrin und CCK stimulieren die Pepsinogenfreisetzung.

7 Ernährung, Verdauungstrakt, Leber

■ Pankreassekretion

Sekretion von Wasser und Elektrolyten

Das exokrine Pankreas produziert etwa 1,5–2 l stark alkalisches Sekret pro Tag. Es dient der weitgehenden Neutralisierung des im Magen angesäuerten Chymus (**duodenaler pH 5,5–6,5**). Die Elektrolytzusammensetzung des in den pankreatischen Azinuszellen sezernierten **Primärsekrets** entspricht im Wesentlichen derjenigen des Blutplasmas: hoher NaCl-Anteil, $[HCO_3^-] \approx 60$ mM. Die Sekretionsrate der Azinuszellen ist weitestgehend konstant.

Regulation. Unter Einfluss von **Sekretin**, eines bei Ansäuerung des Darminhalts von den S-Zellen der Duodenal- und Jejunalschleimhaut sezernierten gastrointestinalen Hormons, wird das Sekret in den Pankreasausführungsgängen modifiziert: Es findet ein **Austausch von Cl^- gegen HCO_3^-** durch einen apikalen Anionentauscher statt. Cl^--Ionen rezirkulieren über den durch Sekretin aktivierten **CFTR-Kanal** und bedingen ein lumennegatives transepitheliales Potenzial (→ Abb. 7.5). Folglich strömen Na^+-Ionen aus den Gangepithelien ins Lumen aus, woraufhin H_2O passiv folgt. Somit steigert Sekretin auch die Sekretionsrate des Pankreas. Bei zunehmend saurem Chymus nimmt der HCO_3^--Gehalt des Sekrets zu, der Cl^--Gehalt entsprechend ab. So wird sichergestellt, dass die Pankreasenzyme (→ s. u.) bei ihrem **pH-Optimum (6–8)** arbeiten können. Da der Austausch von Bicarbonat- und Cl^--Ionen mit gleicher Stöchiometrie stattfindet, ändert sich die Osmolarität des Sekrets nicht wesentlich.

Sekretion von Pankreasenzymen

Folgende Enzyme werden in den Azini des exokrinen Pankreas synthetisiert und in das Primärsekret sezerniert:

- Amylase
- Pankreaslipase
- Prokolipase
- Phospholipase A_2
- Cholesterinesterase
- Proelastase
- Procarboxypeptidase

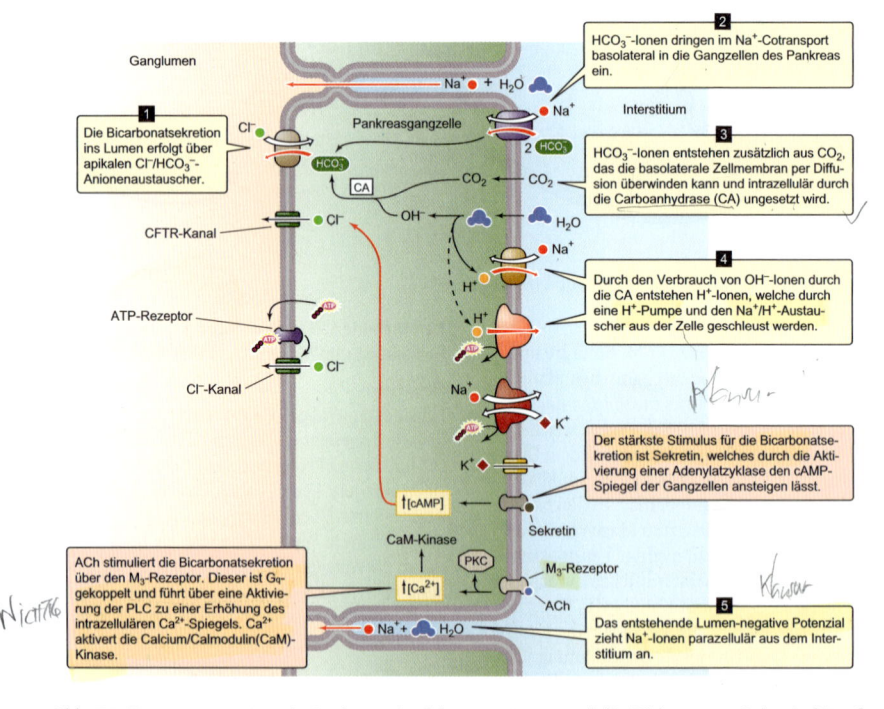

Abb. 7.5 Transportvorgänge in Pankreas-Ausführungsgängen und die Wirkung von Sekretin [E346]

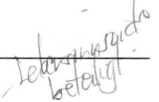

- Trypsinogen → Trypsin: spaltet nach basischen Aminosäuren
- Chymotrypsinogen → Chymotrypsin spaltet nach aromatischen Aminosäuren.

Lediglich die Proteasen werden als Vorstufen (**Zymogene**) gebildet und im Duodenum durch **limitierte Proteolyse** aktiviert. Die Pankreaslipase wird erst in Mizellen durch Bindung von Gallensäuren und Kolipase aktiv.

Regulation. Die Enzymproduktion des Pankreas wird durch das in den I-Zellen der Duodenalwand gebildete CCK über CCK_A-Rezeptoren stimuliert. Dieses Peptidhormon wird durch die Anwesenheit von Peptiden, Aminosäuren und langkettigen Fettsäuren vermehrt freigesetzt. Ebenso fördern **VIP** und **ACh** die Enzymsekretion der Azinuszellen.

> **Mukoviszidose.** Bei der Mukoviszidose (zystischen Fibrose) handelt es sich um einen rezessiv vererbten Defekt des CFTR-Cl^--Kanals, der in verschiedenen Organen zu Funktionsstörungen führt. Durch die Störung der Cl^--Rezirkulation in den Pankreasausführungsgängen dickt das Sekret ein und verarmt an Bicarbonat. Es kommt zur Ausbildung von Retentionszysten und der Aktivierung der Zymogene innerhalb des Pankreas, was einen Selbstverdau des Organs mit einem Verlust der Pankreasfunktion zur Folge hat.

■ Exokrine Funktion der Leber

Gallesekretion
Pro Tag werden etwa 0,6–1 l Galle von der Leber sezerniert. Dabei entstammen etwa 80 % den Hepatozyten und 20 % den Gangepithelien. Die Gallenflüssigkeit gelangt nahrungsabhängig in das Duodenum und dient der **Emulgation** fettlöslicher Nahrungsstoffe. Außerdem dient die Galle der **Ausscheidung** von toxischen endo- und exogenen Substanzen, welche in der Leber wasserlöslich gemacht wurden (**Biotransformation**). Hierzu gehört u. a. Bilirubin, das in diglucuronidierter Form über die Galle ausgeschieden wird. In den Hepatozyten werden etwa 50 % der Gallenflüssigkeit **gallensalzunabhängig** sezerniert. Aus Cholesterin werden primäre Gallensäuren (Taurocholat, Glycocholat und Chenodesoxycholat) synthetisiert und über ATP-abhängige Transporter in die Canaliculi sezerniert.

Die übrigen 50 % der Gallenflüssigkeit werden **gallensalzabhängig** sezerniert: Hierbei stimulieren Gallensalze des Pfortaderbluts, welche dem **enterohepatischen Kreislauf** entstammen (Desoxycholat und Litocholat), ihre eigene Aufnahme über Na^+-Symport und Anionenaustauscher in die Hepatozyten. Folglich ist auch die Sekretion von Gallensäuren in die Gallengänge gesteigert.

> Gallensäuren des Pfortaderbluts steigern die Gallesekretion der Leber (**choleretische Wirkung der Gallensäuren**).

Analog zur Regulation im Pankreas fördert **Sekretin** die HCO_3^--Sekretion der Gallengangepithelien durch einen Anionentauscher und alkalisiert damit die Gallenflüssigkeit. Zudem steigert es den Gallefluss.

Enterohepatischer Kreislauf
Der Körper besitzt einen Rezirkulationskreislauf, wobei im **Ileum** etwa 95 % der ins Duodenum sezernierten Gallensäuren im **Na^+-Symport** reabsorbiert werden. Nur ein geringer Anteil der sezernierten Gallensäuren wird ausgeschieden. Aufgrund des **enterohepatischen Kreislaufs** beträgt der Gesamtkörpergehalt an Gallensäuren nur **2–4 g**, wobei etwa die 5fache Menge bei fettreichen Mahlzeiten benötigt wird. Nach der Aufnahme in die Enterozyten gelangen die Gallensäuren über einen Anionenaustauscher in die Blutbahn und durch die Pfortader zurück zur Leber, wo sie erneut konjugiert werden.

Funktion der Gallenblase
In der Gallenblase wird die Galle durch Resorption von Ionen und H_2O **isoton konzentriert**, gespeichert und bei Bedarf über den Ductus hepatocholedochus in das Duodenum sezerniert. Den stärksten Reiz für eine Kontraktion der Gallenblase stellt das Hormon **CCK** dar. Zudem bewirkt der N. vagus über **ACh** eine Kontraktion der Gallenblase. Die Gallenflüssigkeit besteht aus verschiedenen Bestandteilen, deren korrektes Konzentrationsverhältnis der Entstehung von Gallensteinen vorbeugt (→ Tab. 7.3): Gallensäuren:Phospholipide:Cholester in ≈ **75:25:5**.

7 Ernährung, Verdauungstrakt, Leber

Tab. 7.3 Bestandteile der Gallenflüssigkeit

	Lebergalle [mM]	Blasengalle [mM]
Gallensäuren	20	90
Cholesterin	4	17
Phosphatidylcholin	3	30
Gallenfarbstoffe	1	5
Na^+	146	209
K^+	5	13
Ca^{2+}	2,5	11
Cl^-	105	66
HCO_3^-	30	19

Bilirubin und Ikterus. Ursache eines Ikterus (Gelbfärbung der Haut und Skleren) ist eine erhöhte Bilirubinkonzentration im Blut: > 2 mg/dl bzw. 35 µmol/l.
Drei Ikterusformen:
- **Prähepatischer Ikterus**: Der Abbau gealterter Erythrozyten (Hämolyse), aus dem Bilirubin stammt, ist pathologisch gesteigert, z. B. bei Erythrozytenmembrandefekten
- **Intrahepatischer Ikterus**: durch Störungen der Leberfunktion wie z. B. angeborene Enzymdefekte wie der Morbus Meulengracht oder erworbene Heptatitden: Bilirubin wird an Albumin gebunden zur Leber transportiert und dort im Rahmen der Biotransformation zweifach glucuronidiert und mit der Galle ausgeschieden
- **posthepatischer Ikterus**: Der Galleabfluss in das Duodenum ist behindert, z. B. aufgrund eines Gallensteins oder eines Tumors.

Die drei Ikterusformen können über eine Differenzierung von direktem (**glucuronidiertem**) und indirektem (**nicht glucuronidiertem**) **Bilirubin** unterschieden werden.

Bilirubin in Stuhl, Urin und Galle. Im Darm spalten Bakterien die Glucuronsäurereste des Bilirubins wieder ab, sodass verschiedene Abbauprodukte wie **Stercobilin** und **Urobilinogen** entstehen. Sie sind für die braune Farbe des Stuhls verantwortlich. Da ein Teil des direkten Bilirubins auch in den Blutkreislauf gelangt und in der Niere filtriert wird, sorgt es ebenfalls für die gelbe Farbe des Urins. Folglich kann auch durch eine **Entfärbung des Stuhlgangs**, meist begleitet mit einer intensiveren bzw. **bräunlichen Verfärbung des Urins**, auf eine Cholestase geschlossen werden, da die Ausscheidung sekundärer Gallensäuren über den Darm zum Erliegen kommt. Zudem ist unter diesen Umständen die Urobilinogenkonzentration im Urin stark vermindert. Bilirubin(diglucuronid) wirkt antioxidativ und wird in der Gallenflüssigkeit reoxidiert in Biliverdindiglucuronid, sodass die Galle eine **grüne Farbe** annimmt.

Neugeborenenikterus. Häufig in den ersten Lebenstagen aufgrund eines Abbaus von fetalem Hämoglobin und einer verminderten Konjugationsfähigkeit der Leber. Er wird bei stark erhöhten Bilirubinspiegeln mit einer Fototherapie behandelt. Hierbei wird das Bilirubin in der Haut effektiv zu einem wasserlöslichen nicht toxischen Isomer, dem Lumirubin, umgewandelt.

Gallensteine. **Cholesterinsteine** sind mit einem Anteil von etwa 80 % die häufigsten Gallensteine und entstehen bei einer erhöhten Cholesterinkonzentration in der Galle oder einer verminderten Phospholipidkonzentration. Seltener bestehen Gallensteine aus Calciumbilirubinat, welches bei einem erhöhten Gehalt der Galle an unkonjugiertem Bilirubin vermehrt auskristallisiert (**Bilirubinsteine**). Die Entstehung von Gallensteinen wird durch Hypomotilität und unvollständige Entleerung der Gallenblase begünstigt.

■ CHECK-UP

- ☐ Erklären Sie wichtige Unterschiede zwischen der Speichelsekretion und den Sekretionsmechanismen des exokrinen Pankreas!
- ☐ Erklären Sie die Mechanismen der Magensaftsekretion!
- ☐ Welche Mechanismen schützen die Magenwand vor dem aggressiven Magensaft?
- ☐ Wozu benötigt der Körper die Gallenflüssigkeit? Ist eine Gallenblase notwendig?
- ☐ Was ist ein posthepatischer Ikterus und wie lässt er sich diagnostizieren?

Aufschluss der Nahrung

■ Kohlenhydrate

α-Amylase. Eine stärke- und glykogenspaltendes Enzym, welches α-1,4-glykosidische Bindungen **hydrolysiert**. Hierbei entstehen Oligosaccharide mit einer Länge von 4–10 Monosaccharideinheiten. Amylase wird in unterschiedlichen Isoformen aus den Mundspeicheldrüsen und dem exokrinen Pankreas freigesetzt.

Oligosaccharidasen. Werden von membranständigen Oligosaccharidasen der Enterozyten gespalten. Im intestinalen Bürstensaum befindet sich auch ein Enzym, welches α-1,6-glykosidische Bindungen spaltet. Dies ist notwendig für den Abbau verzweigter Kohlenhydrate wie Amylopektin oder Glykogen.

Disaccharidasen. Disaccharidasen befinden sich auf der luminalen Seite der Enterozyten. **Laktose** wird im Darmlumen durch die Laktase in Galaktose und Glucose gespalten. **Maltose** wird im Dünndarm durch das Enzym Maltase in zwei Glucose-Moleküle zerlegt.

Bis zu 20 % der mitteleuropäischen Bevölkerung leidet unter einer **Laktoseintoleranz**: Nach dem Verzehr von Milch oder Milchprodukten kommt es bei den Betroffenen zu typischen Symptomen wie Bauchschmerzen, Durchfall, Erbrechen, Meteorismus und Flatulenzen. Die Ursache liegt zumeist in einer ab der Kindheit abnehmenden Expression der intestinalen Laktase. Der unverdaute Milchzucker gelangt so in den Dickdarm und wird dort von Darmbakterien zu kurzkettigen Fettsäuren, H_2 und CO_2 verstoffwechselt. Die entstehenden Gase sind für die Blähungen verantwortlich. Da Laktose durch seine osmotische Wirkung H_2O in das Darmlumen zieht, resultieren die typischen Durchfälle. Zur Therapie genügt i. d. R. eine laktosearme Diät.

■ Proteine

Die Verdauung der Proteine beginnt im Magen mit der Denaturierung durch HCl und der Spaltung zu Peptiden durch Pepsin. Im Duodenum bewirken die pankreatischen **Endopeptidasen** Trypsin und Chymotrypsin eine Spaltung längerer Peptide in kürzere Fragmente. Die **Exopeptidasen** Carboxy- und Aminopeptidase hydrolysieren anschließend endständige Aminosäuren der Peptidfragmente (→ Abb. 7.6).

Pepsin. Ein eiweißspaltendes Enzym, welches in Form einer inaktiven Vorstufe (Pepsinogen) aus den **Hauptzellen** der Magendrüsen freigesetzt wird. Es wird durch HCl-vermittelte limitierte Proteolyse aktiviert und besitzt ein Optimum bei einem pH-Wert von 2. Pepsin spaltet Peptidbindungen v. a. zwischen aromatischen und neutralen Aminosäureresten.

Trypsin und Chymotrypsin. Beide Enzyme werden in Form von **Zymogenen** aus dem Pankreas freigesetzt und im Duodenum aktiviert. Die initiale Aktivierung von Trypsinogen erfolgt durch ein membranständiges Enzym der Enterozyten namens **Enteropeptidase** (früheres Synonym: Enterokinase) mittels **limitierter Proteolyse**. Das aktivierte Trypsin aktiviert dann seinerseits – ebenfalls durch limitierte Proteolyse – Trypsinogen, Chymotrypsinogen, Proelastase, Prokolipase und Procarboxypeptidase. Trypsin ist eine **Serinprotease**, die als Endopeptidase Peptidbindungen hinter den basischen Aminosäuren Lysin und Arginin, sowie hinter modifiziertem Zystein spaltet. Chymotrypsin trennt Tryptophan-, Phenylalanin- und Tyrosinreste ab. Auf diese Weise entstehen Di-, Tri- oder Oligopeptide.

Elastase. Wird in Form einer Vorstufe aus dem exokrinen Pankreas freigesetzt und spaltet das Protein Elastin – ein Bestandteil elastischer Fasern.

Aminopeptidase. Spalten einzelne Aminosäuren vom aminoterminalen Ende der Oligopeptide ab. Sie befinden sich in der **apikalen Membran** des **duodenalen Bürstensaums**.

Carboxypeptidase. Das Pendant zu den Aminopeptidasen des duodenalen Bürstensaums bilden die Carboxypeptidasen des Pankreas. Auch sie werden als inaktive Vorstufen (Procarboxypeptidasen) freigesetzt und erst im Darmlumen durch Trypsin aktiviert.

7 Ernährung, Verdauungstrakt, Leber

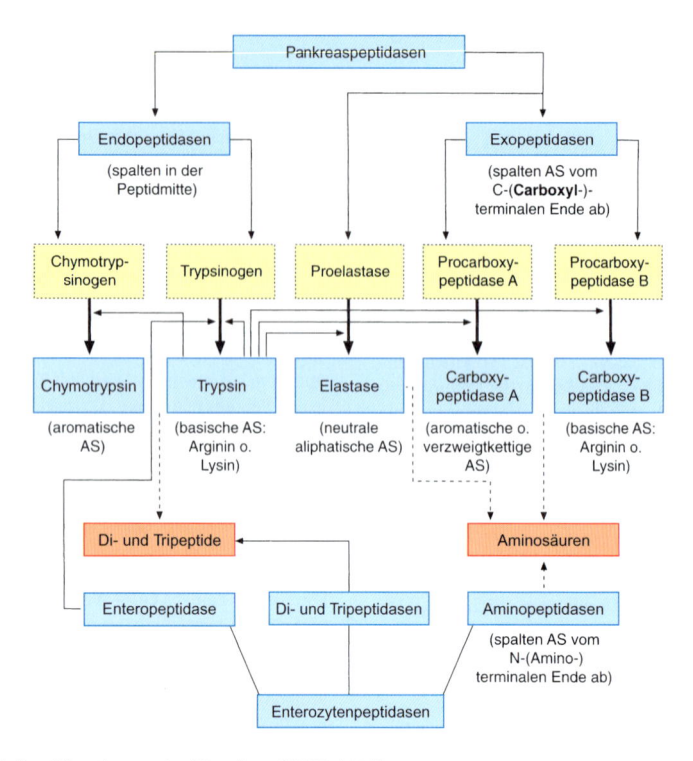

Abb. 7.6 Peptidverdauung im Dünndarm [O522, L106]

> **Verdauungsenzyme des Bürstensaums:** Oligosaccharidasen, Disaccharidasen und Aminopeptidase. Auch die Enteropeptidase ist membranständig, genau genommen jedoch kein Verdauungsenzym!
> **Zymogene:** Pepsinogen, Trypsinogen, Chymotrypsinogen, Proelastase, Procarboxypeptidase.

■ Lipide

Nahrungsfette (v. a. Triazylglyzeride, TAG) werden im oberen Dünndarm (Duodenum und Jejunum) absorbiert. Eine entscheidende Rolle für den Aufschluss dieser hydrophoben Moleküle spielt die Emulsion: feinste Durchmischung zweier nicht löslicher Flüssigkeiten. Die in der Gallenflüssigkeit enthaltenen Gallensäuren, Cholesterin und Phospholipide bilden mit den Fetten im Dünndarm **Mizellen**, die einen charakteristischen Aufbau besitzen:

- Phospholipide als bipolare Außenschicht, eine Layer
- Gallensäuren an der Oberfläche
- Cholesterin an der Oberfläche
- TAG der Nahrungsfette im Inneren, gänzlich hydrophob
- Cholesterinester im Inneren, ebenfalls gänzlich hydrophob.

Die Spaltung der TAG wird in erster Linie durch die **Pankreaslipase** bewerkstelligt, welche erst im Dünndarm durch eine **Kolipase**, Ca^{2+} und **Gallensäuren** aktiviert wird. Sie spaltet zwei Fettsäuren eines TAG ab, sodass ein **β-Monoacylglycerid** entsteht. Dies wird neben den Fettsäuren in die Mukosazellen des Dünndarms aufgenommen. Weniger als 10 % der aufgenommen Fettmenge bestehen aus Phospholipiden, Cholesterin und anderen Lipiden. Etwa 15 % der Fette werden beim erwachsenen Menschen bereits im Magen durch eine **Magenlipase** verdaut, die bei einem pH-Optimum von etwa 4 arbeitet. Dabei entstehen pro TAG ein DAG und eine freie Fettsäure. Beim Neugeborenen dominiert der Fettverdau mittels Magenlipase noch über die pankreatische Sekretion. Zudem enthält die Muttermilch eine **Milchlipase**, welche durch Gallensalze des Säuglings aktiviert und stabilisiert wird. Sie übersteht sogar die saure Magenpassage und wird beim weniger sauren pH-Wert des Duodenums aktiv.

■ Intestinale Bakterienflora

Die Bakterienflora des Dickdarms (etwa 10^{11}–10^{12} Bakterien/ml) besteht zu **99 % aus Anaerobiern**, v. a. der Gattungen Bacteroides, Bifidobacterium und Eubacterium. Aerobe Bakterien wie E. coli und Enterokokken kommen nicht frei im Lumen vor, sondern wegen der besseren O_2-Versorgung auf den Enterozyten. Der Dünndarm ist aufgrund der Magenpassage bakterienfrei – wie auch der Darm des Neugeborenen. Darmbakterien tragen zur Versorgung des Körpers mit den **Vitaminen K** und **H** bei. Sie spalten pflanzliche Kohlenhydrate in **kurzkettige Fettsäuren** wie Buttersäure, Propionsäure und Essigsäure. Diese werden vom Kolonepithel resorbiert und tragen wesentlich zu dessen Energieversorgung bei. Zudem bilden Darmbakterien durch ihre Stoffwechselaktivität (Gärungsprozesse) **Gase** wie Methan, Wasserstoff, Schwefelwasserstoff und Ammoniak.

■ CHECK-UP

- Welche Enzyme sind zum Verdau von Kohlenhydraten notwendig?
- Erklären Sie den Begriff Zymogen!
- Erklären Sie den Aufschluss von Fetten in der Nahrung am Beispiel der TAG!

Absorption

■ Prinzipien der Absorption

Bei der Absorption (Aufnahme) von Nährstoffen und H_2O im Darm stellt die **Na^+/K^+-ATPase** der basolateralen Membran von Enterozyten die antreibenden Ionengradienten her. Viele Transportprozesse verlaufen im Gefolge der Na^+/K^+-ATPase als **sekundär aktive** Transportvorgänge carriervermittelt ab. Die Schlussleisten zwischen den Enterozyten sind im Dünndarm relativ durchlässig, sodass **parazelluläre Transportvorgänge** inkl. **Solvent drag** stattfinden können. Im Kolon sind die Schlussleisten sehr dicht, was den Aufbau stärkerer elektrochemischer Gradienten ermöglicht. Diese sind nötig, um den Stuhl durch Wasserresorption einzudicken.

■ Absorption von Wasser und Elektrolyten

Bilanz

8–9 l Wasser pro Tag werden im Verlauf des Gastrointestinaltrakts von den einzelnen Drüsen sezerniert. Hiervon wird der **Großteil bereits im Dünndarm wieder resorbiert** (etwa 6,5–8 l). Ins Kolon gelangen noch etwa 1–2 l Wasser pro Tag. 90 % dieses Wassers werden noch resorbiert, sodass letztendlich 100 ml Wasser pro Tag über den Stuhl ausgeschieden werden (→ Kap. 9). Auch Elektrolytverluste der Nieren und Schweißdrüsen werden über die zugeführte Nahrung ersetzt. Netto nimmt ein Mensch pro Tag etwa 300 mmol (7 g) Na^+ und 100 mmol (4 g) K^+ über den Darm auf.

- Der größte Teil des Wassers (über 80 %) wird im Jejunum und Ileum resorbiert
- In Magen und Duodenum findet meist keine Netto-Wasserresorption statt. Im Gegenteil: Hier wird der hypertone Speisebrei durch Sekretionsprozesse annähernd plasmaisoton gemacht
- Im Kolon wird aldosteronabhängig Na^+ resorbiert und K^+ sezerniert. Ebenso findet ein Austausch von Cl^- (resorbiert) und HCO_3^- (sezerniert) statt.

Vom aufgenommenen Eisen werden etwa 10 % absorbiert, von Ca^{2+} etwa 25 % und von Mg^{2+} etwa 30 %. Sulfationen werden fast gar nicht resorbiert. Stattdessen werden sie z. B. in Abführmitteln verwendet, da sie einen Wassereinstrom aus der Darmwand in das Lumen zur Folge haben.

7 Ernährung, Verdauungstrakt, Leber

Mechanismen der Salz- und Wasserresorption

Dünndarm. Im **Jejunum** wird Na$^+$ v. a. postprandial im Rahmen der Glucose- und Aminosäureresorption in die Enterozyten aufgenommen (→ Abb. 7.7). Treibende Kraft hierfür ist die basolateral vorkommende Na$^+$/K$^+$-ATPase, welche die Na$^+$-Ionen aus der Zelle in das Interstitium transportiert. H$_2$O-Moleküle folgen den Na$^+$-Ionen entsprechend dem entstehenden osmotischen Gefälle passiv nach. Dieser Transport erfolgt v. a. durch spezielle Poren in der Zellmembran, sog. **Aquaporine**. Zusätzlich werden H$_2$O-Moleküle auch über andere Transporter, z. B. Glucosecarrier wie SGLT aufgenommen. Neben diesem transzellulären Transport erfolgt insbesondere interdigestiv eine passive Resorption von Na$^+$-Ionen und H$_2$O über die relativ undichten Tight junctions (parazellulär). Aufgrund dieser Zusammenhänge ist die H$_2$O- und Elektrolytaufnahme im Dünndarm an die Anwesenheit von Aminosäuren und Glucose gebunden. Dies macht man sich auch in der klinischen Praxis zunutze, wo als orale Rehydratationslösung eine elektrolythaltige Glucoselösung verwendet wird.

Dickdarm. Im **Kolon** sind die Schlussleisten im Vergleich zum Dünndarm viel dichter, sodass fast kein parazellulärer Transport mehr stattfindet. Na$^+$-Ionen werden im proximalen Kolon v. a. über Na$^+$/H$^+$ und HCO$_3^-$/Cl$^-$-Transporter aufgenommen. Im distalen Kolon erfolgt der Transport – analog zu den Sammelrohren der Nieren – über epitheliale Na$^+$-Kanäle (ENaC). Diese werden durch Aldosteron induziert. H$_2$O wird ausschließlich über Aquaporine resorbiert.

Aufnahme weiterer Mineralstoffe und Spurenelemente

Kalium. K$^+$-Ionen werden im Dünndarm v. a. **parazellulär** durch Solvent drag resorbiert. Im Kolon überwiegt die Sekretion. Hier spielt zusätzlich zu einem passiven transzellulären Sekretionsmechanismus der aldosteronabhängige K$^+$-Transport durch apikale Kanäle eine wichtige Rolle.

Chlorid. Die Cl$^-$-Aufnahme ist meist über elektrochemische Gradienten an die Na$^+$-Resorption gekoppelt und erfolgt passiv, entweder transzellulär über Kanäle oder parazellulär.

Calcium. Der größte Anteil des in der Nahrung enthaltenen Calciums wird in Jejunum und Ileum parazellulär durch passive Transportprozesse aufgenommen. Ein kleinerer Teil wird im Duodenum Vitamin-D$_3$-abhängig resorbiert. Nach dem Transport über apikale Ca^{2+}-Kanäle bindet Ca^{2+} an **Calbindin**, ein intrazelluläres Protein, das durch Vitamin D$_3$ induziert wird. Hierdurch bleibt ein hohes Konzentrationsgefälle für die transepitheliale Ca^{2+}-Aufnahme bestehen. Zudem stimuliert Vitamin D$_3$ die basolaterale Ca^{2+}-Ausschleusung aus den Enterozyten über Ca^{2+}-Pumpen.

Magnesium. Mg^{2+}-Ionen werden im Ileum über aktive Transportprozesse und im restlichen Dünndarm passiv aufgenommen.

■ Absorption von Nährstoffen

Die Monomere der Kohlenhydrate und Proteine gelangen wie die meisten anderen Nährstoffe nach Aufnahme in die Enterozyten über das **Pfortaderblut** zur Leber. Dort finden wichtige

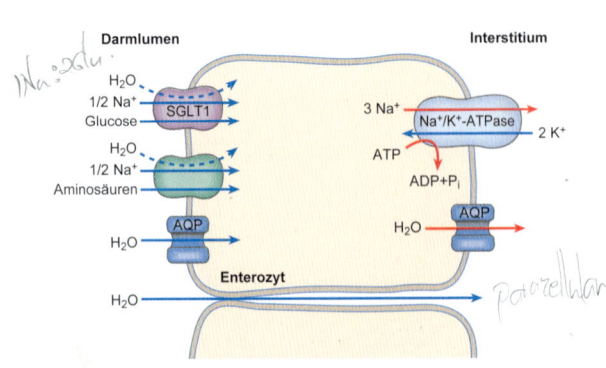

Abb. 7.7 Mechanismen der Wasserresorption im Dünndarm [L106]

Reaktionen des Stoffwechsels zur Energiegewinnung und -speicherung sowie der Synthese von Baustoffen statt. Zudem werden aufgenommene toxische Substanzen entgiftet. Fettsäuren gelangen dagegen in Chylomikronen mit der **Lymphflüssigkeit** über den Ductus thoracicus und den linken Venenwinkel in den Körperkreislauf, um zunächst dem Fettgewebe und der Muskulatur zur Verfügung gestellt zu werden.

Kohlenhydrate

Glucose. Wird vorwiegend sekundär aktiv im **Na$^+$-Symport** in die Enterozyten aufgenommen. Hierfür ist ein spezielles Transportprotein (**SGLT1**) zuständig, das ein Glucosemolekül zusammen mit zwei Na$^+$-Ionen transportiert (→ Abb. 7.8). Der diesen Transport antreibende elektrochemische Na$^+$-Gradient entsteht – wie in allen Körperzellen – durch die Aktivität einer basolateral lokalisierten Na$^+$/K$^+$-ATPase.

Fruktose. Wird v. a. durch **erleichterte Diffusion** in die Enterozyten aufgenommen. Der Transporter ist **GLUT5**.
Auf der basolateralen Seite werden sämtliche Monosaccharide über den **GLUT2-Transporter** ins Interstitium freigesetzt.

Proteine

Nach Aufspaltung in Magen und Duodenum werden vor allem Aminosäuren und kurze Peptidfragmente (2–4 Aminosäurereste) in den proximalen Dünndarmabschnitten resorbiert.

> **Aminosäuren** werden im Symport mit Na$^+$, **Oligopeptide** im Symport mit H$^+$ in die Enterozyten transportiert.

Aminosäuren werden im Dünndarm mittels sekundär aktiver Carrier im **Na$^+$-Symport** resorbiert. Dabei sind die Carrier zumeist spezifisch für Aminosäuren mit gleichartigen physikochemischen Eigenschaften. Es existiert z. B. je ein Carrier für:
- Die neutralen Aminosäuren L-Leucin und L-Alanin
- Die basischen Aminosäuren L-Arginin, L-Lysin und L-Ornithin
- Die sauren Aminosäuren L-Glutamat und L-Aspartat
- Die sekundären Aminosäuren L-Prolin, L-OH-Prolin, Sarcosin
- Die einzige achirale Aminosäure Glycin
- Die β- und γ- Aminosäuren β-Alanin und γ-Aminobuttersäure (GABA).

Der Oligopeptid-Carrier ist relativ unspezifisch für die Sequenz seiner transportierten Peptide. Die in die Mukosazellen aufgenommenen kurzen Peptide werden durch intrazytoplasmatische Peptidasen in einzelne Aminosäuren gespalten und basolateral wahrscheinlich über **Uniporter** (Na$^+$-unabhängig) in den Portalkreislauf abgegeben. Bei Neugeborenen erfolgt ein wesentlicher Anteil der Eiweißaufnahme durch Pinozytose ganzer Proteinmoleküle.

Lipide

Die nach der Spaltung von TAG frei werdenden Fettsäuren gelangen über spezielle Transporter (z. B. FAT) über die Membran der Enterozyten und werden in ihrem Inneren reverestert. Daraufhin erfolgen die Assoziation mit Apoproteinen und der Transport als Chylomikronen über das Lymphgefäßsystem ins Blut, ins Fettgewebe, in die Muskulatur und – in Form von Remnants – zur Leber. Wie im Fall der TAG wurden in letzter Zeit auch Transportproteine für Cholesterol (z. B. NPC1L1) und Phospholipide in den Enterozytenmembranen nachgewiesen. Ob und inwieweit sie frühere Modelle der Lipidabsorpti-

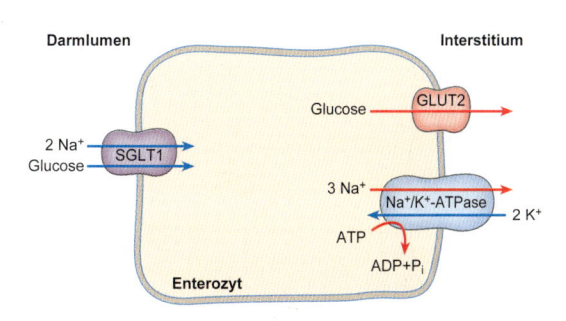

Abb. 7.8 Mechanismus der Glucoseaufnahme aus dem Darm [L106]

7 Ernährung, Verdauungstrakt, Leber

on (Diffusion, Aufnahme von Fetten direkt in die Enterozytenmembranen) ablösen können, ist derzeit nicht abschließend geklärt.

■ Absorption wichtiger Vitamine und von Eisen

Vitamin B_{12}

Vitamin B_{12} bindet im Dünndarm an **Intrinsic factor**, der aus den Belegzellen des Magens freigesetzt wird. Der Komplex wird schließlich im **terminalen Ileum** resorbiert. Bei dort lokalisierten entzündlichen Erkrankungen des Magen-Darm-Trakts, etwa bei Morbus Crohn, kommt es zu einer verminderten Vitamin-B_{12}-Resorption. Daraus kann eine makrozytäre hyperchrome Anämie (**perniziöse Anämie**) resultieren, bei schwerer Vitamin-B_{12}-Unterversorgung auch eine schwere Schädigung des Rückenmarks mit neurologischen Ausfällen (**funikuläre Myelose**).

Fettlösliche Vitamine

Sämtliche fettlöslichen Vitamine (Merkwort: ED(E)KA) werden im Dünndarm durch Gallensäuren emulgiert und über die Bildung von Mizellen aufgenommen. Ist die Fettresorption gestört, können also auch entsprechende Hypovitaminosen auftreten.

Vitamin D_3 (Cholecalciferol, Calciol).

Vitamin D_3 wird entweder über die Nahrung aufgenommen oder bei ausreichender Sonneneinstrahlung in der Haut aus 7-Dehydrocholesterin gebildet. Es wird durch weitere Reaktionsschritte in der Leber zu der Speicherform Calcidiol (25-Hydroxy-Vitamin-D_3) und in der Niere zur aktiven Form Kalzitriol (1,25-Dihydroxy-Vitamin-D_3) verstoffwechselt. Kalzitriol bewirkt als Hormon eine Steigerung des Knochenumbaus, eine vermehrte Ca^{2+}- und Phosphatresorption in Darm und Niere sowie eine Hemmung der Parathormonfreisetzung aus der Nebenschilddrüse.

Vitamin A.

Vitamin A wird im Dünndarm aufgenommen und in der Leber als Ester gespeichert. Karotinoide sind Provitamine des Vitamin A. Ein Mangel an Vitamin A verursacht **Nachtblindheit** (**Hemeralopie**, → Kap. 17).

Eisen

Eisenionen werden v. a. als Fe^{2+} (frei oder an Häm gebunden) aus dem Darm resorbiert. Der gleichzeitige Verzehr von Antioxidantien wie Vitamin C (z. B. in Form von Orangensaft) kann daher die **Resorptionsquote** steigern (von etwa 10 % auf 30 %). Pro Tag beträgt der physiologische Eisenverlust über Zellabschilferung und Mikroblutungen etwa **1–2 mg**, bei der prämenopausalen Frau ist er aufgrund der Regelblutung (ca. 60 ml ≈ 30 mg Eisen pro Tag) zeitweise höher. Folglich sollten täglich etwa 10–20 mg zugeführt werden. Eisen ist v. a. in Fleisch, Hülsenfrüchten, Fisch, Wurst und bestimmten Pflanzen (z. B. Petersilie) enthalten. Über die Entnahme von 10 ml Blut gehen etwa 5 mg Eisen verloren. Das **Gesamtkörpereisen** (etwa 3–5 g) verteilt sich wie folgt:

- 60 % im Hämoglobin
- 20 % in oxidiertem Zustand (als Fe^{3+}) im Ferritin und Hämosiderin
- 15 % als Fe^{3+} im Myoglobin
- Nur etwa 1 % ist an das Transportprotein des Bluts, das **Transferrin** (ebenfalls als Fe^{3+}) gebunden.

■ CHECK-UP

☐ Beschreiben Sie den grundsätzlichen Ablauf von Resorptionsvorgängen im Körper am Beispiel der intestinalen Glucoseaufnahme!
☐ Wie wird Fructose im Gegensatz zu Glucose aufgenommen?
☐ Beschreiben Sie die Mechanismen, welche der Resorption von Eiweiß im Körper dienen!
☐ Wie gelangen Fette vom Darm ins Blut?
☐ Erklären Sie den Eisenhaushalt des Menschen!

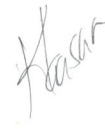

Integrative Steuerung der Magen-Darm-Funktion

■ Enterales Nervensystem

Vegetative Kontrolle. Das vegetative Nervensystem greift als Modulations- und Kontrollinstanz in das ENS ein. **Parasympathische Neurone** (v. a. über ACh) wirken i. d. R. tonussteigernd, **adrenerge sympathische Neurone** dagegen tonussenkend. Eine Ausnahme bilden Sphinkteren, die aus glatter Muskulatur aufgebaut sind: sie werden vom Sympathikus über α_1-Rezeptoren tonisiert (→ Kap. 14). Darüber hinaus gibt es die inhibitorischen Neurone, welche weder Noradrenalin noch ACh als Transmitter benutzen (**NANC-Neurone**).

■ Zusammenspiel gastrointestinaler Signalstoffe

Zahlreiche gastrointestinale Signalstoffe sind in einem komplexen Regulationsnetzwerk miteinander verknüpft. Dies zeigt sich etwa bei der Regulation der Säureproduktion im Magen. Zu diesen Signalstoffen zählen Neurotransmitter (wie ACh), Hormone (wie Gastrin, Sekretin und Leptin) und Gewebehormone (wie Prostaglandine, Histamin).

Inkretine. Inkretine sind Peptidhormone, welche im GI-Trakt gebildet werden und neben Insulin und Glucagon einen wichtigen Einfluss auf die Glucosehomöostase besitzen. Inkretine wie das **Glucagon-like peptide-1** (**GLP-1**) und das **Glucose-dependent insulinotropic polypeptide** (**GIP**):

- Fördern die Insulinfreisetzung, wenn der Speisebrei den Dünndarm erreicht
- Steigern die Glucoseempfindlichkeit der β-Zellen
- verlangsamen die Magenentleerung und reduzieren die Geschwindigkeit, mit der Glucose in den Blutkreislauf gelangt
- Vermindern den Appetit.

■ CHECK-UP

☐ Wie könnte man medikamentös auf die Säureproduktion, die Fettresorption, den Glucosespiegel im Blut und das Sättigungsgefühl einwirken?

8 Energie- und Wärmehaushalt

- Energiehaushalt 117
- Wärmehaushalt und Temperaturregulation 118

Energiehaushalt

Grundlagen

Die Einheit der Energie (Arbeit) ist Joule (J), Kalorie (cal) oder Wattsekunde (Ws). Eine Kalorie entspricht ungefähr 4,2 J oder 4,2 Ws. Häufig verwendet wird auch die Einheit Kilokalorie (1 kcal = 1.000 cal). Ein gesunder Erwachsener verbraucht pro Stunde ca. 420 kJ. Die Energie wird im menschlichen Körper (insbesondere in Fettzellen) in Form von Triazylglyzeriden gespeichert. Bei der Nutzbarmachung der gespeicherten Energie wird intermediär ATP gebildet. Die Phosphorylierung von ADP zu ATP geschieht vorrangig in den Mitochondrien. Dabei wird O_2 zu H_2O reduziert.

Energiequellen

Der menschliche Körper nimmt Energie in Form verschiedener Substrate zu sich. Diese lassen sich im Wesentlichen in vier große Gruppen einteilen: **Kohlenhydrate**, **Alkohole** (Ethanol), **Fette** und **Proteine**. Die Stoffgruppen besitzen einen unterschiedlichen physikalischen und physiologischen Brennwert (→ Tab. 8.1). Dabei ist der physiologische Brennwert stets geringer als der physikalische, da der Organismus Stoffe nicht vollständig verbrennen kann. Der physiologische Brennwert spiegelt die brutto in der Zelle entstehende Energie wider und berücksichtigt nicht die zum Abbau nötige, vom Körper aufzubringende Energie. Bei der Energiegewinnung aus Nahrungsbestandteilen wird O_2 verbraucht, und es entsteht CO_2. Ohne O_2-Verbrauch können Makromoleküle dem nicht oxidativen Substratstoffwechsel zugeführt werden (Speicherung, Synthesen). Das ist die Grundlage für die Begriffe des kalorischen Äquivalents und des respiratorischen Quotienten.

Das **kalorische** (oder auch energetische) **Äquivalent** eines Nahrungsstoffs [kJ/l O_2] beschreibt, wie viel Energie im Körper entsteht, wenn ein Liter Sauerstoff verbraucht wird und die jeweilige Stoffgruppe das einzige Substrat darstellt. Der **respiratorische Quotient** (RQ) ist definiert als CO_2-Produktion/O_2-Verbrauch. Die leichte Messbarkeit dieser Größen macht man sich bei der indirekten Kalorimetrie (→ s. u.) zunutze. Aufgrund der Stöchiometrie des Abbaus der verschiedenen Stoffe unterscheiden sich die Werte in den einzelnen Stoffklassen (→ Tab. 8.1). Ebenfalls unterschiedlich ist die für die Verwertung der Nahrungsbestandteile von dem Organismus aufzubringende Energie. Diese ist besonders hoch für Proteine, weshalb der Energieumsatz nach einer eiweißreichen Mahlzeit besonders stark zunimmt.

Energieumsatz

Der gesamte Energieumsatz setzt sich aus verschiedenen Komponenten zusammen (→ Tab. 8.2).
Der früher verwendete Begriff des Grundumsatzes (Basal metabolic rate) wurde weitestgehend durch den des weniger restriktiv definierten **Ruheenergieverbrauchs** (Ruheumsatz, Resting metabolic rate) abgelöst. Der Ruheumsatz ist der benötigte Energiebedarf, um die Homöostase unter thermoneutralen Bedingungen, nach 12-stündiger Nahrungskarenz und bei vollkommener körperlicher und mentaler Ruhe aufrechtzuerhalten. Ruhe- und Grundumsatz werden stark beeinflusst von

8 Energie- und Wärmehaushalt

Tab. 8.1 Stoffwechselkennwerte der Makronährstoffe

Substrat	Physiologischer Brennwert [kJ/g]	Kalorisches Äquivalent [kJ/l O_2]	RQ
Glucose	15,6	20,8	1,0
Fette	39,4	19,3	0,707
Proteine	20,1	19,4	0,801

Tab. 8.2 Komponenten des Energieumsatzes

	Anteil [%]	Kommentar
Ruheenergieverbrauch	50–75	Sichert Zell- und Organfunktion
Aktivitätsabhängiger Energieverbrauch	15–40	Abhängig vom Lebenswandel
Nahrungsinduzierte Thermogenese	bis zu 10	Abhängig von der Ernährung

- Fettfreier Körpermasse: Umsatz ↑
- Alter: ↓
- Geschlecht: männlich ↑
- Schilddrüsenhormonen: ↑.

Der Anteil einzelner Organe am gesamten Ruheumsatz findet sich in → Tabelle 8.3.
Der **Gesamtenergieumsatz** kann mithilfe zweier Methoden quantifiziert werden:

Tab. 8.3 Ruheenergieverbrauch einzelner Organe (Mittelwert von Männern und Frauen)

Organ	Beteiligung [%]
Muskel	23
Gehirn	23
Herz	10
Leber	21
Nieren	10
Fettgewebe	6

- **Direkte Kalorimetrie**: die vom Körper abgegebene Wärme wird direkt bestimmt
- **Indirekte Kalorimetrie**: Nach Bestimmung des O_2-Verbrauchs kann unter Zuhilfenahme der kalorischen Äquivalente, die für die Hauptnahrungsbestandteile fast identisch sind, der Energieverbrauch wie folgt angenähert werden:

$$\text{Energieverbrauch [kJ/h]} = 20{,}2 \times O_2\text{-Verbrauch [l/h]}$$

Der Energieumsatz erhöht sich nicht nur bei körperlicher, sondern auch bei geistiger Arbeit. Allerdings wird dies auf eine gleichzeitige unbewusste Erhöhung der Muskelaktivität zurückgeführt.

> ■ **CHECK-UP**
> ☐ Aus welchen vier großen Stoffgruppen setzt sich die menschliche Nahrung zusammen?
> ☐ Wie ist das kalorische Äquivalent definiert und wozu wird es verwendet?
> ☐ Welche Organe tragen prozentual am meisten und am wenigsten zum Ruheumsatz bei?

Wärmehaushalt und Temperaturregulation

■ Körpertemperatur

Allgemeines und Definitionen

Der Mensch ist im Gegensatz zu Reptilien und Fischen ein gleichwarmes (homoiothermes) Lebewesen, d. h. er besitzt eine von äußeren Einflüssen weitgehend unabhängige Körperkerntemperatur. Während die Temperatur der Körperschale (Extremitäten und Haut) bei sich verändernder Umgebungstemperatur variiert, behält der Körperkern (v. a. Herz, Gehirn und Leber) stets die Normaltemperatur. Diese liegt beim Menschen zwischen 36,4 °C und 37,4 °C. Liegt die Körperkerntemperatur unter 35,5 °C spricht man von Unterkühlung (**Hypothermie**), bei Werten über 37,5 °C ohne eine Veränderung im Sollwert von Überwärmung (**Hyperthermie**). Ist der Sollwert im Hypothalamus nach oben verstellt, handelt es sich um Fieber. Die Körperkerntemperatur unterliegt rhythmischen Schwankungen:

- Sie ist am niedrigsten in der zweiten Nachthälfte und am höchsten am späten Nachmittag

- Sie liegt bei Frauen postovulatorisch (Lutealphase, zweite Hälfte des Zyklus), durch Progesteron vermittelt, ca. 0,5 °C höher als präovulatorisch.

Die Körpertemperatur kann auf verschiedene Weisen bestimmt werden:
- **Rektal**: Verzögerte Veränderung bei dynamischen Prozessen
- **Tympanal**: Schnelle Durchführung, ungenau
- **Sublingual, axillär**: Häufigste Methoden in der klinischen Praxis, größte Ungenauigkeit
- **Zentral**: Über Katheter in Aorta, Goldstandard, sehr invasiv, selten angewandt.

Für die gemessenen Temperaturen gilt die Reihenfolge: axillär (am niedrigsten), sublingual, tympanal, rektal, zentral (am höchsten).

Der Begriff der **thermischen Neutralzone** ist definiert als der Bereich der Umgebungstemperatur, in dem durch Anpassung der Hautdurchblutung eine ausgeglichene Wärmebilanz erzielt werden kann. Dieser Bereich liegt bei etwa 25–30 °C. Sowohl bei höheren als auch bei niedrigeren Temperaturen steigt der Grundumsatz merklich an. Die **Indifferenztemperatur** ist die als behaglich empfundene Temperatur und hängt ab von Bekleidung, Grundumsatz, Luftfeuchtigkeit und Windgeschwindigkeit. Bei hoher Windgeschwindigkeit wird vermehrt die den Körper umgebende Warmluft konvektiv abgeführt, was die Verdunstungsrate erhöht und zu subjektivem Kälteempfinden führt.

Hyperthermie

Eine nicht fieberbedingte erhöhte Körperkerntemperatur (> 37,5 °C) wird durch ein Missverhältnis zwischen Wärmeproduktion und -aufnahme einerseits, und Wärmeabgabe andererseits verursacht, und kann Werte von bis zu 41 °C erreichen. Sie ist nach Beseitigung der Ursache reversibel. Es kommen externe oder interne Gründe infrage:
- **Exogene** Hyperthermie ist Folge großer Hitzeexposition und führt klinisch zu Sonnenbrand, Hitzekrämpfen, Hitzekollaps, Hitzeerschöpfung und Hitzschlag
- **Endogene** Hyperthermie in Form von maligner Hyperthermie kann bei Patienten mit seltenen Erbkrankheiten beim Verabreichen von Muskelrelaxanzien auftreten. Mutationen im RyR führen bei diesen Patienten zu einer unkontrollierten Ca^{2+}-Freisetzung aus dem SR ins Zytosol quergestreifter Muskelzellen. Eine andere Ursache ist das maligne Neuroleptika-Syndrom (MNS) nach Gabe potenter antipsychotisch wirkender Medikamente.

> **Therapie bei exogener Hyperthermie.** Beendigung der Hitzeexposition (z. B. Lagern im Schatten), Flüssigkeitszufuhr und Sicherung der Vitalparameter. Bei **endogener Hyperthermie** ist oftmals aktives Kühlen mit Eisbeuteln nötig. Bei der Behandlung der malignen Hyperthermie kommt der RyR_1-Antagonist Dantrolen zum Einsatz.

Fieber

Fieber ist durch eine Erhöhung des Temperatur-Sollwerts in der Area praeoptica des Hypothalamus gekennzeichnet. Dies kann geschehen durch exogene und endogene Pyrogene:
- **Exogene Pyrogene**: Bestandteile von Viren und Bakterien
- **Endogene Pyrogene**: von Granulozyten als Antwort auf Eindringlinge gebildete Signalstoffe (IL-1, IL-6, TNFα, Interferon).

Neben Infektionen kann Fieber auch verursacht werden durch maligne Neoplasien, Autoimmunerkrankungen Gewebezerstörungen, Thromboembolien, metabolische Störungen u. a. Findet sich keine Ursache, spricht man von Fieber unbekannter Ursache (FUO).

Im Fieberverlauf (→ Abb. 8.1) tritt zuerst ein Temperaturanstieg ein, gekennzeichnet durch Kälteempfinden, Schüttelfrost und periphere Vasokonstriktion zum Anpassen der Ist- an die Solltemperatur (Stadium incrementi). Es folgt eine Plateauphase unterschiedlicher Länge und schließlich der Fieberabfall, bei dem der Sollwert wieder unter die aktuelle Körperkerntemperatur fällt. Dies führt dazu, dass der Organismus beginnt, Wärme abzugeben, was sich klinisch durch Schwitzen und gesteigerte Hautdurchblutung (Röte) äußert (Stadium decrementi).

> **Antipyretika.** Fiebersenkende Medikamente. Wirken z. T. über eine Hemmung der Prostaglandinbiosynthese im Hypothalamus, womit der Effekt der Pyrogene aufgehoben wird und es schneller zur Entfieberung kommt. Prominente Vertreter der Antipyretika sind ASS, Paracetamol und Metamizol.

8 Energie- und Wärmehaushalt

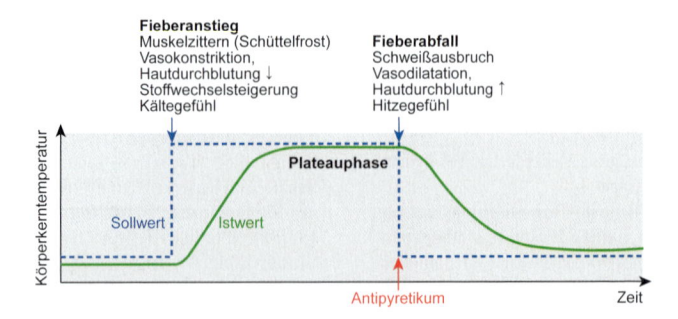

Abb. 8.1 Typischer dreiphasiger Fieberverlauf. Dargestellt sind die zeitliche Veränderung des Sollwerts (blau) und der tatsächlichen Temperatur (grün), sowie die physiologischen Mechanismen, die der Körper verwendet, um die tatsächliche Temperatur dem Sollwert anzupassen. [L231]

Hypothermie

Ein Absinken der Körperkerntemperatur unter 35,5 °C tritt ein, wenn die Wärmeverluste die Wärmeproduktion über längere Zeit übersteigen. Ursachen können sein:
- Kälteexposition: Begünstigt durch alkoholinduzierte verminderte Kältewahrnehmung (plus zusätzliche Vasodilatation)
- Krankheit und Medikamente: Urämie, Neuroleptika.

O_2-Mangel kann über einer Herabsetzung des Sollwerts im Hypothalamus zu Anapyrexie (Gegenteil des Fiebers) führen. Dies ist im strengen Sinne keine Hypothermie.

> Bei der **therapeutischen Wiedererwärmung** ist zu beachten, dass es bei ausschließlich externer Wärmezufuhr zu einem Wiedererwärmungsschock (After drop) kommen kann. Dieser wird verursacht durch die periphere Vasodilatation, wodurch das kalte azidotische Blut der Peripherie den Körperkern erreicht. Oftmals besser ist interne Wiedererwärmung mit Blasenspülung, Beatmung mit erwärmter Luft oder Hämodialyse. Letztere erlaubt auch eine Korrektur der Elektrolytstörungen und des Säure-Basen-Haushalts.

■ Wärmebildung

Um eine konstante Körperkerntemperatur zu gewährleisten, muss der Organismus Wärme produzieren. Dies erfolgt unter Ruhebedingungen in erster Linie durch die Stoffwechselprozesse der zentral gelegenen Organe. Bei physischer Arbeit können bis zu 90 % der Wärmeproduktion von der Skelettmuskulatur stammen. Bei niedriger Umgebungstemperatur verfügt der Organismus über verschiedene Mechanismen, um die Wärmeproduktion zu steigern und/oder die Wärmeabgabe zu verringern:

- **Periphere Vasokonstriktion** zur Minderung der Wärmeabgabe
- **Verhaltensanpassung**: Bekleidung, physische Aktivität
- **Kältezittern**: unwillkürlich, erst tonische, dann phasische motorische Einheiten.

Dem Neugeborenen fehlt die Möglichkeit, über Kältezittern Wärme zu produzieren. Jedoch kann es, anders als Erwachsene, zitterfrei Wärme aus dem braunen Fettgewebe generieren. Dabei bewirkt Thermogenin (Uncoupling Protein 1, UCP1) eine mechanische Entkopplung von mitochondrialer Aktivität und ATP-Bildung, indem es den Protonengradienten der inneren Mitochondrienmembran kurzschließt.

■ Wärmeabgabe und -aufnahme

Die an der Wärmeabgabe beteiligten Mechanismen lassen sich in den äußeren und inneren Wärmestrom untergliedern. Der **innere Wärmestrom** führt die Wärme vom Ort ihrer Entstehung an die Körperoberfläche ab. Dies erfolgt mit dem Blutstrom (Konvektion). Ist eine verstärkte Wärmeabgabe nötig, wird über einen verminderten Sympathikotonus die Durchblutung der Akren gesteigert, bei kalter Umgebung erfolgt eine Vasokonstriktion. Dies kann in Extremfällen zu einem Abfall bzw. Anstieg des arteriellen Blutdrucks führen. Das in den Extremitäten etablierte Gegenstromprinzip erlaubt es, ei-

nen Temperaturgradienten zwischen dem Körperkern und den Akren aufrechtzuerhalten. Dies schützt vor Wärmeverlust bei Kälte und verhindert ein Aufheizen der Kerns bei Hitze. Von der Körperoberfläche wird die Wärme mit dem **äußeren Wärmestrom** an die Umgebung abgegeben. Dies erfolgt über drei Mechanismen:
- **Konduktion (Leitung):** Direkter Kontakt zweier Medien, Wärmeaustausch proportional zur Temperaturdifferenz der Medien, direkter konvektiver Abtransport im Luftstrom
- **Radiatio (Strahlung):** Ca. 50–60 % der gesamten Wärmeabgabe bei Ruhebedingungen
- **Evaporation (Verdunstung):** Limitiert durch hohen Wasserdampfdruck. Aufgeteilt in Perspiratio insensiblis (passiv, 500 ml/d) und Perspiratio sensibilis (Schwitzen, sympathisch-cholinerg gesteuert); wichtig bei schwerer körperlicher Arbeit und Sauna.

Die Anteile der verschiedenen Mechanismen bei unterschiedlichen Umgebungstemperaturen sind in → Abbildung 8.2 dargestellt.

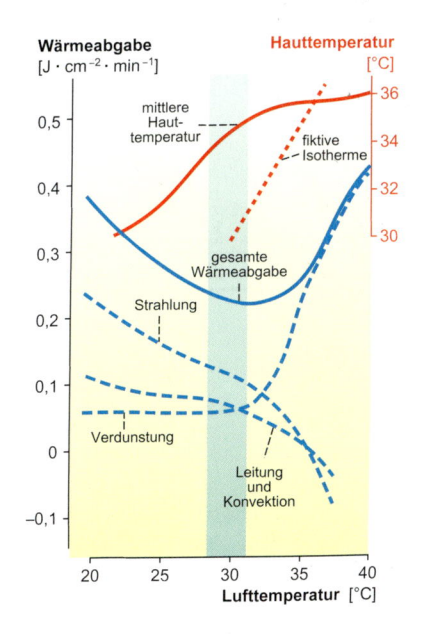

Abb. 8.2 Gesamtwärmeabgabe und ihre Teilkomponenten sowie mittlere Hauttemperatur bei verschiedenen Lufttemperaturen (Windgeschwindigkeit 0,1 m/s, relative Feuchtigkeit 50 %) für den unbekleideten Erwachsenen unter Ruhebedingungen. Gesamtwärmeabgabe und Teilkomponenten (blaue durchgezogene und gestrichelte Kurven, linke Ordinate), mittlere Hauttemperatur (rote durchgezogene Kurve, rechte Ordinate), Indifferenzbereich (grün), fiktive Isotherme von Haut und Lufttemperatur (gepunktete rote Linie). [L106]

■ Temperaturregulation

Der Mensch ist darauf angewiesen, seine Kerntemperatur in einem Bereich zwischen 36,4 und 37,4 °C zu halten. Dazu steht ein ausgeklügeltes **Regulationssystem** zu Verfügung, das die Wärmeproduktion, -aufnahme und -abgabe anpasst. Gelingt ihm dies nicht, können Hyper- oder Hypothermie die Folge sein. Umgebungseinflüsse, die das Regulationssystem überfordern, sind beispielsweise extreme Hitze oder Kälte, der schnelle Wärmeverlust in kaltem Wasser, oder die Wärmeaufnahme nach Strahlung bei Reaktorunfällen.

Die **Körperkerntemperatur** wird konstant von zentralen und dermalen Thermosensoren überwacht und in der Area praeoptica im frontalen **Hypothalamus** verarbeitet. Die Information wird dort mit einem Sollwert verglichen, der Normaltemperatur. Ist die gemessene Temperatur zu hoch, werden Mechanismen zur Wärmeabgabe eingeleitet, anderseits zur Wärmekonservierung und -erzeugung. Folgende Mechanismen spielen eine Rolle (→ Abb. 8.3):
- Eine vermehrte oder verminderte **Durchblutung** der Extremitäten und der Haut, vermittelt durch den sympathisch gesteuerten Gefäßtonus
- Vermehrte oder verminderte Aktivierung der ekkrinen **Schweißdrüsen**, welche cholinerg sympathisch innerviert werden: ACh bindet an postsynaptische muskarinerge Rezeptoren (v. a. M3)
- Kognitiv gesteuerte **Verhaltensanpassung**
- **Kältezittern**.

Bei Kleinkindern und älteren Menschen ist das Risiko einer Temperaturentgleisung, insbesondere einer Unterkühlung, aber auch einer Überwärmung erhöht. Dies liegt bei Neugeborenen und Kleinkindern an der relativ zum Körpergewicht vergrößerten Körperoberfläche, den geringen Energiereserven und dem kaum vorhandenen Unterhautfettgewebe, welche das braune Fettgewebe nicht ausgleichen kann. Beim älteren Menschen spielen eine herabgesetzte Stoffwechselrate und verminderte Vasomotorik eine Rolle.

8 Energie- und Wärmehaushalt

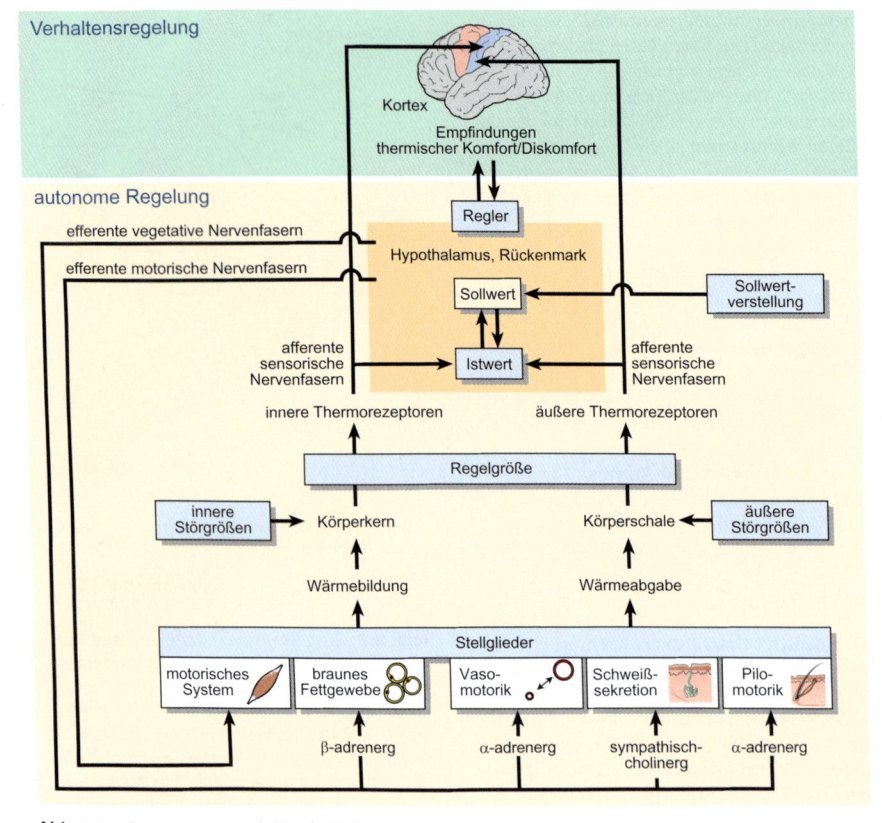

Abb. 8.3 Temperaturregulation [L106]

Akklimatisation

Der menschliche Organismus kann sich in begrenzter Weise an das Klima in seiner Umgebung **adaptieren**. Die größte Bedeutung haben hier **Verhaltensänderungen** (Bekleidung, Behausung, Feuer). Physiologisch ist eine Anpassung insbesondere an eine warme Umgebung möglich. Zur Anpassung an Kälte liegen nur wenige Hinweise vor.

Hält sich ein Individuum längere Zeit in heißer Umgebung (z. B. Tropen) auf, finden folgende Adaptionsvorgänge statt:
- Senkung der **Schwitzschwelle**
- Vergrößerte **Schweißmenge**
- Senkung des **Elektrolytgehalts** im Schweiß.

Dies führt zu einer erleichterten Wärmeabgabe durch Evaporation und einem verringerten Elektrolytverlust.

CHECK-UP

- ☐ Was sind Einheiten des Energieumsatzes?
- ☐ Nennen Sie vier Ursachen der Hyperthermie!
- ☐ Erklären Sie die Innervation der Schweißdrüsen!
- ☐ Auf welche Weise gibt der Organismus Wärme ab?

9 Wasser- und Elektrolythaushalt, Nierenfunktion

- Wasser- und Elektrolythaushalt 123
- Niere 126

Wasser- und Elektrolythaushalt

■ Allgemeine Grundlagen

Wasser macht etwa ⅔ (60 %) des Körpergewichts aus, dies entspricht bei einem Normalgewichtigen einem Volumen von etwa 45 l. Der relative Wasseranteil am Gesamtkörpergewicht hängt von verschiedenen Faktoren ab. Er sinkt z. B. in höherem Alter aufgrund der verminderten Muskelmasse. Da Fettgewebe nur etwa 20 % Wasser enthält, besitzen Frauen und fettleibige Personen einen geringeren Wasseranteil als normalgewichtige Männer. Säuglinge hingegen weisen einen besonders hohen Wasseranteil auf, der im Kindesalter abnimmt.

■ Wasser- und Elektrolytbilanz

Wasserbilanz

Die Zufuhr und Ausscheidung von Wasser muss sich stets die Waage halten, da **Elektrolytverschiebungen** fatale Konsequenzen für die zelluläre Homöostase haben: Veränderung der Membranpotenziale, -transportvorgänge, -erregung. Täglich gehen etwa 1,5 l Wasser über die Nieren verloren, dazu 100 ml über den Stuhlgang und 900 ml durch Verdunstung (→ Abb. 9.1). Die unbemerkte Abgabe von Flüssigkeit über die Körperoberfläche (Haut und Schleimhäute) ohne zu schwitzen wird als **Perspiratio insensibilis** bezeichnet. Allein über die Lunge gehen durch Abatmung etwa 500 ml Wasser verloren. Die täglich benötigten 2,5 bis 3 l werden durch Trinken (etwa 1,4 l), Nahrung (1 l) und Oxidationswasser (0,3 l) ersetzt. Die Nahrung besteht zu etwa 60 % aus Wasser, bevor sie in den Magen-Darm-Trakt gelangt. Nach Resorption und Verteilung der enthaltenen Nährstoffe entsteht jedoch zusätzlich im Oxidationsprozess H_2O (v. a. beim Fettabbau).

> **Entgleisungen des Wasserhaushalts.**
> Pathologische Entgleisungen des Wasserhaushalts werden, bezogen auf den Wassergehalt des Extrazellularraums, als Hyper- und Hypohydratation bezeichnet. Beide Störungen fallen, je nach Elektrolythaushalt, hyperton, isoton oder hypoton aus.
> - Ursachen einer **hypertonen Hypohydratation** können z. B. Fieber oder schwere Arbeit in heißer Umgebung sein. Durch Schwitzen geht ein großer Anteil hypotoner Flüssigkeit (Schweiß) verloren, sodass das Extrazellulärwasser bei gleichzeitig erhöhtem Elektrolytanteil vermindert ist. Auch eine verminderte Wirkung von ADH in der Niere (Diabetes insipidus) bewirkt über einen Wasserverlust eine hypertone Hypohydratation (→ Kap. 10).
> - Trinken einer größeren Menge hypotoner Flüssigkeit (Leitungs- oder Mineralwasser) kann zu einer **hypotonen Hypohydratation** führen. Hierzu kommt es auch bei Aldosteronmangel, bei Infusion hypotoner Flüssigkeiten oder **isotoner Glucoselösung** (durch eine schnelle Verstoffwechselung der Glucose).

- Im Gegensatz dazu führt ein Aldosteronüberschuss (z. B. beim Conn-Syndrom) durch vermehrte Salzretention zu einer **hypertonen Hyperhydratation**. Zu den weiteren Ursachen zählen die Infusion hypotoner Flüssigkeiten und das Schwartz-Bartter-Syndrom, bei dem zu viel ADH freigesetzt wird, was in der Niere zu einer Wasserretention führt.

Im klinischen Alltag werden zur Diagnostik von Störungen des Flüssigkeitshaushalts neben der Osmolaritäts- und Elektrolytbestimmung in Blut und Urin v. a. der Hämatokrit und die Konzentration von Plasmaproteinen bewertet. Diese Parameter geben einen ersten Eindruck vom Volumenstatus des Patienten.

Elektrolytbilanz

Elektrolyte gehen v. a. durch die Ausscheidung über die Niere verloren, zudem durch Schwitzen, Perspiratio insensibilis und über den Stuhlgang. Eine Regulation der Ausscheidung findet über Hormone (z. B. Aldosteron) und das Nervensystem insbesondere in der Niere, dem Dickdarm und den Schweißdrüsen statt.

Aufgrund der Verdauungssekrete ist der Stuhlgang besonders reich an Bicarbonat, sodass **Durchfall (Diarrhö)** neben der Dehydratation zu einer metabolischen Azidose führt. Beim **Erbrechen** wiederum gehen über den Magen Säureäquivalente verloren, sodass es zu einer metabolischen Alkalose kommt.

■ Flüssigkeitsräume

Das Gesamtkörperwasser verteilt sich auf zwei große Flüssigkeitsräume, den **Intra-** und **Extrazellularraum** (→ Tab. 9.1).
Das meiste Körperwasser befindet sich innerhalb der Zellen und bestimmt deren Schwellungszustand (**Turgor**). Bei Flüssigkeitsverschie-

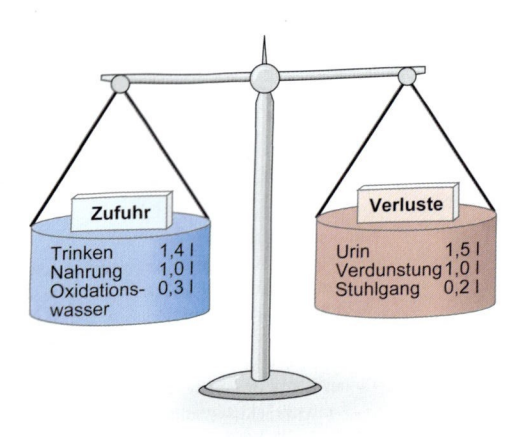

Abb. 9.1 Wasserbilanz des menschlichen Körpers. Werte gelten für einen Tag. [L106]

Tab. 9.1 Flüssigkeitsräume des Körpers mit enthaltenem Körperwasser

Gesamtkörperwasser [l]			
Intrazellularraum (IZR)	Extrazellularraum (EZR)		
28	17		
	Interstitium	Blutplasma	Transzellularraum
	12	3	2

Zufuhr:
Trinken 1,4 l
Nahrung 1,0 l
Oxidationswasser 0,3 l

Verluste:
Urin 1,5 l
Verdunstung 1,0 l
Stuhlgang 0,2 l

bungen aufgrund osmotischer Prozesse kann es zur Zellschwellung kommen (➔ Kap. 1). Der Transzellularraum enthält 2 l Wasser und setzt sich zusammen aus epithelausgekleideten Körperhöhlen wie z. B. Pleura, Perikardhöhle, Peritoneum, Liquorraum, Gelenkräumen und den Augenkammern.

Die Wasserverteilung des Menschen kann man sich mit der ⅔-Regel merken: Ungefähr ⅔ des Körpergewichts bestehen aus Wasser, ⅔ des Gesamtkörperwassers befindet sich im IZR, ⅔ des EZR-Wassers befindet sich im Interstitium und etwa ⅔ des Bluts sind Plasmawasser.

Bestimmung der Flüssigkeitsräume
Mit **Indikatorverdünnungsverfahren** lassen sich die Flüssigkeitsräume des Körpers bestimmen. Dabei macht man sich zunutze, dass bestimmte Stoffe selektiv in bestimmte Flüssigkeitsräume eindringen (➔ Tab. 9.2) und man die Konzentration c der Stoffe nach einer ausreichend langen Verteilungszeit messen kann. Dann ergibt sich aus der Formel

$$V = \frac{m}{c}$$

das Volumen V, in dem sich ein Stoff mit der bekannten Masse m verteilt hat.
Die Ermittlung des extrazellulären Wassers ist nur annähernd genau möglich, da die verwendeten Indikatoren nicht in vertretbar schnellen Zeiträumen sämtliche Kompartimente des EZR erreichen. Plasma- und Blutvolumen können über den Hämatokritwert ineinander umgerechnet werden. Bei der Bestimmung des Blutplasmas macht man sich die Bindung bestimmter Indikatoren an Plasmaproteine zunutze. Da es keine selektiven Indikatoren für den IZR und das Interstitium gibt, müssen die entsprechenden Werte berechnet werden:

IZR = Gesamtkörperwasser – EZR

Interstitium = EZR – Plasma

(Transzellularraum bleibt unberücksichtigt)

Tab. 9.2 Typische Indikatoren der Flüssigkeitsräume des Körpers

Verteilungsraum	Indikatoren
Gesamtkörperwasser (EZR + IZR)	Antipyrin, schweres Wasser (D_2O), ^{18}O-markiertes Wasser
Extrazellularraum	Inulin, Natriumbromid
Plasma	Evan's Blue, radioaktiv markiertes Albumin
Blut	^{51}Cr-markierte Erythrozyten
IZR, Interstitium	–

■ Elektrolyte

Natrium
Im menschlichen Körper sind bei einem durchschnittlichem Körpergewicht von 70 kg etwa 100 g Natrium als Na^+-Ionen enthalten. Pro Tag sollten etwa 1–3 g Natrium (entspricht etwa 5 g Kochsalz) aufgenommen werden. Insbesondere durch die Aktivität der Na^+/K^+-ATPase befinden sich die Na^+-Ionen v. a. im EZR und spielen eine zentrale Rolle bei der Generierung elektrischer Entladungen (➔ Kap. 1). Die Na^+-Konzentration im Plasma, welche weitestgehend derjenigen im EZR entspricht, wird zwischen 135–145 mmol/l in einem engen Bereich konstant gehalten. Na^+-Ionen liefern zusammen mit Cl^--Ionen den wesentlichen Beitrag zur extrazellulären **Osmolarität**. Der Knochen ist mit einem Anteil von etwa 40 % ein wichtiger Natriumspeicher.

Kalium
Der tägliche Kaliumbedarf liegt bei etwa 2 g. Kalium kommt v. a. in Bananen, Kartoffeln, Pilzen, Chilis, Bohnen, Datteln und Spinat vor. Im Gegensatz zu Na^+-Ionen befinden sich K^+-Ionen v. a. intrazellulär (etwa 145 mmol/l). Im Plasma beträgt die K^+-Konzentration 3,5–4,6 mmol/l. Aufgrund der relativ hohen Leitfähigkeit aller Zellmembranen für K^+-Ionen besitzt Kalium eine zentrale Bedeutung bei der Aufrechterhaltung des Membranpotenzials (➔ Kap. 1). Gefährliche Hyperkaliämien können z. B. bei Niereninsuffizienz auftreten und bedürfen einer strengen Diäteinstellung.

> **Leichte Hyperkaliämien (bis 8 mmol/l).** Führen durch die kurzzeitige Verschiebung des Umkehrpotenzials zu einer Depolarisation der Zellmembranen, was am

9 Wasser- und Elektrolythaushalt, Nierenfunktion

Herzen die Erregbarkeit und Erregungsleitung steigert, bei gleichzeitiger Dämpfung heterotoper Automatiezentren.

Schwere Hyperkaliämien (> 10 mmol/l). Inaktivieren über eine starke Depolarisation das Na^+-System („Depolarisationsblock"), was am Herzen die Erregungsleitung beeinträchtigt und einen Sinusknotenarrest nach sich zieht.

Hypokaliämien (< 3,5 mmol/l). Enthemmen heterotope Automatiezentren durch eine verminderte Aktivität einwärts gleichrichtender K^+-Kanäle. Es besteht die Gefahr von vital bedrohlichen Herzrhythmusstörungen.

Calcium

Mit einer Masse von etwa 1 kg ist Calcium der mengenmäßig am stärksten vertretene Mineralstoff des menschlichen Körpers. 99 % des Körpercalciums befinden sich in Knochen und Zähnen, v. a. in Form von Hydroxylapatit ($Ca_5(PO_4)_3(OH)$). Im Blut ist fast die Hälfte der Ca^{2+}-Ionen an Proteine gebunden und damit biologisch inaktiv. Das Verhältnis kann sich jedoch z. B. bei pH-Änderung verschieben. Der Plasmacalciumspiegel wird von einem komplexen Zusammenspiel mehrerer Hormone reguliert (➔ Kap. 10). Ca^{2+}-Ionen werden aktiv aus dem Zytosol der Zellen ausgeschleust oder im ER sequestriert. So entsteht ein extrem großer Ca^{2+}-Gradient von intra- nach extrazellulär von etwa 1:10.000. Der daraus resultierende Ca^{2+}-Einstrom ins Zytosol nach Öffnung von Ca^{2+}-Kanälen wird für die Steuerung zahlreicher wichtiger Zellfunktionen (z. B. Muskelkontraktion, Sekretion) genutzt (➔ Kap. 12).

Phosphat

Im menschlichen Organismus spielt Phosphat eine wesentliche Rolle im Energiestoffwechsel, als Bestandteil von Nukleinsäuren, bei der posttranslationalen Proteinmodifikation (Phosphorylierung) und im Knochenaufbau (Bestandteil von Hydroxylapatit). Der Tagesbedarf liegt bei etwa 1 g. 70 % des Körperphosphats befinden sich innerhalb der Zellen, 29 % an der Mineralisationsfront des Knochens und nur etwa 1 % im Blut. Bei einer Hyperphosphatämie kann es zu einem Ausfall von Calciumphosphat mit Ablagerungen in den Gefäßen kommen.

Magnesium

Der Körper eines Erwachsenen enthält etwa 20 g Magnesium. Die empfohlene Tagesdosis beträgt 300 mg. Im Blutplasma ist Magnesium zu 40 % an Proteine gebunden. Es spielt eine wichtige Rolle als Coenzym, zudem stabilisiert es das Ruhepotenzial erregbarer Zellen.

■ CHECK-UP

☐ Beschreiben Sie die Wasserverteilung im menschlichen Körper!
☐ Wie werden Störungen im Flüssigkeitshaushalt eingeteilt? Nennen Sie für jede Störung ein Beispiel!
☐ Nennen Sie fünf wichtige Elektrolyte und beschreiben Sie ihre quantitative und qualitative Bedeutung für den menschlichen Körper!

Niere

■ Bau und Funktion der Niere

Funktionen. Die Niere ist als „Filter des Bluts" das wichtigste Ausscheidungsorgan des Körpers und trägt entscheidend zur Regulation des Wasser- und Elektrolythaushalts bei. Über die Steuerung des Plasmavolumens reguliert sie den Blutdruck. Darüber hinaus kontrolliert sie den Säure-Basen-Haushalt, besitzt endokrine Funktionen und spielt im Stoffwechsel (Gluconeogenese) eine wichtige Rolle.

Funktionelle Anatomie. Jede Niere enthält zur Filtration des Bluts etwa eine Million **Nephrone**, bestehend aus je einem Glomerulus und einem angeschlossenen Tublussystem. In den **Glomeruli** wird aus dem Blut Primärharn abfiltriert, der anschließend durch Austauschprozesse in den verschiedenen **Tubulusabschnitten** kon-

zentriert und modifiziert wird. Es lassen sich unterscheiden:
- Proximaler, gewundener Tubulus (PCT, Proximal convoluted tubule)
- Proximaler, gerader Tubulus (PST, Proximal straight tubule)
- Henle-Schleife
  - Thin descending limb (TDL, dünner, absteigender Teil)
  - Thin ascending limb (TnAL, dünner, aufsteigender Teil)
  - Thick ascending limb (TkAL, dicker, aufsteigender Teil)
- Distaler, gewundener Tubulus (DCT, Distal convoluted tubule)
- Verbindungstubulus (CNT, Connection tubule)
- Sammelrohr (CT, Collection tubule).

Die Glomeruli liegen in der Nierenrinde, die Tubuli reichen als sog. **Henle-Schleifen** unterschiedlich weit ins Nierenmark. Jeder Tubulus erreicht am Ende der Henle-Schleife seinen zugehörigen Glomerulus wieder und tritt an dessen Gefäßpol in engen Kontakt mit der afferenten Arteriole des Glomerulus. Nur von sog. mesangialen Zellen getrennt, kommunizieren hier spezialisierte Zellen des distalen Tubulus (**Macula densa, MD**) mit myoepithelialen Granulazellen der afferenten Arteriole (→ Abb. 9.2). Diese Kommunikation ist besonders relevant für:
1. Freisetzung von **Renin** aus den Granulazellen zur systemischen **Blutdruckregulation**
2. **Tubuloglomeruläres Feedback** zur Anpassung der **glomerulären Filtrationsrate** (GFR, → s. u.) des einzelnen Nephrons.

Aus den Sammelrohren gelangt der Endharn schließlich ins Nierenbecken, um dann über den Ureter in die Harnblase transportiert zu werden. Im Ureter sorgen peristaltische Wellen (2–6/min) für den Abfluss des Urins.

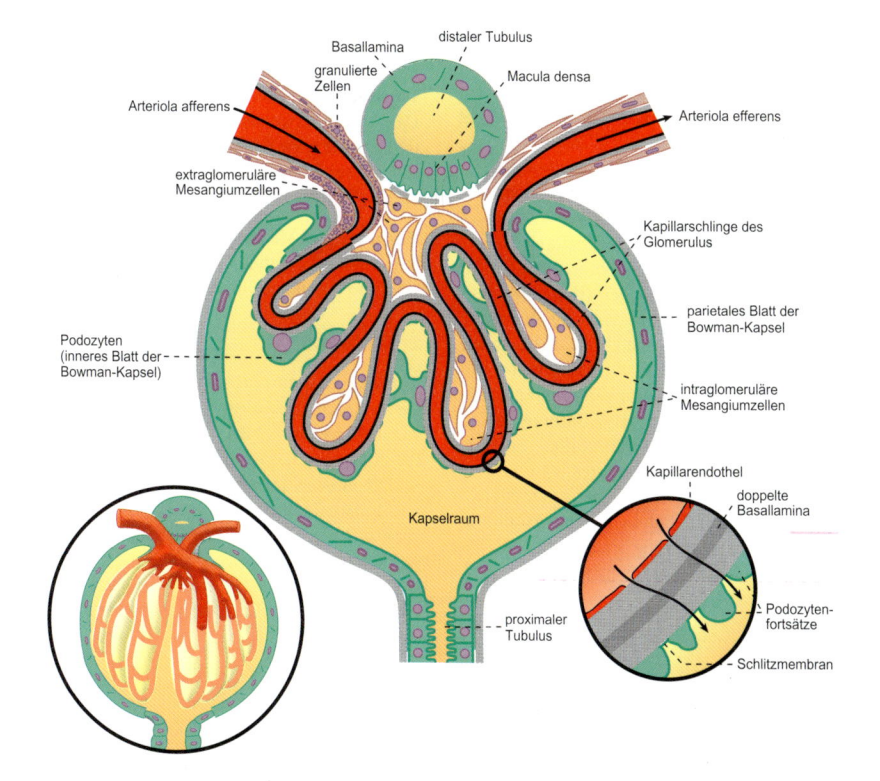

Abb. 9.2 Aufbau eines Glomerulus [L107]

9 Wasser- und Elektrolythaushalt, Nierenfunktion

■ Nierendurchblutung

Anatomische Gefäßversorgung. Die Niere ist bei körperlicher Ruhe das am stärksten durchblutete Organ des menschlichen Körpers in Bezug auf sein Gewicht: 350 ml pro 100 g und Minute. Als Besonderheit sind zwei Kapillarbetten hintereinandergeschaltet: Aus der A. renalis, welche im Hilusbereich in die Niere eintritt, zweigen Aa. interlobares ab. Diese trennen sich in Aa. arcuatae auf, welche entlang der Rinden-Mark-Grenze verlaufen und die Aa. interlobulares senkrecht abgeben. Hieraus entspringen die Vasa afferentia, die sich innerhalb der Glomeruli in zahlreiche parallel geschaltete Kapillarschlingen aufzweigen (**1. Kapillarbett**) und am Gefäßpol als efferente Arteriolen wieder aus den Nierenkörperchen austreten. Sie bilden anschließend um die Rindentubuli peritubuläre Kapillaren und – im Bereich der Mark-Rinden-Grenze – Vasa recta, die als lange Kapillarschleifen in das Mark eindringen (**2. Kapillarbett**). Über analog bezeichnete Venen gelangt das Blut schließlich in die V. renalis.

Hämodynamik und Autakoide. Der größte Blutdruckabfall erfolgt in den afferenten und efferenten Arteriolen (höchster Widerstand). Sowohl in den Glomeruluskapillaren als auch in den Vasa recta nimmt der Widerstand nicht wesentlich zu – aufgrund einer starken Aufzweigung bei gleichzeitiger Parallelschaltung. Da jedoch die Vasa recta mit deutlich weniger Druck perfundiert werden, ist die Perfusion im Markbereich insbesondere unter schlechten hämodynamischen Bedingungen gefährdet. Die parallele Anordnung der Vasa recta, die das **Gegenstromprinzip** zur Tonisierung des Nierenmarks ermöglicht, bedingt zudem eine **Unterversorgung mit Sauerstoff und Nährstoffen** sowie einen schlechteren Abtransport von CO_2 und Stoffwechselendprodukten. Daher ist die Niere v. a. im Mark auf die Bildung lokaler **vasodilatatorischer Substanzen** wie Bradykinin, NO, PGE_2 und I_2 (Prostazyklin) angewiesen.

> Insbesondere niereninsuffiziente Patienten (Cave: Diabetiker) sind auf vasodilatatorische Substanzen angewiesen, um die Perfusion ihres Nierenmarks aufrechtzuerhalten. Die Gabe von **COX-Hemmern** (z. B. ASS) kann hier zu einem gefährlichen Nierenversagen führen.

Tab. 9.3 Einfluss von Botenstoffen auf die Nierendurchblutung

RBF ↑	RBF ↓
PGE_2	Angiotensin II
Bradykinin	Thromboxan
ACh	Leukotriene
Dopamin	Adenosin
Histamin	Endothelin
NO	
Schilddrüsenhormone	

Autoregulation und Druckdiurese. Die Niere ist das Organ mit der am stärksten ausgeprägten **Autoregulation**, d. h. der renale Blutfluss (RBF) bleibt bei Blutdrücken zwischen 80 und 180 mmHg weitgehend konstant. Die Autoregulation ist jedoch v. a. auf die Nierenrinde beschränkt. Sinn dieses Mechanismus ist die blutdruckunabhängige **Konstanthaltung der GFR**. Die Autoregulation der Vasa recta ist weniger ausgeprägt, hier führt ein Anstieg des Blutdrucks zu einer vermehrten Filtration und damit einem „**Auswaschen**" des **hypertonen Nierenmarks** (→ s. u.). Da jedoch die Hypertonizität des Markinterstitiums die treibende Kraft für die Harnkonzentrierung ist, resultiert eine vermehrte Harnbildung, die als „Druckdiurese" bezeichnet wird.

Hormone und Mediatoren. Eine Reihe von Botenstoffen beeinflusst die renale Durchblutung und damit auch die GFR (→ Tab. 9.3).

■ Filtration

Aufbau des glomerulären Filters
Die Gefäßschlingen eines Glomerulus werden von mehreren Schichten umgeben, die bei der Filtration von Plasmaflüssigkeit überwunden werden müssen. Dies sind von innen nach außen:
- Kapillarendothel
- Glomeruläre Basalmembran (GBM)
- Podozytenfußfortsätze.

Zwischen den Kapillarschlingen befinden sich Mesangiumzellen, die Phagozytose-Aktivität besitzen.

Permselektivität. Eine wesentliche Eigenschaft des glomerulären Filters ist seine selektive Durchdringbarkeit für Stoffe, die sog. **Permselektivität**. Relevante Stoffeigenschaften für die Filtration:

- **Größe**: ab etwa 50 kD Stoffpassage nur in geringsten Mengen möglich, z. B. Hämoglobin, Albumin
- **Ladung**: negativ geladene Stoffe, v. a. Plasmaproteine, werden von der GBM abgestoßen und durchdringen sie schlechter als ladungsneutrale Moleküle.

Proteinurie und nephrotisches Syndrom.
Eine wichtige renale Eigenschaft ist die Retention von Proteinen während der Filtration von Plasmawasser. Die meisten Proteine werden bereits im Glomerulus zurückgehalten. Kleine Proteine (< 50 kD), welche filtriert werden, werden anschließend im proximalen Tubulus **rückresorbiert**. Es existieren drei Formen der Proteinurie:
- **Prärenal**: Eine gesteigerte Plasmakonzentration von Proteinen (z. B. von Hämoglobin bei intravasaler Hämolyse) führt über eine Filtration und Überschreitung der Rückresorptionsfähigkeit des proximalen Tubulussystems zu einer Proteinurie
- **Glomerulär**: Schädigungen der GBM sind die häufigste Ursache einer Proteinurie
- **Tubulär**: Schädigungen im Bereich des proximalen Tubulus oder genetische Defekte führen zu Störungen der Proteinrückresorption. Bei dieser meist milderen Form der Proteinurie befinden sich im Urin kleine Plasmaproteine (Leitprotein β_2-Mikroglobulin), die den intakten glomerulären Filter passieren konnten.

Ein ausgeprägter Proteinverlust über die Niere führt zum **nephrotischen Syndrom**. Es zeichnet sich durch **Ödeme** aus, die aufgrund der gestörten Filtrations-Reabsorptionsbilanz in den Körperkapillaren entstehen (→ Kap. 4). Der Proteinverlust ist in Blut (Hypoalbuminämie) und Urin (Proteinurie) messbar und steigert in der Leber die Synthese von Lipoproteinen mit konsekutiver Hyperlipidämie.

Gomeruläre Filtrationsrate
Die Nierenfunktion kann sehr gut über das von allen Nierenglomeruli pro Zeiteinheit filtrierte Volumen, die sog. **GFR**, beurteilt werden. In den Glomeruli beider Nieren werden insgesamt etwa **120 ml/min** oder 150 l/d Plasmaflüssigkeit filt-

riert. Dies entspricht 20 % des renalen Blutflusses. Für die GFR gilt:

$$GFR = K_f \times P_{eff} = K_f \times [(P_c - P_G) - (\Pi_c - \Pi_G)]$$

wobei K_f = Ultrafiltrationskoeffizient; P_{eff} = effektiver Filtrationsdruck; P_c = intrakapillärer hydrostatischer Druck; P_G = hydrostatischer Druck des glomerulären Kapselraums; Π_c = intrakapillärer onkotischer Druck; Π_G = onkotischer Druck des glomerulären Kapselraums.

Der Ultrafiltrationskoeffizient setzt sich aus der Filtrationsfläche und der Leitfähigkeit der Kapillarwand zusammen, die jedoch nicht getrennt voneinander bestimmt werden können. Aus Tierversuchen lassen sich typische Werte für den Druckverlauf in menschlichen Glomeruluskapillaren annehmen (→ Tab. 9.4).

Tab. 9.4 Typische Druckwerte [mmHg] zu Beginn und am Ende der glomerulären Kapillaren. Der onkotische Druck im glomerulären Kapselraum ist vernachlässigbar.

	Kapillarbeginn	Kapillarende
P_c	50	50
Π_c	25	35
P_G	15	15
P_{eff}	10	0

Im Verlauf der Filtrationsstrecke einer Glomeruluskapillare nimmt der **effektive Filtrationsdruck** als treibende Kraft der Ultrafiltration auf etwa 0 mmHg ab. Im Gegensatz zu Kapillaren des Körperkreislaufs dreht sich also das Filtrationsgleichgewicht im Glomerulus nicht um!

Der effektive Filtrationsdruck steigt mit:
- Blutdruck
- Widerstand im Vas afferens ↓
- Widerstand im Vas efferens ↑ (initial). Da eine mittlere bis starke Widerstandserhöhung im Vas efferens auch den renalen Blutfluss beeinträchtigt, sinkt die GFR trotz erhöhtem Filtrationsdruck.

9 Wasser- und Elektrolythaushalt, Nierenfunktion

GFR und RBF. Solange im Verlauf der Ultrafiltrationsstrecke das Filtrationsgleichgewicht erreicht wird, verhalten sich GFR und RBF proportional zueinander.

Regulation der GFR
Durchblutung. Aufgrund des Zusammenhangs von GFR und RBF kann die GFR über die Nierendurchblutung reguliert werden. Wesentlich hierbei sind die **Autoregulation** und die Regulation des Gefäßtonus durch lokale oder systemische **Botenstoffe** (→ s. o.).

Tubuloglomeruläres Feedback (TGF). In jedem einzelnen Nephron wird die GFR an die Kapazität der tubulären Transportsysteme angepasst. Hierzu wird an der MD die NaCl-Konzentration gemessen. Wird in der Henle-Schleife nicht ausreichend NaCl rückresorbiert, steigt Konzentration entsprechend an. Über die MD wird eine Vasokonstriktion des Vas afferens ausgelöst und damit die Filtrationsrate des entsprechenden Glomerulus gedrosselt. Mechanistisch spielt beim TGF wohl die Bildung von **ATP** und **Adenosin** in den MD-Zellen eine wichtige Rolle. Beide diffundieren als lokale Botenstoffe zu glatten Muskelzellen der afferenten Arteriole und depolarisieren über P2X$_1$- bzw. A$_1$-Rezeptoren die Zellmembran.

■ Transportvorgänge im Tubulussystem

Überblick und Bilanz
Etwa **99 %** der in den Glomeruli filtrierten Flüssigkeit werden im Tubulussystem rückresorbiert, sodass noch **1,5 l Urin pro Tag** ausgeschieden werden. Zu Beginn des Nephrons werden die größten Flüssigkeitsmengen resorbiert, in den distalen Anteilen folgt dann die Feineinstellung der Urinosmolarität. Bei **Antidiurese** werden noch etwa 150 ml ausgeschieden. Hier werden also 99,9 % des Ultrafiltrats rückresorbiert.

Proximaler Tubulus
Eigenschaften. Grundsätzlich resorbiert der proximale Tubulus (PT) die größten Anteile an Wasser und Elektrolyten zurück. Der PT besitzt eine **hohe Transportkapazität**, kann aber nur **kleine Gradienten** zwischen Tubuluslumen und Interstitium aufbauen. Folgende Stoffe werden v. a. im PT resorbiert: Wasser (60 %), Na$^+$ (60 %), Cl$^-$ (55 %), K$^+$ (60 %), **HCO$_3^-$ (90 %)**, Ca^{2+} (60 %), PO$_4^{3-}$ **(70 %)**, Glucose (99 %), Aminosäuren (90–99 %), Harnsäure (60 %). Je nachdem, in welchem Verhältnis die Aufnahme einer Substanz zur Wasseraufnahme (60 %) steht, verändert sich ihre Konzentration im Verlauf des PT (→ Abb. 9.3).

Die **maximale Transportrate** für die sekundär aktive Aufnahme von **Glucose** durch den PT wird bei einer Plasmakonzentration von 10 mmol/l erreicht (**Nierenschwelle**).

Wird die Nierenschwelle für Glucose überschritten, resultiert eine **Glucosurie**. Dies ist typischerweise beim Diabetes mellitus der Fall, was der Erkrankung den Namen gab (Diabetes mellitus bedeutet honigsüßer Durchfluss). Die Nierenschwelle kann aber im Rahmen einer Schwangerschaft, bei Tubulusschädigungen oder Mutationen in den beteiligten Transportproteinen verringert sein. Da auch die Aminosäuretransporter sättigbar sind, existiert auch für sie eine Nierenschwelle. Beim Überschreiten kommt es zur **Aminoazidurie**.

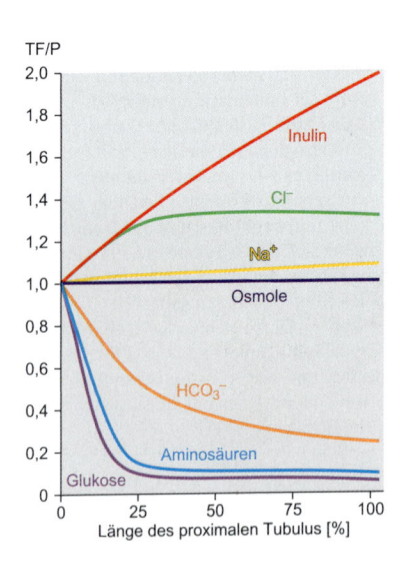

Abb. 9.3 Änderung der Konzentrationen wichtiger Substanzen im Verlauf des PT [O522]

Mechanismen:
- Treibende Kraft für die Transportprozesse im PT ist die in der basolateralen Membran lokalisierte **Na$^+$/K$^+$-ATPase**, die einen hohen elektrochemischen Einwärtsgradienten für Na$^+$-Ionen in den Tubulusepithelzellen aufbaut (→ Abb. 9.4).
- Der Na$^+$-Gradient wird vom Na$^+$/H$^+$-Austauscher dazu genutzt, Protonen für die **Bicarbonatresorption** nach extrazellulär zu transportieren. Dort reagieren die Protonen, katalysiert durch die Karboanhydratase IV, mit Bicarbonat (HCO$_3^-$) zu CO$_2$. CO$_2$ kann durch die Zellmembran diffundieren und wird intrazytoplasmatisch wieder in H$^+$ und HCO$_3^-$ umgewandelt. Basolateral wird Bicarbonat im Na$^+$-Symport ins Interstitium abgegeben.
- Aminosäuren, Glucose, Galaktose, Laktat sowie viele organische Säuren werden im **Na$^+$-Symport** in den PT aufgenommen. Na$^+$ erzeugt im Anfangsteil des PT ein lumennegatives **transepitheliales Potenzial**. **Glucose** und **Galaktose** werden apikal im Anfangsteil des PT (hohe Einwärtsgradienten) über den SGLT2-Transporter im Symport mit einem Na$^+$-Ion aufgenommen. In späteren PT-Abschnitten erfolgt die Resorption über den SGLT1-Transporter im Symport mit zwei Na$^+$-Ionen (hohe Auswärtsgradienten). Fruktose wird apikal über den Uniporter GLUT5 aufgenommen. Basolateral werden alle Monosaccharide über den GLUT2-Uniporter ins Interstitium abgegeben, Aminosäuren wahrscheinlich ebenfalls über Uniporter. Organische Säuren werden basolateral über Anionentauscher aus der Zelle ausgeschleust oder in den Epithelzellen selbst verstoffwechselt. Auch eine Vielzahl von biotransformierten **Xenobiotika** wird über z. T. recht unspezifische Transportsysteme im PT resorbiert und wirken dann auf die Epithelzellen nephrotoxisch.
- **Harnsäure** wird im PT über Anionentauscher resorbiert und auch sezerniert, wobei die Resorption überwiegt.
- **Peptide** werden im PT im H$^+$-Symport aufgenommen, **Proteine** durch Endozytosemechanismen.
- Sowohl für den Abbau von Disacchariden als auch Peptiden existieren **Disaccharidasen** und **Peptidasen** in der luminalen Zellmembran.
- **Harnstoff** wird über unbekannte Transporter im PT zu etwa 50 % rückresorbiert, rezirkuliert jedoch im Verlauf des Tubulussystems (→ s. u.). Letztendlich werden jedoch etwa 50 % des filtrierten Harnstoffs ausgeschieden.
- Der Transport osmotisch aktiver Substanzen (Elektrolyte und org. Substanzen) bewirkt eine **Wasserresorption** aus dem Tubuluslumen durch Aquaporine (transzellulär) und Tight junctions (parazellulär) in das Epithel und Interstitium. Im Wasserstrom werden passiv Solute mitgerissen (**Solvent drag**).
- **Na$^+$** wird neben oben beschriebenem Bicarbonat-Symport vorwiegend passiv parazellular resorbiert.
- **Cl$^-$** wird nicht aktiv resorbiert – seine Konzentration steigt zu Beginn des PT an (→ Abb. 9.3) → passive Cl$^-$-Diffusion aus dem Tubuluslumen → **Umkehr** des **transepithelialen Potenzials** (negativ zu positiv) im Verlauf des PT.
- **Ca^{2+}** wird v. a. parazellulär passiv resorbiert.
- **PO$_4^{3-}$** und **SO$_4^{2-}$** werden im Symport mit drei Na$^+$-Ionen resorbiert und basolateral über Uniporter (Anionentauscher) zur Blutseite abgegeben.
- **NH$_3$** wird in den PT-Epithelzellen durch Desaminierung von **Glutamin** gebildet und ins Lumen abgegeben, wo es H$^+$-Ionen bindet. Das intrazellulär entstehende α-Ketoglutarat wird in die Glukoneogenese eingeschleust.

Hyperurikämie und Gicht. Einen erhöhten Harnsäurespiegel im Blut bezeichnet man als **Hyperurikämie**. Er führt insbesondere in den Akren, wo Kälte und ein niedriger pH herrschen, zum Ausfall von Harnsäurekristallen, die eine Entzündungsreaktion nach sich ziehen. Das resultierende Krankheitsbild mit schmerzhafter Bewegungseinschränkung von Gelenken bezeichnet man als **Gicht**. Zudem können sich Harnsäuresteine in den ableitenden Harnwegen bilden. Die häufigste Ursache der Hyperurikämie ist eine eingeschränkte Harnsäureausscheidung über die Niere. Sie resultiert v. a. aus einer vermehrten Na$^+$-Resorption im PT bei NaCl-Mangel. Aber auch eine purinreiche Kost (z. B. Fleisch, Wurst, Fisch, Innereien) sowie Zellzerfall können zu einer Hyperurikämie führen.

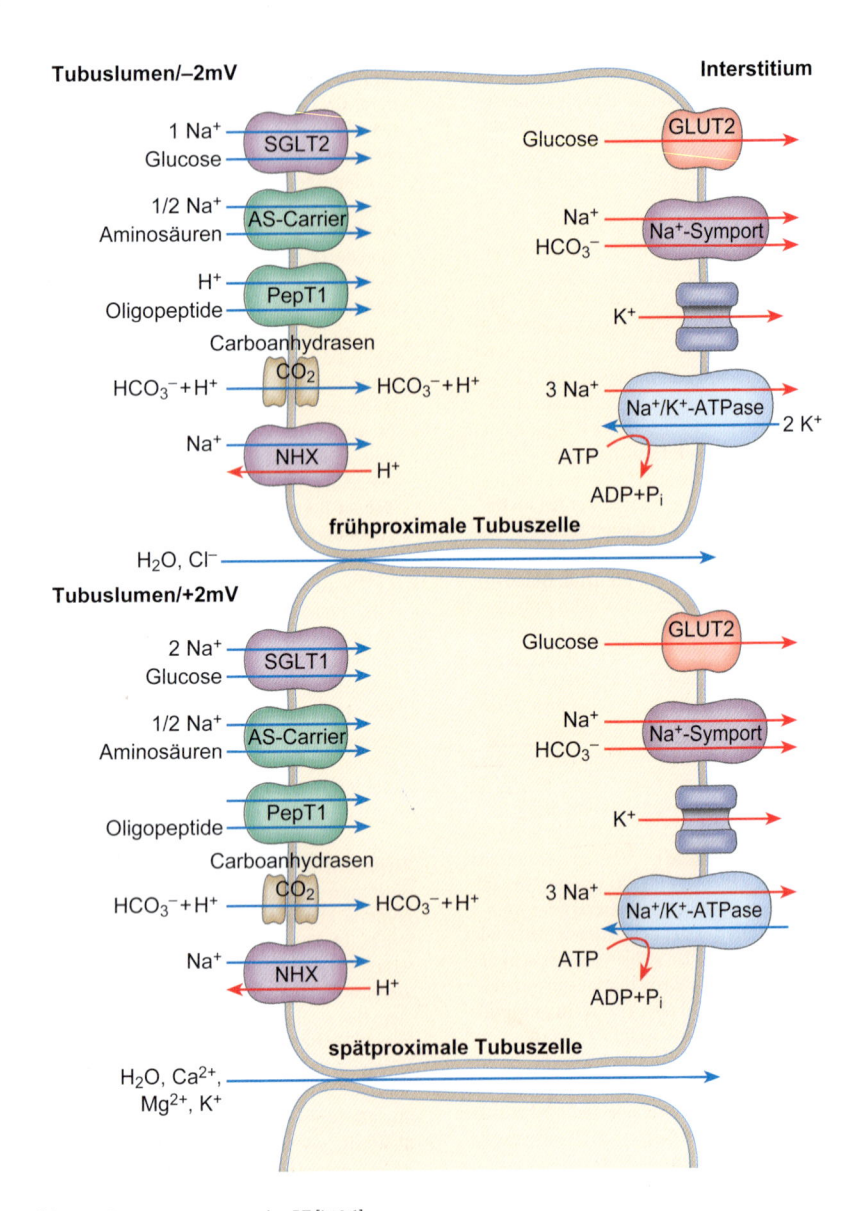

9 Wasser- und Elektrolythaushalt, Nierenfunktion

Abb. 9.4 Transportprozesse im PT [L106]

Henle-Schleife

Eigenschaften und Abschnitte. Die Henle-Schleife dient in erster Linie der **Harnkonzentrierung**. Die Niere bewerkstelligt diese enorme Transportleistung durch die **Trennung der Salz-** von der **Wasserresorption**. Die Henle-Schleife kann unterschieden werden in drei Teile: TDL, TnAL, TkAL (→ s. o.).

TkAL:

- Die Salzresorption wird durch eine basolaterale **Na⁺/K⁺-ATPase** angetrieben.
- Apikal wird der Na⁺-Einwärtsgradient durch den **NKCC-Transporter** zum sekundär-aktiven Symport von einem K⁺ und zwei Cl⁻-Ionen genutzt. Er ist durch **Furosemid** hemmbar, welches eines der stärksten **Diuretika** darstellt. K⁺-Ionen rezirkulieren durch einen apikalen ROMC-Kanal. Basolateral verlassen K⁺ und Cl⁻ die Zellen über Symporter und Kanäle (→ Abb. 9.6).
- Die rezirkulierenden K⁺-Ionen erzeugen ein **lumenpositives Potenzial** (etwa 5 mV im Verhältnis zum Interstitium), das zur parazellulären Resorption von Na⁺, Ca²⁺ und Mg²⁺ dient. Insbesondere Mg²⁺ wird hauptsächlich (zu etwa 60 %) in diesem Tubulussegment resorbiert.
- Wie der TnAL **für Wasser impermeabel**! Insgesamt entzieht die Henle-Schleife durch passive und aktive Ionentransportprozesse so dem Tubuluslumen mehr Ionen als Wasser. Auf diese Weise kommt am distalen Tubulus eine hypoosmolare Tubulusflüssigkeit an.
- Ein hoher Blutspiegel von Ca²⁺ hemmt über einen **Ca²⁺-Rezeptor** den NKCC-Transporter und damit indirekt seine eigene parazelluläre Resorption. Zudem mindert es die Durchlässigkeit der Schlussleisten.
- Über den NKCC wird neben K⁺ auch NH₄⁺ im Rahmen der **Ammoniakrezirkulation** resorbiert. Dieser Mechanismus reinigt das äußere Nierenmark von NH₄⁺, welches das Tubuluslumen erst im Sammelrohr durch aktive Harnstofftransporter wieder verlässt. So trägt Harnstoff entscheidend zur Generierung der Hyperosmolarität des Nierenmarks bei.

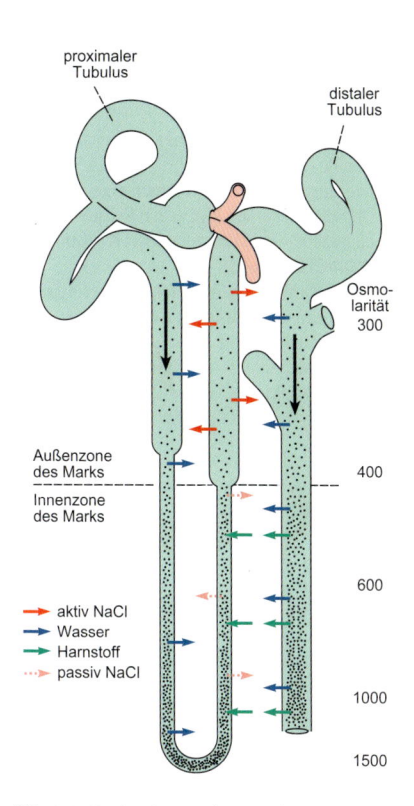

Abb. 9.5 Mechanismen der Harnkonzentrierung in der Henle-Schleife [L106]

TDL Im dünnen, absteigenden Teil der Henle-Schleife gelangt v. a. Wasser in das hyperosmolare Interstitium des Nierenmarks (→ Abb. 9.5). Hingegen ist dieser Tubulusabschnitt für Ionen relativ impermeabel. Dadurch **erhöht sich die Osmolarität der Tubulusflüssigkeit** in Richtung Schleifenspitze auf Werte bis 1.400 mosmol/l.

TnAL. Genau gegensätzlich sind die Verhältnisse im dünnen, aufsteigenden Teil der Henle-Schleife, der weitgehend wasserimpermeabel ist. Hier gelangt **NaCl passiv** aus dem Tubuluslumen ins Interstitium und die Osmolarität im Tubuluslumen sinkt wieder. Das Nierenmark erhält auf diese Weise seine hohe Osmolarität (**Gegenstromprinzip, Gegenstrommultiplikation**).

Renale Transportdefekte. Die renalen Transportmechanismen können durch **toxische Substanzen** (z. B. Schwermetalle), Infektionen, Ischämie und andere Umwelteinflüsse ausfallen oder genetisch durch Mutationen in den Genen für die entsprechenden Transportproteine beeinträchtigt sein. Letztere sind insgesamt selten, offenbaren jedoch die Bedeutung der einzelnen Transporter für die Homöostase des Gesamtorganismus. So führen beispielsweise Defekte der NKCC2- oder ROMC-Kanäle im TkAL zu massiven Kochsalzverlusten (**Bartter-Syndrom**) und

9 Wasser- und Elektrolythaushalt, Nierenfunktion

Defekte der Bicarbonatresorption zu **proximal-tubulärer Azidose**. Eine Form der Überaktivität des ENaC im CNT und CT (→ s. u.) bedingt einen Kochsalzüberschuss mit Steigerung des Blutdrucks (**Liddle-Syndrom**).

Distales Nephron
Eigenschaften. Distaler Tubulus (DT), Verbindungstubulus (CNT) und Sammelrohr (CT) dienen der Feineinstellung der Urinosmolarität. Hier können geringere Mengen an Soluten und Wasser gegen hohe Gradienten transportiert werden, die zuvor durch die Henle-Schleife geschaffen wurden.

Frühdistale Tubuluszellen des DCT:
- Basolaterale **Na$^+$/K$^+$-ATPase** treibt Transportprozesse an
- **NaCl** wird apikal im **Symport** resorbiert (NCC-Transporter), Cl$^-$ wird basolateral mittels KCl-Symport ans Interstitium abgegeben
- Die **Ca^{2+}-Resorption** findet apikal über ECaC-Kanäle (TRPV5), die Ca^{2+}-Ausschleusung basolateral im Na+-Antiport statt. Der Prozess wird durch intrazelluläres Calbindin (wie im Dünndarm) gefördert.

Hauptzellen des CNT und CT. Die Hauptzellen dienen der Feineinstellung der Salzresorption über aldosteronabhängige Mechanismen. Hierbei verhalten sich die Na$^+$- und K$^+$-**Aufnahme** antagonistisch zueinander: Eine hohe Na$^+$-Resorption in den Hauptzellen bedingt eine hohe K$^+$-Ausscheidung und umgekehrt.
- Basolaterale **Na$^+$/K$^+$-ATPase** treibt Transportprozesse an
- Na$^+$-Aufnahme apikal über epitheliale Na$^+$-Kanäle (**ENaC**)
- Die einströmenden Na$^+$-Ionen erzeugen eine Depolarisation der luminalen Zellmembran, die eine K$^+$-Abgabe apikal über **K$^+$-Kanäle** (**ROMC**) bedingt
- **AQP2-Kanäle** können selektiv in die apikale Membran der Hauptzellen eingebaut werden und bedingen dann einen Einstrom von Wasser aus dem hypotonen Tubuluslumen in die Zellen. Basolateral verlässt Wasser die Hauptzellen über AQP3/4-Poren.

Schaltzellen des CNT und CT. Die Schaltzellen regulieren den **Säure-Basen-Haushalt** über die selektive Ausscheidung von H$^+$ (Typ-A-Schaltzellen) oder HCO$_3^-$ (Typ-B-Schaltzellen).
- Typ-A: **H$^+$-ATPase** oder **H$^+$/K$^+$-ATPase** schleusen apikal primär-aktiv Protonen ins Tubuluslumen (→ Abb. 9.7). Bei K$^+$-Mangel wird zusätzlich K$^+$ resorbiert. Intrazellulär entstehendes Bicarbonat wird basolateral durch einen Anionentauscher im Antiport mit Cl$^-$ ans Interstitium abgegeben.
- Typ-B: Die Bicarbonatsekretion erfolgt über **apikalen Anionentauscher** im Antiport mit Cl$^-$, das auf diese Weise aus dem Tubuluslumen resorbiert wird und die Zellen basolateral über Kanäle verlässt.

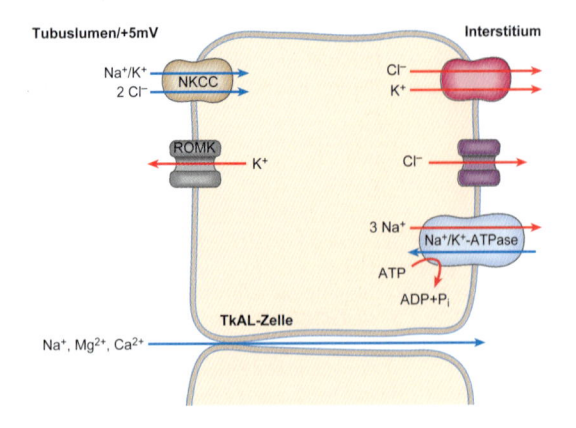

Abb. 9.6 Transportprozesse im dicken aufsteigenden Teil der Henle-Schleife [L106]

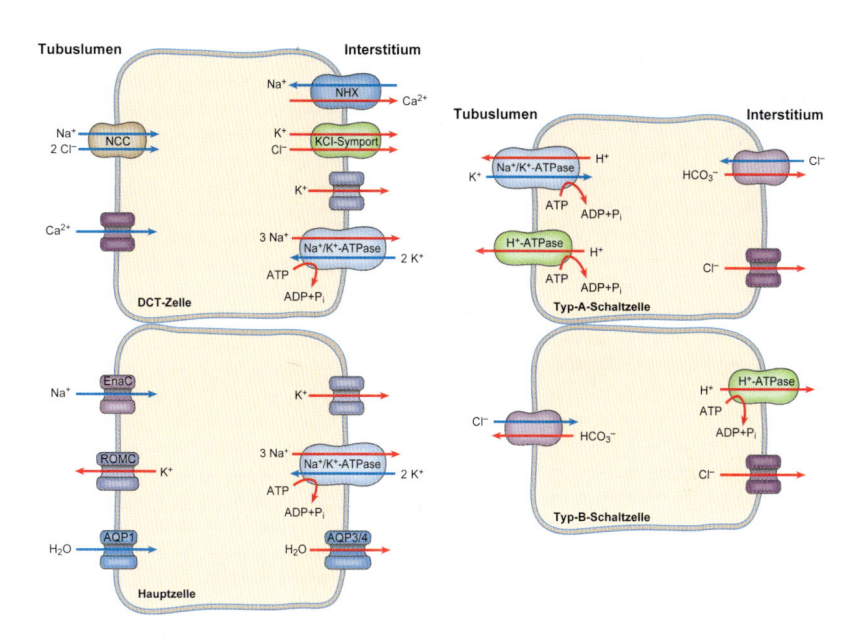

Abb. 9.7 Transportprozesse im distalen Nephron [L106]

■ Regulation der Harnkonzentrierung

Die Niere kann die **Osmolarität** des Urins in einem großen Rahmen den Bedürfnissen (Flüssigkeitszufuhr) anpassen. Sie kann zwischen Werten von 30 mosmol/l bei extremer **Wasserdiurese** und 1.400 mosmol/l bei extremer **Antidiurese** variieren. Gesteuert wird der Prozess in den Sammelrohren der Niere, wo lediglich die Wasserdurchlässigkeit der apikalen Membranen über den Einbau von **Aquaporinen** je nach Ausschüttung von ADH verändert wird
(→ Abb. 9.8). Das **hyperosmolare Interstitium** des **Nierenmarks** sorgt stets dafür, dass Wasser osmotisch aus den Sammelrohren resorbiert wird. **ADH** besitzt verschiedene Effekte in der Niere.
- Antidiurese: Einbau von AQP2-Kanälen in die apikale CT-Membran
- Na$^+$-Resorption in der Henle-Schleife
- Harnstofftransport aus dem CT ins Nierenmark

Zudem hängt die Harnkonzentrierung ab vom Vorhandensein eines hyperosmolaren Nierenmark. Sie ist demnach gestört durch/bei:
- Diuretika, welche die Salzresorption einschränken (z. B. Schleifendiuretika)
- K$^+$-Mangel (keine K$^+$-Rezirkulation durch ROMC im TkAL)
- Hyperkalzämie (Permeabilitätsabnahme der Tight junctions im TkAL)
- Pyelonephritis (Entzündungsmediatoren bedingen eine Vasodilatation der Vasa recta und damit ein Auswaschen des Nierenmarks)
- Blutdrucksteigerung (Druckdiurese)
- Osmotische Diurese (z. B. durch Überschreiten der Nierenschwelle von Glucose)
- Hypoproteinämie (weniger Harnstoff vorhanden)
- Diabetes insipidus (ADH-Mangel oder -Unempfindlichkeit).

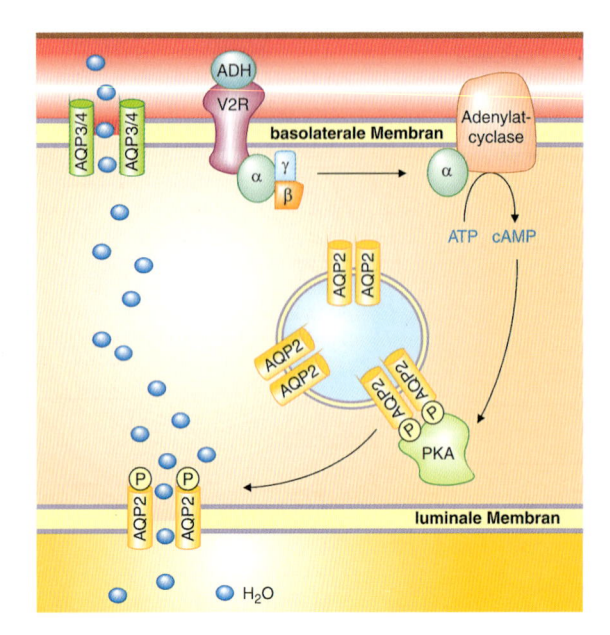

9 Wasser- und Elektrolythaushalt, Nierenfunktion

Abb. 9.8 Wirkungsweise von ADH im distalen Nephron: Einbau von AQP2 in die apikale Sammelrohrmembran [O522]

Diuretika. Diuretika hemmen meist renale Transportprozesse und steigern so die Ausscheidung von Salz (Salurese) und Wasser (Diurese). Entscheidend ist dabei der Ort ihrer Wirkung:
- **Carboanhydrasehemmer** wirken auf die Karboanhydratase des PT und bedingen dort eine vermehrte Ausscheidung von Bicarbonat und Wasser.
- **Schleifendiuretika (Furosemide)** hemmen den NKCC2 im TkAL. Das vermehrt im Tubulus zurückbleibende Na^+ bewirkt eine starke Diurese und führt durch antagonistischen Transport im CT zu K^+-Verlusten. Cave: Gefahr der Innenohrschädigung und Taubheit durch Hemmung von NKCC-Transportern in der Stria vascularis.
- **Thiazide** hemmen den NaCl-Symport im frühdistalen Tubulus. Da auch sie vor dem CT angreifen, führen sie wie die Furosemide zu K^+-Verlusten.
- **K^+-sparende Diuretika (Amilorid)** besitzen keine derartigen Effekte auf den K^+-Haushalt, da sie die ENaC-Kanäle in CNT und CT direkt hemmen. Dadurch sinkt auch die dortige K^+-Sekretion.

- **Osmotische Diuretika** wie **Mannitol** bleiben im Tubuluslumen zurück und ziehen so Wasser (und Salz) im Verlauf des Nephrons an.

Urolithiasis. Die Bildung von Steinen im Tubulussystem oder den ableitenden Harnwegen. Einige Ionen können Konzentrationen erreichen, die über ihrem Löslichkeitsprodukt liegen und daher ausfallen. Begünstigend wirken hohe Blutkonzentrationen der an der Steinbildung beteiligten Stoffe, Antidiurese, urogenitale Fehlbildungen, Harnstau und Veränderungen des Urin-pH-Werts. Häufige Nierensteinformen sind:
- Calciumoxalatsteine (z. B. bei Hyperparathyreoidismus)
- Calciumphosphatsteine (z. B. bei Hyperparathyreoidismus und hohem pH)
- Harnsäuresteine (z. B. bei Zelluntergang und niedrigem pH)
- Xanthinsteine
- Zystinsteine (i. d. R. bei Zystinurie, einem Aminosäuretransportdefekt).

Nierensteine behindern den Harnabfluss und schränken so die Nierenfunktion ein bis hin zum **akuten Nierenversagen**. Außerdem begünstigen sie das Auftreten von schweren Infektionen des Nierenbeckens (Pyelonephritis), der ganzen Niere (Nephritis) oder systemische Infektionen (Urosepsis). Geht ein Stein durch die Harnwege ab, verursacht er starke, wellenförmige Schmerzen (**Nierenkolik**).

Diabetes insipidus. Fehlt die ADH-Wirkung auf CNT und CT, wird trotz eines hyperosmolaren Nierenmarks in diesen Nephronabschnitten kein Wasser resorbiert, sodass eine große Menge hypoosmolaren Urins ausgeschieden wird. Betroffene entwickeln ein großes Durstgefühl und trinken pro Tag bis zu 20 l Flüssigkeit, um die renalen Verluste auszugleichen. Dem Diabetes insipidus kann eine Störung der ADH-Produktion in der Neurohypophyse (**Diabetes insipidus centralis**) oder der ADH-Wirkung auf die Nierenepithelien (**Diabetes insipidus renalis**) zugrunde liegen. Diagnostisch bedient man sich u. a. eines mehrstündigen **Durstversuchs**, bei dem Betroffene keine Flüssigkeit zugeführt bekommen. Dabei werden u. a. die Urinosmolarität (bleibt niedrig) und Plasmaosmolarität (steigt an) gemessen. Anschließend erfolgt meist die Gabe von **rekombinantem ADH** zur Differenzialdiagnose zwischen zentraler und renaler Form des Diabetes insipidus.

■ Globale Nierenfunktion und ihre Regulation

Die Niere ist das zentrale Organ bei der Regulation des Wasser- und Elektrolythaushalts. Zudem gleicht sie längerfristige Störungen im Säure-Basen-Haushalt aus. Um diese Regelkreise aufrechtzuhalten, ist sie in ein kompliziertes Netzwerk von Regulationsvorgängen eingebettet. Einige wichtige sind im Folgenden exemplarisch erläutert.

Neurogene Mechanismen. Die Nieren sind nur schwach sympathisch innerviert. Der Sympathikus wird bei Volumenmangel aktiviert. Er steigert die Reninproduktion (→ s. u.) und Salz- und Wasserresorption, und senkt die GFR.

Mineralcorticoide. In CNT und CT bindet Aldosteron an intrazellulare Mineralcorticoidrezeptoren und induziert die Expression von ENaC, ROMC und der Na^+/K^+-ATPase. Auf diese Weise fördert Aldosteron die Na^+-Resorption und K^+-Ausscheidung.

Adiuretin, ADH. ADH bewirkt in den CNT- und CT-Hauptzellen über seinen V_2-Rezeptor eine Stimulation der Adenylatcyclase und konsekutive Bildung von cAMP. Dieses stimuliert die PKA →es werden vermehrt AQP2-Poren in die apikale Membran der Hauptzellen eingebaut.

Aldosteron steigert in der Niere die Na^+-Resorption und K^+-Ausscheidung. **ADH** erhöht über den Einbau von Aquaporinen in die apikale Membran von Hauptzellen des distalen Nephrons die Wasserrückresorption.

■ Messung der Nierenfunktion

GFR

Die Menge einer Substanz im Urin (N_U), die im Glomerulus frei filtriert und im Tubulussystem weder resorbiert noch sezerniert wird, ist gleich der filtrierten Menge dieser Substanz (N_F). Für beide Mengen gilt:

$$NF = GFR \times P$$
$$NU = VU \times U$$

wobei P = Konzentration der Substanz im Plasma, U = Konzentration der Substanz im Urin und $\dot{V}_U$ = Urinstromstärke. Aus $N_F = N_U$ folgt

$$GFR = \dot{V}_U \times \frac{U}{P}$$

Auf diese Weise kann die GFR z. B. mittels des Polysaccharids **Inulin** bestimmt werden, das hierzu aber ins Blut infundiert werden muss.

Kreatinin-Plasmakonzentration. Einfacher und im klinischen Alltag üblich ist jedoch die GFR mittels der **Kreatinin-Plasmakonzentration** abzuschätzen. Kreatinin entsteht als Anhydrid des Kreatins konstant im Stoffwechsel der Muskulatur und wird ausschließlich über die Nieren ausgeschieden. Es wird wie Inulin nur geringfügig tubulär transportiert. Bei konstanter Kreatininproduktion ist das Produkt aus GFR und Kreatinin-Plasmakonzentration konstant, sodass letztere steigt, wenn die GFR z. B. im Rahmen einer Niereninsuffizienz absinkt (→ Abb. 9.9). Es fällt auf, dass Abnahmen der GFR auf bis zu 50 % des Normwerts nicht auffallen. Das liegt an nur geringen Änderungen des Plasmakreatinins und einer gewissen Streubreite

9 Wasser- und Elektrolythaushalt, Nierenfunktion

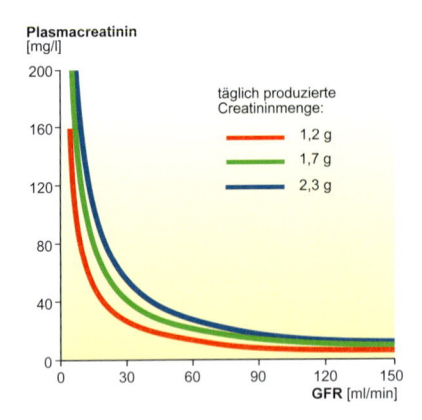

Abb. 9.9 Abhängigkeit der Kreatinin-Plasmakonzentration von der GFR [L106]

der täglich produzierten Kreatininmenge. Daher ist der Plasmakreatininspiegel im klinischen Setting **kein geeigneter Screeningparameter** für eine beginnende Niereninsuffizienz.

Kreatinin-Clearance

Begriff. Als renale Clearance (Klärrate) eines Stoffs bezeichnet man das Plasmavolumen, welches (theoretisch) vollständig durch die Nierentätigkeit von dieser Substanz befreit wird. Für die Clearance C gilt:

$$C = \dot{V}_U \times \frac{U}{P}$$

> **Bestimmung der GFR mittels Inulin oder Kreatinin-Clearance:** Da diejenige Menge an Inulin (und mit kleinen Abstrichen auch Kreatinin), die im Glomerulus filtriert wurde, auch ausgeschieden wird, entspricht die Inulin-Clearance der GFR.

Bei Substanzen, die im Tubulussystem teilweise resorbiert werden, ist die Clearance kleiner als die GFR (z. B. Glucose). Bei Substanzen, die ins Tubulussystem sezerniert werden ist die Clearance größer als die GFR, z. B. bei Paraaminohippursäure (PAH) oder u. U. auch K^+. Das Verhältnis von der Clearance eines Stoffs zur GFR wird als **fraktionelle Ausscheidung** bezeichnet. Beträgt die fraktionelle Exkretion eines Stoffs 0,5, bedeutet dies, dass 50 % der filtrierten Menge ausgeschieden werden.

Osmotische Clearance. Die Clearance aller osmotisch aktiven Substanzen. Sie wie folgt berechnet:

$$C = \dot{V}_U \times \frac{U_{Osm}}{P_{Osm}}$$

wobei U_{Osm} = Urinosmolarität und P_{Osm} = Plasmaosmolarität.
Zieht man vom Urinvolumen die osmotische Clearance ab, erhält man die **freie Wasser-Clearance**. Diese bezeichnet die Menge Wasser, die zusätzlich zur Ausscheidung eines isoosmolaren Urins ausgeschieden wurde. Sie kann (bei hyperosmolarem Urin) auch negative Werte annehmen.

Sättigbare Transportprozesse in der Niere.
Carriervermittelte Transportprozesse weisen eine Sättigungskinetik auf. Bei Resorptionsprozessen in der Niere, welche durch Transporter mit hoher Affinität (z. B. SGLT1, einige Aminosäuretransporter) vermittelt werden, wird bis zur Nierenschwelle nichts von der Substanz ausgeschieden (→ Abb. 9.10a: Nierenschwelle = Pfeil). Wird eine Substanz dagegen mit niedriger Affinität resorbiert (z. B. Phosphat), beginnt die Ausscheidung bereits vor Erreichen der maximalen Transportkapazität (→ Abb. 9.10b). Eine Nierenschwelle existiert nicht. Wird eine Substanz frei filtriert und aktiv in die Tubuli sezerniert, addieren sich filtrierte und sezernierte Menge zur Gesamtausscheidung (→ Abb. 9.10c).

Bestimmung des renalen Blutflusses
Für PAH existiert in der Niere ein besonders affiner Sekretionsprozess. Hierdurch wird die komplette Menge an PAH, welche die Niere über den Blutweg erreicht, ausgeschieden, solange der Transportprozess noch nicht übersättigt ist (→ Abb. 9.10). Daher ist die PAH-Clearance gleich dem **renalen Plasmafluss (RPF)**:

$$RPF = V_U \times \frac{U}{P}$$

Der **renale Blutfluss (RBF)** errechnet sich dann aus dem **Hkt** und dem RPF nach:

$$RBF = \frac{RPF}{1 - Htk}$$

■ Stoffwechsel in der Niere

Die Niere ist aufgrund der großzügigen Durchblutung mit O_2 überversorgt. Sie nutzt nur 7 %

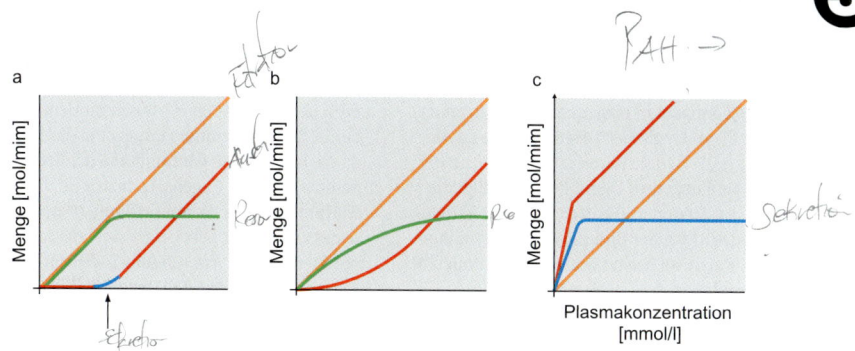

Abb. 9.10 Sättigbare Transportprozesse in der Niere: Filtration (orange), Resorption (grün), Sekretion (blau) und Ausscheidung (rot) in Abhängigkeit von der Plasmakonzentration des jeweiligen Stoffs. a: Glucose. b: Phosphat. c: PAH. [O522]

des angebotenen O_2. Dieser wird v. a. zum Antrieb der energieaufwendigen Na^+-Resorption benötigt. Der PT verwendet zur Energiegewinnung insbesondere Fettsäuren und Ketonkörper. Glucose wird dagegen aus α-Ketoglutarat im Rahmen der **Gluconeogenese** eher aufgebaut als verstoffwechselt. Dieses stammt aus der Desaminierung von Glutamin durch die **Glutaminase**. Die dabei entstehenden Ammoniumionen dienen der Elimination von Säureäquivalenten und der Tonisierung des Nierenmarks mit Ammoniak (Ammoniakrezirkulation). Alle anderen Tubulusabschnitte betreiben vorwiegend Glykolyse zur Energiegewinnung. Durch vorhandene Peptidasen inaktiviert der PT auch **Peptid**- und **Proteohormone**, welche aufgrund ihrer Größe filtriert werden können. Des Weiteren finden Stoffwechselreaktionen zur Ausscheidung von **Xenobiotika** und zur Metabolisierung von **Steroidhormonen** statt. Ein wichtiges Enzym ist die in den Hauptzellen von CNT und CT exprimierte **11β-Hydroxysteroid-Dehydrogenase**, die Glucocorticoide intrazellulär inaktiviert. Ansonsten stände die dort stattfindende Na^+-Resorption und K^+-Ausscheidung vollständig unter der Kontrolle der Glucocorticoide, die eine etwa 300fach höhere Plasmakonzentration als die Mineralcorticoide besitzen.

Endokrine Funktionen der Niere

Die Niere spielt auch als **endokrines Organ** eine wichtige Rolle bei der Regulation ihrer eigenen und verschiedener anderer Körperfunktionen. Bei Niereninsuffizienz kann die Bildung renaler Hormone deutlich beeinträchtigt sein.

Renin

Renin wird aus den granulierten spezialisierten glatten Muskelzellen der Vasa afferentia bei niedriger NaCl-Konzentration im distalen Tubulus oder bei Volumenmangel an der MD freigesetzt. Es aktiviert über eine **proteolytische Kaskade** im Blut das **RAAS**. Dabei sorgen die Endprodukte der proteolytischen Aktivierungsfolge, AT II und Aldosteron, für eine vermehrte Natrium- und Wasserretention und eine Blutdruckerhöhung. An der Reninfreisetzung ist die **COX-2**-abhängige Bildung von PGE_2 in der MD beteiligt. Des Weiteren sorgt der **Sympathikus** über $β_1$-Rezeptoren für eine gesteigerte Reninfreisetzung. Sie wird durch AT-II im Rahmen eines **negativen Feedbacks** gehemmt.

Erythropoetin

EPO wird von interstitiellen Fibroblasten der Niere bei niedrigem pO_2 (**Hypoxie**) gebildet. Es gelangt über den Blutstrom zu blutbildenden Organen (beim Erwachsenen v. a. das rote Knochenmark), um dort auf Vorläuferzellen der **Erythropoese** als Wachstums- und Differenzierungsfaktor einzuwirken. In Erythroblasten wird die Hämoglobinsynthese durch EPO gefördert.

> **Renale Anämie.** Bei Niereninsuffizienz kann die EPO-Bildung durch Zerstörung peritubulärer Fibroblasten oder Interferenz mit den zugrunde liegenden Signalwegen gestört sein. Dies führt in der Folge zu einer Anämie, die renal bedingt ist. Sie wird durch die Gabe von rekombinantem EPO therapiert.

9 Wasser- und Elektrolythaushalt, Nierenfunktion

Kalzitriol
Kalzitriol (1,25-Dihydroxycholecalciferol, Vitamin D_3) entsteht in proximalen Tubuluszellen durch die Aktivität der **1-Hydroxylase** aus der Vorstufe 25-Hydroxycholecalciferol, die in der Leber gebildet wird. Damit bewerkstelligt die Niere den letzten und entscheidenden Aktivierungsschritt bei der Bildung dieses Steroidhormons. Kalzitriol besitzt wichtige Funktionen bei der Regulation des Calciumhaushalts.

Weitere renale Hormone
In der Niere entsteht auch das dem ANP der Herzvorhöfe ähnliche Peptidhormon **Urodilatin**. Dieses hemmt die tubuläre Na^+-Resorption und erhöht die GFR durch eine Vasodilatation des Vas afferens. **Klotho** ist ein Proteohormon der Niere, welches den **PI3K-Signalweg** hemmt und so die Insulinwirkung in peripheren Geweben abschwächt. Damit verhindert es im Mausmodell eine frühzeitige Alterung. In der Niere erhöht es die Phosphatausscheidung und Ca^{2+}-Resorption. Auch **Thrombopoietin** wird in der Niere gebildet. Der renale Beitrag ist jedoch im Vergleich zur Bildung dieses Hormons in der Leber vernachlässigbar.

■ Säure-Basen-Haushalt

Renale Säureausscheidung und Puffersysteme
Die Niere besitzt eine wichtige Aufgabe bei der kontinuierlichen Ausscheidung von Protonen oder Bicarbonat in Abhängigkeit vom Blut-pH-Wert.

> Die maximale **Säureausscheidung** der Niere beträgt pro Tag bis zu 100 mmol H^+ (im Mittel etwa 50 mmol).

Eine wichtige Bedeutung bei der Ausscheidung von Säureäquivalenten über die Nieren besitzen renale **Puffersysteme**. Selbst bei saurem Urin kann die Niere nämlich nur durch das Vorhandensein von Puffersystemen relevante H^+-Mengen ausscheiden.

NH_3/NH_4^+-System. NH_3 ist eine schwache Base mit einem pK_s-Wert von 9. NH_4^+ gibt bei der Titration von saurem Urin mit Lauge zu neutralem pH quasi keine Protonen ab. Es wird daher als „**nicht titrierbare Säure** des Urins" bezeichnet. NH_3 entsteht durch Desaminierung von Glutamin im PT und bindet im Tubuluslumen H^+-Ionen. Es trägt zur Ausscheidung von etwa 60 % der anfallenden H^+-Ionen im Urin bei. Glutamin fällt bei Azidose vermehrt in der Leber an, da die **hepatische Glutaminase** bei Azidose gehemmt wird. Im Gegensatz dazu wird die **renale Glutaminase** bei Azidose stimuliert. Bei Alkalose entsteht in der Leber Harnstoff aus äquimolaren Mengen von Ammonium und Bicarbonat, sodass die Niere dann Bicarbonat direkt und gebunden im Harnstoff ausscheidet.

$HPO_4^{2-}/H_2PO_4^-$-System. Dieses System trägt zu etwa 30 % zur renalen H^+-Elimination bei. Da bei saurem Urin-pH die Säureelimination des Phosphatpuffers ansteigt, nimmt unter diesen Umständen die Bedeutung dieses Systems zu. Weil Dihydrogenphosphat bei der Titration von saurem Urin mit Lauge auf einen neutralen pH-Wert Protonen abgibt, bezeichnet man es als **titrierbare Säure**.

pH-Wert und Kaliumhaushalt
Zwischen dem pH-Wert im Blut und der K^+-Konzentration besteht eine enge Verbindung. An diesem Zusammenhang sind auch renale Mechanismen beteiligt.

Azidose führt zur Hyperkaliämie. In der Niere führt eine Azidose zu einer vermehrten Sekretion von Protonen in das Tubulussystem. Im CT bedingen diese eine Positivierung des Tubuluslumens, was die K^+-**Sekretion** von **Hauptzellen** mindert. In den Körperzellen führt eine Azidose zu einer Verdrängung proteingebundener K^+-Ionen. Zudem wird der **NCX-Transporter** (tauscht drei Na^+-Ionen gegen ein Ca^{2+}-Ion aus) durch Protonen gehemmt, was eine verminderte Aktivität der Na^+/K^+-ATPase nach sich zieht. Des Weiteren bedingt die intrazelluläre Protonenentstehung eine **Öffnung** von K^+-**Kanälen** in der Zellmembran.

Alkalose führt zur Hypokaliämie. Hohe extrazelluläre Bicarbonatkonzentrationen führen zur Aufnahme von K^+ in Körperzellen. Hierbei ist wohl eine Stimulation des Na^+/H^+-Austauschers und folglich der Na^+/K^+-ATPase beteiligt. Da eine Alkalose häufig von Volumenmangelzuständen begleitet ist, führt sie in der Niere zu einem **aldosteronabhängigen K^+-Verlust**. Schnell entstehende Alkalosen (z. B. durch Erbrechen) bedingen zudem eine K^+-Retention im PT-Lumen. K^+ dient hier als obligates Gegenion des Bicarbonats, dessen Transportmechanismus unter diesen Umständen gesättigt sein kann.

Hyperkaliämie führt zur Azidose. In der Niere führt eine Hyperkaliämie zu einer verminderten Ausscheidung von H^+ in den **A-Schaltzellen** und von NH_4^+ im PT. Dies wird bedingt durch eine **Depolarisation** der renalen Zellmembranen, welche den basolateralen Bicarbonatausstrom einschränkt. Die intrazelluläre Alkalisierung hemmt apikale Protonentransporter. In den Körperzellen sind K^+- und H^+-Transport indirekt über den Na^+/H^+-Austauscher und die Na^+/K^+-ATPase aneinander gekoppelt. Eine Stimulation der Na^+/K^+-ATPase durch eine erhöhte extrazelluläre K^+-Konzentration zieht auch eine vermehrte Ausschleusung von Protonen aus dem Inneren der Zellen nach sich.

Hypokaliämie führt zur Alkalose. In sämtlichen Zellen bewegen sich K^+-Ionen im Austausch mit Protonen nach extrazellulär. Diese Ansäuerung führt in renalen Tubuluszellen zu einer vermehrten Säuresekretion und Bicarbonatresorption.

■ CHECK-UP

- ☐ Nennen und erklären Sie mindestens fünf wichtige Funktionen der Niere!
- ☐ Erklären Sie, warum das Nierenmark relativ schlecht durchblutet ist, obwohl die Niere insgesamt das am stärksten durchblutete Organ des Körpers unter Ruhebedingungen ist!
- ☐ Wie kann man den Blutfluss durch die Niere bestimmen? Beschreiben Sie das klinische Vorgehen, die zu messenden Parameter und die Formeln zur Berechnung!
- ☐ Was versteht man unter der GFR? Wie kann sie reguliert und gemessen werden?
- ☐ Was versteht man unter dem Begriff Clearance? Warum nähern sich die Clearances eines filtrierten und gleichzeitig sezernierten und eines filtrierten und resorbierten Stoffs an, wenn man die Plasmakonzentrationen beider Stoffe deutlich erhöht?
- ☐ Erklären Sie die Transportmechanismen für NaCl, Glucose und Harnstoff im Tubulussystem!
- ☐ Wozu dient die MD?
- ☐ Wie viel Primärharn wird an einem Tag gebildet? Wie wird er zum Endharn konzentriert?
- ☐ Wie wird die Nierenfunktion reguliert?
- ☐ Welche Bedeutung besitzt die Niere für den Säure-Basen-Haushalt des Körpers? Beschreiben Sie Mechanismen der Säureausscheidung im Tubulussystem! Warum führt eine Hyperkaliämie zur Azidose?
- ☐ Welche Hormone werden in der Niere produziert und welche Funktion haben sie?

10 Hormonale Regulation

- Allgemeine Grundlagen 143
- Wasser- und Elektrolythaushalt 150
- Energiehaushalt und Wachstum 155

Allgemeine Grundlagen

■ Übersicht

Das **endokrine System** gehört neben dem **Nervensystem** zu den übergeordneten Regulationssystemen des menschlichen Körpers. Beide steuern zahlreiche Körperfunktionen in einem komplexen Netzwerk aus Neurotransmittern und Botenstoffen. In den letzten Jahren ist die Kenntnis von Rezeptoren, Signalwegen und lokalen Botenstoffen wie Zytokinen und Wachstumsfaktoren stark gewachsen. Oft verschwimmen dabei die Grenzen: So wird z. B. EPO (→ Kap. 9) in der Niere gebildet und gelangt wie ein Hormon über den Blutweg zu seinen Zielzellen im Knochenmark. Dort besitzt es jedoch typische Wirkungen eines Interleukins und Wachstumsfaktors: es fördert Zellwachstum und -differenzierung. Die Einteilung der Botenstoffe des menschlichen Körpers ist → Tabelle 10.1 zu entnehmen.

Hormon- und Nervensystem besitzen verschiedene Qualitäten. Während das Nervensystem Signale schnell übermittelt, setzen hormonale Signale verzögert ein und wirken oft länger. Dennoch bestehen zwischen beiden Systemen zahlreiche Verbindungen. Diese finden sich sowohl in den Effektororganen als auch in den höheren Kontrollzentren des ZNS. Die höchste Hierarchieebene bei der Kontrolle der vegetativen Körperfunktionen ist der **Hypothalamus**. Er enthält **neuroendokrine Zellen**, welche auf neuronale Signale hin selbst Hormone produzieren können. Zusätzlich besitzt der Hypothalamus direkte und indirekte Verbindungen zur Hypophyse, die zahlreiche **glandotrope Hormone** produziert. Diese steuern wiederum die Hormonproduktion in endokrinen Drüsen des Körpers, wie der Schilddrüse, den Gonaden, der Leber oder der Nebennierenrinde.

Endokriner Regelkreis. Das RAAS ist ein Beispiel eines **endokrinen Regelkreises** (→ Abb. 10.1). Es stellt u. a. den Blutdruck ein. Wichtige Elemente eines Regelkreises sind:
- Regelgröße: Messgröße, die reguliert wird (in diesem Fall der Blutdruck)
- Sollwert: physiologischer Zielwert der Regelgröße (wird durch komplexe zentralnervöse und zelluläre Mechanismen eingestellt)
- Istwert: derzeitiger Wert der Regelgröße (aktueller Blutdruckwert)
- Störgröße: Effekte, welche den Wert der Regelgröße verändern (z. B. ein Blutverlust)
- Sensor: Rezeptoren zur Detektion des Istwerts (z. B. Zellen der MD)
- Stellglieder: physiologische Parameter, welche der Einstellung der Regelgröße dienen (z. B. der Gefäßwiderstand, intravasales Volumen)
- Stellgrößen: neuronale oder endokrine Mechanismen, welche die Stellglieder direkt beeinflussen (z. B. die Hormonkonzentrationen von Renin, AT II, Aldosteron im Blut)
- Negatives Feedback: häufig hemmt ein Hormon/Botenstoff am Ende eines hierarchisch gegliederten Systems die Produktion übergeordneter Hormone (z. B. hemmt AT II die Reninproduktion)
- Positives Feedback: Seltener führt die Steigerung der Konzentration eines Effektorhormons zur vermehrten Freisetzung eines übergeordneten Hormons, das die Freisetzung des Effekthormons fördert.

10 Hormonale Regulation

■ Funktionsprinzipien

Hormonbildung

Je nach chemischer Struktur des Hormons erfolgt die Bildung auf typischen Synthesewegen:
- **Peptid- und Proteohormone** werden im exozytotischen Pathway synthetisiert und häufig im Golgi-Apparat proteolytisch aktiviert. **Prä-**

Tab. 10.1 Einteilung der Botenstoffe

Typ	Beispiele	Definition
Hormon	Corticotropin-releasing-Hormon, Thyreotropin, Insulin, Kortisol, Adrenalin, Thyroxin, …	Produktion in endokrinem Organ, Transport über den Blutweg zu diversen Zielorganen
Zytokine • Interleukine • Wachstumfaktoren • Interferone • Chemokine	• IL-1, IL-6 • EGF, VEGF, TGF-β • Interferon-α • IL-8, C5b	Meist Produktion von (mobilen) Zellen des Bindegewebes und Wirkung überwiegend lokal. • Autokrin: auf die Bildungszelle • Parakrin: auf Zellen der Umgebung • Juxtakrin: auf direkt benachbarte Zellen

Prohormone besitzen eine ER-Signalsequenz, die zunächst abgespalten wird. **Prohormone** werden dann in ER und Golgi-Apparat posttranslational modifiziert (z. B. glykosyliert) und durch **Prohormon-Konvertasen** proteolytisch gespalten. Zudem können sie in Granula bis zu ihrer Freisetzung gespeichert werden. Diese Speicherung kann dauerhaft (konstitutiv) erfolgen oder auf spezifische Reize hin (reguliert). Zur effektiven Abgabe ins Blut sind endokrine Organe häufig mit einem dichten, großvolumigen Kapillarnetz (**Sinusoide**) durchzogen.
- **Steroidhormone** werden aus Cholesterin in ER und Zytosol gebildet und besitzen lipophilen Charakter.
- **Schilddrüsenhormone** werden extrazellulär in Follikeln durch Jodierung von Tyrosinresten des Thyreoglobulins synthetisiert.
- **Biogene Amine** entstehen durch Decarboxylierung aus Aminosäurevorläufern, z. B. Serotonin, Histamin, Dopamin.
- **Fettsäurederivate** entstehen durch Umbauprozesse von Fettsäuren, z. B. Prostaglandine und Leukotriene aus Arachidonsäure.

Hormontransport

Hydrophile Hormone, wie die meisten Proteohormone mit Ausnahme von Growth Hormon (GH) und Insulin-Like-Growth-Faktor (IGF), können frei im Blut zirkulieren. **Hydrophobe Hormone** wie Steroidhormone oder auch Thyroxin (T_4) und Trijodthyronin (T_3), müssen zum Transport im Blut an bestimmte Proteine bin-

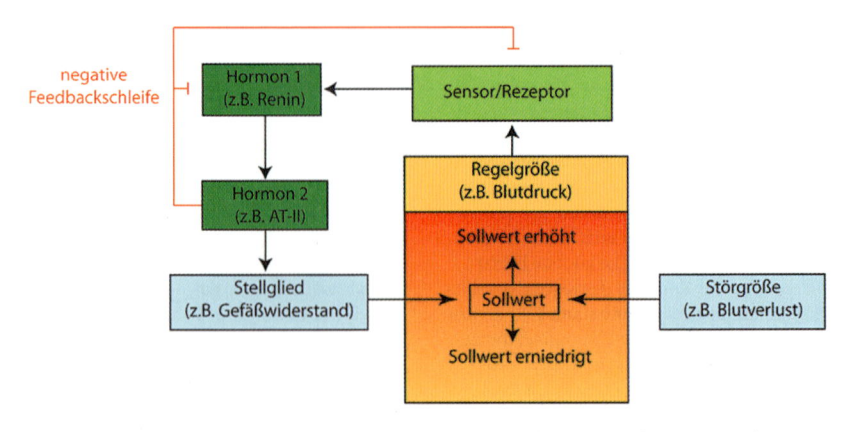

Abb. 10.1 Prinzip eines endokrinen Regelkreises mit der kaskadenartigen Aktivierung mehrerer Hormone [O522]

den, da sie selbst in Wasser nicht löslich sind. Diese werden in der Leber produziert. Die Produktion wird reguliert und unterliegt Umweltbedingungen, sodass sich die Konzentration eines Transportproteins ändern kann. Dies kann die Wirkung des transportierten Hormons beeinflussen, da es in Proteinbindung nicht an seinen Rezeptor binden kann. Eine Übersicht transportierter Hormone bietet → Tabelle 10.2.

Hormonaktivierung
Einige Hormone werden als inaktive Vorstufen synthetisiert und erst in der Peripherie aktiviert. Hierzu gehört z. B. T_4, das in seinen Zielzellen durch eine 5'-Dejodase in das biologisch aktivere T_3 umgewandelt wird. Testosteron wird durch die 5-Reduktase zu 5-Dihydrotestosteron reduziert.

Hormonrezeptoren
Hormone entfalten ihre Wirkung auf verschiedene Zielzellen über hochsensitive Rezeptoren. Die Konzentration zirkulierender Hormone ist daher oft sehr klein. Durch die Expression verschiedener Rezeptoren für dasselbe Hormon in unterschiedlichen Zellen, Geweben oder Organen können unterschiedliche Effekte hervorgerufen werden. Für Hormone existieren im menschlichen Körper drei Arten von Rezeptoren:
1. G-Protein-gekoppelte Rezeptoren (GPCR)
2. Enzymgekoppelte Rezeptoren
3. Nukleäre Rezeptoren.

Tab. 10.2 Wichtige Transportproteine lipophiler Hormone

Transportprotein	Transportierte Hormone
Albumin	Steroidhormone, Schilddrüsenhormone, Kalzitriol
Retinolbindendes Protein (RBP)	Vitamin A
Transcortin (CBG)	Kortisol, Aldosteron, Progesteron
Sexualhormonbindendes Globulin (SHBG)	Androgene, Östrogene
Transthyretin, Thyroxinbindendes Globulin (TBG)	T_4, T_3
Growth-Hormon-bindendes Protein (GHBP)	Growth Hormon (GH)
Transcalciferin (DBP)	Kalzitriol (Vitamin D_3)

Membranrezeptoren. Hydrophile Hormone (v. a. Peptid- und Proteohormone) binden an extrazellulare Domänen von Membranrezeptoren. Diese teilen sich in die Gruppen der **GPCR** und der **enzymgekoppelten Rezeptoren**. Beide Rezeptorklassen unterscheiden sich in ihrem molekularen Aufbau und den nachgeschalteten Signaltransduktionsketten:
- GPCR bestehen aus sieben Transmembrandomänen und zeichnen sich dadurch aus, dass sie das Signal innerhalb der Zellmembran an sog. heterotrimere G-Proteine weitergeben. Diese aktivieren nach Dissoziation ihrer Untereinheiten Enzyme, welche sich an der Innenseite der Zellmembran befinden.
- Enzymgekoppelte Rezeptoren bestehen dagegen häufig aus mehreren Untereinheiten. Dies sind eigene Peptidketten, die sich zur Bildung eines funktionsfähigen Rezeptors erst in der Membran zusammenfinden. Enzymgekoppelte Rezeptoren können entweder eine intrinsische enzymatische Aktivität besitzen oder binden und aktivieren lösliche zytosolische Enzyme. Eine wichtige Rolle spielen die **Rezeptor-Tyrosinkinasen**, eine Rezeptorfamilie, die sich durch eine intrinsische Fähigkeit zur Tyrosinphosphorylierung auszeichnet. Zu dieser Familie gehört z. B. der Insulinrezeptor.

Durch die enzymatische Aktivierung von Transkriptionsfaktoren können Membranrezeptoren auch die **Genexpression** ihrer Zielzellen beeinflussen.

Nukleäre Rezeptoren. Befinden sich nicht in der Zellmembran, sondern im **Zyto-** oder **Nukleoplasma**. An sie binden hydrophobe Hormone, die die Zellmembran per Diffusion überwunden haben. Nach der Bindung eines Hormons finden sich nukleäre Rezeptoren zu Homo- oder Heterodimeren zusammen und bewegen sich in den Zellkern. Dort binden sie an die DNA und beeinflussen die Expression meist mehrerer Gene. Liganden dieser nukleären Rezeptoren sind die **Steroidhormone**. Einige nukleäre Rezeptoren befinden sich bereits im Zellkern. Hierzu gehören die Rezeptoren für die Schilddrüsenhormone, Vitamin D_3 und Retinsäure.

Signaltransduktion
Nachdem ein Hormon seinen Rezeptor gebunden hat, muss das Signal an seinen Wirkungsort in der Zelle gelangen. Über Hormone werden

Hormonale Regulation

dabei verschiedene Zellfunktionen gesteuert. Dazu gehören:
- Genexpression
- Membranpotenzial
- Enzymaktivität
- Kontraktion
- Sekretion
- Adhäsion.

Um diese Funktionen zu regulieren, müssen hormonale Signale verstärkt werden und an ihren subzellulären Wirkungsort gelangen. Hierfür ist eine Vielzahl von zellulären Signalmolekülen zuständig, die häufig kaskadenartig aktiviert werden. Daher bezeichnet man die nach Aktivierung eines Rezeptors ablaufende zelluläre Signalweiterleitung und -verstärkung auch als **Signalkaskade**. Bei diesen Kaskaden kommt es typischerweise zur Synthese oder Freisetzung von **Second messengern** – kleine, lösliche, zytoplasmatische Stoffe, deren Konzentration in Abhängigkeit des Signals schwankt. Zu den Second messengern gehören cAMP, cGMP, IP_3, DAG und Ca^{2+} (→ Abb. 10.2).

Zyklische Nukleotide. **Adenylatcyclasen** bzw. **Guanylatcyclasen** sorgen im Zytosol für die Synthese von cAMP bzw. cGMP aus ATP bzw. GTP. Adenylatcyclasen sind integrale Membranproteine und werden durch **G_s-Proteine** der Zellmembran aktiviert. Guanylatzyklasen kommen als zytoplasmatische Domänen in Membranrezeptoren oder in löslicher Form im Zytosol vor. Sie werden durch den Botenstoff Stickstoffmonoxid (NO) aktiviert, der durch die Zellmembran diffundieren kann. Zyklische Nukleotide können an Enzyme oder Membrankanäle binden und diese in ihrer Aktivität beeinflussen. So aktiviert cAMP die **PKA** und cGMP die **PKG**. Sie werden durch **Phosphodiesterasen** (**PDE**) schnell zu AMP bzw. GMP abgebaut.

Calciumionen. Ca^{2+}-Ionen werden ständig aktiv durch eine Pumpe (**SERCA**) in das ER einer Zelle gepumpt (Konzentration ca. 1 mmol). Sie können dann bei Bedarf ins Zytosol freigesetzt werden. Hier ist die Ca^{2+}-Konzentration normalerweise niedrig (ca. 100 nmol), sodass ein hoher Konzentrationsgradient über die ER-Membran besteht. Bei der Öffnung von Ca^{2+}-Kanälen in der ER-Membran kommt es dann zum Fluss von Ca^{2+}-Ionen ins Zytosol. Ein wichtiger Freisetzungsmechanismus erfolgt über IP_3, einen weiteren Second messenger, der durch Abspaltung von Membranlipiden entsteht. Im Zytosol können Ca^{2+}-Ionen eine Vielzahl von Enzymen aktivieren, u. a. über die Bindung an **Calmodulin** (**CaM**).

Inositoltrisphosphat und Diacylglycerol. Aus dem Membranlipid Inositol-4,5-bisphosphat kann durch die **Phospholipase C** (**PLC**) die Kopfgruppe samt verbindendem Phosphatrest abgespalten werden, sodass IP_3 und DAG entstehen. Die PLC wird z. B. durch **G_q-Proteine** aktiviert. DAG kann in der Membran Enzyme (z. B. die Proteinkinase C, PKC) aktivieren. IP_3 diffundiert ins Zytosol und kann am ER Ca^{2+}-Kanäle öffnen.

Neben den Second messengern spielen bei der intrazellularen Signaltransduktion Proteine eine wichtige Rolle. Diese übernehmen Funktionen als

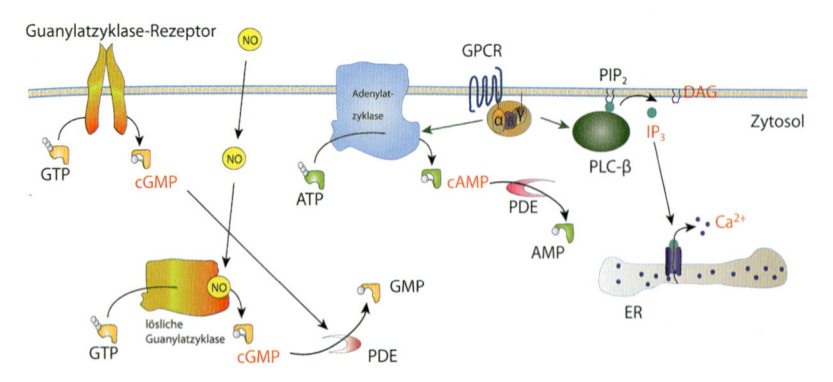

Abb. 10.2 Synthese- und Freisetzungswege der wichtigsten Second messenger [O522]

- Adapterproteine
- Gerüstproteine
- Kleine G-Proteine
- Enzyme (z. B. Kinasen, Phosphatasen, Ubiquitinligasen)
- Transkriptionsfaktoren.

Kinasen. Eine zentrale Rolle bei der zellulären Signaltransduktion spielt die reversible Phosphorylierung. Dabei werden Phosphatgruppen durch Kinasen von ATP (selten GTP) auf ein Substrat übertragen. Wenn mehrere Kinasen sich hintereinandergeschaltet aktivieren, spricht man von einer Kinasekaskade. Ein Beispiel ist die **Ras-Kaskade**, welche die Proliferation und Zellteilung fördert. Sie wird z. B. durch Insulin und IGF1 über Rezeptor-Tyrosinkinasen in Gang gesetzt.

Beendigung der Hormonwirkung

Zur Beendigung der Wirkung eines Hormons reduzieren häufig negative Feedbackschleifen die **Produktion** des Hormons. Zudem werden Hormone inaktiviert, abgebaut und/oder ausgeschieden. Proteohormone werden dabei von **Proteasen** verdaut. Zum Schutz vor einer vorzeitigen Degradation besitzen sie viele glykosylierte Aminosäurereste. Steroidhormone werden im Rahmen der **Biotransformation** v. a. in der Leber oxidiert und mit hydrophilen Seitengruppen versehen, damit sie über Urin oder Galle ausgeschieden werden können. Auf der Ebene einzelner Zielzellen wird die Hormonwirkung durch **negative Rückkopplungsschleifen** innerhalb der Signaltransduktionskaskaden abgeschaltet. So vermittelt beispielsweise die Phosphorylierung zytoplasmatischer Domänen von GPCR die Bindung inhibitorischer Proteine wie **Arrestin**. Außerdem werden solche Rezeptoren durch Einstülpung der Zellmembran **internalisiert** und in Lysosomen abgebaut.

Hypothalamus-Hypophysen-System

Das Hypothalamus-Hypophysen-System (HHS) ist das Paradebeispiel eines hierarchisch gegliederten Hormonsystems. Es besteht aus drei Instanzen, die schrittweise aktiviert werden:

- **Releasing-Hormone** des Hypothalamus fördern, **Inhibiting-Hormone** hemmen die Freisetzung glandotroper Hormone der Adenohypophyse
- **Glandotrope Hormone** der Adenohypophyse fördern die Bildung von glandulären Hormonen verschiedener endokriner Drüsen des Körpers
- **Glanduläre Hormone** wirken als Effektorhormone auf diverse Körpergewebe.

Die glandulären Hormone gelangen auf dem Blutweg auch zu Hypothalamus und Hypophyse und hemmen dort im Sinne einer **negativen Rückkopplung** die Freisetzung der Releasing- bzw. der glandotropen Hormone (→ Abb. 10.3).

Hypothalamus

Der Hypothalamus ist die oberste Schaltzentrale des vegetativen Nervensystems. Gleichzeitig ist er die oberste Instanz für die Steuerung verschiedener Hormonsysteme. Er kommuniziert über afferente und efferente Bahnen mit diversen Hirnarealen und empfängt auch direkt sensorische Informationen über eigene Rezeptoren. Im Hypothalamus werden unter dem Einfluss neuronaler und endokriner Signale grundsätzlich zwei verschiedene Arten von Hormonen gebildet, die **Steuerungs-** und **Effektorhormone** (→ Tab. 10.3).

Steuerungshormone. Die Steuerungshormone (Releasing- und Inhibiting-Hormone) des Hypothalamus werden in seinen parvozellulären Kerngebieten gebildet. Über die Axone der neuroendokrinen Hypothalamuszellen gelangen diese in die Kapillaren des **hypophysealen Portalkreislaufs**. So erreichen sie die Adenohypophyse über den Blutweg. Die Releasing-Hormone werden meist **pulsatil** in typischen Rhythmen abgegeben, da sie nur so eine Wirkung auf die Adenohypophyse entfalten können. Die Steuerungshormone sind oft nur kurze Peptide oder Derivate einzelner Aminosäuren (z. B. Dopamin).

Effektorhormone. Neben den Steuerungshormonen setzt der Hypothalamus die **Effektorhormone ADH** und **Oxytocin** frei. Diese in den magnozellulären Kerngebieten (Ncl. supraopticus und Ncl. paraventricularis) gebildeten Hormone gelangen über anterograden axonalen Transport in die Neurohypophyse und werden dort bis zu ihrer Freisetzung gespeichert.

10 Hormonale Regulation

Tab. 10.3 Hormone des Hypothalamus. RH = Releasing-Hormon. IH = Inhibiting-Hormon. ACTH = Adrenocorticotropes Hormon. TSH = Thyreozytenstimulierendes Hormon. PRL = Prolaktin. LH = Luteinisierendes Hormon. FSH = Follikelstimulierendes Hormon.

Hormon	Abkürzung	Effekt
Releasing-Hormone		
Corticotropin-RH (Corticoliberin)	CRH	ACTH ↑
Thyreotropin-RH (Thyreoliberin)	TRH	TSH ↑, PRL ↑
Gonadotropin-RH (Gonadoliberin)	GnRH	LH ↑, FSH ↑
Growth-Hormon-RH (Somatoliberin)	GHRH	GH ↑
Inhibiting-Hormone		
Prolaktin-IH (Dopamin)	PIH; PIF	PRL ↓
Growth-Hormon-IH (Somatostatin)	SMS, GHIH	GH ↓
Effektorhormone		
Antidiuretisches Hormon (Adiuretin)	ADH	Wasserresorption in der Niere ↑
Oxytocin	OT	Wehentätigkeit ↑, Mutter-Kind-Bindung

Die **Effektorhormone** des Hypothalamus werden in die Neurohypophyse transportiert und dort in Blutsinus freigesetzt. Die **Steuerhormone** des Hypothalamus werden im Bereich der Eminentia mediana in den Portalkreislauf der Adenohypophyse freigesetzt und kontrollieren die Freisetzung ihrer glandotropen Hormone.

Adenohypophyse

Im Hypophysenvorderlappen (Adenohypophyse) werden **glandotrope** und **nicht-glandotrope Hormone** gebildet.
- Glandotrope Hormone: ACTH, TSH, LH, FSH
- Nicht glandotrope Hormone: GH, PRL.

Glandotrope Hormone beeinflussen die Hormonproduktion anderer endokriner Drüsen des Körpers, nicht glandotrope Hormone entfalten ihre Wirkung dagegen direkt in ihren Zielgeweben. Jedoch verschwimmen die Grenzen beider Gruppen: LH und FSH besitzen neben ihrer Wirkung auf die Hormonproduktion der Gonaden auch zusätzlich direkte Wirkungen auf die Fortpflanzungsorgane. Insbesondere metabolische Effekte von GH werden nicht direkt, sondern durch IGF1 vermittelt, das unter der Einwirkung von GH v. a. in der Leber gebildet wird. Alle Hormone der Adenohypophyse werden direkt ins Blut abgegeben. ACTH ist ein Polypeptid (39 Aminosäuren). TSH, FSH und LH sind Glykoproteine, die aus identischen α-Untereinheiten aufgebaut sind. Lediglich ihre β-Untereinheiten unterscheiden sich.

Prolaktin

Synthese und Regulation der Freisetzung. Prolaktin ist ein Glykoproteohormon, das wie GH in den azidophilen Zellen der Adenohypophyse gebildet wird. Seine Freisetzung unterliegt einer tonischen Hemmung durch hypothalamisch freigesetztes **Dopamin**. Die Sekretion erfolgt pulsatil mit Spitzenspiegeln in der Nacht. Sie wird durch TRH, GHRH, Östrogene, Endorphine, AT II, VIP, Hypoglykämie und Stress stimuliert. Zudem wird Prolaktin durch einen Reflexbogen bei Stimulation der Mamillen freigesetzt.

Wirkung. Prolaktin fördert die Ausbildung und das Wachstum der Brustdrüse sowie die Milchproduktion (**Laktation**). Es hemmt die pulsatile Ausschüttung von Gonadotropinen (LH und FSH) und unterdrückt dadurch den Eisprung während der Stillzeit. Des Weiteren wirkt Prolaktin immunsuppressiv. Hohe Östrogenspiegel wirken antagonistisch, sodass die Milchproduktion während der Schwangerschaft unterdrückt wird und erst postpartal verstärkt einsetzt. Das Saugen des Kinds an der mütterlichen Brust trägt über eine Stimulation der Prolaktinfreisetzung zur Aufrechterhaltung der Milchproduktion während der Stillzeit bei (→ Kap. 11).

Prolaktinom. Ein gutartiger prolaktinproduzierender Tumor der Hypophyse führt zu einem erhöhten Prolaktinspiegel im Blut (Hyperprolaktinämie). Diese hemmt die GnRH-Freisetzung im Hypothalamus, was bei Frauen zur **Amenorrhö** und **Galaktorrhö** führt. Beim Mann entwickelt sich seltener eine Galaktorrhö, jedoch verschlechtert sich die Spermienqualität und es kommt zu Libidostörungen und Impotenz. Längerfristig kann sich eine Depression entwickeln. Die Prolaktinsekretion kann durch **Dopaminagonisten** wie Bromocriptin oder Cabergolin gehemmt werden. Unter der Therapie bessern sich die Symptome und auch das Tumorvolumen kann abnehmen. Alternativ ist – insbesondere bei akuten Komplikationen – auch eine Operation oder Strahlentherapie möglich.

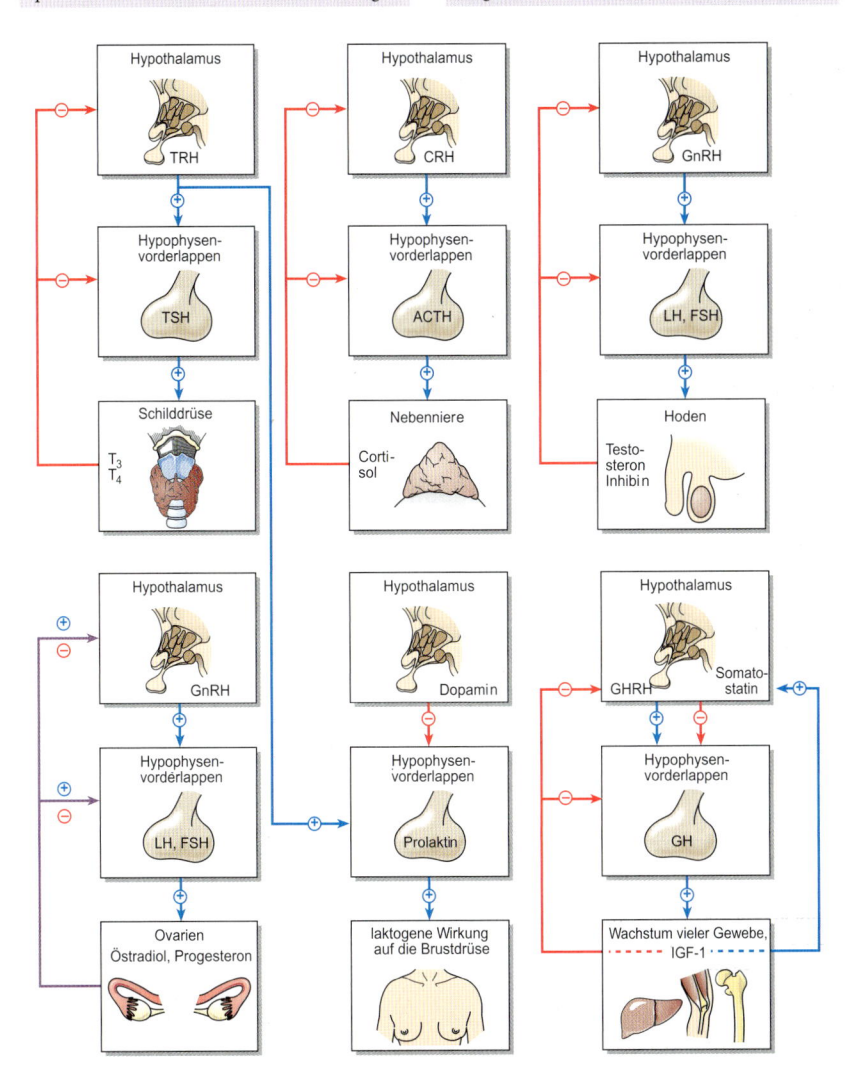

Abb. 10.3 Wichtige hierarchisch geordnete Regelkreise des Hypothalamus-Hypophysen-Systems [L106]

10 Hormonale Regulation

Oxytocin
Synthese und Regulation der Freisetzung. Oxytocin ist ein Nonapeptid, das wie Adiuretin im Ncl. supraopticus und Ncl. paraventricularis des Hypothalamus gebildet wird. Durch anterograd axonalen Transport gelangt es in die Neurohypophyse, wo es in den Axonen bis zu seiner Freisetzung gespeichert wird (klassische Neurosekretion). Oxytocin wird bei mechanischer Stimulation der Mamille, während des Orgasmus und bei Manipulation an Uterus und Vagina ausgeschüttet.

Wirkung. Oxytocin sorgt für eine Kontraktion der glatten Muskulatur von Uterus (Wehen), Milchdrüsen (Milchsekretion beim Stillen) und Samenkanälchen. Hohe Progesteronspiegel antagonisieren seine Wirkung. Beim Stillen steigert eine mechanische Stimulation der Mamillen durch das Saugen des Säuglings die Ausschüttung von Oxytocin – Austreiben der Milch aus der Drüse (**Milchejektionsreflex**).

■ CHECK-UP
- ☐ Wie ist ein endokriner Regelkreis aufgebaut?
- ☐ Welche Unterschiede bestehen zwischen Peptidhormonen und Steroidhormonen bzgl. Synthese, Transport im Blut und ihren Rezeptoren?
- ☐ Erklären Sie die hierarchische Gliederung und Regulationsprinzipien des Hypothalamus-Hypophysen-Systems!
- ☐ Nennen Sie Steuer- und Effektorhormone des Hypothalamus! Welche endokrinen Regelkreise der Hypophyse werden durch sie kontrolliert?
- ☐ Wieso kann es durch den Einsatz von Dopaminrezeptorantagonisten zu einer Galaktorrhö kommen?
- ☐ Erklären Sie den Milchejektionsreflex!

Wasser- und Elektrolythaushalt

■ Wasser- und Natriumhaushalt

Adiuretin, ADH

Synthese und Sekretion. Adiuretin (antidiuretisches Hormon, ADH, Vasopressin) wird in den magnozellulären Neuronen der **Ncll. paraventricularis** und **supraopticus** des Hypothalamus gebildet. ADH ist ein Nonapeptid, das durch limitierte Proteolyse aus einem größeren Vorläuferprotein (Präproadiuretin) abgespalten wird. Via **anterograd-axonalen Transport** gelangt ADH in die Axonterminalen der hypothalamischen Neurone, welche in der Neurohypophyse enden. Dort wird es bei Bedarf direkt ins Blut ausgeschüttet.

SIADH. Eine übersteigerte ADH-Produktion findet sich beim sog. Syndrom der inadäquaten ADH-Sekretion (SIADH, Schwartz-Bartter-Syndrom). Es kann bei einer Produktion von ADH in Tumoren (meist kleinzelligen Bronchialkarzinomen), bei Hypothyreose, Lungenerkrankungen oder durch Medikamente induziert auftreten. Es kommt zu einer hypotonen Hyperhydratation ohne Ausbildung von Ödemen. Die Symptome reichen von leichten Befindlichkeitsstörungen (Appetitlosigkeit, Reizbarkeit) bis zu schweren neurologischen Komplikationen (Stupor, Krämpfe).

Wirkung. ADH bewirkt in der Niere über den V2-Rezeptor und eine cAMP-vermittelte Signalkaskade den Einbau von **Aquaporin-2-Kanälen** in die apikale Membran der Sammelrohre. Dies führt zu einer vermehrten **Wasserretention** und folglich einem Blutdruckanstieg. Zudem besitzt ADH direkte vasoaktive Effekte (daher der Name Vasopressin): Über den V1-Rezeptor bewirkt es in den meisten Gefäßbetten eine **Vasokonstriktion**, in den Koronarien und dem ZNS hat es jedoch einen NO-vermittelten vasodilatatorischen Effekt. Damit spielt ADH eine wichtige Rolle während Schockzuständen → Zentralisierung des Kreislaufs.

Regulation. Wichtigster Auslöser für eine ADH-Ausschüttung: **Osmolarität** des Bluts steigt an, was wahrscheinlich über eine Zellschrumpfung detektiert wird. **Osmorezeptoren** im Hypothalamus und in der Leber messen direkt die Osmolarität. Steigt die Osmolarität an, entsenden die magnozellulären Neurone Aktionspotenziale entlang ihrer Axone, welche über einen Ca^{2+}-Einstrom zur ADH-Freisetzung führen. Des Weiteren wird ADH bei **Hypovolämie** freigesetzt. Diese wird über eine Abnahme des Blutdrucks im rechten Vorhof von Typ-B-Dehnungsrezeptoren wahrgenommen. Eine Steigerung des Intravasalvolumens führt dagegen zu einer verminderten ADH-Produktion (**Gauer-Henry-Reflex**). Des Weiteren stimulieren **nervale Reize** und **AT II** die ADH-Freisetzung.

Renin-Angiotensin-Aldosteron-System

Komponenten. Das RAAS (→ Abb. 10.4) ist ein Hormonsystem, dessen Bestandteile schrittweise aktiviert werden. Die Komponenten sind:

1. Renin (Bildungsort: Nierengefäße)
2. Angiotensinogen (Bildungsort: Leber)
3. AT I (entsteht im Blut durch die Reninaktivität aus Angiotensinogen)
4. AT II (entsteht an Endothelien durch ACE)
5. Aldosteron (Bildungsort: Zona glomerulosa der Nebennierenrinde).

Das RAAS besitzt eine zentrale Rolle bei der mittel- bis langfristigen Steuerung des Salz- und Wasserhaushalts sowie des Blutdrucks. Darüber hinaus spielt es bei pathologischen Prozessen (**Remodeling**) in verschiedenen Organsystemen eine zentrale Rolle.

Synthese und Sekretion. Renin entsteht als Proteohormon in spezialisierten myoepithelialen Zellen der afferenten Arteriolen der Nierenglomeruli. Diese enthalten **Reningranula**, die bei Stimulation ausgeschüttet werden. Angiotensinogen wird als Plasmaprotein in der **Leber** gebildet. Aus ihm wird durch die Proteaseaktivi-

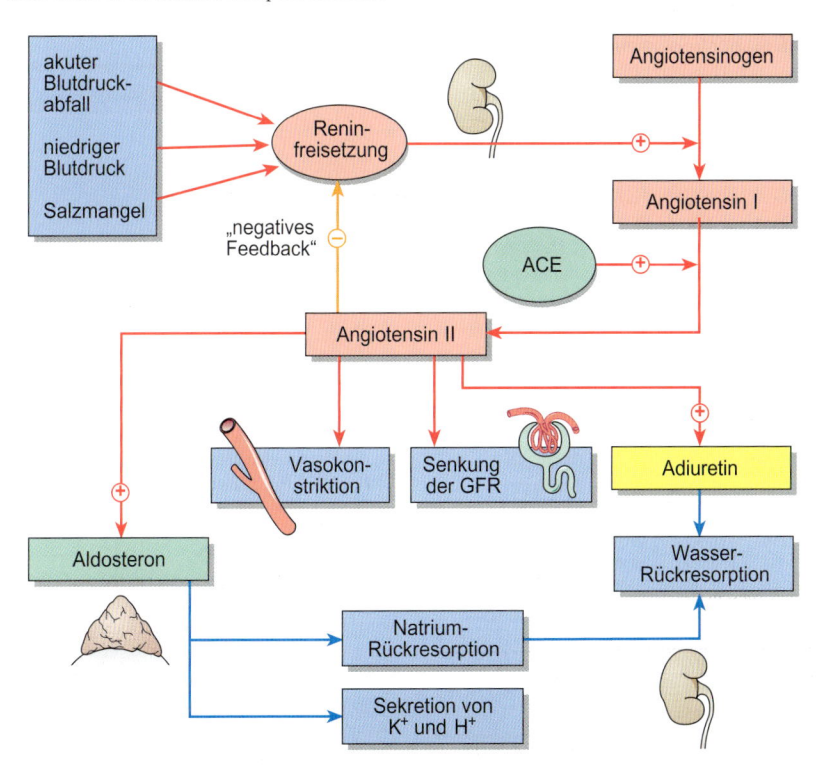

Abb. 10.4 Das Renin-Angiotensin-Aldosteron-System im Überblick [L106]

10 Hormonale Regulation

tät von Renin ein Dekapeptid (AT I) abgespalten. Dieses wiederum wird durch die Aktivität des ACE zu einem Oktapeptid, Angiotensin II, verkürzt (➜ Abb. 10.4).

Wirkung. Die Effekte des RAAS werden v. a. durch AT II und Aldosteron vermittelt. AT II ist um ein vielfaches wirksamer als sein Vorläuferpeptid AT I. Auf das Gefäßsystem wirkt AT II v. a. über eine **Stimulation** der Freisetzung von **NA**. Darüber hinaus steigert es die NA-Syntheserate und vermindert die NA-Wiederaufnahme. Zudem besitzt es weitere Effekte:
- **Direkte Vasokonstriktion**: AT_1-Rezeptor → $G_{12/13}/G_{q/11}$ → Rho/IP_3, DAG → Ca^{2+}-Sensitivierung/Ca^{2+}-Freisetzung
- Hypertrophie glatter Muskulatur, Synthese von extrazellularen Matrixkomponenten (sog. **trophische Effekte**, mitverantwortlich für die Entstehung von Hypertonie, Arteriosklerose und Herzinsuffizienz)
- **Zentrale Mechanismen**: Sympathikusstimulation, Trinkverhalten ↑, ADH-Sekretion
- **Aldosteronfreisetzung** (aus Zona glomerulosa der Nebenierenrinde).

Aldosteron vermittelt als Mineralcorticoid die längerfristigen Effekte des RAAS. Es sorgt in den distalen Tubuli und Sammelrohren der Niere für eine vermehrte Na^+-Ionen- und Flüssigkeitsresorption durch die gesteigerte Expression des apikalen Na^+-Kanals ENaC sowie der basolateralen Na^+/K^+-ATPase (➜ Kap. 9). Der elektrogene Na^+-Transport führt zur Entstehung eines lumennegativen Potenzials (bis -30 mV). Die K^+-Ionen-Ausscheidung wird durch diese Mechanismen gesteigert (quasi im indirekten Austausch mit Na^+-Ionen).

Das RAAS dient als Angriffspunkt zahlreicher **Medikamente** gegen Hypertonie:
- Als Reninantagonist wurde Aliskiren 2007 in den USA und Europa zugelassen
- ACE-Hemmer verhindern die Bildung des stärker wirksamen AT II aus AT I
- Alternativ kann die Wirkung von AT II am AT_1-Rezeptor blockiert werden (AT_1-Antagonisten)
- Die Wirkung von Aldosteron kann pharmakologisch durch Aldosteronantagonisten gehemmt werden.

Regulation. Renin wird durch folgende Stimuli vermehrt in die afferenten Arteriolen freigesetzt:
- Verminderte Durchblutung des Nierenkörperchens
- Verminderter Blutdruck, detektiert durch Barorezeptoren des Vas afferens
- Abnahme der Flüssigkeitsmenge, die in den Nierenkörperchen abfiltriert wird (verminderte GFR)
- Erniedrigte Konzentration von NaCl im Harn, gemessen an der MD
- Aktivierung des sympathischen Nervensystems, über $β_1$-Rezeptoren.

Angiotensinogen wird konstitutiv von der Leber ins Blut freigesetzt. Ebenso wird die Aktivität des **ACE** nicht nennenswert reguliert. Die Bildung von AT II ist somit v. a. von der Reninplasmakonzentration abhängig. Die **Freisetzung von Aldosteron** wird jedoch nicht nur durch die AT-II-Spiegel, sondern auch durch die Konzentrationen von Na^+ und K^+ sowie den Volumenhaushalt des Körpers bestimmt.

Stimuli für Aldosteronfreisetzung:
- AT II
- Hyponatriämie
- Hyperkaliämie
- Hypovolämie
- Hypotonie.

Aldosteronwirkungen:
- Na^+-Resorption
- K^+-Sekretion
- Wasserretention
- H^+-Sekretion.

Natriuretische Peptide
Zu den natriuretischen Peptiden zählen ANP, BNP und CNP. Letzteres wurde entsprechend des Alphabets durchnummeriert.

Synthese und Sekretion. ANP (28 Aminosäuren) wird in den Kardiomyozyten der Herzvorhöfe aus einem Vorläuferpeptid gebildet. Es wird vor seiner Freisetzung durch eine membranständige Protease abgespalten. Außer im Herzen wird es auch in einem geringeren Umfang in Gehirn, Nebenniere und Niere synthetisiert. BNP wird in den Herzkammern und im Gehirn freigesetzt.

Wirkung. Natriuretische Peptide bewirken in der Niere eine **gesteigerte Salz-** und **Wasserausscheidung** durch eine verminderte tubuläre Rückresorption von Na$^+$-Ionen und eine Steigerung der GFR durch Vasodilatation der afferenten Arteriolen. Ebenso führen sie in verschiedenen Gefäßbetten des Körpers zu einer **Vasodilatation** und damit einer Blutdrucksenkung. Schließlich wird die Freisetzung von Renin und Aldosteron gehemmt. Natriuretische Peptide entfalten ihre Wirkungen über **membranständige Guanylatcyclaserezeptoren**, welche nach Stimulation durch ihre Liganden auf der zytoplasmatischen Seite der Membran cGMP aus GTP bilden. Dies bewirkt etwa in glatten Muskelzellen eine Ca^{2+}-Ausschleusung und eine Verminderung des Kontraktionszustands.

> Die natriuretischen Peptide sind die **Gegenspieler des RAAS**. Sie senken den Blutdruck durch die Stimulation von Volumenausscheidung und Natriurese.

Regulation. ANP wird bei **Hypervolämie** durch eine Stimulation von Dehnungsrezeptoren in den Vorhöfen des Herzens freigesetzt.

> Bei **Herzinsuffizienz** hat man insbesondere für BNP eine Korrelation der Plasmaspiegel des Hormons mit dem Schweregrad der Erkrankung festgestellt. Der BNP-Spiegel kann daher nach Empfehlungen der deutschen Gesellschaft für Kardiologie für die Diagnosestellung und bestimmte Therapieentscheidungen herangezogen werden. Er kann jedoch auch bei anderen Herzerkrankungen, Lungenembolie, art. Hypertonie, Nierenfunktionsstörungen und in höherem Alter erhöht sein.

■ Calcium- und Phosphathaushalt

Der Calcium- und Phosphatgehalt des Körpers wird durch die drei Hormone Kalzitonin, Parathormon und Kalzitriol reguliert. Ca^{2+} ist wesentlich am Aufbau von **Knochen** und **Zähnen** beteiligt und stabilisiert das **Membranpotenzial** sämtlicher Zellen. Phosphat spielt als Gegenion zum Calcium eine wichtige Rolle bei der Bildung von mineralischer Knochensubstanz und im **Blutplasma**.

Kalzitonin

Synthese und Sekretion. Kalzitonin wird als Peptidhormon (32 Aminosäuren) in den C-Zellen der Schilddrüse produziert. Seine Sekretion wird durch den Blutcalciumspiegel direkt kontrolliert.

Wirkung. Kalzitonin **stimuliert** die Knochenmineralisierung und senkt dadurch den Calcium- und Phosphatspiegel im Blut. Es hemmt Osteoklasten direkt über seinen Rezeptor, der an ein G$_s$-Protein gekoppelt ist. Dieser erhöht den intrazellularen cAMP-Spiegel durch Stimulation einer Adenylatcyclase. Kalzitonin stimuliert zudem die Synthese von Kalzitriol, das ebenfalls den Knochenaufbau unterstützt. In der Niere hemmt Kalzitonin die Calcium- und Phosphatresorption.

> Kalzitonin hat stets eine **Senkung des Blutcalciumspiegels** zum Ziel, also
> - Rückresorption von Ca^{2+} und PO$_4^{3-}$ in der Niere ↓
> - Knochenmineralisierung ↑ (Osteoklasten ↓).

Regulation. Eine Steigerung des Blutcalciumspiegels bewirkt direkt an C-Zellen eine gesteigerte Sekretion von Kalzitonin.

Parathormon

Synthese und Sekretion. Parathormon (PTH) wird als Peptidhormon (84 Aminosäuren) von den Hauptzellen der Nebenschilddrüsen (Epithelkörperchen) freigesetzt.

Wirkung. PTH erhöht die Calciumkonzentration im Blut durch eine **indirekte Stimulation** der **Osteoklasten**. Der PTH-Rezeptor (G-Protein gekoppelter Rezeptor) befindet sich auf den Osteoblasten. Diese schütten nach Stimulation durch PTH verschiedene Zytokine (Interleukine, TNF-α, M-CSF, u. a.) aus, welche die Aktivität der Osteoklasten steigern. Letztere besitzen keinen PTH-Rezeptor. Zudem **steigert PTH die Calciumresorption** im distalen und **vermindert die Phosphatresorption** im proximalen Tubulus der Niere. Dadurch wird das Löslichkeitsprodukt für Calciumphosphat im Blut trotz Erhöhung des Blutcalciumspiegels nicht überschritten. Ebenso

Hormonale Regulation

hemmt PTH die proximaltubuläre Resorption von Bicarbonat, da die Freisetzung von Calciumphosphat aus dem Knochen ansonsten eine metabolische Alkalose zur Folge hätte. Des Weiteren induziert PTH in den Zellen des proximalen Tubulus die **1α-Hydroxylase**, welche als Schrittmacherenzym eine vermehrte Synthese von Kalzitriol bewerkstelligt. Dadurch wird die durch PTH hervorgerufene Entmineralisierung des Knochens langfristig wieder ausgeglichen.

PTH hat eine **Steigerung des Blutcalciumspiegels** zum Ziel, also
- Osteoklasten ↑ (**indirekt**, über Osteoblasten)
- Niere: Calciumresorption ↑, Phosphatresorption ↓, Calcitriolsynthese ↑.

Regulation. Wesentlicher Stimulus für die Freisetzung von PTH aus der Nebenschilddrüse ist ein Absinken des Blutcalciumspiegels. Gehemmt wird die Ausschüttung von PTH dagegen durch Ca^{2+}-Ionen. Verantwortlich hierfür ist eine Bindung von extrazellulärem Ca^{2+} an den **Calcium-Sensing-Rezeptor** der Plasmamembran, einen heptahelikalen G-Protein-gekoppelten Rezeptor. Dieser führt über ein G_q-Protein zur Aktivierung der PLCβ und einer Freisetzung von Ca^{2+} aus dem ER ins Zytosol. Im Gegensatz zu allen anderen Ca^{2+}-abhängigen Sekretionsmechanismen im Körper **hemmen** Ca^{2+}-Ionen im Fall von PTH dessen Freisetzung aus Vesikeln. Hohe Phosphatkonzentration im Blut und das Hormon Adrenalin fördern die Freisetzung. Anhaltend niedrige Calciumspiegel führen zu einer reaktiven Hyperplasie der Nebenschilddrüsen.

Kalzitriol

Synthese und Sekretion. Kalzitriol (1,25-Dihydroxycholecalciferol, Vitamin D_3) wird in einem mehrstufigen Syntheseprozess im Körper aus 7-Dehydrocholesterin gebildet, ist also genau genommen kein vollwertiges Vitamin. Im Blut sind sämtliche Formen von Vitamin D bevorzugt an das Vitamin-D-bindende Protein (DBP) gebunden. Zur Synthese benötigt der Körper **Sonnenlicht**:
- Synthese der Vorstufe 7-Dehydrocholesterol v. a. in der Leber.
- Aufbruch des B-Rings von 7-Dehydrocholesterin in der Haut unter Einwirkung von UVB-Licht führt zur Bildung von Prävitamin D_3.
- Spontane Isomerisierung des instabilen Prävitamin D_3 zu Vitamin D_3 und Transport zur Leber. Vitamin D_3 kann auch direkt über die Nahrung aufgenommen werden.
- 25-Hydroxylierung in der Leber zur 25-Hydroxycholecalciferol (Calcidiol). Dieses stellt, gebunden an DBP, eine Art **Speicherform** des Hormons dar. Der 25(OH)Vitamin-D_3-Spiegel im Blut gibt Auskunft über die Versorgung des Organismus mit Vitamin D_3 innerhalb der letzten 3–4 Monate.
- 1-Hydroxylierung in den proximalen Tubuluszellen der Niere führt zur biochemisch aktiven Form 1,25-Dihydroxycholecalciferol (Kalzitriol). Außer in der Niere wird Kalzitriol auch noch in Makrophagen und Keratinozyten gebildet.

Wirkung. Kalzitriol **fördert** die **Calcium**- und **Phosphatresorption** insbesondere im **Darm** und in der Niere. Es bewerkstelligt dies durch eine Bindung an seinen **intrazellulären nukleären Rezeptor** (VDR) und eine Induktion der Expression von Proteinen, welche für die Calciumaufnahme relevant sind. Dazu gehört **Calbindin**, welches Ca^{2+} intrazellulär bindet und somit den Einwärtsgradient über die apikale Epithelzellmembran aufrechterhält. Des Weiteren wird die Expression von Calciumkanälen und weiteren Transportproteinen induziert. Am Knochen **stimuliert** Kalzitriol direkt die **Osteoklasten** und damit die Demineralisierung. Die deutliche Erhöhung der Plasmaspiegel von Calcium und Phosphat überspielt aber in der physiologischen Situation die direkte Wirkung am Knochen. Zudem stimuliert Kalzitonin in Osteoblasten die Kollagen- und Osteocalcinbildung. Insgesamt stimuliert Kalzitriol also den **Knochenumbau** und **stärkt** damit die **Knochenstruktur**. Daneben besitzt Kalzitriol noch eine Reihe weiterer Wirkungen, z. B. unterdrückt es die T-Zell-Antwort und fördert die Erythropoese.

Kalzitriol hat eine **Stärkung** der **Knochenarchitektur** zum Ziel:
- Osteoklasten ↑
- Darm/Niere: Calciumresorption ↑, Phosphatresorption ↑.

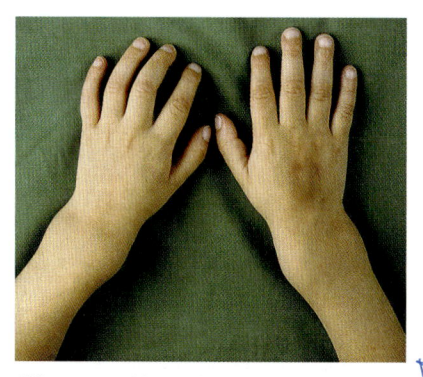

Abb. 10.5 Rachitis. Schwellung im Bereich beider Handgelenke durch Auftreibungen an den Epiphysenfugen. [R135]

Ein Mangel an Vitamin D führt zu einer Abnahme der Knochensubstanz, die im Kindesalter als **Rachitis**, im Erwachsenenalter als **Osteomalazie** bezeichnet wird. Kennzeichnend sind massive Knochenverformungen (Säbelscheidentibia), Wachstumsstörungen und Auftreibungen der Epiphysenfugen (→ Abb. 10.5). Früher wurde Rachitis als „englische Krankheit" bezeichnet, da die britischen Kinder zu Beginn des 20. Jahrhunderts durch fehlende Sonneneinstrahlung (Smog, verglaste Wintergärten) an zu niedrigen Vitamin-D-Spiegeln litten.

Regulation. Der Calcitriolspiegel im Blut wird insbesondere durch Regulation der 1α-Hydroxylase in der Niere gesteuert. Sie wird unabhängig voneinander durch PTH, Kalzitonin sowie einen niedrigen Calcium- und Phosphatspiegel im Blut stimuliert. Glucocorticoide hemmen ihre Aktivität, ebenso Ca^{2+}-Ionen über einen G_q-gekoppelten Calcium-Sensing-Rezeptor.

■ CHECK-UP

- ☐ Wie bewirkt ADH eine Wasserretention in der Niere?
- ☐ Beschreiben Sie die schrittweise Aktivierung der Bestandteile des RAAS! Unter welchen Bedingungen wird Renin ausgeschüttet?
- ☐ Natriuretische Peptide gelten als RAAS-Antagonisten. Erklären Sie ihre Freisetzungs- und Wirkmechanismen!
- ☐ Erklären Sie das Zusammenspiel von Kalzitonin, PTH und Vitamin D_3 bei der Regulation des Calcium- und Phosphathaushalts im Körper!

Energiehaushalt und Wachstum

■ Schilddrüsenhormone

Die Bildung der Schilddrüsenhormone T_4 und T_3 steht unter der Kontrolle der Hypothalamus-Hypophysen-Achse.

TRH
TRH ist ein Peptidhormon, welches **pulsatil** aus dem Hypothalamus freigesetzt wird. Es stimuliert die Synthese und Freisetzung von TSH und Prolaktin aus der Adenohypophyse und hemmt die Freisetzung von GH. Seine eigene Freisetzung wird von T_4 im Sinne einer negativen Rückkopplung gehemmt.

TSH
Die TSH-Bildung und -Freisetzung aus der Adenohypophyse wird v. a. durch TRH stimuliert. Des Weiteren fördern Östrogene und NA über α-Rezeptoren die TSH-Freisetzung. TSH ist ein Glykoprotein, das die Hormonfreisetzung und das Wachstum der Schilddrüse fördert. Seine eigene Freisetzung wird durch T_4 gehemmt. Ebenso wirken Somatostatin, Dopamin und Glucocorticoide hemmend auf die TSH-Ausschüttung.

T_3 und T_4
Synthese. Die Schilddrüsenhormone entstehen durch Dimerisierung und Jodierung von Tyrosinresten des Thyreoglobulins. Die Reaktionsschritte finden extrazellulär im Lumen der Schilddrüsenfollikel statt (→ Abb. 10.6). Dafür müssen **Jodidionen** in die Schilddrüse aufgenommen werden. Auf der Blutseite ist hierfür ein Na^+-Symporter zuständig. Jodid wird über

spezifische Kanäle (**Pendrine**) in das Follikellumen abgegeben. **Thyreoglobulin** wird als tyrosinreiches Protein in ER und Golgi-Apparat der Thyreozyten gebildet und modifiziert und anschließend per Exozytose in das Follikellumen abgegeben. Die Jodierung der Tyrosinreste erfolgt spontan durch J^+ und Jodradikale. Jodidionen (J^-) müssen hierzu mithilfe der **Thyreoperoxidase** oxidiert werden. Anschließend erfolgt die Übertragung eines jodierten Tyrosinrests auf einen anderen unter Abspaltung von Dehydroalanin, ebenfalls katalysiert durch die Thyreoperoxidase. Auf diese Weise entstehen tri- oder tetrajodierte Tyrosinreste im Tyreoglobulin.

Sekretion. Das im Follikel gespeicherte Thyreoglobulin kann bei Bedarf von den Thyreozyten endozytiert und lysosomal abgebaut werden. Dabei werden die Schilddrüsenhormone T_3 und T_4 frei. Der basolaterale Abgabemechanismus ins Blut ist noch nicht abschließend geklärt, verläuft aber wahrscheinlich über bestimmte Anionentransporter. Die Schilddrüse bildet hauptsächlich T_4, das auch die Hauptmenge der Schilddrüsenhormone im Blut ausmacht. In der Peripherie wird dieses durch eine **5′-Dejodase** (ein **Selenoenzym**) in das deutlich aktivere T_3 umgewandelt. T_3 bindet deutlich stärker an die Schilddrüsenhormonrezeptoren als T_4.

Wirkung. Aufgrund ihrer Hydrophobizität werden Schilddrüsenhormone zu über 99 % im Blut an **Transportproteine** gebunden. Hierzu zählen das thyroxinbindende Globulin (TBG), Transthyretin und Albumin. In der Schwangerschaft und unter Steroidhormontherapie (z. B. Antikontrazeptiva) steigt die TBG-Konzentration an, was zu einem erhöhten Blutspiegel an Gesamt-T_3/T_4 führt. Entsprechend sollten die freien Hormonkonzentrationen bestimmt werden.

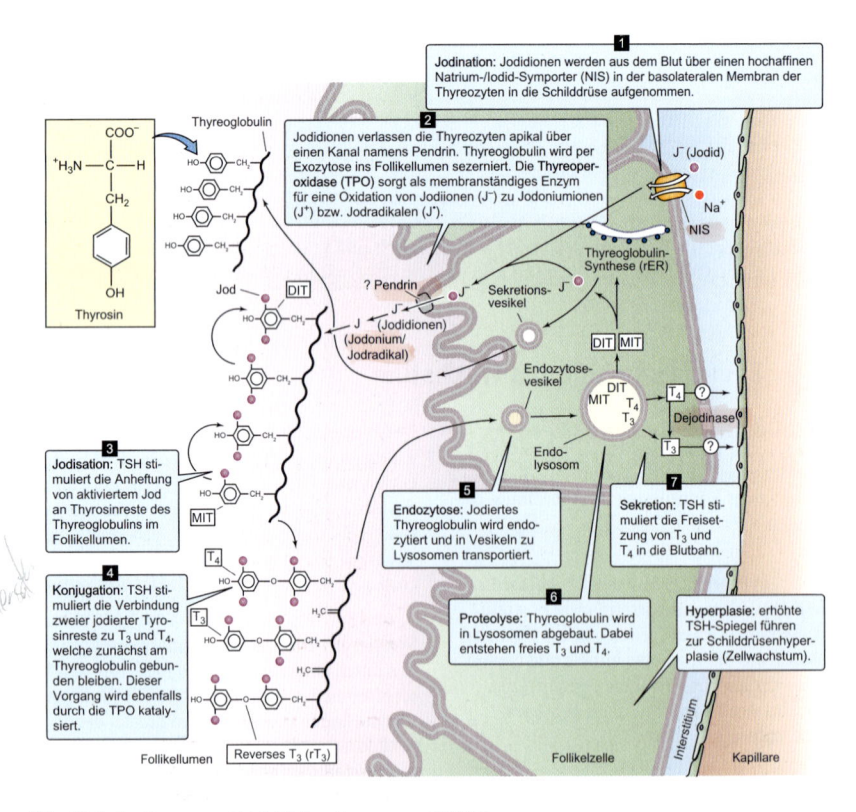

Abb. 10.6 Synthese von Schilddrüsenhormonen [M394]

Nach dem Transport im Blut werden Schilddrüsenhormone durch spezielle Transporter in ihre Zielzellen aufgenommen. Dort erfolgt sowohl die Aktivierung von T_4 durch eine 5'-Dejodase zu T_3 als auch die Inaktivierung von T_4 durch eine 5-Dejodase zu reversem T3 (**rT$_3$**). T_3 entfaltet seine vielfältigen Wirkungen über **nukleäre Rezeptoren**, die entweder Homo- oder Heterodimere bilden und als Transkriptionsfaktoren an die DNA binden. Hierdurch werden folgende Körperfunktionen reguliert:

- Steigerung des Grundumsatzes (Na^+/K^+-ATPase ↑), Wärmeproduktion
- Wärmeproduktion im braunen Fettgewebe des Neugeborenen ($β_3$-Rezeptoren ↑) UCP-1 Thermogen.
- Gluconeogenese ↑, Glykogenolyse ↑, Glykolyse ↑, Lipolyse ↑
- Cholesterinspiegel ↓ (Ausscheidung ↑)
- Wachstum (GH ↑, IGF ↑, Wachstumsfaktoren ↑)
- Hirnentwicklung
- Herz: pos. chronotrop, bathmotrop und inotrop ($β_1$-Rezeptoren ↑); Gefäße: Vasodilatation
- Steigerung der Darmmotilität und neuromuskulären Erregbarkeit. Nervenleitungsgesch.

Regulation. Die Ausschüttung der Schilddrüsenhormone T_3 und T_4 steht unter der Kontrolle des hypophysär gebildeten TSH. Dieses erhöht über einen G-Protein-gekoppelten Rezeptor den cAMP-Spiegel in den Thyreozyten, was die Jodaufnahme, Jodierung und den Abbau von jodiertem Thyreoglobulin stimuliert. T_3 und T_4 hemmen ihrerseits über negative Rückkopplungsschleifen die TRH- und TSH-Freisetzung in Hypothalamus und Hypophyse.

Störungen der Schilddrüsenfunktion. Häufig treten Störungen der Blutspiegel von T_3 und T_4 auf, die verschiedene Ursachen haben können und immer im Gesamtzusammenhang des hierarchisch gegliederten Hormonsystems der Hypothalamus-Hypophysen-Achse gesehen werden müssen. Zum klinischen Screening auf Schilddrüsenfunktionsstörungen wird häufig TSH im Serum bestimmt.

Hyperthyreose. Ein Zuviel an T_3 und/oder T_4 im Serum. Die primäre Hyperthyreose bezeichnet eine autonome Überproduktion der Schilddrüse, wie sie z. B. beim **Morbus Basedow** vorkommt. Hierbei entstehen Autoantikörper gegen TSH-Rezeptoren der Thyreozyten, die zu einer Überstimulation führen. Der TSH-Spiegel ist konsekutiv erniedrigt. Die Schilddrüse nimmt an Größe zu (Struma). Als typisch gilt die Merseburger Symptomtrias: Struma, Exophthalmus und Tachykardie. Zudem treten auch vermehrtes Schwitzen, Unruhe, Wärmeintoleranz, Unkonzentriertheit, Gereiztheit, Gewichtsverlust trotz Heißhunger, Herzrhythmusstörungen, Durchfälle und bei Frauen Zyklusstörungen auf.

Hypothyreose. Ein Zuwenig an T_3 und/oder T_4 im Serum. Tritt mit gegensätzlichen Symptomen wie Depressionen, Antriebslosigkeit, Kälteintoleranz, Hyporeflexie, Fettgewebszunahme, Hypoglykämie, Bradykardie und kalter, schuppiger Haut auf. Es kommt zu einem typischen Myxödem durch fehlenden Abbau von wasserspeichernden Glykosaminoglykanen im Bindegewebe. Auch bei Hypothyreose kann es zu einer Struma kommen, wenn die Produktion von T_3/T_4 eingeschränkt ist und die TSH-Konzentration folglich in die Höhe schnellt (primäre Hypothyreose).

Sekundäre und tertiäre Störungen. Stets kann jedoch auch eine Störung auf Ebene der Hypophyse (sekundäre Hyper- oder Hypothyreose) oder des Hypothalamus (tertiäre Hyper- oder Hypothyreose) ursächlich sein. Häufig sind z. B. verdrängende Tumoren im Bereich der Hypophyse, die zu einer sekundären Hypothyreose mit niedrigen TSH-Spiegeln führen.

Kretinismus. Als **Kretinismus** bezeichnet man eine Form von irreversibler mentaler Retardierung und Kleinwuchs nach angeborener unbehandelter Hypothyreose. Durch das Screening von Neugeborenen auf TSH ist dieses Krankheitsbild in Deutschland selten geworden. Weltweit gilt Jodmangel jedoch als häufigste vermeidbare Ursache von geistiger Retardierung.

■ Growth Hormon

Synthese und Sekretion. GH (Somatotropin) ist ein **Glykoproteohormon** mit 191 Aminosäuren und wird aus der Adenohypophyse freigesetzt. Seine Ausschüttung wird dabei von den hypothalamischen Peptiden **GHRH** (**Somatoliberin**) gefördert und durch **Somatostatin** gehemmt.

Wirkung. Somatotropin stimuliert in erster Linie das **Wachstum** von Skelett und Organen. Die meisten Wirkungen mit Ausnahme der Stimulation der Lipolyse erzielt GH mittels insulinähnlicher Wachstumsfaktoren (**IGFs**). Sie werden auch als Somatomedine bezeichnet. Diese Peptide werden v. a. in der Leber unter Einwirkung von GH gebildet. Sie entfalten ihre Wirkung – wie GH selbst – über **Tyrosinkinase-Rezeptoren**. Die wichtigsten Wirkungen von GH sind:
- Förderung des Wachstums von Knochen und Organen (Zellproliferation ↑)
- Stimulation der Proteinsynthese, Hemmung der Glukoneogenese aus Aminosäuren, Hemmung von Glucoseaufnahme in Zellen und Glykolyse, Stimulation der Lipolyse durch Sensibilisierung von Zellen gegenüber Katecholaminen
- Steigerung der renalen Na^+-Resorption und Calcitriolbildung (Ca^{2+}-Spiegel ↑)
- Stimulation des Immunsystems (Makrophagen, T-Zellen).

Regulation. Über den Hypothalamus wirken zahlreiche Einflüsse auf die GH-Freisetzung in der Hypophyse ein:
- Fördernd wirken Hypoglykämie, Stress, Non-REM-Schlaf, Schilddrüsenhormone, Östrogene, Endorphine, Aminosäuren, NA, Dopamin und Serotonin
- Hemmend wirken Hyperglykämie, Hyperlipidämie, Kortisol, Gestagene, IGF1/2, TRH, Adrenalin, GABA, Kälte und Adipositas.

GH wird vor allem **nachts** freigesetzt. Seine Ausschüttung nimmt mit dem Alter ab. Somatostatin hemmt nicht nur die Ausschüttung von GH aus der Adenohypophyse, sondern auch von Prolaktin. Zudem entsteht Somatostatin nicht nur im ZNS, sondern auch in peripheren Geweben wie dem Gastrointestinaltrakt. Dort hemmt es z. B. die Ausschüttung von Insulin und Glukagon aus den Langerhans-Inseln und ist in zahlreiche lokale endokrine Regelkreise der Darmschleimhaut eingebunden.

Störungen der GH-Freisetzung. Ein **Mangel** an GH tritt bei Schädigungen der Hypophyse auf, die vaskulärer, immunologischer oder traumatischer Natur sein können. Leberinsuffizienz verhindert die Bildung von IGF, obwohl GH adäquat bereitgestellt werden kann. Zudem kann auch die Bildung oder Freisetzung von hypothalamischem GHRH oder Somatostatin gestört sein. Beim Kind führt dieser GH-Mangel zum **postnatalen Kleinwuchs**. Pränatal scheint GH noch keine wachstumsrelevanten Funktionen zu besitzen. Beim Erwachsenen bleibt ein Mangel oft lange unbemerkt. Eine **vermehrte Produktion** von GH wird häufig durch einen Tumor GH-produzierender Zellen der Adenohypophyse verursacht. Beim Kind führt er zu **Riesenwuchs**. Da beim Erwachsenen die Epiphysenfugen bereits geschlossen sind, führt hier das Übermaß an GH zu einem gesteigerten appositionellen Knochenwachstum, welches als **Akromegalie** in Erscheinung tritt (→ Abb. 10.7). Typischerweise sind Nase, Kiefer und Kinn verbreitert und die Größe von Händen, Füßen und inneren Organen (Makroglossie) nimmt deutlich zu.

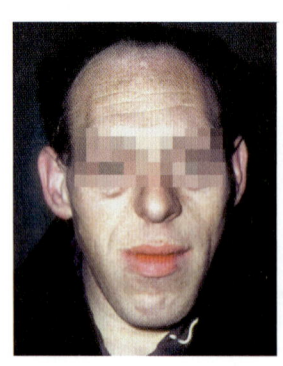

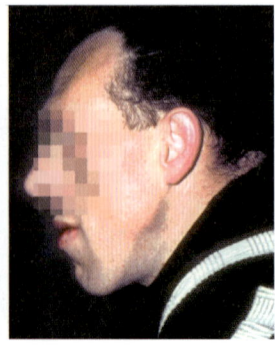

Abb. 10.7 30-jähriger Patient mit Akromegalie [T127]

Insulin

Synthese und Sekretion. Insulin ist ein **Peptidhormon**, das in den β-Zellen der Langerhans-Inseln des Pankreas gebildet wird. Es wird als Präproinsulin am rER synthetisiert und bis zum Golgi-Apparat weiter modifiziert. Dort wird aus der Peptidkette ein Bruchstück, das sog. **C-Peptid**, abgespalten. Zudem werden im ER Disulfidbrücken zwischen der verbleibenden A- und B-Kette geknüpft. Die Bestimmung des C-Peptids im Blut macht man sich zunutze, um die endogene Insulinproduktion zu messen. Nach diesen Modifikationen wird Insulin in **zinkhaltigen Granula** bis zu seiner Freisetzung gespeichert. Insulin wird bei ansteigendem Blutglucosespiegel freigesetzt, um diesen wieder zu senken. Dies geschieht durch folgende Kaskade (→ Abb. 10.8):

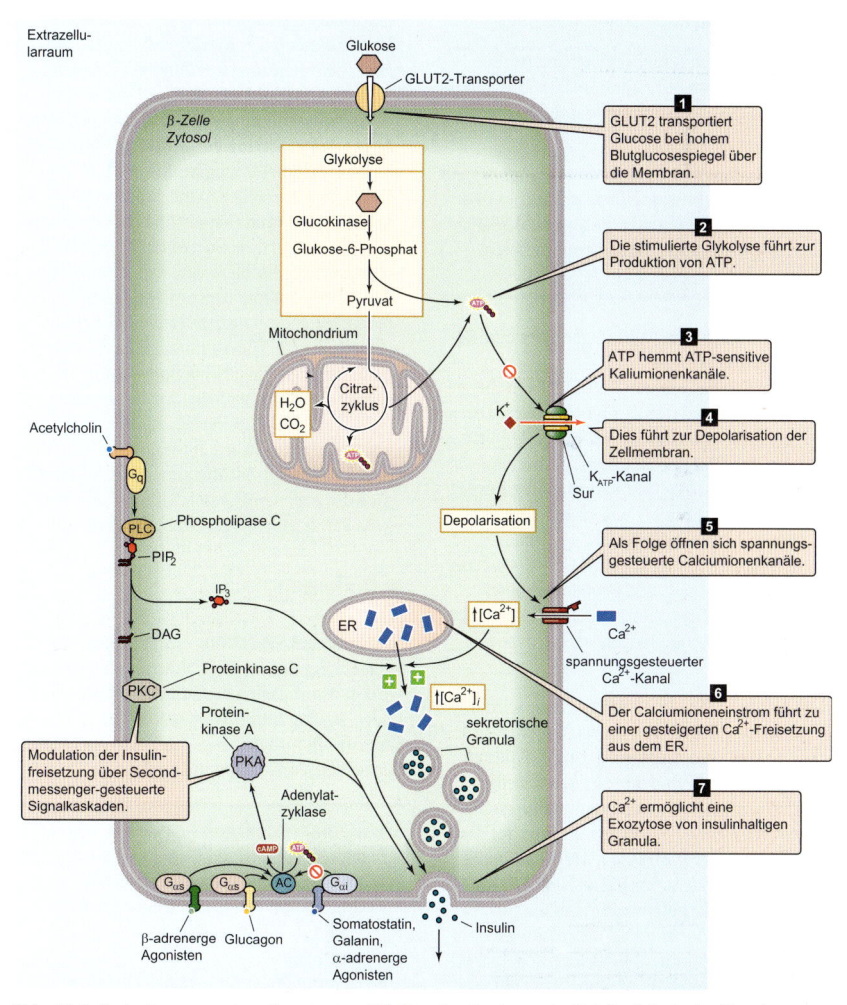

Abb. 10.8 Freisetzung von Insulin aus den β-Zellen des Pankreas in Abhängigkeit der Blutglucosekonzentration. Andere Hormone (z. B. Inkretine) und das vegetative Nervensystem können die Freisetzungskaskade modulieren. [M394]

10 Hormonale Regulation

- Glucose gelangt konzentrationsabhängig über den niedrig affinen **GLUT-2-Carrier** durch erleichterte Diffusion in die β-Zelle
- Glucose wird glykolytisch abgebaut, es entsteht ATP
- ATP schließt ATP-sensitive K^+-Kanäle, es kommt zur Membrandepolarisation
- Spannungsabhängige Ca^{2+}-Kanäle der Zellmembran öffnen sich, es erfolgt ein Ca^{2+}-Einstrom
- Ca^{2+} vermittelt im Zytoplasma die regulierte Exozytose von insulinhaltigen Granula.

Wirkung. Nach seiner Freisetzung ist die Halbwertszeit von humanem Insulin kurz (5 Minuten), da es von Insulinasen rasch abgebaut wird.

> Insulin ist das einzige Hormon, welches den Blutglucosespiegel senkt. Es kurbelt den anabolen Stoffwechsel (Aufbau von Energiereserven) an!

Insulin entfaltet seine Wirkungen über eine **Rezeptor-Tyrosinkinase**:
- Förderung des Einbaus von **GLUT4** in die Membran von Muskel- und Fettzellen. Die Aufnahme von Glucose mit hoher Affinität senkt den Blutglucosespiegel. Außerdem werden Aminosäuren und Kalium in die Körperzellen aufgenommen, u. a. durch eine vermehrte Aktivität der Na^+/K^+-ATPase.
- Stimulation der hepatischen Glykolyse, Lipogenese, Glykogen- und Proteinsynthese. Gleichzeitig Drosselung der hepatischen Glykogenolyse, Glukoneogenese, Lipolyse und Proteolyse.

Regulation. Die Insulinfreisetzung wird direkt über den Plasmaspiegel von **Glucose** gesteuert, wobei ein Anstieg des Glucosespiegels zu einer Insulinfreisetzung aus den β-Zellen führt. Zudem steigern auch **Aminosäuren** die Insulinfreisetzung. Durch den Einfluss auf das Membranpotenzial wirkt eine **Hyperkaliämie** fördernd (Depolarisation), eine Hypokaliämie hemmend (Hyperpolarisation) auf die Insulinausschüttung. Modulierend wirkt eine Vielzahl intestinaler Hormone, z. B. fördern sog. **Inkretine** (wie GLP-1 und GIP, → Kap. 7) die glucoseabhängige Insulinfreisetzung. Das vegetative Nervensystem moduliert ebenfalls, wobei der Sympathikus über $α_1$-Rezeptoren und den Kotransmitter Galanin die Insulinfreisetzung hemmt und der Parasympathikus über ACh stimuliert. Adrenalin fördert die Insulinfreisetzung ebenfalls über β-Rezeptoren (→ Abb. 10.8).

Diabetes mellitus. Eine Stoffwechselerkrankung, deren Ursache entweder eine Zerstörung der β-Zellen des Pankreas (**Typ 1**) oder eine gesteigerte Insulinresistenz peripherer Gewebe (**Typ 2**) darstellt. Die Folge ist ein **erhöhter Blutglucosespiegel**, welcher langfristig chronische Schäden im Gefäßsystem, Nervensystem, den Nieren, den Augen, dem Herz, dem Immunsystem und der Leber verursacht. Ursächlich hierfür sind spontane Glykierungsreaktionen und dadurch gebildete **Advanced glycation endproducts** (**AGE**), die eine lokale Entzündungsreaktion nach sich ziehen. Zudem stellen akute **Stoffwechselentgleisungen** (hyper- und hypoglykämisches Koma) insbesondere beim Typ-I-Diabetes ein großes Problem dar. Aus diesen Gründen sollte der Blutglucosespiegel langfristig möglichst gut in vordefinierten Zielbereichen eingestellt sein. Hierzu muss beim absoluten Insulinmangel (Typ 1) Insulin von außen dem Körper zugeführt werden. Zur Behandlung des Typ-II-Diabetes werden zusätzlich zu diätetischen Maßnahmen als orale Antidiabetika u. a. **Sulfonylharnstoffe** eingesetzt. Sie hemmen die ATP-sensitiven K^+-Kanäle und steigern damit die endogene Insulinsekretion.

■ Glukagon

Synthese und Sekretion. Glukagon ist wie Insulin ein Peptidhormon (29 Aminosäuren). Es wird in den A-Zellen der Langerhans-Inseln gebildet. Analog zum Insulin entsteht es in ER und Golgi aus Präproglucagon. Im Darm entsteht aus demselben Vorläuferpeptid GLP-1.

> **Wirkung.** **Glukagon** steigert den Blutglucosespiegel und ist der **Gegenspieler** des Insulins (katabole Wirkung). Es bewirkt:
> - Stimulation von Glukoneogenese, Glykogenolyse, Lipolyse, Ketogenese und Proteinabbau
> - Hemmung der hepatischen Glykolyse
> - Steigerung der Herzkraft (positive Inotropie)
> - Steigerung der GFR

Regulation. Die Ausschüttung von Glukagon wird durch **Hypoglykämie** stimuliert. Ferner bewirkt ein Anstieg der Konzentration freier Aminosäuren im Blut sowie ein Abfall der Konzentration freier Fettsäuren eine vermehrte Glukagonfreisetzung aus A-Zellen. Der N. vagus fördert über ACh die Glucagonausschüttung. Auch der Sympathikus bewirkt über β-adrenerge Rezeptoren eine vermehrte Glukagonfreisetzung. Dagegen **hemmen Somatostatin** (aus D-Zellen) und **GABA** die Glucagonsekretion.

■ CRH, ACTH und Kortisol

Als wichtiges Glied der Hypothalamus-Hypophysen-Nebennierenrindenachse ist dieses System v. a. im Rahmen der Regulation des Energiestoffwechsels relevant. Es liegt die typische hierarchische Gliederung des HHS zugrunde, mit einer Feedbackhemmung der CRH- und ACTH-Ausschüttung von Hypothalamus und Hypophyse durch das Effektorhormon **Kortisol**.

CRH und ACTH

Synthese und Sekretion. ACTH ist ein Peptidhormon (39 Aminosäuren) und entsteht in der Adenohypophyse aus einem großen Vorläuferprotein, dem **POMC** (**Proopiomelanocortin**). POMC wird cAMP-vermittelt unter dem Einfluss von CRH gebildet. Im exozytotischen Pathway der POMC-Zellen wird es proteolytisch in mehrere aktive Peptide (u. a. ACTH, β-Lipotropin und α/γ-MSH, β-Endorphin) gespalten. Die Sekretion von ACTH ist an die pulsatile Sekretion von CRH angepasst und findet etwa viermal pro Stunde statt. Die Halbwertszeit von ACTH ist mit 10 Minuten jedoch etwa doppelt so lange wie diejenige von CRH.

Wirkung. CRH stimuliert die Freisetzung von ACTH aus basophilen Zellen der Adenohypophyse. Die Freisetzung von CRH im Hypothalamus unterliegt einem **zirkadianen Rhythmus** mit Höhepunkt in den frühen Morgenstunden. Es wird pulsatil in den Portalkreislauf der Hypophyse sezerniert. An den ACTH-produzierenden Zellen bindet es an G-Protein-gekoppelte Rezeptoren und aktiviert den cAMP-PKA-Signalweg. ACTH bindet an **G-Protein-gekoppelte Rezeptoren** seiner Zielzellen in der Nebennierenrinde und stimuliert ebenfalls über ein G_s-Protein die Adenylatcyclase. cAMP-vermittelt wird daraufhin die Biosynthese von **Glucocorticoiden** (z. B. **Kortisol**) stimuliert. Dies geschieht v. a. über die Induktion der Expression der 20,22-Desmolase, eines Enzyms, welches Cholesterin in Pregnenolon umwandelt. Entsprechend wird neben der Glucocorticoidsynthese auch die Produktion von Androgenen und Mineralcorticoiden gefördert, wenn auch in einem deutlich geringeren Ausmaß. Neben der Relevanz für die Regulation des Cortisolspiegels besitzen CRH und ACTH noch weitere Effekte. CRH aktiviert auch den Sympathikus, mindert die Nahrungs- und Flüssigkeitsaufnahme und wirkt lokal **entzündungshemmend**. ACTH stimuliert bei sehr hohen Plasmaspiegeln die Lipolyse und die Insulinsekretion im Pankreas. Wie CRH wirkt es immunsuppressiv.

Regulation. Die stärkste und hochfrequenteste ACTH-Ausschüttung erfolgt in den **frühen Morgenstunden**. Bestimmte **Reize** steigern die CRH- und damit die ACTH-Produktion: **Stress**, Hypoglykämie, Schmerzen, Schock und Traumen. Sowohl die Sekretion von CRH als auch von ACTH wird durch Kortikosteroide (Kortisol) im Rahmen eines **negativen Feedbacks** gehemmt.

> Der **stärkste Stimulus** für die CRH- bzw. ACTH-Ausschüttung ist Stress!

> **Morbus Addison.** Bei einer Nebenniereninsuffizienz ist die Bildung von Kortisol stark eingeschränkt. Daraufhin entfällt das negative Feedback auf die CRH- und ACTH-Produktion. Bei der proteolytischen Aktivierung von POMC zu ACTH fällt auch γ-**MSH** ab, welches die Pigmentierung der Haut über eine Stimulation von Melanozyten fördert. Daher weisen Patienten mit Morbus Addison häufig eine **Hyperpigmentierung** der Haut auf. Weitere Symptome sind gefährliche Hypoglykämien und Elektrolytentgleisungen aufgrund des Aldosteronmangels (Hyponatriämien und Hyperkaliämien), Hypotonie, Leistungsminderung und Bauchschmerzen. Die wichtigste Komplikation ist die **Addison-Krise**, ein lebensbedrohlicher Zustand, der sich durch Koma, Hypotonie, Dehydratation, Hypoglykämie und ein bretthartes Abdomen („Pseudoperitonismus") auszeichnet. Die häufigste Ursache des Morbus Addison ist eine Produktion von Autoantikörpern gegen die Zellen der Nebennierenrinde.

Kortisol

Synthese und Sekretion. Glukokortikoide, deren wichtigsten Vertreter das **Kortisol** darstellt, werden in der Nebennierenrinde synthetisiert. Ihre Bildung erfolgt v. a. in der Zona fasciculata aus Cholesterin als Ausgangssubstanz. In der Leber kann die inaktive Vorstufe Cortison durch die 11β-Hydroxysteroiddehydrogenase ins aktive Kortisol umgewandelt werden. In der Niere überwiegt die entgegengesetzte Inaktivierung durch ein Isoenzym. Neben den Glucocorticoiden werden in der Nebennierenrinde noch das Mineralcorticoid **Aldosteron** und **Sexualhormone** (in der Zona reticularis) gebildet.

Wirkung. Glucocorticoide dienen in erster Linie der Mobilisierung von Energiesubstraten in Stresssituationen:
- Sie bewirken eine **Stimulation** der **Glukoneogenese**, **Lipolyse** und des **Proteinabbaus** in der Peripherie (Muskel-, Binde- und Knochengewebe).
- Sie verhindern eine Aufnahme von Glucose in Muskelzellen und **erhöhen** damit den **Blutglucosespiegel**. Dies zieht eine sekundäre Ausschüttung von **Insulin** nach sich.
- Sie fördern die enterale Glucoseaufnahme durch Induktion von SGLT1.
- Bei langfristig erhöhten Blutkonzentrationen bewirken sie in Kombination mit dem Hyperinsulinismus eine **Fettverteilung** und die Ausbildung einer typischen stammbetonten **Adipositas**. Dies ist darin begründet, dass die lipogenetische Wirkung des Insulins die lipolytische Wirkung der Glucocorticoide am Rumpf übersteigt, nicht jedoch in den Extremitäten.
- Sie vermindern die Wirkung von Kalzitriol, was zu einer Verminderung des Calcium- und Phosphatspiegels im Blut und damit der Knochenmineralisierung führt.
- Sie sind starke **Suppressoren** der **Immunantwort** und wirken **antiphlogistisch** (entzündungshemmend). Letzteres erfolgt u. a. durch eine Induktion der Expression von Lipocortin, welches die Phospholipase A_2 hemmt. Dadurch wird die Freisetzung von Arachidonsäure für die Produktion von Prostaglandinen und Leukotrienen reduziert. Zudem hemmen sie die Expression von NfκB, einem wichtigen Signalmolekül bei der Proliferation von Immunzellen. Glucocorticoide hemmen die Bildung von Monozyten, T-Zellen, basophilen und eosinophilen Granulozyten, stimulieren aber diejenige von neutrophilen Granulozyten.
- Sie **unterdrücken** die **Schleim-** und **fördern** die **Säuresekretion** in der **Magenmukosa**.
- Sie hemmen die **Kollagensynthese** und führen damit zu Wundheilungsstörungen.
- Sie führen zu einem **Anstieg** von **Herzzeitvolumen** und **Blutdruck** durch eine Sensibilisierung des kardiovaskulären Systems für Katecholamine.
- Sie fördern die Blutgerinnung.
- Beim Fetus führen sie zur Reifung der Lunge durch Induktion der **Surfactantproduktion**.
- Sie besitzen eine abgeschwächte **mineralcorticoide Wirkung** im Vergleich zu Aldosteron (Na^+-Resorption und K^+-Ausscheidung). Andererseits hemmen sie die ADH-Ausschüttung, was zur Blutdrucksteigerung beiträgt.

Regulation. → ACTH.

Cushing-Syndrom. Unter einem Cushing-Syndrom fasst man diejenigen körperlichen Veränderungen zusammen, welche durch einen **Hypercortisolismus** hervorgerufen werden. Dazu gehören eine Hyperglykämie, typische stammbetonte Adipositas mit **Stiernacken** und **Mondgesicht**, Striae distensae (streifenförmige Einrisse der Haut aufgrund von verminderter Dehnbarkeit des Bindegewebes und Wundheilungsstörungen), **Osteoporose**, **Hypertonie**, **Hypokaliämie** und Alkalose, Infektanfälligkeit, Hirsutismus, **Magenblutungen** und -ulzera (→ Abb. 10.9). Ursachen des Cushing-Syndroms können die iatrogene Zufuhr von Steroidhormonen oder hormonproduzierende Tumoren von Hypophyse oder Nebennierenrinde sein. Als **Morbus Cushing** wird eine durch ein Hypophysenadenom gesteigerte ACTH-Produktion bezeichnet. Durch Gabe von CRH oder ACTH und bildgebende Verfahren kann die primäre Störung innerhalb des Regelkreises lokalisiert werden. Werden Corticoide zur Immunsuppression oberhalb der sog. Cushing-Schwelle verabreicht, muss bei Auftreten von Nebenwirkungen deren erwarteter Schweregrad mit dem Nutzen der Therapie abgewogen werden.

■ Katecholamine

Synthese und Sekretion. Unter den Katecholaminen ist **Adrenalin** als Hormon und **NA** eher als Neurotransmitter anzusehen. Obwohl die Konzentration von NA diejenige von Adrenalin im Blut um etwa das 5fache übersteigt, wird es v. a. aus sympathischen Varikositäten freigesetzt und wirkt lokal im jeweiligen Zielorgan. Adrenalin stellt etwa 80 % der aus dem Nebennierenmark freigesetzten Katecholamine, NA die übrigen 20 %. Die Synthese erfolgt in den chromaffinen Zellen des Nebennierenmarks aus Phenylalanin und/oder Tyrosin als Ausgangssubstanzen (→ Abb. 10.10).

Wirkung. Katecholamine wirken über G-Protein-gekoppelte Rezeptoren, sog. Adrenorezeptoren (→ Kap. 14). Adrenalin besitzt dabei v. a. eine Affinität für β-Rezeptoren, erst in hohen Konzentrationen wirkt es auf α-Rezeptoren. Adrenalin ruft im Zuge einer **Fight-or-Flight-Reaktion** (Alarmreaktion) folgende Effekte hervor:
- Steigerung der Herzkraft und -frequenz (pos. Ino- und Chronotropie)
- Vasodilatation in Gefäßbetten des Herzens, Gehirns und der Muskulatur
- Bereitstellung von Energiesubstraten (Förderung von Glukoneogenese, Glykogenolyse und Lipolyse; Hemmung der hepatischen Glykolyse)
- Mydriasis, Sekretion eines muköses Speichels
- Adrenalin wirkt in physiologischen Konzentrationen v. a. als Stoffwechselhormon, die vegetativen Einflüsse sind deutlich geringer ausgeprägt als bei NA.

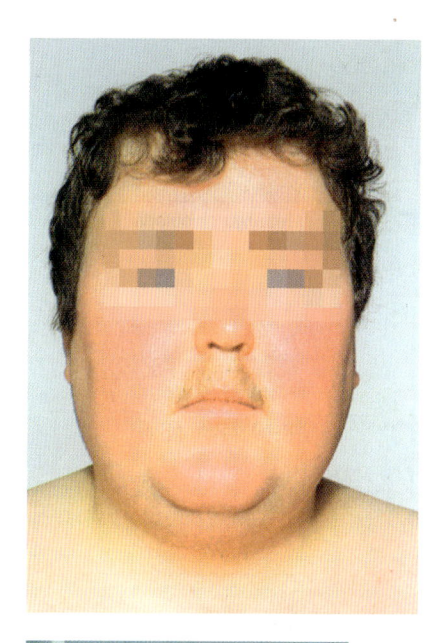

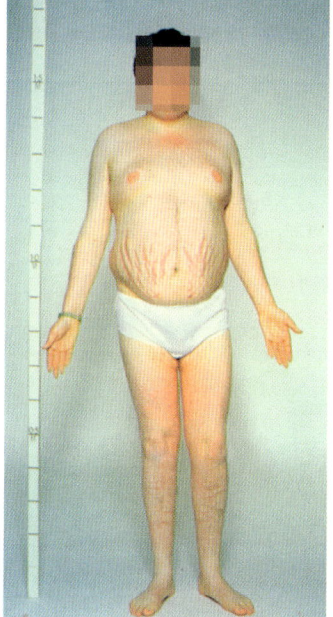

Abb. 10.9 Patient mit Cushing-Syndrom. Zu erkennen sind „Mondgesicht", Stammfettsucht und Striae distensae. [E293]

> **Adrenalin.** Adrenalin bewirkt in physiologischen Dosen als Stresshormon bei Fight-and-Flight-Reaktionen über **β-Rezeptoren** eine Steigerung der Herzkraft, der Koronar- und Skelettmuskelperfusion und eine Bereitstellung von Energiesubstraten. Wird es in hohen Dosen verabreicht (oder produziert), führt es über $α_1$-**Rezeptoren** auch zu einer direkten Vasokonstriktion und damit einem Anstieg des totalen peripheren Widerstands.

10 Hormonale Regulation

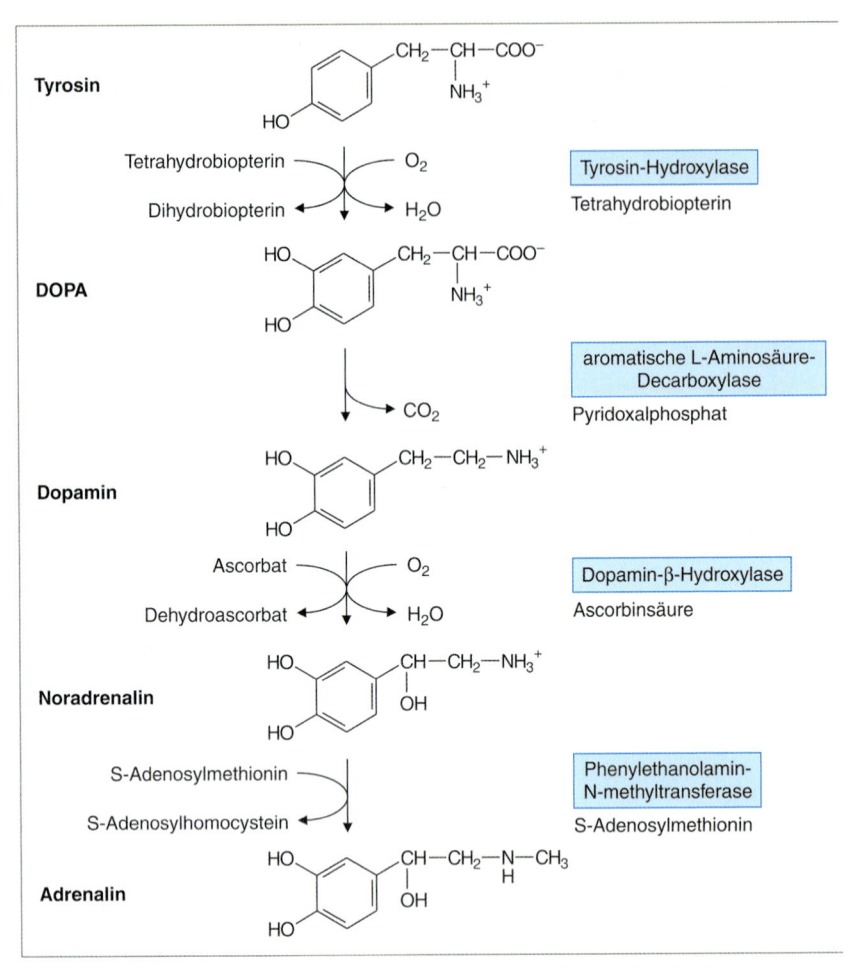

Abb. 10.10 Biosyntheseweg von NA und Adrenalin in den chromaffinen Zellen des Nebennierenmarks [O522]

Regulation. Die Ausschüttung von Katecholaminen aus den chromaffinen Zellen des Nebennierenmarks wird v. a. von **präsynaptischen Neuronen des sympathischen Nervensystems** gesteuert (T5–T11). Das Nebennierenmark kann daher als abgewandeltes sympathisches Ganglion angesehen werden. Diejenigen sympathischen Neurone, welche Synapsen mit den chromaffinen Nebennierenmarkzellen ausbilden, benutzen **ACh** als Transmitter. Postsynaptisch wirkt es über nikotinische ACh-Rezeptoren vom neuronalen Typ (Typ 2). Nervale Reizung fördert die Umwandlung von Tyrosin zu L-Dopa und von Dopamin zu NA. **Kortisol**, welches das Nebennierenmark im Zuge des physiologischen zentripetalen Blutflusses in der Nebenniere direkt nach seiner Freisetzung erreicht, fördert die nachfolgende Umwandlung von NA zu Adrenalin. Ein Anstieg des Adrenalinspiegels wiederum wirkt im Sinne einer **negativen Rückkopplung** hemmend auf die Bildung von Tyrosin.

Phäochromozytom. Ein katecholaminproduzierender Tumor des Körpers wird als Phäochromozytom bezeichnet. Er befindet sich meist im Nebennierenmark und produziert dann Adrenalin und NA. Wenn er im Grenzstrang vorkommt, ist die Produktion Pauf Noradrenalin beschränkt. Ein Phäochromozytom führt zu typischen Symptomen wie Hypertonie, Tachykardie, Kopfschmerz, Schwindel und Schweißausbrüchen. Es wird i. d. R. operativ behandelt. Da es während der OP zu einer massiven Katecholaminfreisetzung kommen kann, muss zuvor der Blutdruck mit $α_1$-Antagonisten und β-Blockern normalisiert werden. Etwa 10 % der Phäochromozytome sind maligne. Sie kommen auch im Rahmen von Tumorsyndromen vor, die durch angeborene Mutationen von Onkogenen oder Tumorsuppressorgenen ausgelöst werden. Phäochromozytome treten typischerweise beim sog. MEN-2-Syndrom (multiple endokrine Neoplasie) auf. Hier ist das RET-Onkogen mutiert, eine Rezeptortyrosinkinase, was ein dauerhaftes Proliferationssignal für die betroffenen Zellen darstellt.

■ CHECK-UP

- ☐ Fassen Sie kurz die Bildung, den Transport und die Wirkweise von Schilddrüsenhormonen im Körper zusammen! Warum kann man nicht jede Hyperthyreose mittels einer TSH-Bestimmung im Serum diagnostizieren?
- ☐ Beschreiben Sie Störungsbilder, die bei Dysregulation der GH-Produktion auftreten!
- ☐ Welche Effekte besitzt Insulin im menschlichen Körper?
- ☐ Nennen Sie die Wirkungen (und Nebenwirkungen) einer Cortisontherapie!
- ☐ Welche physiologischen Veränderungen im Körper eines Patienten sind bei einem Phäochromozytom zu erwarten? Die Aktivierung welcher Rezeptoren ruft diese Veränderungen hervor?

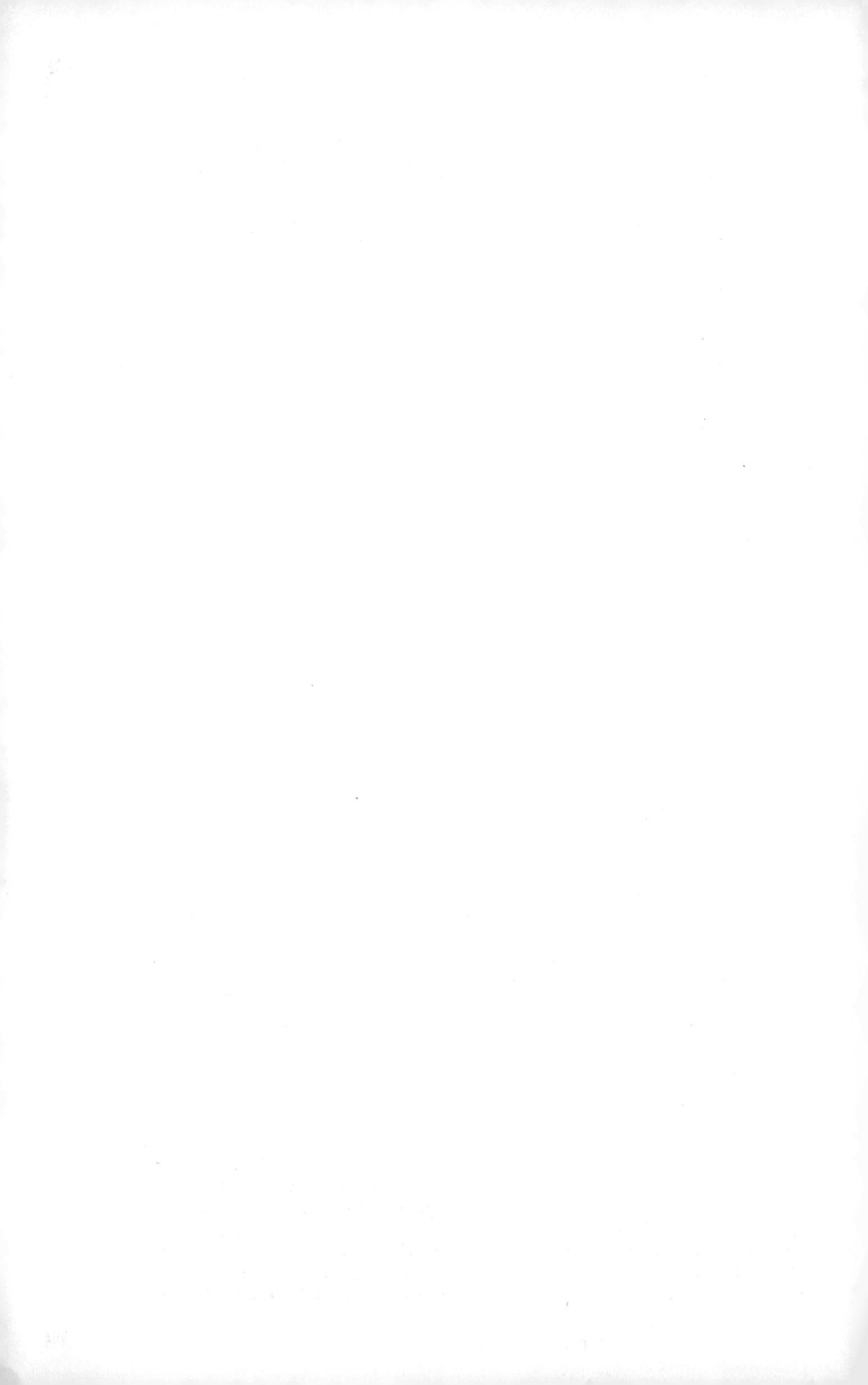

11 Sexualentwicklung und Reproduktion

- Geschlechtsentwicklung 167
- Weibliche Sexualhormone 168
- Menstruationszyklus 170
- Androgene 172
- Gameten 172
- Kohabitation und Befruchtung 173
- Schwangerschaft 173
- Fetus 174
- Geburt 175
- Laktation 176
- Alter 176

Geschlechtsentwicklung

■ Geschlechtschromosomen

Jeder menschliche Zellkern enthält die gesamte Erbinformation in Form der 23 Chromosomen. Diese werden unterteilt in **somatische Chromosomen** (Autosomen) und **Geschlechtschromosomen** (Gonosomen). Außer in den Zellen der Keimbahn, wo der einfache (haploide) Chromosomensatz vorliegt, besitzt jede Zelle den doppelten (diploiden) Satz. Die Formeln dafür sind bei der Frau 46,XX und beim Mann 46,XY. Dabei sind die Gonosomen Teil der 46 Chromosomen. Der Genotyp des Geschlechts (genetisches Geschlecht) wird durch das Vorhandensein des Y-Chromosoms festgelegt. Er stimmt in der Regel mit dem Phänotyp des Geschlechts (somatisches Geschlecht) überein.

In einigen Fällen stimmt das genetische nicht mit dem somatischen Geschlecht überein.
- Klinefelter-Syndrom: Genotyp: 47,XXY, Phänotyp: ♂, Inzidenz: ≈ 1 : 800
- Turner-Syndrom: Genotyp: 45,X0, Phänotyp: ♀, Inzidenz: ≈ 1 : 2.000
- XX-Male-Syndrom: Genotyp: 46,XX, Phänotyp: ♂, Inzidenz: ≈ 1 : 10.000. Hier liegt eine Translokation der gesamten Region des Y-Chromosoms vor, die für die Ausbildung eines männlichen Geschlechts notwendig ist (SRY-Region).

■ Pubertät

Pubertät ist die Lebensphase, in der die Fortpflanzungsfähigkeit erlangt wird. Sie ist gekennzeichnet durch Ausbildung der **sekundären Geschlechtsmerkmale** wie geschlechtsspezifische Körperbehaarung, Stimmsitz und Körperproportionen. Beginn und Dauer der Pubertät sind sehr variabel und durch genetische, hormonelle, psychische und soziale Faktoren geprägt. Als Richtwerte gilt bei Mädchen der Zeitraum vom

11 Sexualentwicklung und Reproduktion

10. bis 18., bei Jungen vom 12. bis 20. Lebensjahr. Entscheidend ist dabei eine Umstellung der pulsatilen **GRH-Ausschüttung** des Hypothalamus auf einen tageszeitenunabhängigen Rhythmus. Dadurch werden die Hypophysenhormone **LH** und **FSH** vermehrt ausgeschüttet und stimulieren die Bildung der jeweiligen Sexualhormone (→ s. u.). Für die Auslösung der Pubertät spielt außerdem das Hypothalamushormon **Kisspeptin** eine wichtige Rolle.

■ CHECK-UP

- ☐ Wie viele Gonosomen besitzt eine Patientin mit Turner-Syndrom?
- ☐ Was ist der Unterschied zwischen somatischem und genetischem Geschlecht?
- ☐ Welche Vorgänge laufen während der Pubertät ab?

Weibliche Sexualhormone

■ Allgemeine Wirkungsweise

Steroidhormone

Sexualhormone werden nach ihrer Wirkung in weibliche und männliche Hormone eingeteilt. Die weiblichen Sexualhormone lassen sich grob in zwei Gruppen mit unterschiedlichen Wirkungen einteilen: **Östrogene** und **Gestagene**. Alle Sexualhormone sind Steroidhormone und leiten sich demnach vom Grundgerüst des **Cholesterins** ab. Sie sind lipophil und werden an Plasmaproteine gebunden im Blut transportiert (→ Kap. 10). Die Plasmamembran können sie leicht passieren und direkt an intrazelluläre Rezeptoren binden. Im Zellkern nehmen sie direkt Einfluss auf die Transkription bestimmter Gene. Auf diese Weise regulieren sie nicht nur mit der Fortpflanzung assoziierte Funktionen, sondern z. B. auch den Temperaturhaushalt oder den Knochenstoffwechsel.

Peptidhormone

Im weiteren Sinne werden auch einige Peptidhormone als Sexualhormone bezeichnet: Oxytocin und Prolaktin, sowie Hormone, die die Freisetzung anderer Hormone regulieren (Releasing- oder Inhibiting-Hormone). Dazu gehören LH, FSH oder hCG (humanes Choriongonadotropin). Peptidhormone sind **hydrophil** und können frei gelöst im Plasma transportiert werden. Das bedeutet aber auch, dass für sie die hydrophobe Plasmamembran eine Barriere darstellt und sie im Gegensatz zu den Steroidhormonen **nicht** direkt an intrazelluläre Rezeptoren binden können. Deshalb wirken sie über G-Protein-gekoppelte Rezeptoren.

Die sprachliche Unterscheidung der Begriffe „weibliche" und „männliche" Hormone ist etwas irreführend: Die prägenden Hormone sind zwar Östrogene und Gestagene bei der Frau bzw. Androgene beim Mann, trotzdem sind bei **beiden Geschlechtern beide Hormonklassen vorhanden** und erfüllen zentrale Aufgaben bei der Regulation der Stoffwechsel- und Fortpflanzungsfunktionen.

■ Regelkreise

Die Regulation der Sexualhormonausschüttung folgt den Grundprinzipien der Hormonregulation (→ Kap. 10) und unterliegt der Kontrolle der Hypothalamus-Hypophysenachse. **GnRH** ist das Releasing-Hormon des Hypothalamus, das die Freisetzung von LH und FSH stimuliert. Diese wirken dann direkt auf die entsprechenden Organe. Für ihre Ausschüttung ist die **pulsatile Freisetzung** von **GnRH** an der Eminentia mediana des Hypothalamus (unter Kontrolle des Ncl. arcuatus) entscheidend. Ist diese gestört, unterbleibt die Ausschüttung von LH und FSH.

■ Steroidhormone

Östrogene

Die wichtigsten natürlichen Östrogene sind **Östradiol**, **Östron** und **Östriol** (→ Abb. 11.1). Sie entstehen durch Aromatisierung aus Androgenen. Östrogene werden in den Ovarien und in geringen Mengen in der **Nebennierenrinde** gebildet, während der Schwangerschaft auch in der **Plazenta**. In der Entwicklung wir-

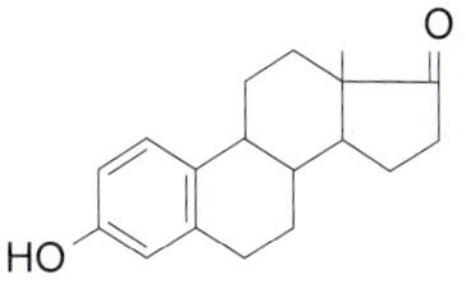

Estron = Östron

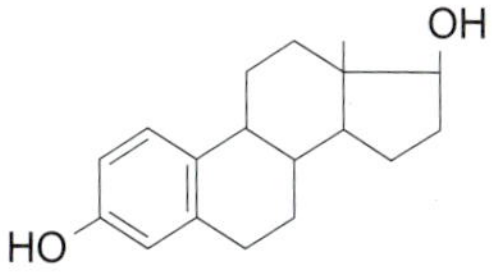

Estradiol = Östradiol

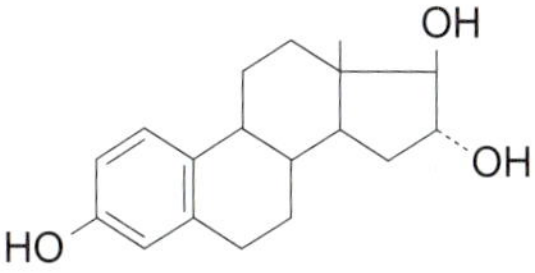

Estriol = Östriol

Abb. 11.1 Struktur der wichtigsten Östrogene [O523]

ken sie fördernd auf die Ausbildung der weiblichen sekundären Geschlechtsmerkmale. Während des weiblichen Zyklus fördern sie die Reifung der Eizelle und bereiten die Uterusschleimhaut (Endometrium) auf eine mögliche Schwangerschaft vor. Zusätzlich regen sie das Wachstum der Milchdrüsengänge an. Östrogene wirken **anabol** auf den Proteinstoffwechsel. Daneben erfüllen sie weitere wichtige metabolische Funktionen wie Förderung der Knochenmineralisierung oder Schutz vor Atherosklerose.

Gestagene
Die wichtigsten Gestagene sind **Pregnenolon** und **Progesteron**. Letzteres wird im Gelbkörper (Corpus luteum) gebildet und bereitet das Endometrium auf die Aufnahme der befruchteten Eizelle vor. Wenn dieser Fall eintritt, verhindert es eine weitere Follikelreifung und bewirkt eine höhere Viskosität des Zervixschleims. Dadurch hilft es, die Schwangerschaft zu erhalten. Im letzten Trimenon trägt es zu einer Relaxation der Uterusmuskulatur bei. Im Gegensatz zu den Östrogenen wirken Gestagene **katabol**.

Minipille. Im Gegensatz zur klassischen Antibabypille, die außerdem Östrogene enthält, sind die wirksamen Bestandteile der Minipille ausschließlich **Gestagene**. Dadurch werden Nebenwirkungen der Östrogene wie ihre prothrombotische Wirkung vermieden. Durch den konstant hohen Gestagenspiegel werden weitere Eisprünge unterdrückt, sodass die Befruchtung einer Eizelle unmöglich wird. Die Menstruationsblutung wird dann wie im natürlichen Zyklus durch ein Abfallen des Progesteronspiegels ausgelöst, wenn die Einnahme für eine Woche unterbrochen wird. Wie bei fast allen Hormonpräparaten kommen auch hier synthetische Hormonderivate mit erhöhter Halbwertszeit zum Einsatz.

■ Peptidhormone

Luteinisierendes Hormon
LH fördert den Eisprung, die Reifung der Eizelle und des Gelbkörpers (Corpus luteum). Die α-Untereinheit hat es mit dem FSH, hCG und TSH gemeinsam, nur die β-Untereinheit ist spezifisch. LH wirkt in erster Linie auf die Thekazellen des Ovars, die daraufhin Androgene und Progesteron freisetzen.

Follikelstimulierendes Hormon
FSH, auch als Follitropin bezeichnet, wirkt vor allem auf die Granulosazellen (→ Freisetzung von Progesteron und Östrogenen) und fördert damit das Wachstum und die Reifung des Follikels im Ovar. Auch hier ist es die β-Untereinheit, die für die spezifische Wirkung des Hormons zuständig ist. Die Freisetzung von FSH aus der Hypophyse wird nicht nur durch den klassischen Regelkreis über **GnRH** reguliert. Auch die von den Granulosazellen ausgeschütteten Proteohormone **Inhibin** (hemmend) und **Activin** (fördernd) kontrollieren im Sinne einer Feedback-Regulation die Ausschüttung von FSH.

Humanes Choriongonadotropin
Die wichtigste Aufgabe dieses unter Einfluss des Chorions in der Plazenta gebildeten Hormons ist die **Erhaltung der Schwangerschaft**. Es stimuliert den Gelbkörper, der daraufhin Progesteron ausschüttet. Dadurch werden neue Eisprünge verhindert, die Menstruation bleibt aus.

Oxytocin
Ein zentrales Hypophysenhormon für biologische und soziale Funktionen wie Myometrium-

11 Sexualentwicklung und Reproduktion

kontraktion, Laktation und Empathie ist das Oxytocin. Es wird verstärkt während der **Geburtswehen** und nach dem Orgasmus ausgeschüttet und weist eine sehr hohe Homologie zu ADH auf.

Prolaktin

Prolaktin ähnelt in Aufbau und Funktion dem Wachstumshormon (**GH**, ➜ Kap. 10). Es wird von der Hypophyse freigesetzt und bewirkt während der Schwangerschaft eine Proliferation des Brustdrüsenepithels. Nach der Geburt fördert es die **Laktogenese**. **Dopamin** ist der wichtigste Hemmstoff der Prolaktinfreisetzung.

■ **CHECK-UP**

☐ Wie wirken Steroid- und Peptidhormone auf ihre jeweiligen Zielzellen?
☐ Wie wird ihre Freisetzung kontrolliert?
☐ Welche Wirkungen haben Östrogene?
☐ Welche Hormone teilen sich die gleiche α-Untereinheit?

Menstruationszyklus

■ Zyklusphasen

Falls die Eizelle nicht befruchtet wird, läuft der Menstruationszyklus (➜ Abb. 11.2) im Rhythmus von durchschnittlich 28 Tagen ab. Definitionsgemäß gilt dabei der 1. Tag der Monatsblutung (Menstruation) als Beginn des Zyklus. Dieser wird in drei Phasen unterteilt:
- **Follikelphase** (1.–12. Tag)
- **Ovulationsphase** (13.–15. Tag)
- **Lutealphase** (16.–28. Tag).

■ Follikelphase

Die Follikelphase wird auch, wenn man die Uterusschleimhaut als Bezugspunkt wählt, als Desquamations- oder Proliferationsphase bezeichnet.

Tag 1–4. Unter dem Einfluss von **FSH** wachsen neue Follikel heran, deren Granulosazellen Östrogene produzieren.

Tag 5–10. Der Follikel mit der höchsten FSH-Bindung und **Östradiolproduktion** wird zum dominanten Follikel. Durch die hohen Östradiolkonzentration im Blut wird die FSH-Sekretion der Hypophyse unterdrückt (negatives Feedback) und dadurch die Reifung weiterer Follikel verhindert.

Tag 11–12. Der dominante Follikel entwickelt sich zum sprungreifen **Graaf-Follikel**, der große Mengen an Östriol produziert. Durch die hohen Östrogenspiegel proliferiert die Uterusschleimhaut (Endometrium). Gleichzeitig wird dadurch die Empfindlichkeit der Hypophyse für GnRH erhöht. Ab einem bestimmten Schwellenwert stimulieren die hohen Östrogenspiegel die LH-Freisetzung. Durch diesen **positiven Feedback-Mechanismus** steigt der Östradiolspiegel weiter und erreicht ein Maximum vor der Ovulation.

■ Ovulation

Tag 13–15. Der steile Anstieg von LH (**LH-Peak**) unmittelbar vor der Ovulation stimuliert die Produktion von Progesteron in den Granulosazellen und die Bildung des Gelbkörpers (Luteinisierung). Prostaglandine und Proteasen bewirken die Ruptur des Follikels und den **Eisprung**, also die Freisetzung der Eizelle (Blastozyste) aus dem Ovar. Die unbefruchtete Blastozyste ist etwa 18–24 h überlebensfähig. Kurz zuvor kommt es bereits zu einem Anstieg der basalen Körpertemperatur um ca. 0,5 °C.

Basaltemperaturmethode. Eine Möglichkeit der Empfängniskontrolle ist die Messung der basalen Körpertemperatur. Da diese bereits kurz vor dem Eisprung ansteigt, kann sein Zeitpunkt und damit das fruchtbare Fenster durch Temperaturmessungen grob eingegrenzt werden. Allerdings ist diese Methode relativ unsicher – aufgrund natürlicher Schwankungen und der langen Überlebenszeit von Spermien (bis zu vier Tage).

■ Lutealphase

Tag 16–25. Das vom Gelbkörper produzierte Progesteron bewirkt den Übergang der Uterusschleimhaut von der Proliferations- in die **Sekretionsphase**. Das ermöglicht die Einnistung (Implantation) der Eizelle.

Tag 26–28. Findet keine Implantation statt, degeneriert das Corpus luteum zum narbigen Corpus albicans (Luteolyse). Folglich wird kein Progesteron mehr ausgeschüttet, der **Progesteronmangel** führt zur Kontraktion der Spiralarterien des Endometriums. Prostaglandinvermittelt wird dieses schließlich abgestoßen. Dadurch

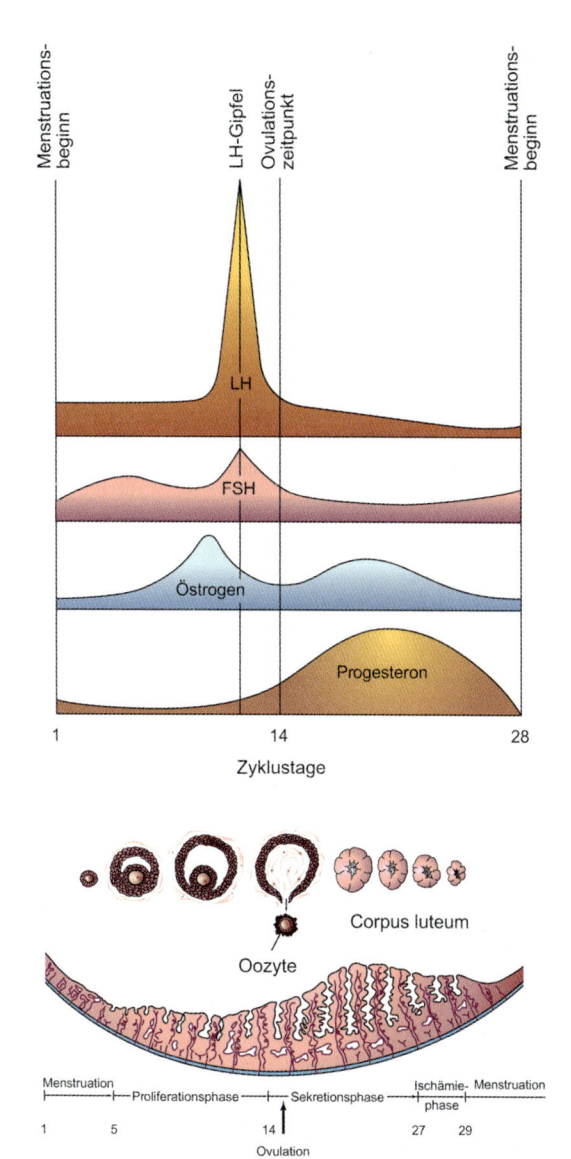

Abb. 11.2 Zyklusphasen. Dargestellt sind die Veränderungen der Hormonspiegel, der Eierstöcke und der Uterusschleimhaut. [E347-01]

11 Sexualentwicklung und Reproduktion

wird die Regelblutung (**Menstruation**, **Menses**) ausgelöst. Dem Menstrualblut fehlen einige Gerinnungsfaktoren und die Fibrinolyse überwiegt, sodass man von einer hyperfibrinolytischen Blutung spricht. Damit kann der Zyklus von Neuem beginnen.

> ### ■ CHECK-UP
> ☐ In welche Phasen wird der Menstruationszyklus eingeteilt und durch welche Hormone sind sie gekennzeichnet?
> ☐ Was führt zur Monatsblutung?

Androgene

■ Allgemeine Wirkungsweise

Androgene sind im männlichen und weiblichen Körper entscheidend beteiligt an der hormonalen Regulation des Stoffwechsels und der Sexualfunktionen. Sie sind **Steroidhormone** und leiten sich damit vom Grundgerüst des Cholesterins ab. Gleichzeitig sind sie Vorläufermoleküle für alle Östrogene. Weil Androgene eine stark anabole, virilisierende (vermännlichende) Wirkung haben, werden sie auch als männliche Sexualhormone bezeichnet. Das prominenteste Androgen ist das **Testosteron**.

> Das effektivste Androgen ist nicht das zirkadian ausgeschüttete Testosteron, sondern seine reduzierte Form: **5-Dihydrotestosteron** (5-DHT), das erst in der Peripherie gebildet wird.

■ Bildungsorte

Weiblicher Körper
Im weiblichen Körper werden Androgene als Vorstufe der Östrogene an deren Bildungsorten synthetisiert: in der Nebennierenrinde und den Ovarien. In letzteren nehmen die Granulosazellen die von den benachbarten Thekazellen synthetisierten Androgene auf und aromatisieren sie zu Östrogenen.

Männlicher Körper
Beim Mann werden Androgene, v. a. Testosteron, nach Stimulation durch LH von den **Leydig-Zellen** der Tests ausgeschüttet. 95 % der Androgene werden von den Leydig-Zellen gebildet, die restlichen 5 % von der Nebennierenrinde.

■ Testosteronwirkung

Testosteron wirkt bei Männern und Frauen als **stark anaboles Hormon**. Es stimuliert Muskel- und Knochenwachstum, Körperbehaarung und das Wachstum von Penis bzw. Klitoris. Hohe Testosteronspiegel können im weiblichen Körper zur **Virilisierung** (Bartwuchs, männliche Geschlechtsbehaarung, Zunahme der Muskelmasse, tiefere Stimmlage, psychische Veränderungen) führen.

> ### ■ CHECK-UP
> ☐ Was ist die biologisch aktive Form des Testosterons?

Gameten

→ GK Anatomie Kap. 8.1.

Kohabitation und Befruchtung

■ Kohabitation

Der Begriff beschreibt die sexuelle Vereinigung zweier gemischtgeschlechtlicher Partner. Dieser Vorgang ist nicht nur von großer Bedeutung für eine intakte Liebesbeziehung, sondern auch Voraussetzung für die **natürliche Fortpflanzung**. Die verschiedenen Phasen des Geschlechtsakts setzen funktionelle sexuelle Reflexsysteme voraus. Diese Reaktionen laufen unwillkürlich ab und werden in erster Linie durch das vegetative Nervensystem vermittelt (→ Kap. 14).

Erregungsphase
Frau:
- Vasodilatation und Füllen der Schwellkörper der Klitoris
- Lubrikation (Befeuchtung) der Vaginalschleimhaut via Transsudation.

Mann:
- Vasodilatation und Füllen der Penisschwellkörper.

Orgasmus
Frau:
- Aufrichtung des Uterus mit Erweiterung des Muttermunds (Ostium uteri)
- Rhythmische Kontraktionen der Beckenbodenmuskulatur
- Ausschüttung von Oxytocin.

Mann:
- Kontraktion der Beckenbodenmuskulatur
- Ejakulation.

■ Befruchtung

Der Vorgang der Vereinigung von haploidem Spermium und haploider Eizelle zur diploiden Zygote wird Befruchtung genannt. Die Zygote ist die Ausgangszelle für die Entstehung eines neuen Organismus im Rahmen der Ontogenese (Individualentwicklung).

■ CHECK-UP
☐ Wodurch ist der weibliche Orgasmus gekennzeichnet?

Schwangerschaft

■ Nidation

Nach dem Eisprung ist die Eizelle maximal 24 h unbefruchtet überlebensfähig. Wird sie innerhalb dieses Zeitraums befruchtet, entsteht die Zygote. Bereits in der Tube finden erste Zellteilungen statt, ohne dass die Zygote an Größe zunimmt. Dafür sind konstant hohe Spiegel von Östradiol und Progesteron nötig. Die Zygote wandert Richtung Uterus und nistet sich im Endometrium ein. Dazu sezerniert sie Proteasen, um die Schleimhaut anzudauen und zeigt alle Merkmale eines invasiven, infiltrativen Wachstums. Ab der Ausbildung des Synzytiothrophoblasten verfügt der Embryo über ein eigenes Kreislaufsystem und wird über die Plazenta ernährt (→ Kap. 17). Die Schwangerschaft wird grob in drei Tertiale (Trimena) eingeteilt.

Pränatale Diagnostik. Die pränatale Diagnostik (nicht zu verwechseln mit der Präimplantationsdiagnostik, abgekürzt PID) beinhaltet üblicherweise **sonografische Untersuchungen** und nur bei Verdacht auf schwerwiegende Defekte eine Amnionpunktion (Amniozentese).

■ Hormone

Humanes Choriongonadotropin
Im Fall einer Befruchtung wird zum Erhalt des Embryos die **Progesteronproduktion** des Gelbkörpers aufrechterhalten. Als „Schwangerschaftshormon" verhindert hCG die Abstoßung der Functionalis im Rahmen der Menstruation. Der Trophoblast übernimmt die Rolle der Hypophyse und schüttet hCG aus, das dem LH struk-

turell gleicht und auch ähnlich wirkt (→ s. o.). So wird das Corpus luteum weiterhin zur Progesteronbildung angeregt und die Schwangerschaft bleibt erhalten. Außerdem regt hCG die Androgenproduktion, v. a. von Dihydroepiandrostenon (DHEA), in der fetalen Nebennierenrinde an.

Östrogene
Die Östrogenspiegel bleiben ebenso wie die Progesteronkonzentrationen während der gesamten Schwangerschaft **konstant** auf einem hohen Niveau. Die ab dem 2. Trimenon von der fetalen Nebennierenrinde gebildeten **Androgene** werden in der **Plazenta** aromatisiert und in Östrogene umgewandelt. Damit übernimmt der Fetus einen zentralen Teil der weiblichen Östrogenproduktion.

Plazentahormone
Im Laufe des 2. Trimenons übernimmt die Plazenta nicht nur die **Östrogen-**, sondern auch die **Progesteronproduktion**. Der bis dahin unverzichtbare Gelbkörper wird bedeutungslos und muss nicht mehr durch hCG stimuliert werden, die hCG-Werte fallen auf ein basales Niveau. Ab dem 2. Entwicklungsmonat schüttet die Plazenta **humanes Plazentalaktogen (HPL)** aus. Es ähnelt in Struktur und Funktion Somatotropin und hat folglich **anabole Wirkung** auf das Wachstum des Fötus und die weibliche Brustdrüse. Daneben produziert die Plazenta viele weitere wachstumsassoziierte Hormone wie GRH, GHRH und Somatostatin.

■ **CHECK-UP**
☐ Welche Rolle spielt hCG für die Erhaltung der Schwangerschaft?
☐ Welche Hormone werden von der Plazenta produziert?

Fetus

Grundlagen

Besonderheiten. Der fetale weist gegenüber dem postnatalen Kreislauf einige Besonderheiten auf: **funktioneller Bypass** des überflüssigen Lungenkreislaufs und Versorgung durch die mütterliche Plazenta über die **unpaare Umbilikalvene**. Die im Vergleich zum postnatalen Kreislauf umgekehrten Oxygenierungsverhältnisse machen mehrere Kurzschlüsse (Shunts) notwendig, um Nährstoffe und Sauerstoff effizient zu verteilen (→ Kap. 4).

Gasaustausch. Der Fetus erhält das venöse Blut der Mutter, das einen pO_2 von nur etwa 35 mmHg (4 kPa) aufweist. Diese permanente **Hypoxie** bewirkt beim Fetus eine erhöhte Erythrozytenproduktion und damit einen erhöhten Hämatokritwert. Außerdem steigt durch die hohe Affinität des HbF für O_2 die Sauerstoffbindungskapazität des fetalen Bluts. Dadurch ist die Versorgung der peripheren Gewebe mit O_2 trotz des niedrigen Partialdrucks gewährleistet. Die Sauerstoffsättigung des Bluts in der Umbilikalvene beträgt ca. 85 %. Die Abgabe von CO_2 in der Plazenta wird durch die latente **Hyperventi**lation (pH ↑, → Kap. 15) der Schwangeren gewährleistet: Aufgrund des erniedrigten pCO_2 im mütterlichen Blut wird das im fetalen Körper produzierte CO_2 leichter abgegeben.

Verlauf
Das mütterliche Blut gelangt über die **V. umbilicalis** in die V. porta. Da die Leber nicht das gesamte Blutvolumen verwerten kann, nimmt ein großer Anteil den Weg über den **Ductus venosus** und die V. cava inferior zum **rechten Vorhof**. Dort wird der größte Teil des Bluts über den interatrialen Shunt des **Foramen ovale** in den linken Vorhof geleitet. Von dort wird das Blut, wie auch im postnatalen Zustand, über die linke Kammer und Aorta auf den Körperkreislauf verteilt. Aus den beiden Aa. Iliacae internae entspringen die beiden **Aa. umbilicales**, die das Blut zurück zur Plazenta transportieren. Das im rechten Vorhof verbliebene Blut verlässt den rechten Ventrikel über die A. pulmonalis, von der abermals ein Shunt zum großen Kreislauf abzweigt: der Ductus arteriosus. Auf diese Weise gelangen nur etwa 10 % des Blutvolumens in den Lungenkreislauf. So befindet sich die Lunge in einem Zustand chroni-

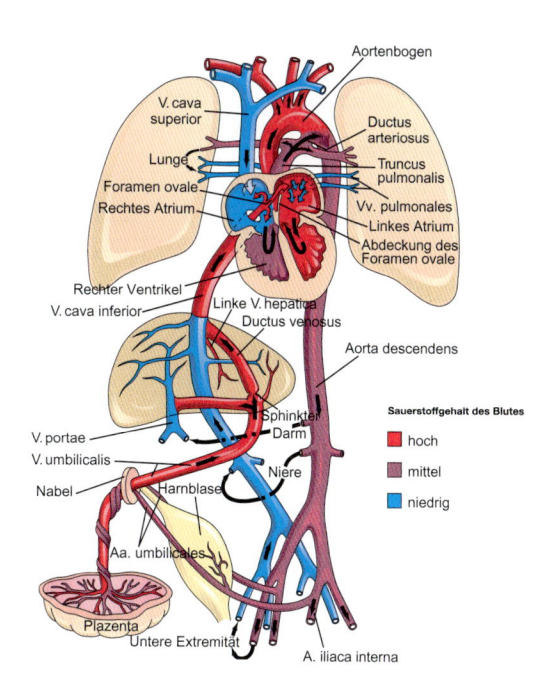

Abb. 11.3 Fetaler Kreislauf. Die Farben der Gefäße beziehen sich auf den Oxygenierungsgrad: blau = niedrige Oxygenierung, rot = hohe Oxygenierung. [E347-01]

scher Hypoxie, was zu einer Vasokonstriktion führt (Euler-Liljestrand-Reflex, → Kap. 4). Diese hypoxische Vasokonstriktion trägt entscheidend zum funktionellen Bypass des Lungenkreislaufs bei (→ Abb. 11.3).

> Aufgrund des hohen Widerstands der Lungengefäße ist der Druck im rechten Ventrikel **größer** als im linken.

■ CHECK-UP

☐ Welchen Weg nimmt das Blut von der Plazenta zu den Umbilikalarterien?
☐ Wie wird die O_2-Versorgung des Fetus sichergestellt?

Geburt

■ Geburtsvorgang

Hormonelle Einflüsse
Der Geburtsvorgang wird durch den Beginn der **Wehen** eingeleitet. Dabei kontrahiert das Myometrium bei gleichzeitiger Erschlaffung der Zervix uteri, also des Muttermunds. Ausgelöst werden diese Vorgänge durch eine Ausschüttung von **Oxytocin**. Dieses bewirkt im Zervixbereich eine Freisetzung von **Prostaglandinen** und **Relaxin**, die zu einem Nachlassen des Muskeltonus führen.

Vegetative Effekte
Die Kontraktion der Uterusmuskulatur trägt neben den hormonellen Faktoren entscheidend zur Erschlaffung der Zervix bei: Die Erhöhung des intrauterinen Drucks aktiviert Mechanosensoren, die zu einer reflektorischen Erschlaffung der Muskulatur führen. Dieser **Relaxationsreflex** ähnelt prinzipiell dem Muskeldehnungsreflex (→ Kap. 15).

11 Sexualentwicklung und Reproduktion

▪ Kreislaufumstellung

Die nach der Abnabelung eintretende Hyperkapnie stimuliert das Atemzentrum stark. Mit dem ersten Atemzug entfaltet sich die Lunge, dadurch nimmt der **Gefäßwiderstand** der Lungengefäße stark ab. Die Strömungsrichtung des Bluts im Herzen dreht sich um und das Foramen ovale wird, ebenso wie die anderen Shunts, funktionell verschlossen (➔ Kap. 4).

▪ CHECK-UP
☐ Womit wird der Geburtsvorgang eingeleitet?

Laktation

▪ Laktogenese

Bereits während der Schwangerschaft wird die Laktation durch die Proliferation des Drüsenepithels der Mamma vorbereitet. Die Proliferation steht unter dem Einfluss von **Prolaktin** (➔ s. o.). Die Laktogenese wird jedoch noch durch die hohen Progesteronspiegel gehemmt. Diese sinken nach der Geburt stark ab, sodass Prolaktin die Milchproduktion fördern kann.

▪ Milchejektion

Oxytocin und die taktile Reizung durch das Saugen des Neugeborenen fördern die Milchejektion. Der Saugreflex hemmt außerdem die Dopaminfreisetzung des Hypothalamus (Disinhibitionsmechanismus), sodass die Prolaktinspiegel konstant auf einem hohen Niveau bleiben. Ein ähnlicher neuroendokriner Reflexbogen stimuliert die Oxytocinfreisetzung.

▪ CHECK-UP
☐ Welche Einflüsse stimulieren die Milchejektion?

Alter

▪ Weiblicher Körper

Mit zunehmendem Alter werden die Monatsblutungen unregelmäßiger, bis sie schließlich aufgrund des Absinkens der Östrogen- und Progesteronspiegel ganz ausbleiben. Diese Phase der **Menopause** ist häufig von Klimakteriumsbeschwerden begleitet. Durch Östrogenmangel kann es außerdem zu einer erhöhten Osteoroseneigung kommen.

▪ Männlicher Körper

Im Gegensatz zur weiblichen Reproduktionsfunktion bleibt die männliche Fortpflanzungsfähigkeit prinzipiell lebenslang erhalten. Jedoch führt ein **Absinken** der **Testosteronspiegel** („Andropause") zu verminderter Potenz und Leistungsfähigkeit im Allgemeinen.

▪ CHECK-UP
☐ Welche Faktoren beeinflussen die Sexualität im Alter?

12 Funktionsprinzipien des Nervensystems

- Ionenkanäle 177
- Ruhemembranpotenzial 177
- Signalübertragung in Zellen 177
- Signalübertragung zwischen Zellen 183
- Signalverarbeitung im Nervensystem 190
- Funktionsprinzipien sensorischer Systeme 191

Ionenkanäle

→ s. u.

Ruhemembranpotenzial

→ Kap. 1.

Signalübertragung in Zellen

■ Passive elektrische Eigenschaften

Wie eine Nervenzelle auf äußere Reize, d. h. Signale von anderen Neuronen oder Sinnesrezeptoren reagiert, hängt entscheidend von ihren passiven elektrischen Eigenschaften ab. Dabei sind Parameter wichtig wie die **Fläche der Zellmembran** (bestimmt die Kapazität) oder die **Dicke des Axons** (bestimmt die Längskonstante und damit die Leitungsgeschwindigkeit). Das elektrische Verhalten der Zelle, ob sie AP feuert oder nicht, kann dabei aus physikalischen Parametern vorhergesagt werden. Für die Konstruktion eines einfachen elektrischen Modells eines Neurons werden die gleichen Begriffe gebraucht, die auch einen technischen Stromkreis beschreiben:

- **Spannungsquelle** (Batterie) = Membranpotenzial
- **Widerstand** = Membranwiderstand
- **Kondensator** = Membrankapazität.

> **Elektrotonus.** Lokale Änderung des Membranpotenzials, die keine Änderung der Membranleitfähigkeit bewirkt und durch Verlustströme abgeschwächt wird. An seiner Ausbreitung sind keine spannungsaktivierten Na^+-Kanäle beteiligt, weshalb man von einer **passiven** Ausbreitung spricht. Ein Elektrotonus wird auch als elektrotonisches Potenzial bezeichnet und ist in seiner örtlichen Ausdehnung begrenzt (→ s. u.). Alle unterschwelligen, also unterhalb des Schwellenpotenzials für ein AP (→ Kap. 1) gelegenen, und alle

hyperpolarisierenden Reize werden elektrotonisch weitergeleitet. Auch in Zellarealen, in denen keine oder nur wenige spannungsabhängige Na^+-Kanäle vorhanden sind, erfolgt die Signalweiterleitung elektrotonisch. Dies ist der Fall in Sinneszellen, Dendriten und in den myelinisierten Internodien des Axons.

Membranwiderstand (R_m). Analog zu technischem Strom lässt sich auch für Zellmembranen ein elektrischer Widerstand angeben, der das Verhältnis von Spannung zu appliziertem Strom angibt: $R = U/I$. Folglich ist die Potenzialänderung umso größer, je höher der Widerstand ist – das ist etwa bei einer geringen Dichte von offenen Ionenkanälen der Fall. Im Normalfall ist R_m vor allem durch die Anzahl der offenen K^+-Kanäle bestimmt – je größer sie ist, desto schwerer ist die Zelle erregbar. In kleinen Zellen oder Zellbereichen, etwa Dendriten, ist der Membranwiderstand im Vergleich zum Soma erhöht. Dadurch können sich elektronische Potenziale effizienter ausbreiten und führen zu stärkeren Änderungen des Membranpotenzials.

Leitfähigkeit (g). Der Kehrwert des Widerstands (1/R). Wird in der Form g_{Na+} als Maß für die Permeabilität der Membran für Na^+ angegeben.

Membrankapazität (C_m). Die lipophile Zellmembran wirkt als Isolator (Dielektrikum). Da sie für geladene Ionen kaum passierbar ist, lädt sie sich wie ein Kondensator auf. Für die Aufladung dieses Biokondensators wird der erste Teil einer (physiologisch oder experimentell) applizierten Ladung verbraucht, man spricht deshalb auch von kapazitivem Strom.

Membranzeitkonstante (τ). Das Produkt von Membranwiderstand und -kapazität. Sie gibt an, nach welcher Zeit die Membran umgeladen ist. Je kleiner τ ist, desto schneller können sich Erregungen entlang der Membran ausbreiten. τ nimmt Werte zwischen 5 und 50 ms an.

Membranlängskonstante (λ). Die passive Ausbreitung eines elektronischen Potenzials ist örtlich beschränkt, wobei seine Stärke mit zunehmender Entfernung (l) vom Injektionsort exponentiell abnimmt. Der Exponent dieses Zusammenhangs ist $-l/λ$.

λ nimmt Werte zwischen 0,1 und 5 mm an und bezeichnet den Abstand vom Injektionsort, bei dem die Stromamplitude auf $1/e$, also ca. **37 %** gefallen ist. λ ist **unabhängig** von der Länge des Axons und vergrößert sich mit der Dicke des Axons.

■ Aktionspotenzial

Grundlagen

Ruhemembranpotenzial. Da sich die Permeabilität der Ionenkanäle (→ Kap. 1) unter Ruhebedingungen nicht ändert, bleibt auch das RMP in engen Grenzen konstant. Das RMP ist die Spannungsdifferenz, die man mit einer intrazellulären Elektrode misst, wenn man das Potenzial einer extrazellulären Referenzelektrode auf 0 mV festlegt. Dabei misst man Werte zwischen −50 und −100 mV, je nach Zelltyp, in den meisten Neuronen ca. −60 mV.

Aktionspotenzial. Bei einem AP kehrt sich das Potenzialverhältnis um, das Zellinnere wird für einen Sekundenbruchteil im Vergleich zum Extrazellularraum positiv: **Depolarisation** (→ Kap. 1). Weil das Membranpotenzial nach wenigen Millisekunden aufgrund der Öffnungs- und Schließeigenschaften der Kanäle wieder zum Ausgangswert zurückkehrt, wird es als **autoregenerativ** bezeichnet.

> Jede Zelle hat ein RMP, aber **nur Nerven- und Muskelzellen sind erregbar**, d. h. nur sie können AP generieren. Damit sind sie die einzigen Zelltypen, die Informationen kodieren und gleichzeitig über weite Distanzen weiterleiten.

Spannungsgesteuerte Ionenkanäle

Die Basis der AP bilden spannungsabhängige Ionenkanäle. Die entscheidenden sind die für Na^+ und K^+ permeablen, also spannungsabhängige Na^+- und K^+-Kanäle.

Aufbau. Die meisten Kationenkanäle, auch die für die Generierung des AP verantwortlichen Na^+- und K^+-Kanäle, bestehen aus **vier Untereinheiten (Domänen)**, die in ihrer Mitte eine hoch selektive Pore bilden. Jede Domäne besteht aus verschiedenen Segmenten, deren Aminosäurereste wichtig sind für Aktivierung und Selektivität. Die Genfamilie der Kationenkanäle ist phylogenetisch in hohem Maße konserviert.

Funktion. Spannungsabhängige Ionenkanäle treten in drei verschiedenen funktionellen Zuständen auf:
- **Geschlossen aktivierbar:** Der Kanal ist geschlossen, kann aber durch Depolarisation geöffnet werden
- **Geöffnet:** Der Kanal lässt die Ionen passieren, für die er spezifisch ist
- **Geschlossen, nicht aktivierbar:** Der Kanal ist geschlossen und kann auch durch starke Depolarisation nicht aktiviert werden. Er lässt sich erst nach einer Repolarisation wieder öffnen.

Verlauf

Natriumeinwärtsstrom. Ein AP in einer Nervenfaser hat eine extrem kurze Dauer von ca. 1 ms und beruht auf einer temporären Erhöhung der Leitfähigkeit für Na^+. Die erste, schnelle Phase des AP ist von einem Einstrom von Na^+ durch geöffnete Na^+-Kanäle gekennzeichnet (→ Kap. 1). Diese werden durch die Spannungsänderung bei Überschreiten des Schwellenpotenzials aktiviert und bewirken dann eine noch stärkere Depolarisation (positive Rückkopplung!), die schließlich die Ladungsverteilung umkehrt, es entsteht ein positiver **Overshoot**. Wegen der hohen g_{Na^+} nähert sich das Membranpotenzial dem Gleichgewichtspotenzial E_{Na^+} an, das bei ca. +60 mV liegt. Die Depolarisation wird jedoch innerhalb von wenigen Millisekunden beendet. Dafür sind zwei Mechanismen verantwortlich:
- Die aktivierten Na^+-Kanäle schließen extrem schnell wieder, sodass der Na^+-Einstrom gestoppt wird. Daraufhin befinden sie sich in einem geschlossenen, nicht aktivierbaren Zustand.
- Fast zeitgleich mit dem Na^+-Einwärtsstrom setzt ein K^+-Auswärtsstrom ein.

Kaliumauswärtsstrom. Obwohl das Öffnen der spannungsgesteuerten K^+-Kanäle in etwa mit dem der Na^+-Kanäle einsetzt, ist der RMP-stabilisierende Effekt (E_{K^+}: ca. –80 mV) in der Initialphase des AP zu vernachlässigen und kommt erst in der Phase der Repolarisation zum Tragen. Das liegt an der langsamen Aktivierung der K^+-Kanäle, die erst nach dem Overshoot ihr Maximum erreicht. Zu diesem Zeitpunkt folgt K^+ dem elektrochemischen Gradienten und strömt aus der Zelle aus. Dadurch nähert sich das Membranpotenzial wieder dem RMP, und die spannungsabhängigen K^+-Kanäle schließen wieder. Danach befinden sie sich in einem geschlossenen, nicht aktivierbaren Zustand.

Nachpotenzial. Weil die K^+-Kanäle langsamer deaktivieren und dadurch länger als die Na^+-Kanäle geöffnet sind, bewirken sie nach der Repolarisation eine Hyperpolarisation des Neurons. Dieses hyperpolarisierende Nachpozential liegt der **Refraktärität** zugrunde, also der Tatsache, dass mehrere AP nicht beliebig kurz aufeinanderfolgen können. Die Refraktärität begrenzt die maximale Frequenz, mit der ein Axon Signale leiten kann (N. acusticus: bis zu 1 kHz). In manchen Fällen treten auch depolarisierende Nachpotenziale auf. Sie werden durch HCN-Kanäle vermittelt und bilden die Grundlage von spontan rhythmisch aktiven Neuronenpopulationen, die als Taktgeber fungieren (→ Kap. 3, → Kap. 20).

Tetrodotoxin (TTX). Das Gift des Kugelfischs ist schon in geringen Mengen tödlich, weil es spannungsabhängige Na^+-Kanäle blockiert.

Lidocain. Dieser als Lokalanästhetikum eingesetzter Wirkstoff blockiert ebenfalls Na^+-Kanäle und wird subkutan bei kleineren Eingriffen verwendet. Außerdem wird es gut über die Schleimhäute aufgenommen und findet deshalb breite Anwendung in der Zahnheilkunde.

Hypokaliämie. Bei einem Mangel an K^+, etwa durch mangelnde Zufuhr mit der Nahrung oder erhöhte Ausscheidung (Diarrhö, Schleifendiuretika), ändert sich gleichzeitig E_{K^+} und das RMP wird positiver. Dadurch sind die Neurone leichter erregbar (Hyperexzitabilität) und besteht die Gefahr zerebraler Krämpfe und im Extremfall Koma.

Hypokalzämie. Ein deutlich erniedriger Blutcalciumspiegel kann etwa im Zuge einer Unterfunktion der Nebenschilddrüsen mit einem Mangel an PTH auftreten. Komplikationen sind vor allem Krämpfe der glatten Muskulatur, aber auch Parästhesien und zerebrale Krampfanfälle.

Funktionsprinzipien des Nervensystems

Alles-oder-Nichts-Regel. Die Tatsache, dass die Amplitude des AP unabhängig von der Amplitude der initialen Depolarisation ist. Es kommt also darauf an, **ob** und nicht wie stark das Schwellenpotenzial überschritten wird: Das resultierende AP ist das Gleiche. Die genaue Form und Amplitude des AP sind allerdings auch von äußeren Faktoren wie dem extrazellulären Ionenmilieu abhängig und dadurch modulierbar. Die Alles-oder-Nichts-Regel bedeutet also nicht, dass alle AP unter allen Umständen gleich aussehen (➔ Kap. 1).

> Die Anzahl von Na^+- und K^+-Ionen, die während eines AP fließen, macht nur einen **geringen** Anteil der gesamten Kationenzahl aus. Somit ist die Aktivität der elektrogenen Na^+/K^+-ATPase zwar entscheidend für die Existenz des RMP, aber ohne Bedeutung für die Rückkehr zum RMP nach einem AP.

■ Fortleitung des Aktionspotenzials

Axone leiten Informationen in Form von AP über Distanzen von über einem Meter in wenigen Millisekunden weiter. Dabei werden zwei Typen der Erregungsleitung unterschieden:
- **Kontinuierliche Erregungsleitung** in unmyelinisierten Fasern
- **Saltatorische Erregungsleitung** in myelinisierten Fasern.

Die natürliche Richtung der Erregungsweiterleitung heißt **orthodrom**, eine unnatürliche, d. h. pathologische oder künstlich induzierte, nennt man **antidrom**. Letztere wird normalerweise durch die Refraktärität verhindert, kann aber pathophysiologisch von Bedeutung sein.

Kontinuierliche Erregungsleitung

Bei einem AP, das sich auf einer bestimmten Höhe des Axons befindet, kehren sich die Potenzialverhältnisse entlang der Membran um (➔ Abb. 12.1). Das bedeutet, dass **örtlich begrenzt** intrazellular entlang der Membran eine positive und extrazellulär eine negative Ladung vorherrscht. Die benachbarten Areale sind jedoch entweder refraktär oder noch nicht erregt, d. h. dort entspricht die Ladungsverteilung dem Ruhezustand. Dadurch breitet sich das AP orthodrom aus, also von bereits erregten in noch nicht erregte Gebiete. Dabei bildet sich eine Stromschleife, bei der intrazelluläre positive Ladung aus dem erregten Membranareal in noch nicht erregte Areale fließt und gleichzeitig extrazelluläre positive Ladungen aus der noch nicht erregten Zone in das erregte Gebiet fließen. Die Amplitude des AP wird abhängig von λ abgeschwächt, aber ständig durch den Einstrom von Na^+ über spannungsabhängige Na^+-Kanäle regeneriert.

Saltatorische Erregungsleitung

Entlang eines myelinisierten Axons wird ein AP wesentlich schneller weitergeleitet als entlang einer marklosen Faser. Anstatt kontinuierlich von erregten in unerregte Areale zu wandern, springt die Erregung von einem Ranvier-Schnürring zum nächsten (➔ Abb. 12.1). Dieses Phänomen wird durch die Isolatorwirkung der Myelinscheide ermöglicht: Ein hoher Membranwiderstand R_m bewirkt eine stärkere Spannungsänderung bei gleichem Stromfluss. So vergrößert sich λ und die Erregung kann sich schnell **elektroto-**

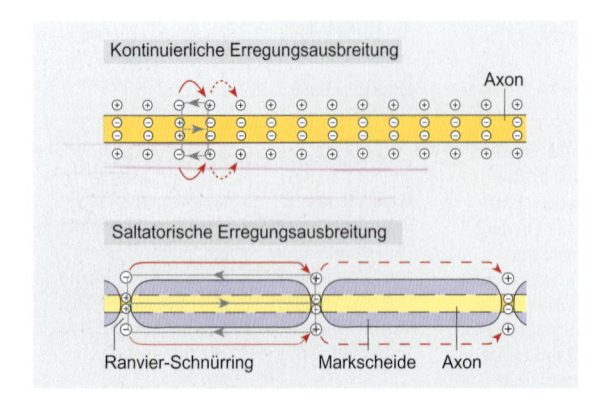

Abb. 12.1 Kontinuierliche und saltatorische Erregungsleitung. Die erhöhte Reichweite der elektrotonischen Weiterleitung im myelinisierten Axon deutlich zu sehen. [A400]

nisch entlang der myelinisierten **Internodien**, also den Abschnitten zwischen den Schnürringen, ausbreiten. Gleichzeitig ist diese Variante energiesparend, da das AP nur an den myelinfreien Schnürringen regeneriert werden muss. Die Dichte an spannungsabhängigen Na^+-Kanälen ist dort im Vergleich zu den Internodien etwa 1.000fach erhöht.

Multiple Sklerose (MS). Patienten mit MS leiden an einer schubweise fortschreitenden **Demyelinisierung** zunächst zentraler, dann auch peripherer Axone, die Störungen der sensiblen und motorischen Reizweiterleitung nach sich zieht. Verursacht wird die fortschreitende Zerstörung der Myelinscheide wahrscheinlich durch eine fehlgeleitete Immunantwort. Erste Symptome sind **optische Ausfallerscheinungen**, noch vor Einsetzen klinischer Symptome kann eine Leitungsverzögerung im N. opticus durch visuell evozierte Potenziale nachgewiesen werden. Außerdem leiden die Patienten an Parästhesien.

■ Klasseneinteilungen der Axone

Es existieren zwei Einteilungen, die morphologische und funktionelle Eigenschaften von Axonen berücksichtigen. Die Einteilung von Erlanger und Gasser umfasst sensorische und motorische Fasern (➔ Tab. 12.1), die von Lloyd und Hunt lediglich sensorische (➔ Tab. 12.2).

Die Kategorien I–III bei Lloyd und Hunt entprechen dem Typ A bei Erlanger und Gasser, die Gruppe IV dem Typ C.

■ Elektrische Reizung

Gleichstrom. Nicht nur zu experimentellen, sondern auch zu diagnostischen und therapeutischen Zwecken werden routinemäßig elektrische Reize verwendet und Nervenfasern stimuliert. In den meisten Fällen wird dafür Gleichstrom in Form eines **Rechteckreizes** verwendet. Dabei stehen **Reizstärke** und **Reizdauer** in en-

Tab. 12.1 Einteilung der Fasern nach Erlanger und Gasser

Durchmesser [µm]	Benennung	Leitungsgeschwindigkeit [m/s]	Funktion
3–20	Aα	100	Motorische Efferenzen und Afferenzen
3–20	Aβ	60	Afferenzen von Tastrezeptoren
3–20	Aγ	40	Efferenzen zu Muskelspindeln
3–20	Aδ	20	Afferenzen von Mechano- und Schmerzrezeptoren der Haut (schnelle Schmerzfasern)
1–3	B	10	Präganglionäre vegetative Fasern
1 (unmyelinisiert)	C	1	Postganglionäre vegetative Fasern, langsame Schmerzfasern

Tab. 12.2 Einteilung der Fasern nach Lloyd und Hunt

Durchmesser [µm]	Benennung	Leitungsgeschwindigkeit [m/s]	Funktion
13	I	100	Ia: Afferenzen von Muskelspindeln Ib: Afferenzen von Sehnenorganen
9	II	60	Afferenzen von Tastrezeptoren
3	III	15	Afferenzen von tiefen Mechanorezeptoren (Haut und Muskeln)
1 (unmyelinisert)	IV	1	Langsame Schmerzfasern

ger Beziehung: Eine Reizstärke, die nicht ausreicht, um einen peripheren Nerv zu erregen, kann durch eine Erhöhung der Reizdauer kompensiert werden und umgekehrt. Die Reizstärke, die theoretisch bei unendlicher Reizdauer eine Erregung auslösen könnte, wird als **Rheobase** bezeichnet. Als Beurteilungskriterium der Muskel- oder Nervenfunktion findet die **Chronaxie** Verwendung. Sie entspricht der nötigen Reizdauer bei doppelter Rheobase, um eine Erregung auszulösen.

Wechselstrom. Grundsätzlich entspricht die Reizung mit einem sinusförmigen Wechselstrom der mit einem Rechteckreiz. Aufgrund der Kondensatoreigenschaften der Membran sinkt jedoch die Antwortstärke mit zunehmender Frequenz und ist wegen der Eigenschaften der Ionenkanäle bei einer bestimmten Frequenz maximal. Diese wird als **Frequenzoptimum** bezeichnet.

Neurografie. Die Nervenleitungsgeschwindigkeit (NLG, [m/s]) lässt sich klinisch mithilfe der Neurografie bestimmen. Dabei werden die Axone eines peripheren Nervs transkutan durch Elektroden stimuliert. Einen depolarisierenden Effekt hat hierbei ausschließlich die Kathode, weil durch ihr negatives Potenzial der Extrazellularraum negativer wird und die dadurch bewirkte Angleichung von intra- und extrazellulärer Ladungsverteilung einer Depolarisation entspricht. An der Anode ist es genau umgekehrt: Hier entspricht die extrazellulare Positivierung einer Vergrößerung der Potenzialdifferenz und damit einer Hyperpolarisation, weswegen man auch von **Anodenblock** spricht. Mit einer Ableitelektrode kann dann die Latenzzeit Δt bestimmt werden: NLG = $l/\Delta t$.
Mit Hilfe der Neurografie lassen sich demyelinisierende (z. B. MS) von axonalen Erkrankungen (z. B. diabetische Polyneuropathie) abgrenzen, oder auch ein Karpaltunnelsyndrom ausschließen.

■ Axonaler Transport

Innerhalb eines Axons existieren verschiedene Mechanismen, die den Transport von Metaboliten und Makromolekülen auch über große Distanzen gewährleisten. Dabei werden **anterograde** (vom Soma nach peripher) von **retrograden** (von peripher nach zentral) Transportformen unterschieden:
- **Schneller anterograder Transport**: ATP-verbrauchender Prozess, Moleküle werden in Transportvesikel verpackt, mit einer Geschwindigkeit von bis zu 40 cm pro Tag entlang des Zytoskeletts transportiert
- **Langsamer anterograder Transport**: 0,1–0,5 cm pro Tag
- **Retrograder Transport**: bis 20 cm pro Tag, wichtig für den Erhalt der Proteinsynthese im Soma.

Verschiedene Viren, wie Herpes simplex und das Poliovirus, nutzen intraaxonale Transportmechanismen, um sich innerhalb der Wirtszelle auszubreiten. Auch die Toxine von Clostridium tetani gelangen durch retrograden Transport in die Somata der α-Motoneurone des Vorderhorns.

■ CHECK-UP

- ☐ Wie ist der Membranwiderstand definiert und welche Konsequenzen hat seine Erhöhung?
- ☐ Welche Phasen eines AP werden unterschieden und wie grenzt man sie voneinander ab?
- ☐ Was besagt die Alles-oder-Nichts-Regel?
- ☐ Worin bestehen die Unterschiede zwischen kontinuierlicher und saltatorischer Erregungsleitung?
- ☐ Wie verläuft der Pathomechanismus der Multiplen Sklerose?

Signalübertragung zwischen Zellen

Prinzipien synaptischer Übertragung

Eine Synapse stellt eine Verbindung zwischen zwei erregbaren Zellen dar, die den Extrazellularraum überbrückt, Information überträgt und dabei auch modulieren kann. Die Überbrückung kann auf zwei grundsätzlich verschiedenen Wegen erfolgen:
- **Elektrische Synapse**: Es besteht eine direkte Verbindung zweier Zellen über **Gap junctions** (Nexus). Wird durch eine Ansammlung von tunnelförmig arrangierten Proteinkomplexen, sog. Connexonen, ermöglicht. Gap junctions lassen den Austausch von Signalmolekülen und Ionen zu und bewirken damit eine **elektrische Kopplung** ganzer Verbände von Neuronen oder (Herz-)Muskelzellen (funktionelles Synzytium, → Kap. 3)
- **Chemische Synapse**: Der synaptische Spalt muss mittels Ausschüttung von transmittergefüllten Vesikeln überbrückt werden. Diese Umwandlung von einem elektrischen in ein chemisches Signal ist der Normalfall und in allen Gebieten des ZNS, an der neuromuskulären Endplatte oder an Drüsenausführungsgängen zu finden. Der Transmitter erreicht sein Ziel allein durch **Diffusion**, die aber wegen der Kompartimentierung der Synapse und die Abschirmung durch Astrozyten in der Regel auf den synpatischen Spalt beschränkt bleibt.

Chemische Synapsen werden zwischen dem synaptischen Bouton eines Axons (**Präsynapse**) und einer spezifischen Zielstruktur gebildet, sei es ein Dendrit oder die neuromuskuläre Endplatte (**Postsynapse**). Prä- und postsynaptische Membran weisen zahlreiche spezifische Charakteristika auf, welche die schnelle Ausschüttung von Transmittern bzw. die postsynaptische Depolarisation ermöglichen. So ist die Dichte an ligandengesteuerten Ionenkanälen im Bereich der Postsynapse im Vergleich zu anderen Arealen des Neurons um ein Vielfaches erhöht.

Transmitterfreisetzung

Synthese

Ein Transmitter ist ein Botenstoff, der die Erregung von der prä- auf die postsynaptische Zelle überträgt. Die meisten Transmitter sind Aminosäuren, Monoamine, Peptide oder deren Derivate und damit relativ einfach aufgebaut. Neurotransmitter werden präsynaptisch synthetisiert und in Bläschen, den **synaptischen Vesikeln**, gespeichert und bei Bedarf freigesetzt. Für die effektive Beladung der Vesikel mit Transmittermolekülen wird der Vesikel mithilfe einer vesikulären H^+-ATPase angesäuert. Der resultierende Protonengradient wird dann genutzt, um eine hohe Transmitterkonzentration im Vesikel zu erreichen. Die im Soma gebildeten Vesikel werden unter ATP-Verbrauch entlang des Zytoskeletts zu ihrem Ziel transportiert. Ein Teil der Vesikel liegt unmittelbar an der Membran an, ihr Inhalt kann bei Bedarf sofort freigesetzt werden. Der größere Teil bildet jedoch ein Reservoir und verbleibt als Speichervesikel an das Aktinzytoskelett angeheftet.

Freisetzung

Mechanismus. Das entscheidende Signal für die Transmitterausschüttung ist Ca^{2+}**-Einstrom** über spannungsabhängige Ca^{2+}-Kanäle (P-, Q- und N-Typ). Er wird durch ein AP im präsynaptischen Neuron ausgelöst. Der folgende Mechanismus entspricht einer Exozytose: Die transmittergefüllten Vesikel fusionieren **Synaptotagmin** vermittelt (Ca^{2+}-Sensor) mit der präsynaptischen Membran und geben ihren Inhalt in den synaptischen Spalt frei. Der Transmitter **diffundiert** zur postsynaptischen Membran. Die dortigen Rezeptoren ermöglichen entweder als ligandengesteuerte Ionenkanäle direkt den Einstrom von Ionen oder aktivieren intrazellulare Signalkaskaden.

Aktive Zone. Das unmittelbar präsynaptische Membranareal (aktive Zone) eines Boutons enthält einen hochspezialisierten Proteinkomplex, der für die effektive und koordinierte Freisetzung von Transmitter zuständig ist. Die Erhöhung des Ca^{2+}-Spiegels bewirkt nur ein Verschmelzen der unmittelbar an sie angedockten Vesikel mit der Membran. Für die Bereitstellung der am Aktinzytoskelett lokalisierten Vesikel ist die Interaktion von Ca^{2+} mit den Proteinen der aktiven Zone notwendig: In einem ersten Schritt löst sich **Synapsin** nach Ca^{2+}-abhängiger Phosphorylierung durch die Ca^{2+}-Calmodulin-Kinase (CaM-Kinase) von den Speichervesikeln und gibt sie damit frei. **Synaptobrevin** ist ein SNA-

RE-Protein der Vesikelmembran und ermöglicht die Verschmelzung mit der präsynaptischen Membran.

Quantale Freisetzung. Da jeder Vesikel etwa die gleiche Menge an Transmittermolekülen enthält, ist die ausgeschüttete Menge immer ein ganzzahliges Vielfaches des Inhalts eines einzelnen Vesikels.

Spontane Freisetzung. Einzelne Vesikel werden spontan freigesetzt und verursachen postsynaptisch ein sogenanntes Miniatur-Endplattenpotenzial. Es ist weniger funktionell als experimentell von Bedeutung: Indikator für synaptische Integrität.

Steuerung der Freisetzung. Die Menge des freigesetzten Transmitters, die darüber entscheidet, ob in der postsynaptischen Zelle das Schwellenpotenzial erreicht wird, wird von vielen Faktoren mitbestimmt. Entscheidend ist jedoch die AP-Frequenz. Ab einer gewissen Stimulusfrequenz kann das Ca^{2+} nicht mehr effektiv gepuffert oder durch Aktivität der Ca^{2+}-ATPase und des Na^+/Ca^{2+}-Austauschers entfernt werden, sodass die Ca^{2+}-Konzentration erhöht bleibt und die Transmitterausschüttung beim zweiten AP höher als beim ersten ist. Diese **posttetanische Potenzierung** ist ein Mechanismus der Entstehung präsynaptischer Plastizität (→ s. u.).

■ Transmitterwirkung

Einteilung. Neurotransmitter werden anhand ihrer chemischen Struktur folgendermaßen unterteilt:
- **Aminosäuren**: Glutamat, GABA, Glycin, Aspartat
- **Monoamine**:
  - Katecholamine: NA, Adrenalin, Dopamin
  - ACh, Serotonin, Histamin
- **Peptide**: Substanz P, Enkephaline, Angiotensin, Endorphine, Neurotensin

Wirkung. Die Wirkung des ausgeschütteten Neurotransmitters hängt in erster Linie vom Typ des aktivierten Rezeptors ab. So hat ACh an muskarinergen eine andere Wirkung als an nikotinischen ACh-Rezeptoren (→ Kap. 14). Die häufigsten Botenstoffe im ZNS sind Glutamat als erregender (**exzitatorischer**) und GABA als hemmender (**inhibitorischer**) Transmitter. Auch hier beruht die Wirkung auf den spezifi-

schen Eigenschaften des jeweils exprimierten Rezeptors. Die ligandengesteuerten Ionenkanäle weisen zwei Eigenschaften auf:
- Hohe **Spezifität**: Ein Glutamatrezeptor bindet hochaffin an und reagiert nahezu ausschließlich auf Glutamat
- Hohe **Selektivität**: Nach Aktivierung ist ein $GABA_A$-Rezeptor ausschließlich für Cl^- passierbar.

> Hohe Spezifität eines Rezeptors bedeutet **nicht**, dass er keinen anderen natürlichen Liganden binden kann. Künstlich entwickelte Liganden besitzen i. d. R. sogar eine höhere Affinität.

Liganden werden eingeteilt in **Agonisten**, also aktivierend auf einen bestimmten Rezeptor wirkende Stoffe, und **Antagonisten**, die hemmend wirken. Außerdem werden kompetitive (reversible) und nicht kompetitive (irreversible) Arten der Aktivierung bzw. Inaktivierung unterschieden.

Kotransmitter. V. a. an zentralen Synapsen wird häufig nicht nur ein Transmitter ausgeschüttet, sondern zusätzlich Neuropeptide, welche die Transmitterwirkung modulieren. Im Zuge dieser **Kotransmission** ist Glutamat häufig mit Substanz P kolokalisiert, Glycin mit Neurotensin. Andere Transmitter besitzen dagegen meist mehrere Kotransmitter.

Beendigung der Transmitterwirkung. Nach Ausschüttung des Transmitters muss seine Wirkung schnell wieder beendet werden, da es ansonsten zu einer Übererregung der postsynaptischen Zelle kommen würde und gleichzeitig eine Kodierung hoher Frequenzen nicht möglich wäre:
- Inaktivierung durch **Diffusion**: Der Transmitter diffundiert aus dem synaptischen Spalt und wird dadurch funktionell bedeutungslos, weil es außerhalb der Postsynapse nur wenige Rezeptoren gibt.
- Inaktivierung durch **enzymatische Spaltung**: V. a. ACh wird im synaptischen Spalt durch die Acetylcholinesterase (AChE) inaktiviert.
- Inaktivierung durch **Gliazellen**: V. a. Astrozyten schirmen den synaptischen Spalt ab und puffern extrazelluläres K^+ ab, welches durch den K^+-Ausstrom während einer neuronalen Erregung anfällt. Andernfalls würde

sich E_{K^+} massiv verschieben und zu einer Übererregung, etwa einem epileptischen Anfall, führen. Daneben nehmen Astrozyten wahrscheinlich auch Glutamat auf.

- **Wiederaufnahme**: Manche Neurotransmitter werden von der präsynaptischen Zelle wieder aufgenommen (Reuptake) und recycled. Dadurch werden außerdem metabolische Kosten für die Neusynthese gespart.

▪ Ligandengesteuerte Ionenkanäle

Einteilung. Alle Neurotransmitter beeinflussen direkt oder indirekt die Ionenströme und damit das Membranpotenzial der postsynaptischen Zelle.

- **Ionotrope Rezeptoren** sind Membranproteine, die neben der Ligandenbindungsdomäne eine selektive Pore besitzen, durch die bei Aktivierung durch Bindung des Liganden und anschließende Konformationsänderung direkt Ionen fließen. Sie entfalten ihre Wirkung innerhalb von Millisekunden.
- **Metabotrope Rezeptoren** besitzen zusätzlich zur extrazellularen Ligandenbindungsstelle sieben Transmembrandomänen. Sie führen zur Aktivierung von G-Proteinen in der Membran. Durch die anschließenden Signalkaskaden werden zelluläre Enzyme, Transkriptionsfaktoren und Ionenkanäle, etwa durch Phosphorylierung, modifiziert. Im Fall von Kanälen kann dies zu einer Änderung ihrer Permeabilität oder Offenwahrscheinlichkeit (➜ Kap. 1) führen. Die Wirkung metabotroper Rezeptoren ist langsamer, von längerer Dauer und beeinflusst plastische Vorgänge im ZNS.

Modulation. Ionotrope und metabotrope Rezeptoren unterliegen vielfältigen Modifikationen. Sie können phosphoryliert oder durch andere intrazellulare Signalkaskaden verändert werden. V. a. können sie **densensitisiert** sein, d. h. unempfindlicher gegenüber ihrem Liganden. Dieses molekulare Korrelat zum beobachtbaren Phänomen der Gewöhnung (Habituation) wird z. B. als Grundlage der Schmerzmittelunempfindlichkeit und Drogensucht angesehen. Daneben spielt die Anzahl funktionsfähiger Rezeptoren in der postsynaptischen Membran eine entscheidende Rolle. Auch sie kann beeinflusst werden durch Modulation des Trafficking, also des Transports dieser Rezeptoren zur und innerhalb der Membran. Durch diese **Rezeptorplastizität** kann bei einem Rückgang der Transmitterausschüttung die Sensitivität durch Erhöhung der Anzahl der Rezeptormoleküle erhalten werden. **Autoinhibition**, etwa an α_2-Adrenorezeptoren, beinhaltet einen präsynaptischen Mechanismus der negativen Rückkopplung, um die Übertragungsstärke einzustellen (➜ Kap. 14).

▪ Rezeptortypen

Für jeden Transmitter existieren, je nach Hirnareal und Zelltyp, unterschiedliche Rezeptortypen und Isoformen. So finden sich neben den verschiedenen ACh-Rezeporen (➜ Kap. 14) mehrere Typen von Glutamat- und GABA-Rezeptoren (➜ Tab. 12.3). Sie unterscheiden sich hinsichtlich ihrer Selektivität und ihrer Iono- bzw. Metabotropie.

▪ Übertragung an der motorischen Endplatte

Neuromuskuläre Endplatte

Aufbau. Die motorische Endplatte ist die Synapse zwischen dem Axon eines α-Motoneurons und einer Skelettmuskelfaser. Das Axon zweigt sich in mehrere Äste auf, um jede Muskelfaser mit einer einzelnen Endplatte zu versorgen. Diese Verzweigung heißt Telodondron und ist von einer Gliahülle (Teloglia) umgeben. Die unmittelbar präsynaptischen Elemente enthalten zahlrei-

Tab. 12.3 Verschiedene Glutamat- und GABA-Rezeptoren

Transmitter	Rezeptortyp	Wirkung
Glutamat	NMDA-Rezeptor	↑ Leitfähigkeit für Kationen, v. a. Na^+ → exzitatorisch
	AMPA-Rezeptor	s. o.
	Metabotroper Glutamatrezeptor	Metabotrope Wirkung, meistens exzitatorisch
GABA	$GABA_A$-Rezeptor	↑ Leitfähigkeit für Cl^- → inhibitorisch
	$GABA_B$-Rezeptor	Metabotrope Wirkung, meistens inhibitorisch

che Mitochondrien und mit ACh gefüllte Vesikel. Postsynaptisch ist das Sarkolemm aufgefaltet, um eine möglichst große Oberfläche zu bilden.

Transmitterausschüttung. Analog zu Synapsen des ZNS ist auch hier der präsynaptische Ca^{2+}-Einstrom über spannungsabhängige Ca^{2+}-Kanäle ausschlaggebend, der das Verschmelzen der ACh-Vesikel mit der präsynaptischen Membran auslöst. Durch die Kompartimentierung und die **postsynaptischen Einfaltungen** ist die Diffusionsstrecke kurz, sodass ACh effektiv auf die in hoher Dichte ($10.000/\mu m^2$) exprimierten nikotinischen ACh-Rezeptoren wirkt (→ Abb. 12.2). Um eine Feinkoordination der Muskeln zu ermöglichen und Krämpfe zu verhindern, muss das ACh möglichst schnell aus dem synaptischen Spalt befördert werden. Das geschieht durch Diffusion aus dem synaptischen Spalt und die Aktivität der **AChE** → hydrolytische Spaltung zu Cholin und Acetat.

Muskelrelaxanzien. Die Entwicklung von Pharmaka, welche die Übertragung an der neuromuskulären Endplatte selektiv prä- oder postsynaptisch unterbinden, war von großer Bedeutung für die Anästhesie. Dadurch ist es möglich, die auf das ZNS wirkenden Pharmaka niedrig zu dosieren und trotzdem reflektorische Bewegungen während der OP auszuschalten. Da diese Relaxanzien auch auf die Atemmuskulatur wirken, muss jedoch künstlich beatmet werden. Allgemein werden depolarisierende von nicht depolarisierenden Relaxanzien unterschieden. Dabei wirken **depolarisierende** Präparate wie **Succinylcholin** aufgrund ihrer Strukturähnlichkeit zu ACh depolarisierend an der Endplatte. Im Gegensatz dazu zeigen **nicht depolarisierende** Substanzen wie **Vecuronium** eine kompetitive Wirkung am ACh-Rezeptor. Sie blockieren also den Rezeptor, ohne ihn zu aktivieren. Ihre Wirkung kann durch Hemmer der AChE wie **Neostigmin** oder **Physostigmin** aufgehoben (antagonisiert) werden.

Botulinustoxin. Das Gift der u. a. in verdorbenen Konserven vorkommenden Botulinusbakterien (Botox) blockiert die ACh-Ausschüttung. Therapeutisch findet es in der Schönheitschirurgie Verwendung.

Endplattenpotenzial

Nikotinische ACh-Rezeptoren (nACh-R) sind Kationenkanäle, die aus fünf Untereinheiten aufgebaut sind und durch Nikotin aktiviert werden können. Daneben existieren in ZNS und VNS muskarinerge ACh-R (mACh-R), die einen

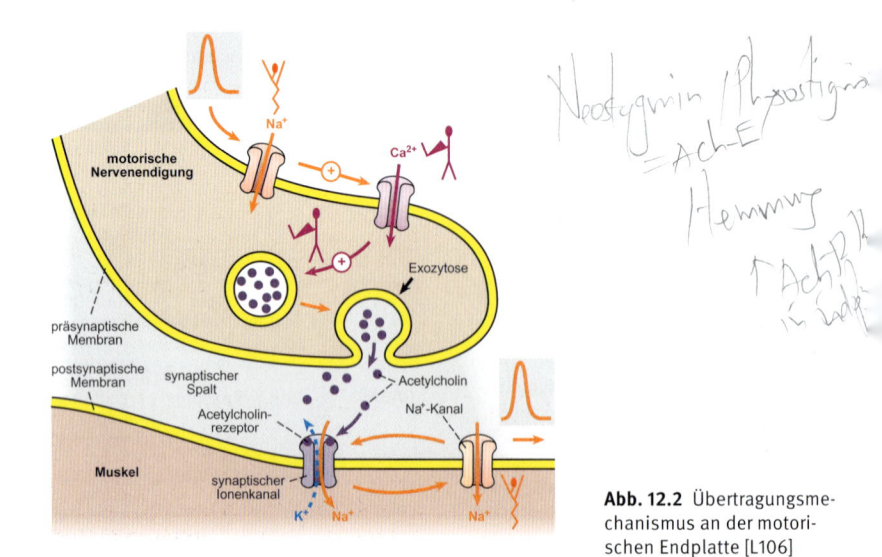

Abb. 12.2 Übertragungsmechanismus an der motorischen Endplatte [L106]

anderen Signalweg nutzen (→ Kap. 14). Nach Bindung von ACh an nACh-R öffnen diese ihre Kanalpore und lassen recht unspezifisch Kationen (Na^+, Ca^{2+}, Mg^{2+}, K^+) passieren. Funktionell ist der Na^+-Einstrom am bedeutendsten. Aufgrund der Ionenverteilung entlang der Membran (→ Kap. 1) strömt v. a. Na^+ ein und K^+ aus. Postsynaptisch entsteht eine Depolarisation, die sich **elektrotonisch** ausbreitet und als **Endplattenpotenzial** (EPP) bezeichnet wird. Das EPP hat eine kurze Anstiegsphase von ca. 1 ms, eine Amplitude von 50 mV und fällt in ca. 10 ms ab. Dadurch wird das **Schwellenpotenzial in jedem Fall erreicht** und ein AP ausgelöst. Das ist sinnvoll, weil es bei der Steuerung der Willkürmotorik nicht wie im ZNS um Summation oder Modulation einer Information geht, sondern um eine zuverlässige Auslösung einer Muskelkontraktion.

Myasthenia gravis. Diese **Autoimmunerkrankung** ist durch einen Mangel an nACh-R gekennzeichnet. Dadurch kommt es zu einer pathologisch schnellen Ermüdbarkeit der Skelettmuskulatur. Therapeutisch wird mit Pharmaka vom Neostigmin-Typ die AChE gehemmt, um den Mangel an nACh-R durch eine erhöhte Konzentration von ACh zu kompensieren.

Muskelaktionspotenzial
Jedes EPP löst zuverlässig ein AP im Muskel aus, das über das T-System weitergeleitet wird. Seine Dauer liegt mit 20 ms zwischen der in Nervenfasern (1 ms) und der in Herzmuskelzellen (bis zu 300 ms). Über die spannungsabhängigen Dihydropyridinrezeptoren triggert das Muskel-AP die Freisetzung von intrazellulärem Ca^{2+}, die dann zur Kontraktion führt (→ Kap. 13).

Elektromyografie (EMG). Es werden die **elektrischen Potenziale** untersucht, die bei einer Muskelaktion auftreten. Hierzu werden dünne Nadelelektroden in den Muskel eingestochen oder Oberflächenelektroden verwendet, die abgeleiteten Potenziale verstärkt und mittels eines Oszillografen sichtbar gemacht. Ein EMG liefert wertvolle Erkenntnisse bzgl. der Art der Erkrankung → neurogene vs. myogene Störung.

■ Ligandengesteuerte Übertragung

Von ligandengesteuerter Übertragung spricht man, wenn der an den Rezeptor gebunde Ligand direkt die an der Membran wirkende Ionenströme beeinflusst. Das ist bei ionotropen Rezeptoren der Fall. Anders als an der neuromuskulären Endplatte löst im ZNS nicht jede postsynaptische Erregung ein AP aus, sondern es kommt auf die Summenwirkung depolarisierender (**exzitatorische postsynaptische Potenziale**, EPSP) und hemmender Potenziale an (**inhibitorische postsynaptische Potenziale**, IPSP).

Exzitatorische postsynaptische Potenziale
Um ein EPSP zu generieren, müssen sich ligandengesteuerte Kationenkanäle öffnen, um einen Einstrom von Na^+ zu ermöglichen. Der gleichzeitige Ausstrom von K^+ ist zu vernachlässigen, da sich das RMP näher am Gleichgewichtspotenzial für K^+ als an dem von Na^+ befindet ($E_{K^+} = -80$ mV; $E_{Na^+} = +60$ mV). Der dabei fließende Na^+-Strom hat eine depolarisierende Wirkung und wird deshalb als exzitatorischer postsynaptischer Strom (EPSC) bezeichnet. Entsprechend werden Synapsen, an denen regelmäßig EPSP ausgelöst werden, als **exzitatorische Synapsen** bezeichnet.

Inhibitorische postsynaptische Potenziale
Inhibitorische Synapsen sind im ZNS weit **häufiger** als exzitatorische. Das dort beobachtbare IPSP ist in den meisten Fällen hyperpolarisierend, kann aber auch leicht depolarisierend sein. Folglich ist nicht die Polarität des Potenzials das Entscheidende, sondern dass die gemeinsame Amplitude von EPSP und IPSP geringer als die des EPSP ist. Der zugrunde liegende Mechanismus beruht auf einer Abnahme des Membranwiderstands durch Öffnen von K^+- oder Cl^--Kanälen: Dadurch wird nicht nur das RMP stabilisiert ($E_{Cl^-} = -90$ mV), sondern auch der Membranwiderstand drastisch reduziert – ein depolarisierender Strom wird so gut wie wirkungslos. Diese Form des IPSP wird deshalb auch als **Shunt inhibition** bezeichnet.

■ Second messenger-gesteuerte Übertragung

Grundprinzip
Durch G-Protein-vermittelte Signalkaskaden kann die Wirkung eines einzelnen Transmittersmoleküls um ein Vielfaches erhöhen. Mit diesem Prinzip arbeiten **metabotrope Rezeptoren**

12 Funktionsprinzipien des Nervensystems

für ACh, Glutamat oder Dopamin. Die Übertragungszeiten liegen im Bereich von ca. 100 ms und sind damit deutlich länger als bei ionotropen Rezeptoren. Die **Second messenger** cAMP oder Ca^{2+} beeinflussen die Offenwahrscheinlichkeit und die Menge der in der Membran vorhandenen Kanäle. Enzyme wie die PKA, die Teil intrazellulärer Signalwege sind, wirken ebenfalls direkt auf Ionenkanäle.

Signalwege

Im ZNS unterscheidet man drei grundsätzlich verschiedene Wirkungsweisen von G-Proteinen, die sich anhand der α-Untereinheit unterscheiden lassen:

- G_s-Proteine („s" für „stimulierend"): Aktivierung der Adenylatcyclase (AC) → ↑ cAMP → ↑ PKA
- G_i-Proteine („i" für „inhibitorisch"): Hemmung der AC → ↓ cAMP → ↓ PKA
- $G_{q/11}$-Proteine: Aktivierung der PLC → PIP_2 → DAG → Aktivierung der PKC und gleichzeitg IP_3 → Freisetzung von Ca^{2+} aus dem ER.

■ Transmitterwirkungen

Die Wirkung der ausgeschütteten Transmitter hängt stark vom jeweils exprimierten Rezeptortyp ab. Dennoch ist die Wirkung vieler Transmitter auf unterschiedliche Rezeptoren meist vergleichbar. Synapsen werden nach dem an ihnen vorwiegend ausgeschütteten Transmitter benannt, so spricht man von glutamatergen, dopaminergen, etc. Synapsen.

Glutamat. Der wichtigste exzitatorische Transmitter im ZNS. Neben den ionotropen Glutamatrezeptorklassen existieren auch metabotrope Rezeptoren (➔ Tab. 12.2). Die Wirkung wird durch präsynaptische Wiederaufnahme und die Aufnahme durch Astrozyten beendet. Neben Glutamat wirkt auch Aspartat aktivierend auf Glutamatrezeptoren. Glutamat wirkt nie inhibitorisch.

GABA. Wichtigster inhibitorischer Transmitter im ZNS, v. a. an hemmenden Synapsen und Purkinje-Zellen vorhanden. Auch hier existieren neben ionotropen metabotrope Übertragungsmechanismen. Sedierende Pharmaka, z. B. Barbiturate und Benzodiazepine wirken auf $GABA_A$-Rezeptoren.

Glycin. Der Glycinrezeptor ist wie der $GABA_A$-Rezeptor ein ligandengesteuerter Anionenkanal, der bei Öffnung v. a. einen Einstrom von Cl^- bewirkt. Da E_{Cl} meist negativer als das RMP ist, ist die Glycinwirkung in aller Regel inhibitorisch. Glycinrezeptoren finden sich vor allem an hemmenden Synapsen im Rückenmark (Renshaw-Zellen, ➔ Kap. 15).

Acetylcholin. Als Transmitter nicht nur an der motorischen Endplatte und im VNS (➔ Kap. 14) von großer Bedeutung, sondern auch im Hippocampus und anderen Großhirnarealen. Dort wirkt ACh genau wie im VNS über die mACh-R.

Serotonin. Als Transmitter ist Serotonin (5-HT, die sieben bekannten Rezeptoren werden entsprechend $5-HT_{1-7}$ benannt) im Verdauungstrakt, im Kleinhirn und im Hirnstamm vorhanden. Dort ist es ein wichtiger Modulator der Projektionen zum limbischen System und spielt eine zentrale Rolle bei der endogenen Schmerzhemmung. Bestimmte Formen der Depression sind auf einen relativen Serotoninmangel zurückzuführen. ==Therapeutisch erhöhen sogenannte Reuptake-Hemmer die Serotoninkonzentration im synaptischen Spalt.==

Dopamin. Dopaminrezeptoren (D_1–D_5, alle metabotrop) sind in vielen Gebieten des ZNS exprimiert, die größte Bedeutung haben sie jedoch in der **Substantia nigra**. Falls dort bei einem Untergang ihrer Neurone die dopaminerge Übertragung beeinträchtigt wird, hat das schwere Konsequenzen für die Motorik und führt zum Morbus Parkinson (➔ Kap. 15).

Adenosin und ATP. Gemeinsam mit ATP ein wichtiger Transmitter in der Kreislaufregulation. Beide wirken über Purinorezeptoren (P_1, P_2), die in iono- und metabotropen Varianten auftreten. Sie sind außerdem an der Steuerung der zirkadianen Rhythmik beteiligt.

Stickstoffmonoxid. Das extrem kurzlebige NO gilt seit längerer Zeit als Kandidat für einen retrograden Messenger, der nach Erregung postsynaptisch gebildet wird und seine Wirkung auf die Präsynapse (z. B. Modulation der Transmitterausschüttung) entfaltet. Gesichert ist bis jetzt allerdings nur sein vasodilatatorischer Effekt auf die Hirngefäße.

Synaptische Plastizität

Grundlagen
Synaptische Plastizität, also das neuronale Korrelat zu Gedächtnis und Lernvorgängen auf Ebene einzelner Synapsen, ist am besten an glutamatergen Synapsen im Hippocampus untersucht. Diese befinden sich zwischen den Axonen der Pyramidenzellen in der CA3-Region (Schaffer-Kollateralen) und den Dendriten der Pyramidenzellen in CA1. Dort sind Glutamatrezeptoren vom AMPA- und NMDA-Typ lokalisiert (→ Tab. 12.2). Erst das Zusammenspiel beider Rezeptortypen ermöglicht eine dauerhafte Veränderung der synaptischen Übertragung. Das dafür nötige Signal ist ein postsynaptisch erhöhter intrazellularer Ca^{2+}-Spiegel. Auch präsynaptische Mechanismen synaptischer Plastizität sind bekannt, jedoch sind sie zeitlich stark begrenzt und beinhalten keine strukturellen oder Veränderungen der Proteinsynthese.

Mechanismus
Normalerweise ist der NMDA-Rezeptor durch ein **intrazellulares Mg^{2+}-Ion blockiert** und dadurch nicht für andere Kationen passierbar. So ist er selbst bei Glutamatbindung nicht funktionell, solange nicht genügend AMPA-Rezeptoren ebenfalls Glutamat gebunden haben. Erst bei starker Depolarisation wird das Mg^{2+} von seiner Position verdrängt und gibt die Kanalpore frei. Damit erhöht sich der Ca^{2+}-Spiegel im Sinne einer **positiven Rückkopplung** noch weiter: Der NMDA-Rezeptor lässt unspezifisch Kationen passieren und obwohl der Ca^{2+}-Einstrom quantitativ viel geringer als der von Na^+ ist, ist sein Effekt aufgrund des normalerweise sehr niedrigen intrazellularen Ca^{2+}-Konzentration enorm groß. Außerdem depolarisiert die Membran durch den Kationeneinstrom zusätzlich. Ca^{2+} aktiviert daraufhin als Second messenger direkt intrazellulare Signalkaskaden.

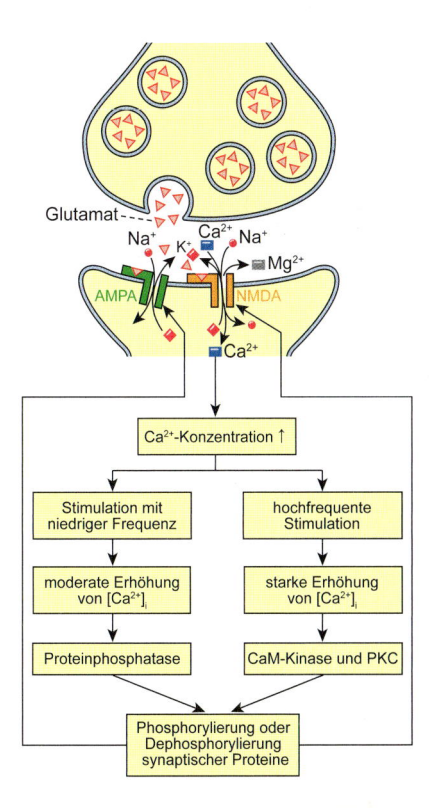

Abb. 12.3 NMDA-abhängige Mechanismen synaptischer Plastizität. Je nach Stimulusfrequenz kann eine regelmäßige Reizung entweder eine Potenzierung (rechts, LTP) oder eine Depression (links, LTD) der Übertragung bewirken. [231]

Funktionsprinzipien des Nervensystems

Langzeitpotenzierung (LTP)
Ca^{2+} aktiviert in der Postsynapse direkt die Ca^{2+}-Calmodulin-Kinase (CaM-Kinase) und PKC, die dann postsynaptische Proteine phosphorylieren. Dadurch können zusätzliche Kanäle, v. a. AMPA-Rezeptoren, stabil in die Membran integriert werden, ihre Offenwahrscheinlichkeit oder Leitfähigkeit kann erhöht werden. Daneben existiert ein weiterer Signalweg, der über Aktivierung von Proteinphosphatasen verläuft und zu gegensätzlichen Resultaten führt (➔ s. u.). Über welchen Weg die Ca^{2+}-Wirkung vor allem vermittelt wird, ist von der Stimulusfrequenz, also der Frequenz der präsynaptischen AP, abhängig (➔ Abb. 12.3). Durch die erzielten strukturellen Veränderungen wird sichergestellt, dass künftig ein kleinerer Reiz ausreicht, um eine starke postsynaptische Antwort zu erzielen. Deshalb wird LTP als eine Form von „synaptischem Gedächtnis" angesehen: Die Reaktion auf einen zweiten Reiz ist abhängig von der auf einen ersten. Weil sich diese Tatsache mit den Vorhersagen von Psychologen deckt und leicht zu reproduzieren ist, wird LTP als leistungsfähigstes In-vitro-Modell von **Lernvorgängen** angesehen.

Erst bei **hoher Reizstärke** und entsprechend starker Depolarisation findet eine **Verdrängung** der Mg^{2+}**-Ionen** von den NMDA-Rezeptoren statt. Der dadurch ermöglichte Ca^{2+}-Einstrom führt über Second messenger-Signalkaskaden zu **langfristigen Änderungen** der synaptischen Übertragung.

Langzeitdepression (LTD)
Falls die Intervalle der Transmitterfreisetzung eine bestimmte Dauer überschreiten, kann sich die Wirkung einer regelmäßigen Stimulation umkehren. Die resultierende LTD wird als synaptisches Korrelat zur Habituation betrachtet. In diesem Fall verläuft der Ca^{2+}-abhängige Signalweg über die Aktivierung einer Proteinphosphatase, die synaptische Proteine und Ionenkanäle dephosphoryliert, dadurch unsensibler macht (Desensitierung) oder die in der Membran lokalisierten Kanäle verringert. LTD ist nicht nur im Hippocampus, sondern auch im Kleinhirn an Purkinje-Zellen nachweisbar und hat dort wahrscheinlich eine Bedeutung für das **motorische Lernen**.

■ CHECK-UP
- ☐ Wie ist eine chemische Synapse aufgebaut und wie funktioniert sie?
- ☐ Welche Transmitterwirkungen gibt es und welche Mechanismen spielen bei der Freisetzung eine Rolle?
- ☐ Auf welchen Wegen kann die Transmitterwirkung beendet werden?
- ☐ Wie kann die Transmitterwirkung auf postsynaptischer Ebene moduliert werden?
- ☐ Was ist das EPP, wie kommt es zustande und worin unterscheidet es sich von einem EPSP im ZNS?
- ☐ Wie wirkt Serotonin?
- ☐ Was ist eine LTP und wie erfolgt sie im Hippocampus?

Signalverarbeitung im Nervensystem

■ Grundprinzipien

Integration von postsynaptischen Potenzialen
An einem einzelnen Dendriten enden viele Axone, die mit ihren synaptischen Boutons Kontakt zu den dendritischen Auftreibungen, den **Spines**, haben. Jeder Dendrit und selbst jeder Spine bildet ein eigenes Mikrokompartiment, in dem die Konzentrationen von Ca^{2+} und anderen Botenstoffen deutlich verschieden sind von denen im Soma sein können. Auch die Synapsen unterscheiden sich in ihrer Effektivität: Aufgrund der morphologischen Plastizität der Spines sind manche Synapsen effektiver als andere. Außerdem sind exzitatorische und inhibitorische Synapsen in einem zentralen Neuron dicht nebeneinander lokalisiert. Sie sind oft gleichzeitig oder zeitlich nur kurz versetzt aktiv, sodass in der Summe ein komplexes postsynaptisches Potenzial (PSP) entsteht. Dieses Summen-PSP integriert erre-

gende und hemmende Signale. Dabei werden zwei Arten der Integration unterschieden:
- **Räumliche Summation**: Durch die räumliche Nähe der Synapsen können sich exzitatorische Signale verstärken oder durch inhibitorische Signale aufgehoben werden
- **Zeitliche Summation**: Falls mehrere gleichgerichtete Signale an verschiedenen Synapsen kurz aufeinanderfolgen, können sich die PSP, die sich elektrotonisch ausbreiten, addieren.

Im Normalfall summieren sich PSP gleichzeitig räumlich und zeitlich. In Kombination mit der Kompartimentierung, die einen großen Effekt auf die räumliche Summation hat, ergibt sich die enorme Integrationsleistung eines einzelnen Neurons.

> PSP folgen **nicht** dem Alles-oder-Nichts-Prinzip. Vielmehr hängt ihre Amplitude von der Anzahl der aktivierten Kanäle, der Menge des ausgeschütteten Transmitters und den passiven elektrischen Eigenschaften des Dendriten ab.

Leitung synaptischer Potenziale
Ein typisches EPSP hat eine Amplitude zwischen 0,1 und 5 mV und dauert 5–100 ms. Es breitet sich elektrotonisch aus. Ein einzelnes EPSP ist also grundsätzlich **nicht** in der Lage, ein AP auszulösen. Erst durch Summation vieler EPSP kann das Schwellenpotenzial erreicht werden. Außerdem sind in der dendritischen Membran kaum spannungsabhängige Na^+-Kanäle vorhanden, ebenso am Soma. Somit können dort auftretende EPSP kein AP auslösen, selbst wenn lokal das Schwellenpotenzial erreicht werden sollte. Stattdessen muss sie am **Axonhügel**, dem Ursprungsort des Axons am Soma, erreicht werden, um zuverlässig ein AP auszulösen. Damit bildet der Axonhügel den Ort der räumlichen Integration aller Summen-PSP.

■ Verarbeitung in Neuronenpopulationen

Präsynaptische Hemmung
Der Begriff der **postsynaptischen Hemmung** beschreibt die Wirkung inhibitorischer Synapsen und IPSP auf einzelne Neurone (→ s. o.), aber auch auf ganze Verbände von Nervenzellen. Der Mechanismus der **präsynaptischen Hemmung** ist komplexer und beinhaltet **axoaxonale Synapsen**, die durch gleichzeitige Aktivierung hemmender Interneurone die erregende Synapse präsynaptisch durch ein IPSP blockiert, sodass ein dort ankommendes AP neutralisiert wird und die Transmitterausschüttung unterbleibt. Dieses Prinzip findet sich vor allem im Rückenmark mit dem Transmitter Glycin (→ Kap. 15).

Neuronale Netze
Nervenzellen kommunizieren durch lineare Hintereinanderschaltung einzelner Neurone, v. a. aber durch kollaterale Verbindungen. Dadurch werden die Rechenleistung und die Rennschärfe der Signalverarbeitung erhöht. Grundprinzipien hierbei sind:
- Konvergenz (→ Kap. 14)
- Divergenz
- Laterale Inhibition (→ Kap. 17).

■ CHECK-UP
- ☐ Was beschreibt der Begriff der zeitlichen Summation?
- ☐ Welche Mechanismen der synaptischen Hemmung existieren und wie funktionieren sie?
- ☐ Wo werden AP generiert?

Funktionsprinzipien sensorischer Systeme
→ Kap. 16.

13 Muskulatur

- Allgemeine Muskelphysiologie 193
- Quergestreifte Muskulatur 195
- Glatte Muskulatur 201

Allgemeine Muskelphysiologie

Die Muskulatur ist – bezogen auf das Körpergewicht – das größte Organ des menschlichen Körpers (40 % des Körpergewichts beim Mann). Sie kann unterteilt werden in:
- Quergestreifte Muskulatur
  - Skelettmuskulatur → vielkernig
  - Herzmuskulatur → einkernig
- Glatte Muskulatur.

Es ist für das Verständnis der unterschiedlichen Aufgaben und Funktionsweisen der drei Muskeltypen wichtig, sich ihre unterschiedlichen Bauweisen einzuprägen (→ Tab. 13.1).

Aufbau quergestreifter Muskulatur. Den grundlegenden Aufbau eines quergestreiften Muskels macht man sich zunächst am besten anhand eines Skelettmuskels klar. In der **Faszienloge** befinden sich mehrere **Muskelbündel** (**Faszikel**), die jeweils von einem **Perimysium** umgeben sind und in ihrer Gesamtheit vom **Epimysium** begrenzt werden. Ein Faszikel enthält mehrere **Muskelfasern** (**Einzelzellen**), die vom **Endomysium** umgeben sind und bei der Skelettmuskulatur durch Synzytienbildung eine beträchtliche Länge von bis zu 15 cm erreichen. Muskelfasern können aus **Satellitenzellen** (**Stammzellen**) über Aneinanderreihung von Zwischenstufen (Myotuben) regenerieren. Die Skelettmuskelfasern stellen nach Verschmelzung ihrer Progenitorzellen echte **Synzytien** mit mehreren Zellkernen dar. Herzmuskelfasern sind häufig durch Gap junctions verbunden. Hierüber können sich AP von Zelle zu Zelle ausbreiten und zu einer koordinierten Kontraktion eines Zellverbunds führen. In Herz- und Skelettmuskulatur spielt bei der Erregungs-Kontraktions-Kopplung die Ca^{2+}-Freisetzung aus dem **SR** eine wichtige Rolle.

Innerhalb einer Muskelzelle sind die Myofilamente **Aktin** und **Myosin II** für die Kontraktilität verantwortlich. Sie sind in der Herz- und Skelettmuskulatur in Form von Myofibrillen parallel angeordnet. Es ergibt sich unter dem Mikroskop das typische Bild einer **Querstreifung**.

Sarkomer. Funktionelle Einheit eines Skelettmuskels (→ Abb. 13.1). Von Z-Streifen zu Z-Streifen, Länge **2–2,5 μm**.
- Dicke Filamente (12 nm Durchmesser) = Myosin
- Dünne Filamente (8 nm Durchmesser) = Aktin
- Titin verankert Aktin an der Z-Scheibe und reicht entlang des Myosins bis zur M-Linie. Als Protein mit elastischen, federartig gespannten Domänen stellt es die Muskelfaserlänge nach einer Kontraktion wieder her.

Banden:
- A-Bande: Anisotrop = „dunkel" = Bereich der Myosinfilamente, „dicke Filamente"
- I-Bande: Isotrop = „hell" = keine Myosinfilamente
- H-Zone: keine Aktinfilamente, „dünne Filamente"
- M-Linie: wie in der Z-Scheibe Strukturproteine.

> Bei der **Kontraktion** einer Skelettmuskelfaser verkürzen sich I-Bande und H-Zone!

Aufbau glatter Muskulatur. Im Gegensatz zur quergestreiften Muskulatur sind die Myofilamente in der **glatten Muskulatur** nicht parallel in Sarkomeren angeordnet. Dagegen sind sie an bestimmten Befestigungspunkten, den **Dense**

13 Muskulatur

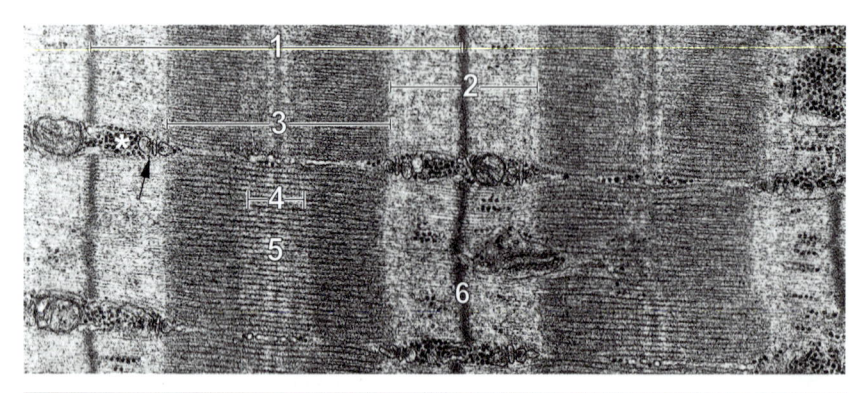

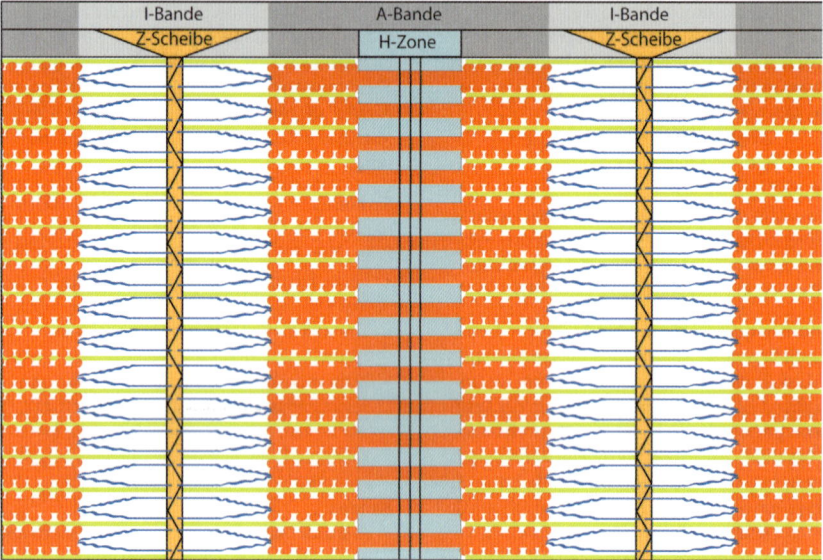

Abb. 13.1 Organisation der Myofilamente in der quergestreiften Muskulatur im elektronenmikroskopischen Bild (oben): 1 Sarkomer zwischen zwei Z-Scheiben, 2 I-Bande, 3 A-Bande, 4 H-Zone, 5 M-Linie, 6 Z-Scheibe. Darstellung im Schema (unten): gelb = Aktinfilamente, rot = Myosinfilamente, dunkelblau = Titin. [(A) O522, (B) M395]

bodies, untereinander und mit der Zellmembran verbunden. Eine weitere Besonderheit dieses Muskeltyps stellen die sogenannten **Caveolae** dar. Dies sind Einstülpungen der Sarkolemm, über die Ca^{2+}-Ionen und andere Stoffe in die Zelle aufgenommen werden. Das SR glatter Muskelzellen ist nur schwach ausgebildet. Man unterscheidet:

- **Single-Unit-Typ**: funktionelles Synzytium → die Erregung einer glatten Muskelfaser kann durch Gap junctions auf zahlreiche weitere übertragen werden, z. B. glatte Muskulatur der Darmwand
- **Multi-Unit-Typ**: die einzelnen Zellen agieren eigenständig, da sie nicht elektrisch miteinander verbunden sind, z. B. glatte Muskulatur der Pupille.

Tab. 13.1 Wichtige Unterschiede im ultrastrukturellen Aufbau der Skelett-, Herz- und glatten Muskulatur

	Skelettmuskulatur	Herzmuskulatur	Glatte Muskulatur
Muskelfasern	Zylindrisch, lang (bis 15 cm)	Verzweigt	Fusiform, kurz (< 400 µm)
Zellkerne	Viele	1	1
Kontraktile Filamente	Myofibrillen parallel angeordnet	Myofibrillen verzweigt	Relativ ungeordnet
Mitochondrien	Je nach Skelettmuskeltyp	Viele	Wenige
Motorische Endplatte	Ja	Keine	Keine
Gap junctions	Wenige	Viele (Glanzstreifen); funktionelles Synzytium	Multi-Unit-Typ: wenige; Single-Unit-Typ: viele
SR	Viel	Mäßig	Wenig
Wichtigste Ca^{2+}-Quelle	SR	SR	EZR

■ CHECK-UP

☐ Beschreiben Sie den Aufbau eines Skelettmuskels und eines Sarkomers!
☐ Nennen Sie typische Unterschiede im Aufbau von Skelett-, Herz- und glatter Muskulatur!

Quergestreifte Muskulatur

■ Gleitfilamenttheorie

Ein Myosinmolekül besteht aus zwei schweren und zwei leichten Ketten. Die schweren Ketten interagieren an ihrem Kopf mit Aktin. Diese Interaktion stellt die Grundlage für den **Gleitfilamentmechanismus** dar. Hierunter versteht man ein Entlangwandern des Myosins auf dem Aktin, das dazu führt, dass sich I-Bande und H-Zone eines Sarkomers verkürzen (Teleskopmechanismus). Die Z-Scheiben nähern sich einander an, die A-Bande bleibt in ihrer Länge stabil. Für die Aktin-Myosin-Interaktion werden sog. Querbrücken zwischen Myosin und Aktin ausgebildet, weshalb man die Reaktionsfolge auch als **Querbrückenzyklus** (→ Abb. 13.2) bezeichnet. Er läuft wie folgt ab:
1. **Rigor-Komplex**: Zu Beginn des Zyklus ist das Myosinköpfchen in einem Winkel von 90° fest mit dem Aktinfilament verbunden (Rigor-Komplex), da es kein ATP/ADP gebunden hat. In lebenden Muskelzellen ist dieses Stadium sehr kurz, weil die zytoplasmatische ATP-Konzentration hoch ist.
2. **ATP-Bindung**: Die Bindung von ATP an das Myosinköpfchen führt zu einer kleinen Konformationsänderung, sodass es sich vom Aktinfilament löst (Weichmacherwirkung des ATP).
3. **Spannung**: Die ATPase-Aktivität des Myosinköpfchens führt zu einer Hydrolyse des ATP zu ADP und P_i. Dies führt über eine molekular-mechanische Kopplung verschiedener Proteindomänen zu einer Spannung des Myosinköpfchens gegenüber der Schwanzdomäne → Ausmaß der Bewegung etwa 5 nm bzw. 90°.
4. **Schwache Bindung** des Myosinköpfchens: Das ADP/P_i-enthaltende Myosinköpfchen bindet daraufhin schwach am Aktinfilament.
5. **Kraftschlag**: Durch die Freisetzung des P_i bindet das Myosinköpfchen stark am Aktinfilament und führt den Kraftschlag aus. Hierbei wird die Hydrolyseenergie direkt in eine molekulare Bewegung des Myosinköpfchens umgesetzt. Sie zieht das Aktinfilament in Richtung der Schwanzdomäne des Myosins bzw. des Aktinfilament-Minus-Endes.

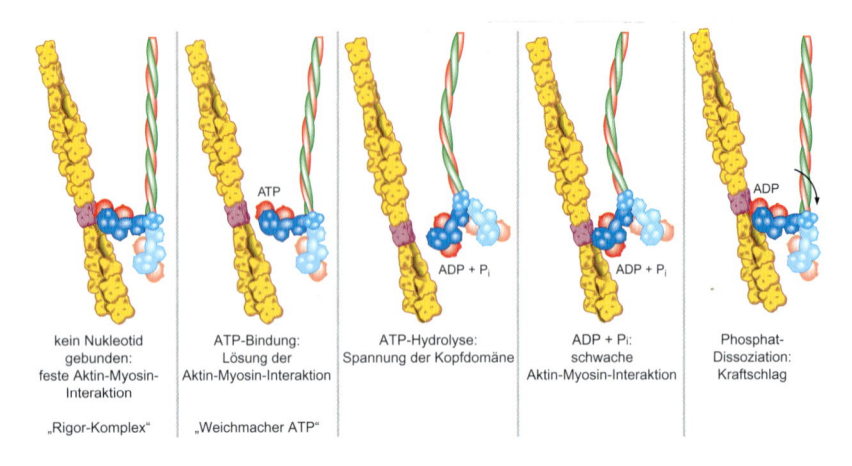

kein Nukleotid gebunden: feste Aktin-Myosin-Interaktion	ATP-Bindung: Lösung der Aktin-Myosin-Interaktion	ATP-Hydrolyse: Spannung der Kopfdomäne	ADP + P$_i$: schwache Aktin-Myosin-Interaktion	Phosphat-Dissoziation: Kraftschlag
„Rigor-Komplex"	„Weichmacher ATP"			

Abb. 13.2 Querbrückenzyklus. Molekularer Mechanismus der Fortbewegung eines Myosin-Motorproteins entlang eines Aktinfilaments. [O522]

Ohne gebundenes ATP/ADP bindet Myosin extrem fest an Aktinfilamente. Dies zeigt sich bei Verstorbenen in der Ausbildung der **Totenstarre** (Rigor mortis) nach Verbrauch der zellulären ATP-Reserven.

■ Erregung der Skelettmuskulatur

Während Herz- und glatte Muskulatur die Fähigkeit zur Spontandepolarisation ihrer Zellmembran besitzen, wird die Skelettmuskulatur durch motorische Nervenfasern, sog. α-Motoneurone, innerviert (→ Kap. 15). Diese enden an spezialisierten Synapsen der Muskelfasern, den **motorischen Endplatten**. Der Transmitter an der motorischen Endplatte ist ACh. Es diffundiert in weit weniger als 1 ms zur Subsynapse und bindet dort an **nACh-R** vom Typ 1 (N$_M$-Typ). Diese Rezeptoren stellen unspezifische Kationenkanäle dar, die nach Bindung zweier ACh-Moleküle in eine offene Konformation übergehen. Dadurch entsteht an der subsynaptischen Membran ein **graduiertes EPP**. Auf der Sarkolemm öffnen durch die Vordepolarisation spannungsabhängige Na$^+$-Kanäle der Umgebung. So entsteht ein AP auf der Sarkolemm. Die **Übertragungsrate** von Neuron auf Muskel ist 1:1, da jedes präsynaptische AP des Motoneurons auch ein AP der Muskelfaser hervorruft.

■ Elektromechanische Kopplung

Unter der elektromechanischen Kopplung versteht man die Umwandlung eines elektrischen Impulses (AP der Sarkolemm) in eine mechanische Antwort (Muskelkontraktion). Wird auf der Sarkolemm eines Skelettmuskels ein AP generiert, dann breitet sich dieses entlang von transversalen Membraneinstülpungen (**T-Tubuli**) ins Innere der Muskelfaser aus (→ Abb. 13.3). Dort werden **L-Typ Ca^{2+}-Kanäle** vom **Dihydropyridin-Typ (DHPR-Rezeptoren)** spannungsabhängig aktiviert. Sie sind mechanisch an benachbarte RyR$_1$-Rezeptoren des SR (**longitudinale (L-)Tubuli**) gekoppelt: Erregung der DHPR-Rezeptoren → Öffnung der Kanalpore der RyR$_1$-Rezeptoren → Ca^{2+}-Ionen strömen entlang eines großen chemischen Gradienten (1:10.000) aus dem SR ins Zytosol → die zytosolische **Ca^{2+}-Konzentration** erhöht sich konsekutiv von 10^{-7} auf 10^{-5} M. Die Ca^{2+}-Ionen binden an das regulatorische Protein **Troponin C** und geben über eine Interaktion mit **Tropomyosin** und **Troponin T/I** die Myosin-II-Bindungsstelle am Aktin frei. Bei dieser Konformationsänderung wird Tropomyosin in die Furche des F-Aktins verlagert. Im Ruhezustand blockiert es die Bindungsstellen der Myosinköpfchen an F-Aktin. Nach Verlagerung des Tropomyosins kann der Querbrückenzyklus wie oben beschrieben ablaufen. Durch den Export und die Speicherung von Ca^{2+}-Ionen im SR durch Membranpumpen belegt Tropomyosin

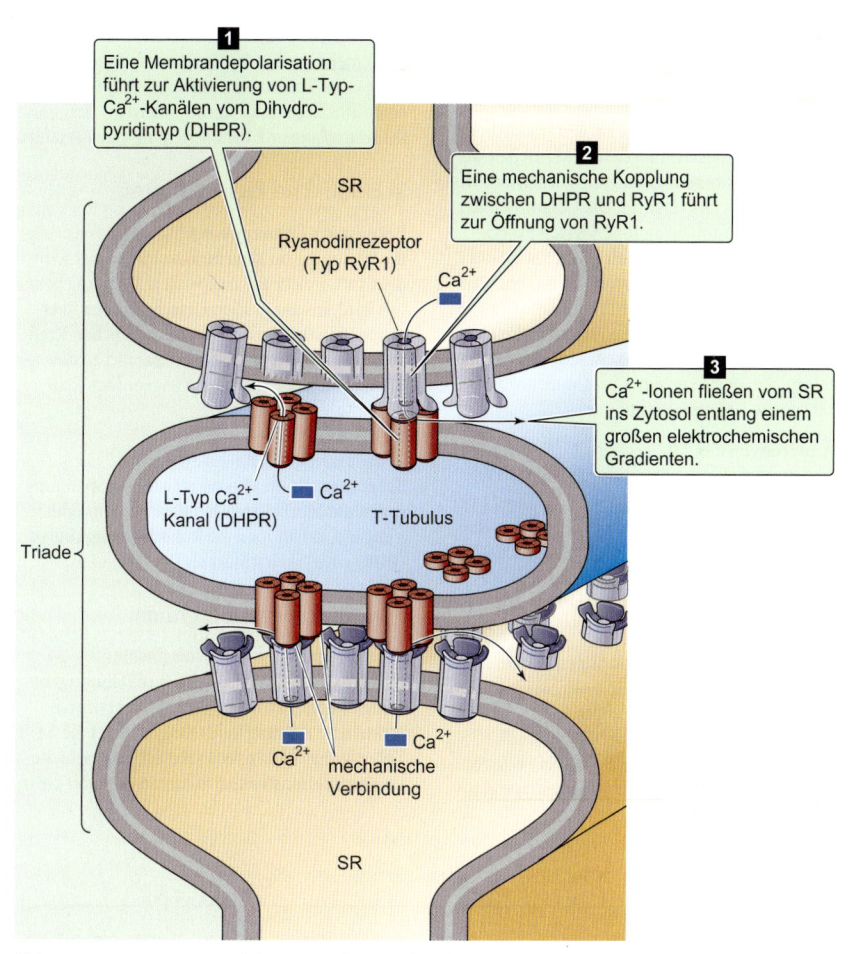

Abb. 13.3 Erregungs-Kontraktions-Kopplung in der Skelettmuskulatur. T-Tubuli sind Einstülpungen der Sarkolemm, die sich bis tief in die Skelettmuskelfaser ziehen und auf zwei Seiten in engen Kontakt mit dem SR treten (Triade). [M394]

1 Eine Membrandepolarisation führt zur Aktivierung von L-Typ-Ca^{2+}-Kanälen vom Dihydropyridintyp (DHPR).

2 Eine mechanische Kopplung zwischen DHPR und RyR1 führt zur Öffnung von RyR1.

3 Ca^{2+}-Ionen fließen vom SR ins Zytosol entlang einem großen elektrochemischen Gradienten.

die Myosinbindungsstellen am Aktin wieder und der Querbrückenzyklus wird beendet.

Erregungs-Kontraktions-Kopplung im Skelettmuskel. AP → DHPR↑ → RyR_1↑ → Ca^{2+}-Einstrom aus dem SR.

Besonderheiten in der Herzmuskulatur

In der Herzmuskulatur existiert keine direkte mechanische Kopplung zwischen DHPR-Rezeptoren und RyR_1-Kanälen. Stattdessen fließen durch die spannungsabhängigen Ca^{2+}-Kanäle der T-Tubuli Ca^{2+}-Ionen von **extrazellular** ins Zytosol. Diese wiederum bewirken dann eine Öffnung der kardialen **RyR_2-Kanäle** und damit eine weitere Ca^{2+}-Freisetzung aus dem SR (Ca^{2+}-**induzierte Ca^{2+}-Freisetzung**).

■ Muskelmechanik

Muskelkraft

Die Kraft, welche ein Muskel maximal entfalten kann, hängt von seiner Faserzusammensetzung und seinem Querschnitt ab. Die Kraft einer Kontraktion wird abgestimmt durch:

13 Muskulatur

- Die Rekrutierung einer unterschiedlich großen Anzahl motorischer Einheiten
- Die Änderung der AP-Frequenz.

Motorische Einheit. Die ca. 650 willkürlich innervierten Skelettmuskeln des Menschen werden von **α-Motoneuronen** vom Vorderhorn des Rückenmarks aus versorgt. Die Gesamtheit der von einem Motoneuron innervierten Fasern wird als **motorische Einheit** bezeichnet. Sind wenige Fasern in einer motorischen Einheit zusammengefasst, kann die Muskelkraft feiner reguliert werden (z. B. äußere Augenmuskeln). Zur Innervation aller Muskelfasern einer Einheit trennt sich das Axon eines α-Motoneurons in zahlreiche Kollateralen auf.

Änderungen der AP-Frequenz. Ein AP der Skelettmuskelfaser führt stets zu einer starken Freisetzung von Ca^{2+} aus dem SR, sodass es zu einer maximalen Einzelzuckung kommt. Für eine maximale Verkürzung der Muskelfaser müssen sich mehrere Einzelzuckungen in kurzem Abstand wiederholen (**Superposition**, → Abb. 13.4).

Tetanische Kontraktion

Verschmelzen aufgrund von Superposition mehrere Einzelzuckungen miteinander, so spricht man von einer (un)vollständigen tetanischen Kontraktion (**Tetanus**). Erst bei vollständigen tetanischen Kontraktionen entfaltet ein Skelettmuskel seine volle Kraft. Die Ca^{2+}-Konzentration im Zytosol sinkt zwischen den einzelnen Reizen nicht mehr ab. Die AP-Dauer muss zur Entstehung eines Tetanus viel kürzer sein als die Dauer einer Einzelzuckung. So verhindern im Herzmuskel relativ lange AP die Entstehung eines Tetanus.

■ Elastische Eigenschaften

Bei passiver Dehnung eines Skelettmuskels steigt die Spannung im Skelettmuskel an. Daher wird die Kraft, welche für eine weitere Dehnung benötigt wird, immer größer. Ursache für den überproportionalen Anstieg der erforderlichen Kraft sind elastische Strukturen, die parallel zu den Myofibrillen der Sarkomere angeordnet sind:
- Sarkolemm
- L-Tubuli
- Extrazelluläres Bindegewebe.

Trägt man die im Muskel registrierte Spannung gegen die Muskellänge bei passiver Muskeldehnung auf, erhält man die **Ruhedehnungskurve** (**RDK**) eines Skelettmuskels (→ Abb. 13.5).

■ Kraft-Längen-Diagramm

Verschiedene Kontraktionsformenn

Auf der Grundlage verschiedener Dehnungszustände kann man einen Skelettmuskel durch elektrische Reizung kontrahieren lassen. Je nach Befestigung des Muskels sind dabei verschiedene Kontraktionsformen zu unterscheiden, die in

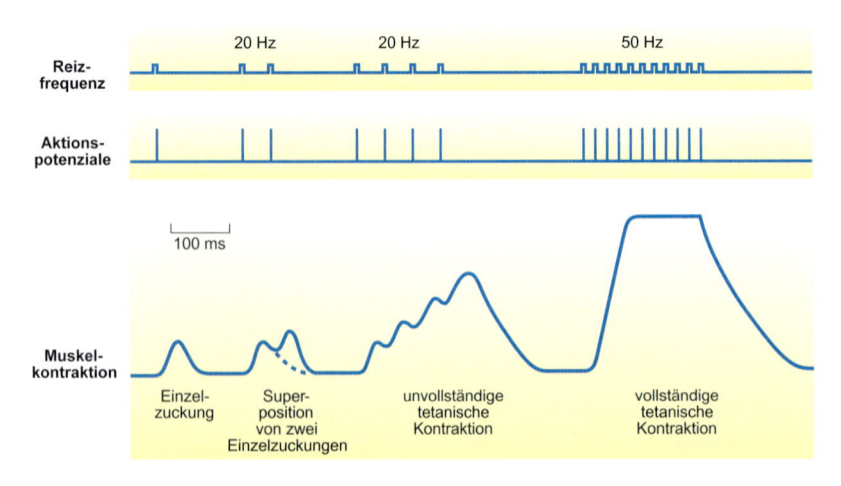

Abb. 13.4 Kraftentwicklung in Abhängigkeit von der Reizfrequenz und Entstehung von tetanischen Kontraktionen [L106]

der Natur zumeist nicht getrennt voneinander zu beobachten sind.

Isometrische Kontraktion. Wird ein Muskel an seinen beiden Enden in einer Apparatur **fixiert** und dann durch **elektrische Reizung** zu einer Kontraktion gebracht, erzeugt er eine Spannung, ohne sich zu verkürzen. Bringt man Spannungsfedern an den Enden der Muskelfaser an, so lässt sich diese Kraft registrieren und im Kraft-Längen-Diagramm eintragen. Ausgangspunkt bei jeder Messung ist eine unterschiedliche Vordehnung des Muskels entsprechend der Ruhedehnungskurve. Misst man die maximale isometrische Kraftentwicklung und trägt sie ins Kraft-Längen-Diagramm ein, so erhält man die **Kurve der isometrischen Maxima** (→ Abb. 13.5). Zieht man hiervon die RDK ab, so erhält man die **aktive Kraft-Längen-Kurve**. Das glockenförmige Aussehen dieser Kurve ist mit unterschiedlichem Überlappungsgrad der Aktin- und Myosinfilamente zu erklären. An ihrem Maximum beträgt die Länge der einzelnen Sarkomere des Muskels 2,0–2,2 µm. Dies entspricht dem physiologischen Arbeitsbereich der Skelettmuskulatur. Bei **kürzeren Längen** wird die Kraft geringer, da sich die Aktinfilamente überlappen. Bei größeren Längen können nicht mehr alle Myosinköpfchen Querbrücken mit den Aktinfilamenten ausbilden. Erreicht ein Sarkomer eine Länge von etwa 3,6 µm, kann keine aktive Kraft mehr entwickelt werden. Dann nähert sich die Kurve der isometrischen Maxima der RDK an. Bei isometrischen Kontraktionen leistet ein Muskel keine Arbeit, da er sich nicht verkürzt (Arbeit = Kraft × Weg). Die von ihm erzeugte Kraft wird vollständig als Wärme abgegeben.

Isotonische Kontraktion. Hebt man die Fixierung der Muskelenden in der Messapparatur auf, so kann er sich frei kontrahieren. Dadurch wird durch seine Kontraktionskraft keine zur Ruhedehnung zusätzliche Spannung aufgebaut. Jedoch hängt auch das Ausmaß der Muskelverkürzung von seiner Vordehnung ab, welche durch das Anhängen von Gewichten verändert wird. Registriert man die maximale Muskelverkürzung in Abhängigkeit der Vordehnung, erhält man die **Kurve der isotonischen Maxima** (→ Abb. 13.5).

Unterstützungskontraktion. Will man die maximale Verkürzung eines Muskels unabhängig von seiner Vordehnung durch die angehäng-

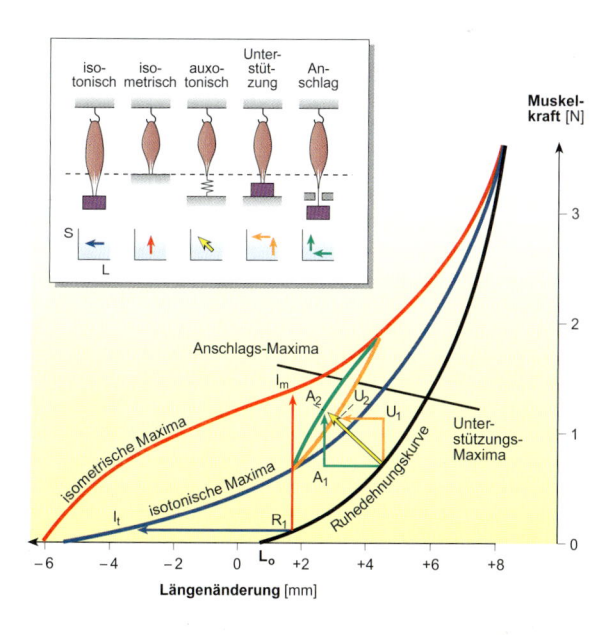

Abb. 13.5 Kontraktionsformen (Kasten) und Kraft-Längen-Diagramm des Skelettmuskels [L106]

13 Muskulatur

ten Gewichte bestimmen, so muss man ihn auf das Ausgangsniveau anheben („unterstützen"). Reizt man nun den Muskel, kontrahiert er sich zunächst isometrisch, bis die Gewichtskraft des angehängten Gewichts erreicht ist. Dann kommt es zu einer, je nach Belastungsgröße, unterschiedlich starken isotonischen Muskelverkürzung. Trägt man die maximal möglichen Unterstützungskontraktionen bei unterschiedlicher Gewichtsbelastung und (definitionsgemäß) gleicher Muskellänge in das Kraft-Längen-Diagramm ein, erhält man die **Kurve der Unterstützungsmaxima** (→ Abb. 13.5). Je größer das verwendete Gewicht ist, desto kleiner fällt die maximal mögliche Muskelverkürzung aus. Das Heben eines Gewichts stellt ein Beispiel für eine Unterstützungskontraktion im Alltag dar.

Anschlagzuckung. Das Gegenteil einer Unterstützungskontraktion: Auf eine Phase der isotonischen Muskelverkürzung erfolgt eine isometrische Kontraktion, da die weitere Verkürzung der Muskelfasern verhindert wird (→ Abb. 13.5). Dies ist z. B. bei der Kaubewegung der Fall.

Auxotone Kontraktion. Isotonische und isometrische Komponenten einer Kontraktion laufen gleichzeitig ab, in vivo meist auxotone Kontraktion.

Muskelarbeit
Die **Arbeit** eines Muskels entspricht dem Produkt aus der aufgewendeten **Kraft** und dem bei der Kontraktion zurückgelegten **Weg**. Sie lässt sich als Fläche unter der Kurve aus dem Kraft-Längen-Diagramm ablesen. Bei isometrischen Kontraktionen ist die geleistete Arbeit 0 J. Bei Unterstützungskontraktionen ist sie bei mittlerem Gewicht maximal.

Verkürzungsgeschwindigkeit, Leistung und Wirkungsgrad
Die Geschwindigkeit der Muskelkontraktion hängt wie die Verkürzungslänge von der Größe der bewegten Last ab. Sie ist umso schneller, je geringer die Last ist. Dies findet Ausdruck in der **Hill-Kurve**, die entsprechend des antiproportionalen Zusammenhangs einen hyperbolischen Verlauf aufweist (→ Abb. 13.6). Die **Muskelleistung** [W] ist gleich dem Produkt aus Muskelkraft [N] und der Verkürzungsgeschwindigkeit [m/s] (→ Kap. 6). Wie die Arbeit ist sie bei mittlerer Belastung und Verkürzungsgeschwindigkeit am größten. Der **Wirkungsgrad** ist derjenige Teil der verbrauchten Energie, der in Muskelarbeit umge-

setzt wird. Der restliche Teil der Energie geht als Wärme verloren oder dient der körperlichen Thermogenese. Typischerweise beträgt der Wirkungsgrad menschlicher Muskeln etwa 20–30 %.

■ Typen der Skelettmuskulatur

Verschiedene Skelettmuskelfasertypen ermöglichen unterschiedliche Funktionen im menschlichen Körper. Die Rückenmuskulatur etwa ist auf Haltearbeit spezialisiert – viele Muskeln der Extremitäten dagegen ermöglichen schnelle, kräftige Bewegungen. Diese Spezialisierung findet Ausdruck in Differenzierungen der Skelettmuskelfasern in drei Subtypen.

Typ-I-Fasern. Dieser Fasertyp ermöglicht **andauernde Kontraktionen**, verfügt aber nur über begrenzte Kontraktionskraft. Ihre Energie beziehen Typ-I-Fasern aus der **aeroben Glykolyse** und der Oxidation von Fettsäuren. Hierfür besitzen sie einen **hohen Myoglobingehalt** und zahlreiche Mitochondrien. Ihre Verkürzungsgeschwindigkeit ist langsam, weshalb sie auch als „Slow-Twitch-Fasern" bezeichnet werden. Sie kommen v. a. in Haltemuskeln am Rücken, Rumpf und dem M. soleus vor.

> **Merkspruch.** Ein (Typ I) lahmer roter Ochse!

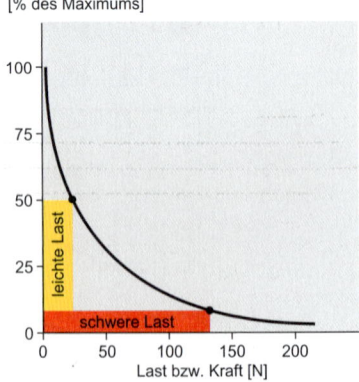

Abb. 13.6 Hill-Kurve: Zusammenhang zwischen Verkürzungsgeschwindigkeit und zu bewegender Last eines Muskels [O522]

Typ-IIA-Fasern. Sie verkürzen sich schneller als Typ-I-Fasern, ihre Kontraktionen sind jedoch nicht so ausdauernd. Ihre Kontraktionskraft ist größer. Sie decken einen Teil ihrer Energie aus **anaerober** Glykolyse.

Typ-IIX-Fasern. Dieser Fasertyp weist die höchste Kontraktionskraft und -geschwindigkeit auf, ermüdet aber auch am schnellsten. Er besitzt große Glykogenspeicher, da ein Großteil der Energie durch anaerobe Glykolyse gewonnen wird.

Zugrundeliegende Mechanismen

Die **Kinetik der Kontraktionen** einer Skelettmuskelfaser (langsam oder schnell) hängt im Wesentlichen von der ATPase-Aktivität der Myosin-II-Isoform ab. Typ-IIX-Fasern mit hoher ATPase-Aktivität verbrauchen in derselben Zeit weitaus mehr ATP als Typ-I-Fasern, da sie die Querbrückenzyklen schneller durchlaufen. Sie arbeiten daher aber auch unökonomischer. Über den Muskeltyp entscheidet letztendlich das innervierende Motoneuron. Je hochfrequenter ein Motoneuron eine motorische Einheit erregt, desto eher differenzieren sich ihre Muskelfasern zum Typ IIX. Inwieweit Kraft- oder Ausdauertraining die Transdifferenzierung von Muskelfasertypen beeinflussen, wird nach wie vor heftig diskutiert. Es ist jedoch anzunehmen, dass genetische Einflüsse die Bandbreite der Variation in einem bestimmten Rahmen einschränken.

■ Herzmuskulatur

→ Kap. 3.

■ CHECK-UP

☐ Erklären Sie den Ablauf des Querbrückenzyklus!
☐ Wie wird ein Skelettmuskel erregt, damit er sich kontrahiert? Beschreiben Sie insbesondere den Prozess der elektromechanischen Kopplung! Gibt es Unterschiede zum Herzmuskel?
☐ Wie kann die Muskelkraft reguliert werden? Was versteht man in diesem Zusammenhang unter einem Tetanus?
☐ Zeichnen Sie ein Kraft-Längen-Diagramm eines Skelettmuskels mit den Kurven der isometrischen, isotonischen und Unterstützungsmaxima! Kennen Sie Beispiele für diese Kontraktionsformen aus dem Alltag?
☐ Welche Typen von Skelettmuskelfasern lassen sich unterscheiden und wie sind sie charakterisiert?

Glatte Muskulatur

■ Diversität glatter Muskulatur

Glatte Muskulatur ist entsprechend ihrer Aufgaben in den verschiedenen Organen des Körpers unterschiedlich differenziert. Die Muskelschichten in der Wand von Hohlorganen des Magen-Darm-Trakts, der Blutgefäße und des Urogenitaltrakts werden i. d. R. von glatten Muskelzellen des **Single-Unit-Typs** (→ s. o.) gebildet. Durch die Verbindung über Nexus agieren viele Zellen als Einheit, da Ionen von Zelle zu Zelle fließen und die Erregung fortleiten können. Ihr Kontraktionszustand wird durch hormonelle, mechanische und parakrine Signale kontrolliert. Dagegen wird in der glatten Muskulatur von Iris, Ziliarmuskel und Mm. arrectores pilorum nahezu jede Muskelzelle einzeln durch Nervenimpulse des vegetativen Nervensystems erregt. Die Muskelzellen sind nicht über Nexus verbunden, was eine differenzierte Steuerung erlaubt und werden daher als glatte Muskeln vom **Multi-Unit-Typ** bezeichnet.

■ Besonderheiten im Aufbau der glatten Muskulatur

Im Gegensatz zur quergestreiften Muskulatur besitzt die glatte Muskulatur einige Besonderheiten in ihrem Aufbau:

- Das **SR** ist in der glatten Muskulatur meist nur gering ausgebildet, da es nicht die wesentliche Quelle für Ca^{2+}-Ionen darstellt. Diese gelangen v. a. von **extrazellular** in die Zellen. Die Zellmembran weist daher **Caveolae** (→ s. o.) auf. Sie dienen der Pinozytose und der Aufnahme von Ca^{2+}-Ionen aus dem Extrazellularraum.

- Die kontraktilen Aktin- und Myosinfilamente sind in der glatten Muskulatur ähnlich assoziiert wie im Skelettmuskel, jedoch nicht zu parallelen Sarkomeren geordnet. Die Aktinfilamente sind an **Dense bodies** verankert, die den Z-Scheiben der quergestreiften Muskulatur entsprechen. Sie befinden sich sowohl an der Zellmembran als auch verstreut im Zytoplasma. Dadurch kann die generierte Kraft auf die Zellmembran übertragen werden und zu einer Verkürzung führen.
- Glatte Muskelzellen besitzen keine motorischen Endplatten. Sie werden stattdessen durch das **vegetative Nervensystem** mit den beiden wichtigsten Transmittern Noradrenalin (Sympathikus) und ACh (Parasympathikus) kontrolliert. Diese werden an terminalen Auftreibungen der vegetativen Axone (Varikositäten) freigesetzt. Von dort diffundieren sie zu Rezeptoren der Muskelzellen. Synapsenähnliche Strukturen existieren bei glatten Muskeln vom Multi-Unit-Typ, wo eigenständige Zellen auch von eigenen Nervenästen versorgt werden.

■ Erregung glatter Muskulatur

Neben dem vegetativen Nervensystem wird die Aktivität glatter Muskeln auch durch eine Vielzahl von **Botenstoffen**, **Hormonen**, **Umgebungsfaktoren** und durch **mechanische Reize** reguliert. Die Kontraktionskraft kann feiner abgestimmt und länger aufrechterhalten werden als bei der Skelettmuskulatur. Über zahlreiche **Rezeptoren** und nachgeschaltete Signaltransduktionsketten werden diese Signale verarbeitet und integriert. Die resultierende Muskelspannung einer glatten Muskelzelle ist zumeist das Resultat vielfältiger Einflüsse. Da die meisten Körperfunktionen (Blutdruck, Verdauung, Sekretion, Transport, usw.) über die Kontraktion glatter Muskulatur gesteuert werden, greift ein großer Teil heute verwendeter Medikamente an Rezeptoren der glatten Muskulatur an. Daher bezeichnet man den komplexen Prozess der Umwandlung von Signalen in mechanische Kontraktion bei der glatten Muskulatur auch als **pharmakodynamische Erregungs-Kontraktions-Kopplung**. Das Ruhepotenzial der glatten Muskulatur beträgt, im Gegensatz zu dem der Skelettmuskulatur von etwa –90 mV, etwa –50 bis –60 mV. Die Depolarisation während eines AP wird in der glatten Muskulatur durch Ca^{2+}-**Kanäle** vermittelt. Dies führt zu **längeren Spikes** als in der Skelettmuskulatur (etwa 100 ms) und zur Ausbildung von **Plateauphasen** (100 ms bis einige s). Spikes können auch auf sog. **Slow-Wave-Potenzialen** „reiten". Dabei lagern sich von spannungsabhängigen Ca^{2+}-Kanälen getragene Spikes auf spontane, langsame, wellenförmige Membrandepolarisationen auf, die zur Überschreitung des Schwellenpotenzials führen. Kontraktionen können in der glatten Muskulatur jedoch auch ohne assoziiertes AP entstehen. Ursächlich hierfür sind dann andere, die intrazellulare Ca^{2+}-Konzentration erhöhende Mechanismen, z. B. bestimmte Second messenger-, die Ca^{2+}-Kanäle in der Plasmamembran aktivieren.

■ Elektromechanische Kopplung und Kontraktion

Wie im Skelettmuskel ist der intrazellulare Ca^{2+}-Spiegel wichtig für die Kontraktionsauslösung in der glatten Muskulatur. Ca^{2+} strömt dabei v. a. von **extrazellular** in die Zelle ein, bindet dann jedoch nicht an Troponin (wird im glatten Muskel nicht exprimiert!), sondern an **Calmodulin**. Dies ist ein Protein, das vier Ca^{2+}-Ionen binden kann und davon abhängig verschiedene Enzyme reguliert. Darunter befindet sich auch die **MLCK**. Wird sie durch die Bindung von Calmodulin aktiviert, phosphoryliert sie die regulatorische leichte Kette des glattmuskulären Myosins. Daraufhin kann der Myosinkopf Aktin binden und der Querbrückenzyklus ablaufen. Seine Geschwindigkeit ist jedoch deutlich **langsamer** als in der Skelettmuskulatur, da die ATPase-Aktivität glattmuskulärer Myosine geringer ist. Dies hat zur Folge, dass auch der **Energieverbrauch** der glatten Muskulatur bei gleicher Kraftaufwendung geringer ist. Außerdem hält die Kraftentwicklung zwischen Aktin und Myosin länger an und kann eine auch ohne ATP-Verbrauch aufrechterhaltene Interaktion. Das Ausmaß der Verkürzung ist bei glatten Muskeln durch die längeren Aktinfilamente und größere „Wanderungsstrecken" des Myosins entlang des Aktins deutlich größer als im Skelettmuskel. Die **Myosin-leichte-Ketten-Phosphatase** (MLCP) trennt die aktivierende Phosphatgruppe schließlich wieder von den leichten Ketten des Myosins ab, sodass die Kontraktion beendet wird.

Regulation des Kontraktionszustands

Steuerung glattmuskulärer Kontraktion. Das Verhältnis der Aktivität von MLCK und MLCP entscheidet über den Kontraktionszustand.

Signalwege, welche die Aktivität der MLCK steigern, verstärken die Ca^{2+}-ausgelöste Kontraktion (**Ca^{2+}-Sensitivierung**). Signalwege, welche die MLCK hemmen und eher die Aktivität der MLCP fördern, sorgen für eine Muskelrelaxation.

Signalwege, welche den Kontraktionszustand glatter Muskulatur erhöhen:
- G_i ↑ → AC ↓ → cAMP ↓ → PKA ↓ → MLCK-Phosphorylierung ↓ (MLCK phosphoryliert inaktiv)
- $G_{q/11}$ ↑ → PLCβ ↑ → DAG ↑/IP_3 ↑ → Ca^{2+} ↑
- RhoA-Rho-Kinase-Signalweg ↑.

Signalwege, welche zur Relaxation von glatter Muskulatur führen:
- Aktivierung von β-Adrenorezeptoren
- G_s ↑ → AC ↑ → cAMP ↑ → PKA ↑ → MLCK-Phosphorylierung ↑
- NO ↑ → lösliche Guanylatzyklase ↑ → cGMP ↑ → PKG ↑ → MLCP-Phosphorylierung ↑ (MCLP phosphoryliert aktiv).

■ CHECK-UP

☐ Beschreiben Sie Unterschiede zwischen dem Aufbau der glatten Muskulatur und dem der quergestreiften Muskulatur!
☐ Welche Mechanismen tragen zur Kontraktion von glatten Muskelfasern bei?
☐ Welche Unterschiede existieren beim Kontraktionsverhalten zwischen glatten und quergestreiften Muskeln?
☐ Wie wird die Kontraktion glatter Muskulatur reguliert?

14 Vegetatives Nervensystem

- Morphologische Grundlagen, Entwicklung, Wachstum 205
- Zelluläre und molekulare Mechanismen der Signaltransduktion 207
- Funktionelle Organisation des VNS 209

Morphologische Grundlagen, Entwicklung, Wachstum

Definitionen
Vegetatives Nervensystem (VNS). Die Anteile des Nervensystems, die nicht der willkürlichen Kontrolle unterliegen und für die Steuerung vegetativer Körperfunktionen (z. B. Blutdruck, Darmmotilität, Sekretion, Metabolismus) zuständig sind. Es lässt sich unterteilen in **Sympathikus** und **Parasympathikus**, die meist antagonistische Wirkungen auf die von ihnen versorgten Organsysteme haben. Sie versorgen insbesondere die gesamte glatte Muskulatur des Körpers, sind also für die **Viszeromotorik** zuständig. Im Normalfall sind beide Systeme parallel aktiv, in Stresssituationen überwiegt die Aktivität des Sympathikus, in Ruhe die des Parasympathikus.

Enterisches Nervensystem. Neben dem VNS existiert im Darm das eigenständige **ENS** (→ Kap. 7). Es besteht aus einem Netzwerk von Ganglien in der Wandmuskulatur des Intestinaltrakts (Plexus myentericus und submucosus). Es ist auch ohne Sympathikus- oder Parasympathikuseinfluss aktiv, wird aber durch diese moduliert.

Aufbau
Die Grundeinheit von Sympathikus und Parasympathikus sind zwei hintereinander geschaltete Nervenzellen. Die Zellkörper des ersten Neurons liegen beim Sympathikus in den Seitenhörnern der Rückenmarksegmente (**Th1–L3**), beim Parasympathikus im **Hirnstamm** als Ursprungskerne des N. vagus (**Ncl. dorsalis n. vagi**) oder im Sakralmark (**S2–S4**). Das zweite Neuron liegt als Ganglienzelle in den vegetativen Ganglien.

> **Ganglien.** Achtung Verwechslungsgefahr! Vegetative Ganglien und Spinalganglien haben nur den Namen gemeinsam. In **Spinalganglien** befinden sich **pseudounipolare Neurone**, die afferente Impulse zum ZNS leiten. Hier findet aber, im Gegensatz zu den vegetativen Ganglien, **keine** Umschaltung statt.

In den vegetativen Ganglien erfolgt die Umschaltung von einem ersten, **präganglionären** Neuron auf das zweite, **postganglionäre** Neuron. Die sympathischen Ganglien liegen entweder paravertebral im Grenzstrang oder prävertebral vor der Aorta (→ Abb. 14.1). Die Umschaltung des Parasympathikus erfolgt dagegen immer sehr nah am oder direkt im versorgten Organ (**intramurale Ganglien**).
Die wichtigsten gemeinsam versorgten Organe sind Herz, Atemapparat, Verdauungssystem und Auge. Allein sympathisch versorgt werden Gefäße und Haut. Nach der Lage ihrer Ursprünge werden Sympathikus und Parasympathikus auch als thorakolumbales bzw. kraniosakrales System bezeichnet. Ein besonderer Fall ist das Nebennierenmark, das als endokrines Organ fungiert (→ Kap. 10), aber entwicklungsgeschichtlich ein sympathisches Ganglion ist. Die Ganglienzellen schütten NA (20 %) und Adrenalin (80 %) direkt ins Blut aus.

14 Vegetatives Nervensystem

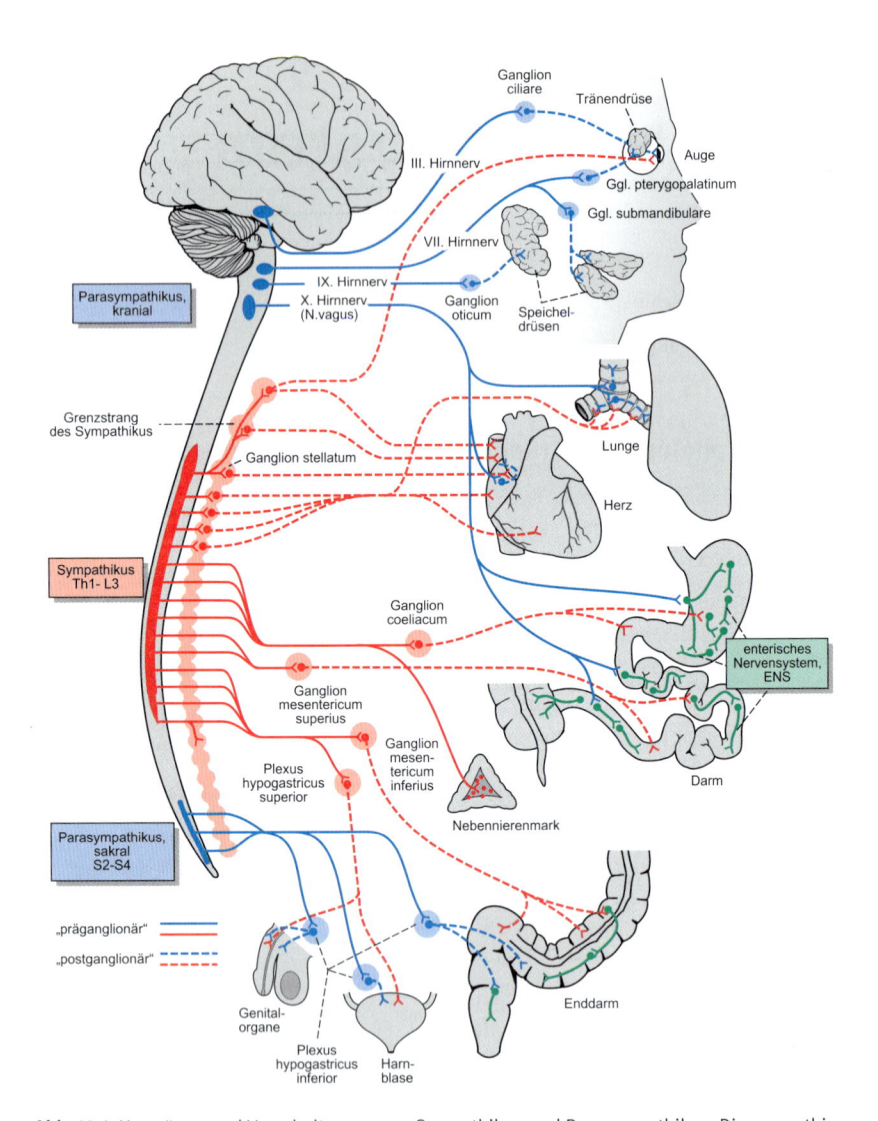

Abb. 14.1 Ursprünge und Verschaltungen von Sympathikus und Parasympathikus. Die sympathischen Grenzstrangganglien erhalten ihren Input zwar aus den Segmenten Th1–L3, liegen aber z. T. als Halsganglien deutlich höher. Nicht nur der N. vagus, auch die Hirnnerven III, VII und IX enthalten parasympathische Anteile. [L106]

Übergeordnetes Zentrum des gesamten VNS ist der **Hypothalamus**. Dort wird die Aktivierung seiner einzelnen Bestandteile koordiniert, um das innere Milieu des Körpers aufrechtzuerhalten (Homöostase). Es bestehen Verbindungen zum limbischen System und Neocortex, die v. a. die Sympathikusaktivität beeinflussen. Zudem steuert der Hypothalamus die Hormonfreisetzung aus der Adenohypophyse (→ Kap. 10).

CHECK-UP
- Wo liegen die ersten und die zweiten Neurone des Parasympathikus?
- Wo liegen die Ursprungsneurone des Sympathikus?
- Wo und wie erfolgt die sympathische Umschaltung von prä- auf postganglionär?
- Welche Organe werden ausschließlich sympathisch innerviert?
- In welchem Abschnitt des ZNS befinden sich die Ursprungsneurone für die Innervation des Nebennierenmarks?

Zelluläre und molekulare Mechanismen der Signaltransduktion

Signalübertragung in den Ganglien

Die Umschaltung vom ersten auf das zweite Neuron findet in den vegetativen Ganglien statt und beinhaltet die gleichen Mechanismen wie bei anderen zentralen Synapsen (➔ Kap. 12). Dabei projiziert ein präganglionäres Neuron auf mehrere Ganglienzellen (Divergenz) und eine Ganglienzelle wird von mehreren präganglionären Neuronen versorgt (Konvergenz). Transmitter ist bei Sympathikus und Parasympathikus **ACh**. Die Synapsen werden deshalb als **cholinerg** bezeichnet. Das im synaptischen Spalt lokalisierte Enzym **AChE** spaltet das ausgeschüttete ACh in Acetat und Cholin und beendet dadurch die Wirkung des Transmitters. Die ACh-Rezeptoren des postganglionären Neurons sind, wie an der motorischen Endplatte, nikotinempfindlich. Diese **nACh-R** vom **neuronalen Typ (Typ 2)** sind wie diejenigen der motorischen Endplatte Ionenkanäle, die nach Bindung des ACh-Moleküls ihre Konformation ändern und für einen Einstrom von Kationen, v. a. Na^+, sorgen, und so die Zielzelle depolarisieren. Folglich kann die ganglionäre Übertragung durch Ganglienblocker wie Hexamethonium blockiert werden und durch ACh-Agonisten (z. B. Nikotin) oder Hemmung der AChE (z. B. Neostigmin, ➔ Kap. 12) verstärkt werden (➔ Kap. 13).

Signalübertragung auf das Effektororgan

Eigenschaften der Synapsen

Das Organ oder Organsystem, auf das Sympathikus oder Parasympathikus Einfluss nehmen, wird auch als **Effektororgan** bezeichnet. Die Signalübertragung vom postganglionären Neuron auf das Effektororgan erfolgt an der zweiten Synapse, die immer im Effektororgan liegt. Wie bei anderen peripheren Synapsen sind die Vesikel mit Transmitter nicht gleichmäßig verteilt, sondern auf synaptische Auftreibungen (**Varikositäten**) konzentriert. Dass die Transmitterwirkung trotzdem im Vergleich zur motorischen Endplatte eher diffus ist, hat zwei Gründe:
- Keine klar definierten postsynaptischen Strukturen
- Gap junctions zwischen glatten Muskelzellen. Das hat den Vorteil, dass nicht jede Muskelzelle einzeln aktiviert werden muss. Der Transmitter, der am Zielorgan ausgeschüttet wird, unterscheidet sich bei Sympathikus und Parasympathikus (➔ Tab. 14.1, ➔ Abb. 14.2).

Sympathische Übertragung

Transmitter ist im Allgemeinen NA. Es wird vom postganglionären Axon ausgeschüttet und erreicht durch Diffusion die Membran des glatten Muskels. Ausnahme sind die Schweißdrüsen: Transmitter ist ACh.

Tab.14.1 Unterschiede bei Transmittern und Rezeptoren des VNS

	Sympathikus	Parasympathikus
Transmitter 1. Synapse	ACh	ACh
Rezeptor 1. Synapse	nACh-R	nACh-R
Transmitter 2. Synapse	NA	ACh
Rezeptor 2. Synapse	α- und β-Adrenorezeptoren (α-R und β-R)	mACh-R

14 Vegetatives Nervensystem

Adrenorezeptoren sind G-Protein-gekoppelte Rezeptoren und können in α- und β-Adrenorezeptoren (α-R bzw. β-R) eingeteilt werden. Beide nutzen eine intrazellulare Signalkaskade, wirken aber unterschiedlich auf den glatten Muskel (→ s. u.). Die Mechanismen am quergestreiften Herzmuskel sind in → Kapitel 3 dargestellt. Dort aktiviert auch das vom Nebennierenmark ausgeschüttete Adrenalin $β_1$-R. Folgende Signalkaskaden der Adrenorezeptoren spielen in glatten Muskelzellen eine besondere Rolle:

$α_1$-Rezeptor. G_q → PLC → PIP_2 → DAG → Hemmung der MLCP und gleichzeitig IP_3 ↑ → Freisetzung von Ca_{2+} aus dem ER. Beide Mechanismen bewirken eine Kontraktion.

$β_2$-Rezeptor. G_s → AC → cAMP ↑ → PKA → Aktivierung der MLCP → Relaxation.
Kotransmitter wirken modulierend auf die synaptische Übertragung. In den meisten Fällen verstärken sie die Wirkung des ausgeschütteten Transmitters. Oft wird Neuropeptid Y (NPY) zusammen mit NA ausgeschüttet. Es wirkt stark vasokonstriktorisch. Außerdem ist häufig ATP mit NA kolokalisiert.

> Aktivierung von $α_1$-R bewirkt immer eine Kontraktion, sei es an Gefäßen, Drüsenausführungsgängen, Sphinkteren oder der Bronchialmuskulatur.

Parasympathische Übertragung
Obwohl der gleiche Transmitter wie in den Ganglien benutzt wird, sind auf den Zielzellen andere Rezeptoren, nämlich muskarinische Acetylcholinrezeptoren (mACh-R), vorhanden. Diese werden unterteilt in M1- bis M5-Rezeptoren. Weil sich die Signalkaskaden unterscheiden, sind auch die Wirkungen unterschiedlich.

M1,3,5-ACh-Rezeptor. G_q → PLC → PIP_2 → IP3 → Freisetzung von Ca^{2+} aus dem ER → Kontraktion.

M2,4-ACh-Rezeptor. G_i → Hemmung der AC → cAMP ↓ → Hemmung der PKA → Relaxation.
Wie bei der sympathischen Übertragung kann also auch hier der gleiche Transmitter unterschiedliche Wirkungen haben. **Kotransmitter** ist das vasoaktive intestinale Peptid (VIP), das auch bei der Speichelsekretion eine Rolle spielt (→ Kap. 7).

> **Medikamentöse Beeinflussung des VNS.** Bei der Therapie verschiedenster Erkrankungen (z. B. Hypertonie, Asthma, Vergiftungen) kommen Substanzen zum Einsatz, die auf Sympathikus oder Parasympathikus wirken.
> - **Sympathikomimetika** verstärken Sympathikuswirkung: Adrenalin, NA und deren Derivate
> - **Sympatholytika** hemmen Sympathikuswirkung: z. B. β-Blocker wie Propranolol
> - **Parasympathikomimetika** verstärken Parasympathikuswirkung: ACh-Derivate und Hemmer der AChE, an mACh-R Muskarin
> - **Parasympatholytika** hemmen Parasympathikuswirkung: Atropin und andere Alkaloide.

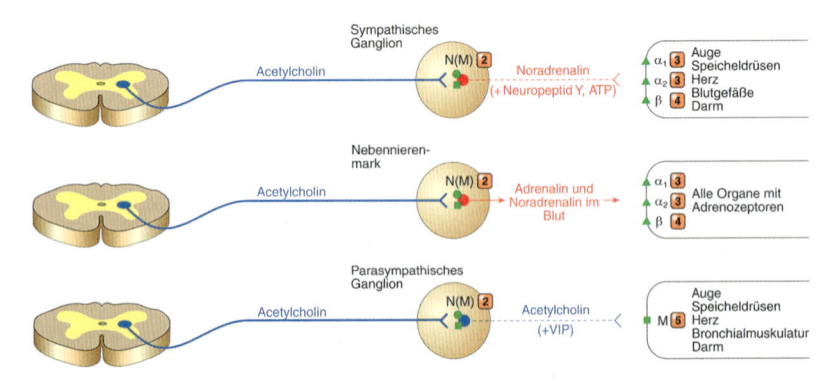

Abb. 14.2 Transmittersysteme des VNS [O522]

Transmitterstoffwechsel

Acetylcholin. ACh wird aus Cholin und Acetyl-CoA synthetisiert. Im synaptischen Spalt spaltet es die AChE in Cholin und Acetat. Dadurch wird die Wirkung von ACh beendet. Cholin kann im Symport mit Na^+ wieder in die Zelle aufgenommen werden.

Noradrenalin. NA wird durch Hydroxylierung von Dopamin durch die Dopaminhydroxylase gewonnen. Nach der Ausschüttung wird es größtenteils wieder aufgenommen (Reuptake) und kann dann erneut als Transmitter verwendet werden. **Negatives Feedback**: NA wirkt nicht nur auf die Zielzelle, sondern auch auf das Neuron zurück, das es ausgeschüttet hat. Je mehr NA ausgeschüttet wird, desto stärker hemmt es seine eigene Freisetzung. Dies erfolgt über präsynaptische $α_2$-R.

■ CHECK-UP
- ☐ Wie unterscheiden sich α- und β-R hinsichtlich ihres Signalwegs und ihrer Wirkung?
- ☐ An welcher Stelle wird in der sympathischen Übertragung ACh als Transmitter genutzt, und welche Rezeptoren sind daran beteiligt?
- ☐ Worin unterscheidet sich die parasympathische Übertragung im Ganglion und im Effektororgan?
- ☐ Welche Stoffe können zusammen mit NA ausgeschüttet werden und wie wird die Wirkung von NA beendet?

Funktionelle Organisation des VNS

■ Steuerung der Organfunktionen

Allgemeines
Wenn man die Merksätze „Fight or flight" für den Sympathikus und „Rest and digest" für den Parasympathikus kennt, kann man sich schon einige wichtige Funktionen herleiten. Beide erfüllen unterschiedliche Aufgaben, sind aber unter physiologischen Bedingungen immer gemeinsam aktiv: Erst das Zusammenspiel beider Systeme garantiert die Koordination des Stoffwechsels, die Homöostase des Organismus und auch seine Fortpflanzung.

Kreislauf
Das VNS hat großen Einfluss auf die Aufrechterhaltung zentraler Kreislaufgrößen wie Blutdruck (RR) und HZV (→ Kap. 3 und → Kap. 4). Im **Sinus caroticus** existieren Druckmesser (Baro- oder auch Pressorezeptoren), die den mittleren Druck und auch die pulsatilen Schwankungen registrieren, also die Differenz von systolischem und diastolischem Druck (→ Kap. 4). Afferenzen ziehen zum **Ncl. tractus solitarii**. Erhöhung des Drucks bewirkt eine Zunahme der Impulsrate, Erniedrigung eine Abnahme.
Ab dem Hirnstamm unterscheiden sich die Verschaltungen bei Sympathikus und Parasympathikus, im Endeffekt werden aber immer sympathische bzw. parasympathische Kardiomotorneurone aktiviert oder inhibiert. Dadurch können Schlagfrequenz und Kontraktionskraft des Herzens den momentanen Anforderungen angepasst werden. Hier die Szenarien für Sympathikus- und Parasympathikusaktivität bei niedrigem und hohem RR:

Sympathikus:
- RR ↓ → Impulsrate Pressorezeptorafferenzen (PRA) ↓ →→ Sympathikusaktivität ↑ → RR ↑
- RR ↑ →Impulsrate PRA ↑ → Sympathikusaktivität ↓ →→ RR ↓.

Parasympathikus:
- RR ↓ → Impulsrate PRA ↓ → Parasympathikusaktivität ↓ →→ RR ↑
- RR ↑ →Impulsrate PRA ↑ → Parasympathikusaktivität ↑ →→ RR ↓.

Bei akut verringertem verfügbaren Blutvolumen (z. B. Schellong-Test) erfolgt eine Kreislaufanpassung auf zwei Wegen:
1. Sympathikusaktivierung → $β_1$-R →→ Kontraktionskraft des Myokards ↑
2. Sympathikusaktivierung → $α_1$-R →→ Vasokonstriktion in der Peripherie → verfügbares Blutvolumen ↑.

Die Vasokonstriktion betrifft nicht nur arterielle, sondern auch venöse Gefäße.

Atemapparat

Körperliche Anstrengung. Erhöhte körperliche Aktivität bedeutet auch einen erhöhten Bedarf an O_2, also muss das Atemzeitvolumen gesteigert werden. Das ist am leichtesten über eine Verringerung des Atemwegswiderstands machbar. Deshalb sind auch **nur** die luftleitenden Abschnitte sympathisch innerviert! Die Erschlaffung von Tracheal- und Bronchialmuskulatur wird über Aktivierung von $β_2$-R realisiert. Höhere Zentren (respiratorische Neurone in der Formatio reticularis, „Atemzentrum") sorgen gleichzeitig für eine Steigerung der Atemfrequenz.

Ruhe. Ruhebedingungen stellen andere Anforderungen an die Atmungsregulation. Um Energie zu sparen und das Totraumvolumen möglichst gering zu halten, sorgt die Aktivierung des Parasympathikus über mACh-R für eine Kontraktion der Trachealmuskulatur. Außerdem wird die Schleimsekretion gesteigert.

> **Asthma.** Bei einem Asthmaanfall können pharmakologisch β-R aktiviert werden, um den zu hohen Atemwegswiderstand zu senken und die Obstruktion zu beseitigen. Isoproterenol als Agonist an β-R ist deshalb in vielen Asthmasprays enthalten.

Verdauungssystem

Der gesamte Magen-Darm-Trakt und seine Funktionen stehen unter vegetativer Kontrolle. Ihren Rollen bei Stress und Ruhe entsprechend nehmen Sympathikus und Parasympathikus Einfluss auf alle Funktionen des Verdauungsapparats.

Sympathikus. Eine Aktivierung des Sympathikus bewirkt:
- Über $α_1$-R eine **Umstellung der Speichelsekretion** (muköser Speichel, trockener Mund bei Aufregung) und eine Kontraktion der gesamten **Sphinktermuskulatur**
- Über $α_2$-R eine Abnahme der **Motilität** der gesamten glatten Muskulatur des Intestinaltrakts
- Über $β_2$-R eine Aktivierung der **Glykogenolyse** in der Leber sowie der **Lipolyse** im weißen Fettgewebe, um die benötigte Energie bereitzustellen
- Über $α_2$-R Hemmung der Insulinausschüttung, um zu vermeiden, dass der hohe Glucosespiegel im Blut durch Ausschüttung von Insulin gleich wieder sinkt.

Parasympathikus. Der Parasympathikus ist insbesondere in Ruhe und nach Nahrungsaufnahme aktiviert. Also werden alle Prozesse gefördert, die für die Verdauung und Weiterleitung der Nahrung zuständig sind:
- Zunahme der **Speichelsekretion** (wässriger Speichel)
- Zunahme der Motilität des gesamten Magen-Darm-Trakts, also der **Peristaltik**
- Erhöhung der Sekretionsleistung von Magen, **Pankreas** und **Gallenblase**, um die Nahrungsbestandteile aufzuschließen (→ Kap. 7)
- Nachlassen des Tonus der **Sphinktermuskulatur**.

Sämtliche Wirkungen werden über mACh-R vermittelt.

Auge

Auch der Tonus der glatten Augenmuskulatur wird vegetativ gesteuert.

Sympathikus. Eine Aktivierung des Sympathikus bewirkt eine Erweiterung der Pupille (**Mydriasis**) durch Kontraktion des M. dilatator pupillae (weit aufgerissene Augen bei Furcht). Außerdem kontrahieren die äußeren glatten Augenmuskeln M. tarsalis und M. orbitalis, was eine Lidstraffung und Bulbusprotrusion bewirkt. Alle Effekte werden über $α_1$-R vermittelt.

Parasympathikus. In Ruhe dagegen liegt eine Nahakkommodation (Kontraktion des M. ciliaris) und eine Verengung der Pupille (**Miosis**, Kontraktion des M. sphincter pupillae) vor. Außerdem wird die Tränensekretion gesteigert. Auch hier werden alle Wirkungen über mACh-R vermittelt.

Harnsystem

Die Nierenfunktion unterliegt keiner direkten Kontrolle durch das VNS. Stattdessen wird die Nierendurchblutung weitgehend autonom reguliert, um die Filtrationsfraktion in einem großen Blutdruckbereich möglichst konstant zu halten (Bayliss-Effekt, → Kap. 4). Die glatte Muskulatur der harnableitenden Wege, v. a. der Harnblase, wird dagegen sympathisch und parasympathisch versorgt.

Sympathikus. Eine Aktivierung des Sympathikus führt über $β_2$-R zu einer leichten Relaxation des M. detrusor vesicae, über $α_1$-R zu einer Kontraktion des M. sphincter internus. Dieser Mechanismus ist wichtig für den Erhalt der Harnkontinenz (→ s. u.).

Parasympathikus. Parasympathikusaktivierung bewirkt über mACh-R eine Kontraktion des M. detrusor vesicae. Außerdem lässt der Tonus des M. sphincter internus nach.

Sexualfunktionen

An der Steuerung der sexuellen Reaktionen haben Sympathikus und Parasympathikus einen beträchtlichen Anteil. Außerdem spielen Sinneseindrücke, hormoneller Status und psychische Faktoren eine Rolle (→ Kap. 11).

Sympathikus. Eine Aktivierung des Sympathikus bewirkt bei der Frau verschiedene sexuelle Reaktionen, wie Kontraktion der Vaginal- und Uterusmuskulatur. Beim Mann wird v. a. die **Ejakulation** sympathisch gesteuert.

Parasympathikus. Aktivierung des Parasympathikus bewirkt bei Frau und Mann eine **Vasodilatation**. Diese findet hauptsächlich im genitalen, aber auch im extragenitalen Bereich (z. B. Wangenröte) statt. Bei der Frau werden durch venösen Rückstau die Schwellkörper in Klitoris und Schamlippen gefüllt. Außerdem erfolgt die Lubrikation der Vagina. Beim Mann werden auf gleiche Weise die Schwellkörper im Penis gefüllt, und so die **Erektion** ermöglicht.

Haut

Die Durchblutung der Haut wird allein durch **Sympathikuseinfluss** reguliert. Aktivierung von $α_1$-R führt zu Vasokonstriktion, die Haut wird weniger gut durchblutet, um das zentral verfügbare Blutvolumen zu erhöhen (kalte Hände bei Aufregung). Wichtige Ausnahme: Die Steigerung der **Schweißsekretion** erfolgt ebenfalls sympathisch, aber **cholinerg** über mACh-R, genau wie bei den peripheren Synapsen des Parasympathikus. Die Kontraktion der Mm. arrectori pili, die zum Aufrichten der Haare (Piloarrektion) führt, wird über $α_1$-R vermittelt.

■ Vegetative Reflexe

Spinaler Reflexbogen

Wie bei den somatischen Reflexen, etwa dem Muskeldehnungsreflex (→ Kap. 15), gibt es auch im VNS Reflexbögen. Diese besitzen aber im Gegensatz zu den ersteren mindestens **drei Synapsen**. Die einfachste Verschaltung ist die auf Rückenmarksebene. Jeder Pfeil stellt eine Umschaltung und damit eine Synapse dar:
Viszerale Afferenz (z. B. Axone von Mechanosensoren) → Interneuron im Hinterhorn → 1. sympathisches oder parasympathisches Neuron im Seitenhorn → 2. Neuron im vegetativen Ganglion, viszerale Efferenz (z. B. postganglionäres sympathisches Axon).

Miktion

Für die Entleerung der Harnblase ist v. a. der Parasympathikus zuständig. In ihrer Wand befinden sich Mechanosensoren, registrieren die Spannung und leiten die Information über das Sakralmark in die Brücke weiter, wo sich das Blasenentleerungszentrum (pontines Miktionszentrum) befindet. Der gesamte Reflexweg sieht folgendermaßen aus:
Mechanosensoren → Sakralmark → aufsteigende Bahn → pontines Miktionszentrum → absteigende Bahn → Sakralmark (1. Neuron) → Beckenganglien (2. Neuron) → Kontraktion des M. detrusor vesicae.

Für die Kontinenz ist v. a. die sympathische Innervation zuständig (tonische Kontraktion des M. sphincter internus). Natürlich können wir die Miktion willkürlich kontrollieren. Dafür nimmt der Cortex (frontales Blasenzentrum, → Kap. 20) hemmenden oder erregenden Einfluss auf das pontine Miktionszentrum.

Defäkation

Die Steuerung der Entleerung des Enddarms folgt ähnlichen Prinzipien wie die Miktion. Bei zunehmender Füllung signalisieren **viszerale Afferenzen** Stuhldrang. Ausgehend vom Cortex kann dann willkürlich die Defäkation eingeleitet werden. Dabei sorgt der Parasympathikus für eine Kontraktion der glatten Muskulatur des Enddarms. Außerdem erschlaffen innerer und äußerer Sphinkter. Zusätzlich wird der Prozess durch Erhöhung des intraabdominellen Drucks (Bauchpresse) unterstützt. Für die Kontinenz und den gasdichten Verschluss spielt die **sympathische Innervation** eine wichtige Rolle (wie bei der Harnkontinenz tonische Kontraktion des M. sphincter internus). Daneben sichert der quergestreifte M. sphincter externus (innerviert durch N. pudendus) die Stuhlkontinenz.

Querschnittslähmung. Bei einer Durchtrennung des Rückenmarks sind in der ersten Phase des spinalen Schocks alle Reflexe unterhalb der Läsion erloschen. Nach einigen Wochen können sich aber die Reflexwege auf spinaler Ebene wieder regenerieren. Dadurch sind etwa Miktion und Defäkation wieder möglich. Weil aber auf- und absteigende Bahnen zur Brücke unterbrochen sind, kann auf die Entleerungsreflexe nicht willentlich Einfluss genommen werden. Allerdings können sie durch Klopfen auf die Bauchdecke o. Ä. ausgelöst werden.

■ Kontrolle durch höhere Hirnzentren

Cortex und limbisches System

Obwohl das VNS auch manchmal „autonomes Nervensystem" genannt wird, ist es auf keinen Fall unabhängig von höheren Hirnzentren. Die Steuerung vegetativer Funktionen ist theoretisch auch ohne Einfluss des Cortex möglich, das ist aber nur in absoluten Extremfällen (z. B. apallisches Syndrom) der Fall. Sehr stark vereinfacht lässt sich die absteigende Kontrolle des VNS durch höhere Hirnareale so darstellen: Cortex ↔ limbisches System → Hypothalamus → Neuronengruppen in der Medulla oblongata → 1. Neuron von Sympathikus oder Parasympathikus → 2. Neuron → Effektororgan.
Die körperlichen Auswirkungen einer starken **Angstreaktion** (Zittern, Schweißausbruch, Herzrasen) werden beispielsweise durch Aktivierung des **limbischen Systems** (➔ Kap. 20) und Weiterleitung zu den Neuronen des Sympathikus vermittelt. Aber auch auf jeder anderen Ebene kann die Aktivität von Sympathikus oder Parasympathikus beeinflusst werden. Ein Beispiel ist die sogenannte **Aktivierungsreaktion** (Arousal reaction): Hier führen Sinneseindrücke oder auch eigene Motivation (z. B. vor einem Wettkampf) zu einer Sympathikusaktivierung: Herzfrequenz und Schweißsekretion steigen schon vor Aufnahme der körperlichen Tätigkeit. In diesem Fall geht die Sympathikusaktivierung direkt vom Cortex aus, unter Umgehung des limbischen Systems.

Vasovagale Synkope. Erste Zeichen einer emotional ausgelösten kurzen Ohnmacht sind Blässe und kalter Schweiß (Sympathikusaktivierung). Durch eine überschießende Gegensteuerung kommt es zu einer starken Hemmung des Sympathikus und einer gleichzeitigen Aktivierung des Parasympathikus, wodurch Blutdruck und Herzfrequenz kritisch absinken. Durch die Unterversorgung des Hirns mit O_2 verliert der Patient kurz das Bewusstsein.

Hypothalamus

Der Hypothalamus ist das Integrations- und Kontrollzentrum des gesamten VNS. Neben der Hormonausschüttung (➔ Kap. 10) steuert er auch die Aktivität von Sympathikus und Parasympathikus. Übergeordnetes Ziel ist immer die Konstanz des inneren Milieus (Homöostase). Dafür wird die Körperkerntemperatur ebenso wie der Blutdruck in einem engen Bereich möglichst konstant gehalten (➔ Kap. 8).
Ein Kerngebiet des Hypothalamus, der Ncl. suprachiasmaticus, ist für die zirkadiane Rhythmik, also den Schlaf-Wach-Rhythmus, zuständig. Von dort gibt es direkte Verbindungen zu sympathischen Neuronen, v. a. im Bereich der Medulla oblongata, die auf die Epiphyse (Zirbeldrüse) projizieren und dort die Ausschüttung von Melatonin kontrollieren. Auch die Steuerung des Durst- oder Hungerempfindens geht vom Hypothalamus aus. Die vegetativen Reaktionen auf lebensbedrohliche Zustände werden von dort aus über Aktivierung des Sympathikus vermittelt.

■ CHECK-UP

☐ Wie verläuft der vegetative Reflexweg auf spinaler Ebene?
☐ Auf welchen Wegen kann eine Aktivierung des Sympathikus das HZV erhöhen?
☐ Welche Prozesse werden nach Nahrungsaufnahme gefördert und wie wird dies realisiert?
☐ Durch welche Mechanismen wird die Pupille weitgestellt?
☐ Wie wird die Harnkontinenz sichergestellt und wie die Miktion eingeleitet?

15 Motorik

- Programmierung der Willkürbewegung ... 213
- Motorische Repräsentation auf dem Cortex ... 214
- Efferente Projektion der motorischen Cortizes ... 215
- Rückenmark ... 217
- Motorische Funktionen des Hirnstamms ... 221
- Basalganglien ... 223
- Kleinhirn ... 226
- Integrale motorische Funktionen des ZNS ... 227
- Störungen der Motorik ... 228

Programmierung der Willkürbewegung

■ Einteilung der Phasen

Jede willkürliche, also bewusst gewollte und durchgeführte Bewegung, setzt eine **Motivation** voraus: also ein Ziel, das erreicht werden soll. Jede zielführende Bewegung lässt sich anhand ihrer Ausführung in drei Phasen unterteilen. Diese Phasen folgen aufeinander, sind jedoch eng miteinander verknüpft und gehen fließend ineinander über.

- **Entschlussphase**: Der Impuls, eine Handlung auszuführen, geht in erster Linie von subcorticalen Zentren (Substantia grisea centralis, limbisches System) aus. Der assoziative Cortex spielt dabei keine Rolle.
- **Programmierungsphase**: Die Bewegungsidee muss in konkrete neuronale Signale umgewandelt werden. Damit steuern die motorischen Cortexareale sowohl deszendierende, also efferente Bahnen, als auch Basalganglien und Kleinhirn an. Dort findet ein Feinabgleich des Programms statt. Gemeinsam leiten diese subcorticalen und corticalen Gebiete das ausgearbeitete Bewegungsprogramm an den primären Motorcortex weiter.
- **Durchführungsphase**: Ausgehend vom primären Motorcortex werden die nötigen motorischen Einheiten rekrutiert. Dabei werden Agonisten aktiviert, Antagonisten gehemmt. Nicht nur die Stärke und Dauer der motorischen Aktivierung, auch die Feedback-Mechanismen werden ständig über somatosensible Afferenzen angepasst, um einen optimalen Bewegungsablauf zu ermöglichen.

■ Bedeutung sensorischer Signale

Intakte sensorische Afferenzen sind die Grundvoraussetzung willkürlicher Motorik. Ihre Hauptaufgaben:
- **Informationsgewinnung**: Um eine Bewegung effektiv durchzuführen, müssen Umwelt und Ziel bekannt sein. Alle relevanten Sinneswahrnehmungen werden genutzt, um ein sinnvolles Bild der Umwelt zu konstruieren, das den Rahmen des Bewegungsplans bildet.
- **Reafferenz**: Jede Bewegung führt zu neuen sensorischen Stimuli, die an der Anpassung der Bewegung beteiligt sind. Diese können visuell oder auditorisch, oder durch die Eigenrezeptoren der Muskulatur vermittelt werden. Definitionsgemäß werden nur letztere als Reafferenz bezeichnet.

15 Motorik

> ### ■ CHECK-UP
> ☐ Wie wird eine willkürliche Bewegung initiiert?
> ☐ Welche Rolle spielen sensorische Afferenzen für die Durchführung der Bewegung?

Motorische Repräsentation auf dem Cortex

■ Primärer motorischer Cortex

Aufbau
Der primäre motorische Cortex nimmt den Gyrus praecentralis oder das Areal 4 nach Brodmann ein. Funktionell ist er somatotop gegliedert, sodass **Bewegungsmuster** benachbarter Körperteile auch benachbart repräsentiert sind. Wenn man die entsprechenden Körperteile auf einen Frontalschnitt des motorischen Cortex projiziert, erhält man eine stark verzerrte Darstellung des menschlichen Körpers, den motorischen Homunculus (→ Abb. 15.1). Es fällt auf, dass v. a. die feinmotorisch koordinierten Hände und die für die Lautbildung wichtige Kehlkopfmuskulatur überproportional repräsentiert sind.

Histologischer Aufbau
Der primäre motorische Cortex gliedert sich wie alle Teile der Großhirnrinde in sechs anatomisch und funktionell differenzierbare Schichten (→ Kap. 20). Die dominante Zellschicht im Motorcortex ist **Lamina V**, von der die efferenten Projektionen zu den Hirnnervenkernen (Tractus corticonuclearis) und den spinalen Motoneuronen (Tractus corticospinalis) ziehen.

Funktion
Der primäre motorische Cortex ist für die Organisation und die Ausführung von Willkürbewegungen zuständig. Elektrische Reizung in diesem Areal führt direkt zu Bewegungen der **kontralateralen** Körperseite, da die motorischen Bahnen kreuzen. Ausfälle des motorischen Cortex, etwa durch Tumoren der Mantelkante oder lokale Ischämien (z. B. Verschluss der A. cerebri media), ziehen charakteristische Symptome, v. a. eine schlaffe Lähmung, nach sich. Aufgrund der somatotopen Anordung des motorischen Cortex kann anhand der neurologischen Ausfallerscheinungen ein raumforderndes Geschehen genau lokalisiert werden.

■ Weitere motorische Areale

Der **prämotorische** erhält ebenso wie der **supplementär motorische Cortex** Projektionen aus dem **posterior-parietalen Cortex**. Daneben

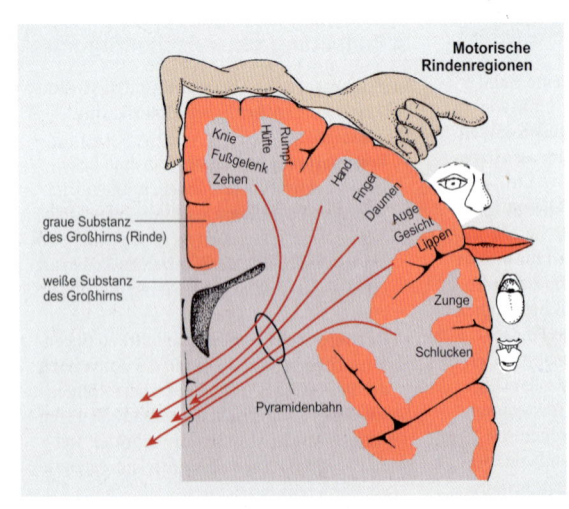

Abb. 15.1 Motorischer Homunculus [L190]

kommunizieren diese drei Hirnareale durch viele weitere, oft reziproke Verbindungen. Sie bilden die Schnittstelle zwischen dem primären Motorcortex und den subcorticalen motorischen Zentren, Kleinhirn und Basalganglien.

Prämotorischer Cortex
Die Initiierung einer Bewegung ist die Aufgabe des prämotorischen Cortex. Als **Impulsgeber** entsendet er v. a. Projektionen in den primären Motorcortex. Er integriert somatosensible und andere sensorische Informationen und spielt wahrscheinlich eine wichtige Rolle bei Reafferenzmechanismen. Läsionen bewirken eine reduzierte Kontraktionskraft der Muskulatur.

Supplementär motorischer Cortex
Der supplementär motorische Cortex (SMA) ist für das Durchführen **komplexer Bewegungen** zuständig. Bei elektrischer Reizung dieses Gebiets treten kontralateral differenzierte Bewegungsmuster auf, etwa kombinierte Greif- und Haltereflexe. Entsprechend ist bei Läsion die Fähigkeit, koordinierte Bewegungen auszuführen, stark eingeschränkt. Auch für die Kontrolle der Rumpf- und proximalen Extremitätenmuskulatur spielt die SMA eine wichtige Rolle. Dafür existieren direkte Projektionen in das Rückenmark.

Posterior-parietaler Cortex
Der posterior-parietale Cortex ist das **Integrationszentrum sensibler Informationen** im motorischen System. Seine Aufgabe ist es, die Bewegung an veränderte Umweltbedingungen oder veränderte Eigenposition im Raum anzupassen. Dafür ist er mit dem primären Motorcortex verbunden. Läsionen resultieren im **Neglect-Syndrom**: Die Patienten beachten und benutzen die kontralaterale Körperhälfte nicht, wobei Motorik und Sensorik nicht beeinträchtigt sind. Auch Sinneswahrnehmungen im entsprechenden Gesichtsfeld werden nicht bewusst wahrgenommen.

■ **CHECK-UP**
- ☐ Was ist der motorische Homunculus?
- ☐ Eine Patientin leidet an einer schlaffen Lähmung der distalen Extremitätenmuskulatur rechts. Was könnte die Ursache sein?
- ☐ Welche Aufgaben erfüllt der supplementär motorische Cortex?

Efferente Projektion der motorischen Cortizes

■ Einteilung

Projektionssysteme
Alle motorischen Cortizes projizieren in subcorticale Gebiete. Diese Trakte bestehen aus den Axonen der Pyramidenzellen und sind zum größeren Teil unmyelinisiert. Nur 30 % dieser Traktneurone befinden sich im primären Motorcortex, der Hauptteil ist im posterior-parietalen Cortex lokalisiert. Es werden drei Projektionssysteme unterschieden:
- **Assoziationssysteme**, bestehen aus Verbindungen innerhalb der Hemisphäre
- **Kommisurale Systeme**, verbinden kontralaterale Hemisphären
- **Efferente Systeme**, verbinden die Motorcortizes mit subcorticalen Gebieten.

Direkte und indirekte Projektionen
Die efferenten Bahnen der motorischen Cortizes – mit den Pyramidenzellen in Lamina V als Ausgangsstation – werden in direkte und indirekte Projektionen eingeteilt.

Direkte Projektionen. Zu den direkten Bahnen gehören die Verbindungen zu den spinalen Motoneuronen und den motorischen Hirnnervenkernen, also cortico-spinaler bzw. cortico-nukleärer Trakt. Da sie di- und im Fall der Betz-Riesenzellen sogar monosynaptische Verbindungen zu den entsprechenden Motoneuronen bilden, sind sie v. a. für schnelle und präzise Bewegungen der distalen Extremitätenmuskulatur zuständig.

Indirekte Projektionen. Die indirekten Bahnen zu Thalamus, Brücke, Kleinhirn, Formatio

15 Motorik

reticularis und Medulla oblongata bestehen aus cortico-thalamischem, cortico-pontinem, cortico-reticulärem bzw. cortico-bulbärem Trakt. Ihnen ist gemeinsam, dass sie eher für grobmotorische und Rumpfbewegungen zuständig sind.

> **Transcorticaler Reflex.** Die Anpassung der Kontraktionskraft durch sensorische Reafferenz kann durch eine zusätzliche Last überprüft werden, die erst während des Hochhebens appliziert wird. Der resultierende Reflex wird durch die propriozeptiven Rezeptoren der Muskulatur vermittelt (→ s. u.). Auch im corticalen EEG lässt sich diese Anpassung der Muskelkraft als hochfrequente Entladungen erkennen. Dieser transcorticale oder **Long-Loop-Reflex** ist ein wichtiges Hilfsmittel bei der Diagnose von Morbus Parkinson und Chorea Huntington.

■ Pyramidenbahn

Begriff. Der **Tractus corticospinalis** wird auch als Pyramidenbahn bezeichnet, weil ein Großteil seiner Fasern auf Höhe der Pyramiden auf die Gegenseite kreuzt. Auf der gleichen Höhe kreuzen allerdings auch Fasern des cortico-bulbären Systems. Sie besteht nur zu einem sehr geringen Teil aus stark myelinisierten Fasern mit Leitungsgeschwindigkeiten bis 70 m/s, den Großteil machen dünnere Axone mit langsamerer Übertragungsgeschwindigkeit aus.

Capsula interna. Die Capsula interna beinhaltet neben einigen indirekten Bahnen die direkten absteigenden Trakte aus den motorischen Cortizes, also cortico-spinaler (verläuft im hinteren Schenkel) und cortico-bulbärer (verläuft im Genu) Trakt. Beide Trakte behalten ihre somato-

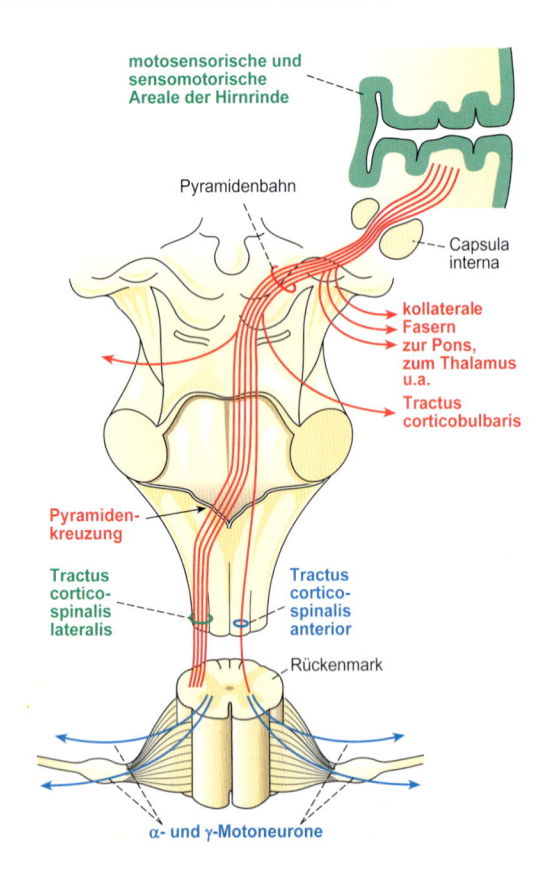

Abb. 15.2 Verlauf der corticalen Efferenzen [L106]

topische Anordnung bei, verlaufen gemeinsam durch die Brücke und kreuzen schließlich zum großen Teil in den Pyramiden (→ Abb. 15.2). Die gekreuzten Fasern (80 %) werden zum Tractus corticospinalis lateralis, die ungekreuzten (20 %) zum Tractus corticospinals anterior. Letztere kreuzen auf Segmentebene im Rückenmark.

Endigungsgebiete:
- **Hinterhorn**: Modulation sensorischer Reafferenzen
- **Mittelbereich**: Einflussnahme auf Reflexwege via Interneurone
- **Vorderhorn**: monosynaptische Projektionen auf Motoneurone.

Isolierte Läsion. Eine direkte Schädigung der Pyramide ist selten und am ehesten durch Raumforderungen verursacht. Symptomatisch stehen an erster Stelle Störungen der Koordination und Feinmotorik. Extrapyramidale Bahnen können die Schädigung größtenteils kompensieren.

Capsula-interna-Syndrom. Eine Läsion der Capsula interna kommt durch Ischämien oder Kompression durch intracorticale Blutungen zustande. Der resultierende Symptomkomplex beinhaltet v. a. Paresen der kontralateralen Seite. Meistens kommt es unmittelbar nach dem Trauma zu einer schlaffen Lähmung, die im Lauf der Zeit in eine spastische übergeht. Da neben den direkten auch indirekte Bahnen betroffen sind, besteht wenig Möglichkeit zur Kompensation, sodass die Symptomatik entsprechend stark und schwierig zu therapieren ist.

■ CHECK-UP
- ☐ Was ist der Unterschied zwischen einer kommisuralen und einer assoziativen Projektion?
- ☐ Was sind die Zielgebiete indirekter Projektionen der motorischen Cortizes?
- ☐ Welche Ausfälle sind beim Capsula-interna-Syndrom zu erwarten?

Rückenmark

■ Neuronentypen

Motoneurone
Die spinalen Motoneurone werden eingeteilt in:
- α-Motoneurone
  - Neurone der Willkür- und Reflexmotorik
  - Axone stark myelinisiert, Leitungsgeschwindkeit (LG) 70–100 m/s
  - Lage des Zellsomas: Vorderhorn, für Extensoren zuständige Neurone liegen medialer als die für die Flexoren
  - Ihr Ausfall ruft immer eine schlaffe Lähmung hervor.
- β-Motoneurone
  - Innervieren intrafusale und über Kollateralen auch extrafusale Muskelfasern
  - LG: 30–40 m/s
  - Axone mäßig myelinisiert, LG 40–70 m/s
  - Lage des Zellsomas: Vorderhorn.
- γ-Motoneurone
  - Neurone der intrafusalen Muskelfasern des Spindelapparats
  - Axone schwach myelinisiert, LG 30–40 m/s
  - Lage des Zellsomas: Vorderhorn.

Interneurone
Die meisten Interneurone wirken **inhibitorisch** und setzen als Transmitter GABA frei. Sie sind in der Regel zwischen eine sensorische Afferenz und das efferente Motoneuron geschaltet, um die zugehörige motorische Einheit zu hemmen. Einen Sonderfall stellen die Renshaw-Interneurone des Vorderhorns dar, die von abzweigenden Kollateralen eines α-Motoneurons erregt werden, um dann im Zuge einer **rekurrenten Hemmung** das gleiche Motoneuron zu inhibieren. Durch beide Mechanismen wird eine überschießende motorische Aktivität schon auf Ebene des Rückenmarks verhindert.

15 Motorik

Tetanustoxin. Das Toxin der Bakterien Clostridium tetani hemmt die **Glycinfreisetzung** aus den Renshaw-Interneuronen. Dadurch kommt es zu einer motorischen Übererregbarkeit, spastischen Lähmungen und Krämpfen (Wundstarrkrampf).

■ Muskelrezeptoren

In jedem Skelettmuskel befinden sich zwei wichtige Arten von Rezeptoren des somatosensiblen Systems:
- Längenrezeptoren in Muskelspindeln
- Spannungsrezeptoren in Sehnen.

Längenrezeptoren

Lage. Jede Muskelspindel enthält 3–12 Längenrezeptoren, die ihrerseits aus spezialisierten Muskelfasern bestehen. Um sie von der eigentlichen, außerhalb der Spindel gelegenen (extrafusalen) Arbeitsmuskulatur abzugrenzen, werden sie auch als **intrafusale Muskelfasern** bezeichnet. Sie sind **parallel** zur extrafusalen Muskulatur angeordnet, mit der sie bindegewebig verwachsen sind.

Unterteilung. Die Spindeln gliedern sich in die leicht dehnbare Äquatorregion, in der sich die Zellkerne der intrafusalen Fasern befinden, und die beiden Pole. Jede Spindel enthält zwei Rezeptortypen:
- **Kernkettenfasern**: kettenförmig angeordnete Zellkerne, **proportionale Messeigenschaften**, registrieren also v. a. absolute Längen
- **Kernsackfasern**: ballenförmige Anordnung, reagieren v. a. **differenziell** auf Längenänderungen.

Afferenzen. Bei adäquater Reizung, also bei Verkürzung oder Dehnung des Muskels, leiten zwei verschiedene Fasertypen den Reiz (→ Abb. 15.3) an höhere Hirnzentren weiter:
- **Ia**: Axone der Klasse Ia stammen aus der Äquatorregion der Spindel und gehen von den **Kernsackfasern** aus
- **II**: Axone der Gruppe II stammen aus dem Übergangsbereich zwischen Äquator und Pol. Sie versorgen die **Kernkettenfasern**. Entsprechend verfügen sie über eine geringere Leitungsgeschwindigkeit als Typ-Ia-Axone und aktivieren v. a. Flexoren oder über Interneurone die jeweiligen α-Motoneurone, um die

Dehnung des Muskels bei Kontraktion der antagonistischen Extensoren zu begrenzen.

Efferenzen. Die Längenrezeptoren werden als spezialisierte Muskulatur auch efferent innerviert. Diese Aufgabe übernehmen die γ-Motoneurone, die bei Willkürbewegungen gemeinsam mit den α-Motoneuronen aktiviert werden (**α-γ-Koaktivierung**). Dadurch wird sichergestellt, dass sich die Muskelspindel parallel zur Arbeitsmuskulatur verkürzt. Ansonsten würde sie sich durch die Kontraktion auffalten und ihre Funktion einbüßen (Spindelpause). Gleichzeitig kann durch gezielte γ-Aktivierung die Empfindlichkeit des Längensensors eingestellt werden. Dabei dehnen Kontraktionen der Polbereiche den mittleren Bereich.

Spannungsrezeptoren

Lage. In die Sehnen der Muskel sind die Golgi-Sehnenorgane eingelagert, umgeben von einer bindegewebigen Hülle. Sie reagieren besonders empfindlich auf **Spannungsänderungen** der Sehne, die bei Muskelkontraktion auftreten.

Afferenzen. Golgi-Sehnenorgane sind ausschließlich afferent innerviert. Sie senden Axone der Klasse **Ib** zum ZNS und reagieren proportional-differenziell. Über Interneurone hemmen sie α-Motoneurone, die den gleichen Muskel aktivieren. Durch diese homonyme, **autogene Hemmung** wird eine überschießende Kontraktion verhindert.

■ Reflexe

Begriff

Reflexe sind Reaktionen, die die Muskulatur nach Erregung von Rezeptoren ausführt. Sie sind entwicklungsgeschichtlich alt und beinhalten nicht nur stereotype Reiz-Reaktionszusammenhänge wie den Kornealreflex, sondern auch komplexere Verhaltensmuster wie den Fluchtreflex. Weil dieser auf Informationen über die Umwelt angewiesen ist, sind an seiner Kontrolle zwangsläufig höhere Hirnzentren beteiligt. Insofern ist der Übergang von willkürlicher zu reflektorischer Motorik fließend. Ein einfaches Modell eines Reflexbogens besteht aus Rezeptoren, welche die Information an ein verarbeitendes System weiterleiten. Dieses aktiviert dann die Effektoren (Muskeln). Reflexe sind auch entscheidend an motorisch komplexeren Prozessen beteiligt (z. B. aufrechter Gang, → s. u.).

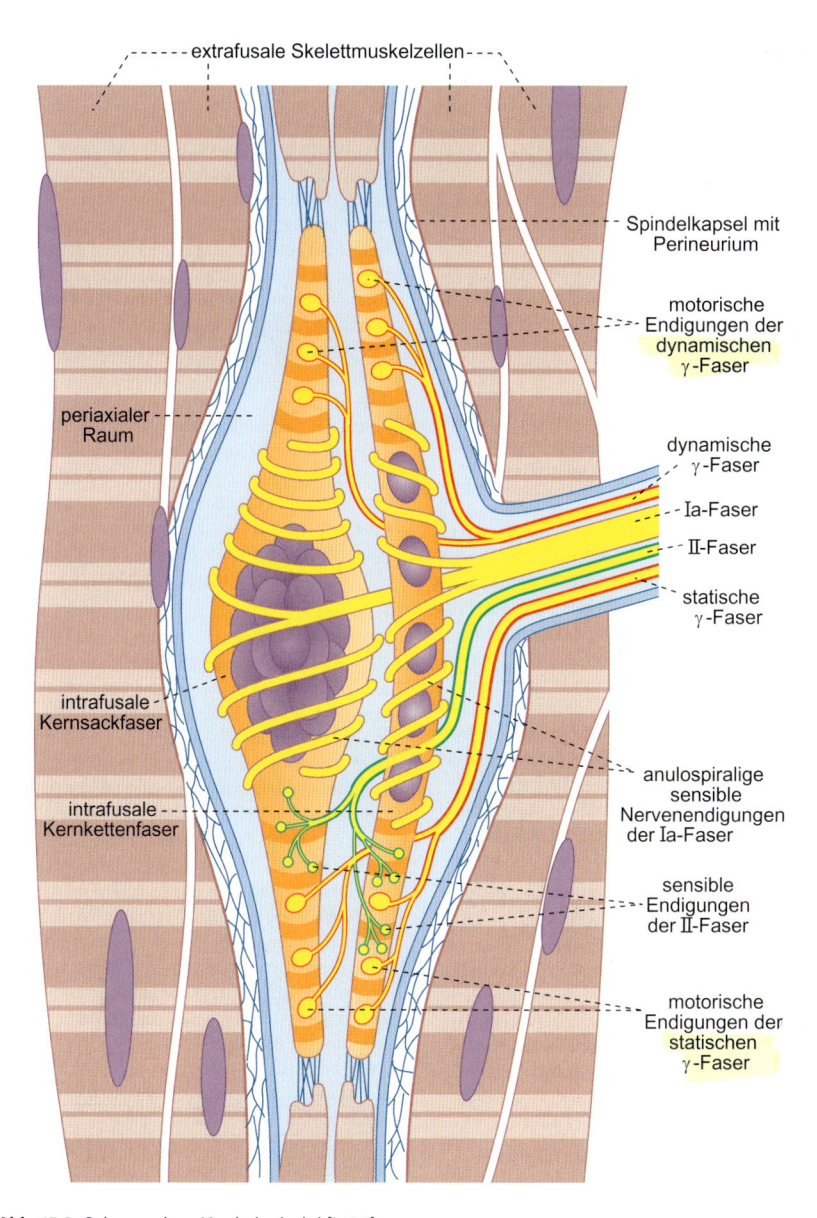

Abb. 15.3 Schema einer Muskelspindel [L107]

> Reflexe sind unter physiologischen Bedingungen in ihrer Ausprägung **nicht** stereotyp und laufen auch **nicht** automatisch ab. Vielmehr ergänzen sie die Willkürmotorik und bilden damit die Grundlage komplexer motorischer Abläufe wie dem Gehen.

Spinale Reflexwege

Nicht an jedem Reflexweg sind höhere Hirnzentren beteiligt, auch auf Ebene des Rückenmarks ist eine Reflexauslösung möglich. Der einfachste spinale Reflexbogen, der dem **Muskeldehnungsreflex** zugrunde liegt, beinhaltet nur eine einzige Synapse. Daneben gibt es di- oder polysynaptische Reflexwege. Je nachdem, ob Rezeptoren und Effektoren im gleichen Muskel lokalisiert sind, spricht man von **Eigenreflex** oder **Fremdreflex**.

Rolle der Interneurone

Allgemein heißen Nervenzellen, die nur innerhalb des Rückenmarks verschaltet sind, propriospinale Neurone. Dazu gehören neben Rhythmusgeneratoren für Bewegungen hemmende Interneurone. Ihre Zahl im Rückenmark übersteigt die der Motoneurone um ein Vielfaches. Entsprechend wichtig ist ihre Rolle als Integrationszentrum spinaler Reflexe. Jeder di- oder polysynaptische Reflexweg enthält Interneurone als Regulatoren der Reflexstärke. Die Rechenleistung der Interneurone beruht auf **räumlicher** und **zeitlicher Summation** (→ Kap. 12).

Muskeldehnungsreflex

Jede Muskelkontraktion, die eine Bewegung bewirkt, dehnt die jeweiligen Antagonisten. Dadurch werden deren Muskelspindelafferenzen, v. a. Typ II, erregt und begrenzen die Kontraktion der Agonisten. Der zugrunde liegende Reflexweg ist monosynaptisch. Physiologisch unterstützt dieser Reflex als **Antischwerkraftreflex** die aufrechte Haltung und hilft, Muskelfaserrisse zu vermeiden.

T-Reflex

Der Sehnenreflex wird auch als T-Reflex bezeichnet. Beispiele sind der Patellar- oder Bizepssehnenreflex. Die Benennung ist nicht ganz korrekt, da die vermittelnden Rezeptoren Muskelspindeln sind und damit nicht in der Sehne lokalisiert sind. Im Unterschied zum Muskeldehnungsreflex werden durch die kurze Muskeldehnung mit dem Reflexhammer nur differenziell reagierende Rezeptoren aktiviert. Der Muskeldehnungsreflex aktiviert zusätzlich proportionale Afferenzen.

Beugereflex

Wenn man mit dem rechten Fuß in eine Glasscherbe tritt, wird das rechte Bein reflektorisch gebeugt und entlastet, um die Verletzung so gering wie möglich zu halten. Gleichzeitig wird das linke Bein gestreckt, um den Großteil der Körperlast zu übernehmen und den Rumpf zu stabilisieren. Dieser **polysynaptische Fremdreflex** wird als Beugereflex oder auch gekreuzter Streckreflex bezeichnet. Dabei findet im rechten Bein eine Hemmung der Extensoren und eine Aktivierung der Flexoren statt, im linken Bein genau das Gegenteil. Vermittelt wird der Beugereflex durch freie Nervenendigungen, mechanosensitive und nozizeptive (→ Kap. 16) Afferenzen, die im Rückenmark konvergieren, und über eine polysynaptische Verschaltung über mehrere Rückenmarkssegmente hinweg. Es sind verschiedene Muskelgruppen involviert.

H-Reflex

Der **Hoffmann-Reflex** ist ein durch elektrische Reizung ausgelöster **Eigenreflex**. Er wird meistens durch transkutane Reizung des N. tibialis ausgelöst, während das Summenaktionspotenzial im EMG des M. triceps surae aufgezeichnet wird. Bei niedriger Reizstärke werden die hoch empfindlichen Ia-Afferenzen der Muskelspindeln erregt. Sie bewirken durch Erregung der entsprechenden α-Motoneurone eine Kontraktion des Muskels. Erhöht man die Reizstärke, werden nach und nach alle Ia-Fasern rekrutiert, die **H-Welle** erreicht ein Maximum. Wird die Reizstärke weiter erhöht, werden gleichzeitig auch die dicker myelinisierten motorischen Fasern im N. tibialis erregt. Das resultierende Muskel-Aktionspotenzial wird als **M-Welle** bezeichnet und tritt **vor** der H-Welle auf, da der Signalweg kürzer ist. Bei ausreichender Erhöhung der Reizstärke wird die M-Welle größer und die H-Welle verschwindet: Durch die starke Reizung entstehen in den propriozeptiven und motorischen Anteilen des Nervs Erregungen, die in beide Richtungen (orthodrom und antidrom) weitergeleitet werden. Auf Höhe der Motoneurone treffen orthodrom und antidrom geleitete Erregungen aufeinander und neutralisieren sich dadurch. Auf diese Weise wird die zweite Erregung des Muskels, also die H-Welle, unterbunden.

CHECK-UP

- Was ist eine Muskelspindel?
- Worin unterscheiden sich Kernketten- von Kernsackfasern?
- Aus welchen Elementen besteht ein typischer Reflexweg?
- Was unterscheidet den Eigen- vom Fremdreflex?
- Wie kommt der H-Reflex zustande?

Motorische Funktionen des Hirnstamms

Augenmotorik

Die für die Steuerung der Augenmotorik zuständigen Kerngebiete befinden sich im Hirnstamm (→ Kap. 17).

Bewegungs- und Lagesinn

Aufbau

Der **Vestibularapparat** ist Teil des häutigen Labyrinths (→ Kap. 18). Gemeinsam mit der Cochlea, mit dem er über den Ductus reuniens verbunden ist, bildet er das Innenohr. Die drei ringförmigen Bogengänge sind nach allen drei Raumrichtungen orientiert und erweitern sich an einer Stelle zur Ampulla. Dort befindet sich das eigentliche Sinnesepithel, die **Crista ampullaris** (→ Abb. 15.4). Am gemeinsamen Ursprung der Bogengänge befinden sich zwei ebenfalls mit Endolymphe gefüllte Ausbuchtungen, Utriculus und Sacculus. Der Vestibularapparat beinhaltet also insgesamt fünf Organe. Diese stellen **Beschleunigungssensoren** dar:

- Zwei **Makulaorgane** (Otolithenorgane) zur Registrierung von **Linearbeschleunigungen**, Lokalisation: Utriculus und Sacculus
- Drei **Bogengangsorgane** zum Messen von **Drehbeschleunigungen**, Lokalisation: Bogengänge und Christa ampullaris.

Der eigentliche Beschleunigungssensor besteht, ähnlich wie in der Cochlea, aus mechanosensitiven Haarzellen, die auf der Basalseite Synapsen mit den Axonen des N. vestibularis (VIII) bilden.

Funktion

Das vestibuläre System detektiert Lage und Beschleunigung des Kopfs. Erst dadurch werden der aufrechte Gang und eine zielgerichtete Motorik möglich.

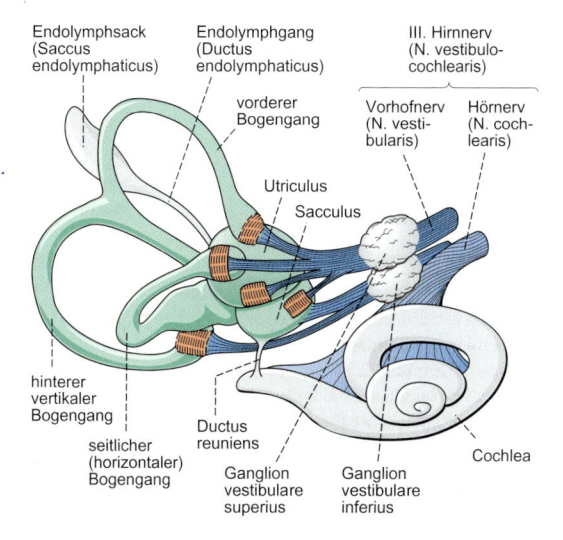

Abb. 15.4 Innenohr und vestibuläres System [L106]

Motorik

Transduktion. Die Transduktion im Vestibularapparat funktioniert genauso wie in der Cochlea (→ Kap. 18), mit dem einzigen Unterschied, dass jede sekundäre Sinneszelle, also jede Haarzelle, zusätzlich zu den Stereocilii ein Cinocilium enthält. Es befindet sich auf der Seite des längsten Stereocilii. Die Endolymphe ist relativ arm an Na$^+$ und reich an K$^+$, das Potenzial beträgt im Gegensatz zur Scala media nur ca. +5 mV. Auch im Ruhezustand sind Transduktionskanäle geöffnet und damit die vestibulocochlären Axone in niedriger Frequenz aktiv. Diese erhöht sich bei Auslenkung in Richtung Cinocilium und verringert sich entsprechend bei Auslenkung in Richtung kürzestes Stereocilium.

Makulaorgane. Den Haarzellen liegt eine gallertige Masse auf, in die Calciumcarbonat-Kristalle (Otolithen) eingelagert sind. Diese **Otolithenmembran** hat eine höhere Dichte als die umgebende Endolymphe, sodass sie bei Beschleunigungen aufgrund der Masseträgheit zurückbleibt. Durch die so verursachte Scherung der Stereozilien öffnen mechanosensitive Transduktionskanäle und ein Rezeptorpotenzial entsteht. Während die bei aufgerichtetem Körper waagrecht liegende **Macula utriculi** v. a. für die Detektion von horizontalen **Linearbeschleunigungen** (z. B. Start eines Flugzeugs) zuständig ist, reagiert die sagittal ausgerichtete **Macula sacculi** extrem empfindlich auf **vertikale Beschleunigungen** (z. B. Aufzug). Die Haarzellen sind in alle möglichen Raumrichtungen orientiert, sodass einige immer erregt sind, andere immer hyperpolarisiert. Dadurch sind die Makulaorgane nicht nur dynamische, sondern auch statische Lagesensoren.

Bogengangsorgane. Auch die Bogengangsorgane verfügen über eine gallertige Membran als mechanisches Hilfsmittel – die **Cupula**. Im Unterschied zur Otolithenmembran nimmt sie das gesamte Lumen des Bogengangs ein und besitzt die **gleiche Dichte** wie die Endolymphe. Wird nun der Kopf im Sinne einer **Winkelbeschleunigung** um seine eigene Achse gedreht, ist es die Endolymphe selbst, die als Beschleunigungssensor fungiert. Augrund der **Massenträgheit** durchfließt sie nämlich die Cupula **entgegen** der Drehrichtung. Da alle Haarzellen die gleiche Ausrichtung haben, werden sie gleichmäßig de- oder hyperpolarisiert und die Information über die Drehrichtung wird von den afferenten Fasern weitergeleitet. Physiologisch sind kurze Stimuli, bei längeren Rotationen adaptiert die Cupula und wird beim Abbremsen in die andere Richtung, d. h. in Drehrichtung, ausgelenkt. Dadurch entsteht subjektiv das Gefühl einer Drehung in die Gegenrichtung. Da die Bogengänge fast senkrecht aufeinanderstehen und damit in alle drei Raumrichtungen orientiert sind, ist jeder Bogengang für die Rotation um eine Achse empfindlich.

Vertigo. Drehschwindel oder Vertigo ist eines der häufigsten Symptome überhaupt und leider nicht sehr spezifisch. Eine vestibuläre Ursache lässt sich anhand der Untersuchung der vestibulookulären Reflexe nachweisen (→ Kap. 17).

Zentrale Verschaltungen

Vestibulariskerne. In den **Ganglia vestibularia** (→ Abb. 15.4) liegen die Somata der **bipolaren Neurone**, deren Axone die vestibulären Fasern bilden. Sie projizieren nicht nur in die vier ipsilateralen Vestibulariskerne in der Medulla oblongata, sondern auch in die kontralateralen Kerne. Das ist sinnvoll, weil die horizontalen Bogengänge beider Seiten sowie vorderer linker und hinterer rechter Bogengang die gleiche Orientierung haben. Damit bilden sie eine funktionelle Einheit. Die Vestibulariskerne erhalten **Afferenzen** aus dem somatosensiblen und visuellen System sowie aus dem Kleinhirn.

Projektionen. Die Vestibulariskerne projizieren **efferent** über den **Tractus vestibulospinalis** zur Medulla oblongata und ins Rückenmark. Dort bilden sie Synapsen mit den Motoneuronen, die Rumpf- und proximale Extremitätenmuskulatur innervieren. Diese Verbindungen bilden die Grundlage der **vestibulospinalen Reflexe**: Anhand der Informationen über die Lage des Kopfs und damit des Körpers werden entsprechende Muskelgruppen aktiviert, die bei drohendem Gleichgewichtsverlust die Körperhaltung stabilisieren (Stützmotorik). Die vestibulären Informationen werden schneller verarbeitet als visuelle, sodass sie für Stand- und Gangmotorik der größere Bedeutung haben. Die Vestibulariskerne projizieren außerdem in die **vestibulären corticalen Areale**, die Teil des primären somatosensorischen Cortex sind. Die dort verarbeiteten Informationen gelangen zum Bewusstsein.

CHECK-UP

- ☐ Welche Organe sind für die Detektion von Linearbeschleunigungen zuständig?
- ☐ Wie verläuft der Transduktionsmechanismus im vestibulären System?
- ☐ Wie werden die vestibulären Informationen zentral verarbeitet?

Basalganglien

Verschaltung

Aufbau und Lage

Die Basalganglien sind ein an der Basis des Großhirns gelegener Kernkomplex mit großer Bedeutung für willkürliche und unwillkürliche Motorik. Sie sind Teil eines Rückkopplungsmechanismus, der Willkürbewegungen reguliert. Dabei projizieren assoziative Cortexgebiete über die Basalganglien in den motorischen Thalamus, von dort bestehen Verbindungen zurück in die motorischen Cortizes. Die Basalganglien werden unterteilt in:

- **Striatum**, bestehend aus
  - **Ncl. caudatus** und
  - **Putamen**
- **Pallidum**, gegliedert in
  - Internes (mediales) und
  - Externes (laterales) Segment
- **Substantia nigra**, bestehend aus
  - Pars compacta und
  - Pars reticularis
- **Nucleus subthalamicus**.

Ein- und Ausgänge der Basalganglien sind räumlich und funktionell voneinander getrennt.

Eingänge

Das Striatum bildet die zentrale Eingangsstation der Basalganglien (→ Abb. 15.5). Es erhält Projektionen aus dem Cortex, den intralaminären Thalamuskernen und der Pars compacta der Substantia nigra. Die corticostriatale Projektion ist wie das Striatum selbst topografisch organisiert. So kann ein sensomotorisches, ein assoziatives und ein limbisches Striatum unterschieden werden. Außerdem kann ein motorikfördernder Teil von einem motorikhemmenden Teil abgegrenzt werden.

Ausgänge

Ausgangsstationen des Striatums sind die **Pars interna** des **Pallidums** und die **Pars reticularis** der **Substantia nigra**. Sie projizieren gemeinsam in die ventroanterioren und -lateralen Thalamuskerne. Von dort aus bestehen Projektionen zurück zum Cortex, sodass man von einer **cortico-striato-thalamo-corticalen Schleife** spricht.

Interne Verschaltung

Funktionelle Schleifen. Innerhalb der Basalganglien werden mehrere Projektionssysteme verschaltet, die Teil der cortico-striato-thalamo-corticalen Schleife sind:

- **Skelettomotorische Schleife** zu den motorischen Cortizes
- **Okulomotorische Schleife** zu den motorischen Augenfeldern
- **Limbische Schleife** zum Gyrus cinguli
- **Präfrontale Schleife** zu präfrontalem und orbitofrontalem Cortex, wichtig für kognitive Funktionen.

Neben dieser funktionellen Einteilung werden direkter und indirekter Weg der internen Projektion unterschieden.

Direkter Weg. Der direkte Weg besteht aus einer monosynaptischen Verschaltung striataler Neurone auf die Ausgangskerne, also Pallidum, Pars interna und Substantia nigra, Pars reticulata. Primärer Transmitter ist **GABA**, Kotransmitter **Substanz P**.

Indirekter Weg. Der indirekte Weg führt über mehrere Umschaltungen vom Striatum über die Pars externa des Pallidums. Von dort bestehen Verbindungen zum Ncl. subthalamicus, der dann in die beiden Ausgangsstationen projiziert. Primäre Transmitter sind **GABA** und **Glutamat**, bei der striatalen Projektion auf das Pallidum ist **Enkephalin** Kotransmitter.

Interne Schleife. Zwischen Striatum und Substantia nigra, Pars compacta, besteht eine reziproke Verbindung. Die striatalen Neurone schütten **GABA** aus, die Neurone der Substantia nigra **Dopamin**.

15 Motorik

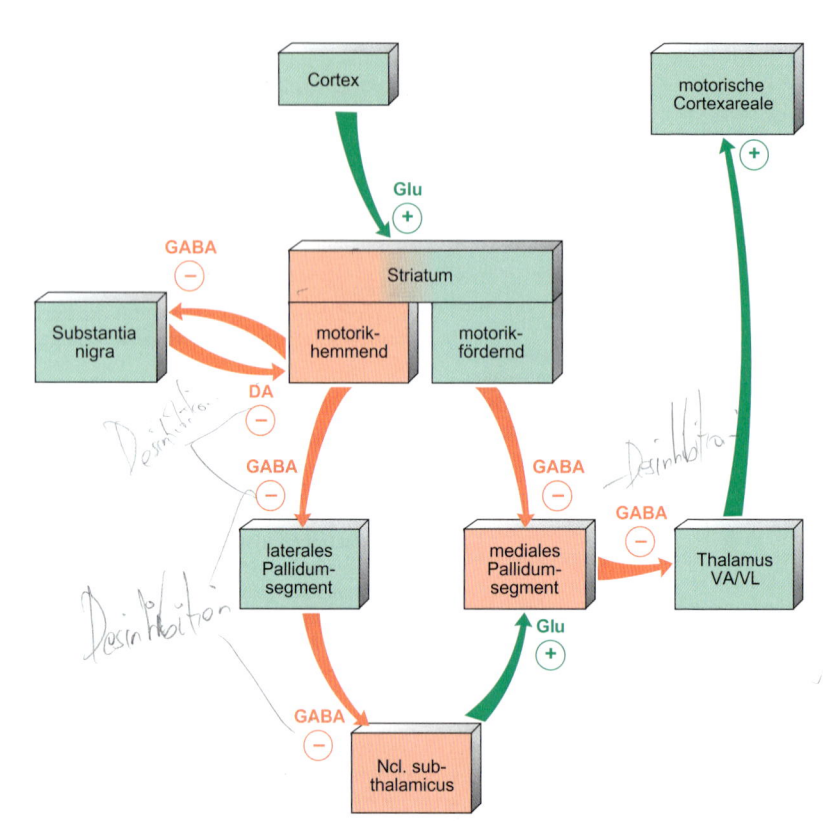

Abb. 15.5 Interne Verschaltung der Basalganglien. Ganz links ist die interne Schleife zwischen Striatum und Substantia nigra dargestellt, links der indirekte und rechts der direkte Weg. **DA** = Dopamin, **Glu** = Glutamat, **VA/VL** = ventroanteriore und ventrolaterale Thalamuskerne. [L106]

■ Verarbeitungsprinzipien

Das funktionelle Grundprinzip der Basalganglien ist die **Disinhibition**: Durch Wegfall einer Hemmung wird das Zielneuron erregt. Diese Hemmung ist aufgrund der hohen Aktionspotenzialfrequenz der Ausgangskerne (ca. 100 Hz) **tonisch**. Disinhibition wird durch die Hintereinanderschaltung von zwei inhibitorischen Neuronen erreicht (➔ Abb. 15.5).

Motorischer Ruhezustand

Direkter Weg. Im Ruhzustand erhält das Striatum keinen oder reduzierten corticalen Input. Dadurch sind die striatalen Neurone weniger erregt, folglich nimmt die Hemmung der Ausgangskerne ab. Die Neurone in der Substantia nigra, Pars reticulata, und im Pallidum, Pars interna, sind folglich aktiver und inhibieren effektiver den motorischen Thalamus.

Indirekter Weg. Die in Ruhe kaum erregten striatalen Neurone hemmen die Pars externa des Pallidums weniger. Durch diese Disinhibition werden die Neurone des Ncl. subthalamicus ihrerseits disinhibiert. Dadurch werden die Ausgangskerne in Pars reticulata der Substantia nigra und Pars interna weniger aktiviert, sodass diese die Thalamuskerne weniger inhibieren.

Effektive Wirkung. Die Wirkungen des direkten und indirekten Wegs auf den motorischen Thalamus sind also genau gegensätzlich: Über den direkten Weg wird er gehemmt, über den indirekten aktiviert. Der motorische Thalamus aktiviert normalerweise die motorischen Cortizes. Ist er gehemmt, fällt diese Aktivierung folglich schwächer aus. Umgekehrt wird bei einer gesteigerten Thalamusaktivität der Cortex verstärkt aktiviert.

Motorische Aktivität

Direkter Weg. Eine striatale Erregung durch corticale Aktivierung bewirkt eine verstärkte Hemmung der Substantia nigra, Pars reticulata, und des Pallidums, Pars interna. Diese können dann den Thalamus weniger effektiv hemmen, sodass dieser disinhibiert wird und seine Aktivität steigert: Der motorische Cortex wird verstärkt aktiviert.

Indirekter Weg. Bei Aktivierung des Striatums wird die Pars externa des Pallidums verstärkt gehemmt. Dadurch können die dort lokalisierten Neuronen den Ncl. subthalamicus weniger inhibieren. Dessen disinhibierte Neurone aktivieren verstärkt die Ausgangskerne in Substantia nigra und Pallidum. Diese hemmen wiederum die motorischen Thalamuskerne.

Effektive Wirkung. Auch im Fall einer gesteigerten motorischen Aktivität (→ s. o.) sind die Wirkungen des direkten und des indirekten Wegs gegensätzlich. Daraus folgt, dass in keiner physiologischen Situation beide Wege gleichermaßen stark angesteuert werden, da sich ihre Wirkung aufheben und nur Energie verschwendet werden würde.

Modulation durch Dopamin. Die Einstellung des Übertragungsverhältnisses geschieht durch die Aktivierung der internen Schleife. Der entscheidende Faktor hierbei ist Dopamin. Bei motorischer Aktivität fördern die dopaminergen Neurone der Substantia nigra, Pars compacta, den direkten und hemmen den indirekten Weg.

Auf diese Weise stellen sie das Übertragungsverhältnis von direktem und indirektem Weg ein und fördern die motorische Aktivität.

■ Störungen der Motorik

Die motorische Rückkopplungsschleife über die Basalganglien ist von zentraler Bedeutung für die Willkürmotorik. Störungen manifestieren sich entweder als
- **Hypokinetische** Bewegungsstörung (z. B. Morbus Parkinson) oder
- **Hyperkinetische** Bewegungsstörung (z. B. Chorea Huntington).

Morbus Parkinson. Die Parkinsonsche Krankheit ist durch die Degeneration dopaminerger Neurone in der Substantia nigra, Pars compacta, gekennzeichnet. Dadurch fällt die motorikfördernde Wirkung der internen Schleife weg. Es entsteht der typische Symptomkomplex aus **Akinese** oder Bradykinese (keine bzw. verlangsamte Willkürbewegungen), **Ruhetremor** (Zittern v. a. der distalen Extremitätenmuskulatur in Ruhe) und **mimischer Starre**. Häufig liegt auch eine Depression vor, da nicht nur die skelettomotorische, sondern auch die präfrontale Schleife beeinträchtigt ist. Therapeutisch kommt eine Substitution durch **L-Dopa** in Frage. L-Dopa ist im Gegensatz zu Dopamin Blut-Hirnschrankengängig.

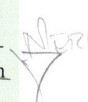

Chorea Huntington. Diese vererbte und tödlich verlaufende Erkrankung ist durch eine Degeneration hemmender Neurone im Striatum gekennzeichnet → verstärkte Disinhibition im direkten Weg. Es kommt zu psychischen Veränderungen und überschießenden, hypotonen Bewegungen.

■ CHECK-UP

- ☐ Wie sind die Basalganglien aufgebaut und was ist der Sinn der hintereinander geschalteten Zentren?
- ☐ Welche Aufgabe erfüllt die interne Schleife?
- ☐ Welchen Effekt hat eine corticale Aktivierung des Striatums auf den direkten Übertragungsweg?

15 Motorik

Kleinhirn

■ Verschaltung

Aufbau und Lage
Das Kleinhirn enthält annähernd so viele Neurone wie das Großhirn. Parallel zu den Basalganglien geschaltet, kontrolliert es die Ausführung von Bewegungen. Es gliedert sich in **Kleinhirncortex** und weiße Substanz, welche die **Kleinhirnkerne** als einzige Ausgangsstation enthält. Der zerebelläre Cortex wird in drei morphologisch und funktionell unterscheidbare Schichten eingeteilt, von innen nach außen:
- **Körnerschicht** (Stratum granulosum): enthält Körner und Golgi-Zellen
- **Purkinje-Schicht** (Stratum ganglionare): enthält Purkinje-Zellen
- **Molekularschicht** (Stratum moleculare): enthält Korb- und Sternzellen sowie Parallelfasern.

> Der Kleinhirncortex hat mit Moos- und Kletterfasern **zwei getrennte Eingangssysteme**, jedoch über Purkinje-Zellen nur **ein Ausgangssystem**, das **hemmend** auf die Kleinhirnkerne wirkt.

Eingangssysteme
Moosfasersystem. Die Moosfasern stammen aus den Moosfaserkernen, die in verschiedenen Hirnstammgebieten lokalisiert sind. Diese erhalten Afferenzen aus dem Cortex, dem Rückenmark und anderen an der Motorik beteiligten Hirnarealen wie Pons und Vestibulariskerne. Die Moosfasern bilden **glutamaterge Synapsen** mit den **Körnerzellen**. Deren Axone ziehen als Parallelfasern zu den Purkinje-Zellen, mit denen sie glutamaterge Synapsen bilden (nur eine Synapse pro Purkinje-Zelle!). Damit wirken sie ebenfalls **erregend**.

Kletterfasersystem. Die Kletterfasern ziehen von der unteren Olive direkt zu den Purkinje-Zellen. Dort bilden sie entlang des verzweigten Dendritenbaums zahlreiche Synapsen. Dadurch sind sie in der Lage, die Purkinje-Zellen effektiv zu erregen. Transmitter ist **Glutamat**.

Ausgangssystem
Purkinje-Zellen. Die Axone der Purkinje-Zellen sind topografisch angeordnet und bilden die einzigen Efferenzen des Kleinhirns. Sie projizieren auf die Kleinhirnkerne. Dabei bilden sie **GABAerge Synapsen**, wirken also hemmend.

■ Verarbeitungsprinzipien

Funktioneller Aufbau
Das Zerebellum besteht aus entwicklungsgeschichtlich, morphologisch und funktionell differenzierbaren Anteilen:
- **Vestibulocerebellum** (**Archicerebellum**), bestehend aus Nodulus und Flocculus: Koordination von Gleichgewicht und Augenmotorik
- **Spinocerebellum** (**Paläocerebellum**), bestehend aus Vermis und Intermediärzone: zuständig für Stütz- und Gangmotorik
- **Cerebrocerebellum** (**Neocerebellum**), bestehend aus Pontocerebellum und lateralen Hemisphären: Koordination der Willkürmotorik.

Motorische Koordination
Das Kleinhirn hat eine entscheidende Bedeutung für die Koordination motorischer Aktivität. Dabei erhält das Spinocerebellum den von den motorischen Cortizes ausgearbeiteten Bewegungsplan (→ s. o.) als **Efferenzkopie**. Diese wird laufend mit dem tatsächlichen Verlauf der Bewegung verglichen, der über periphere Rezeptoren und die beiden Eingangssystem als **Afferenzkopie** ins Kleinhirn gelangt. Eine eventuelle Abweichung wird über den Thalamus an die motorischen Cortizes übertragen, die dann eine Bewegungskorrektur veranlassen.

■ Störungen der Motorik
Bei Läsionen der Kleinhirnhemisphären oder der Ausgangskerne treten je nach Lokalisation typische Ausfallerscheinungen auf. Dabei stehen **Ataxien** im Vordergrund. Ein **Intentionstremor**, der zunimmt, je zielnäher die Greifbewegung ist, zeigt sich vor allem bei Schädigungen der Kleinhirnrinde. Auch eine **Dysdiadochokinese** stellt ein Leitsymptom einer Kleinhirnläsion dar. Hierbei ist die Fähigkeit beeinträchtigt, schnell alternierende Bewegungen auszuführen, etwa Öffnen und Schließen der Hände. Darüber hinaus können aufgrund der zentralen Bedeutung des Cerebellums sämtliche motorische Funktionen gestört sein, die auf eine enge Koordination angewiesen sind (z. B. Sprache).

■ CHECK-UP

- ☐ Welche Afferenzen erhält das Kleinhirn und wie wirken sie?
- ☐ Was ist die primäre Wirkung des Kleinhirns auf die motorischen Zentren?
- ☐ Welche Rolle spielt das Zerebellum während der Ausführung einer Bewegung?

Integrale motorische Funktionen des ZNS

■ Gehen

Das Gehen wird durch **spinale Lokomotionsgeneratoren** ermöglicht, die rhythmisch aktiv sind und die entsprechenden α-Motoneurone aktivieren. Spinale Reflexe ähnlich dem Beugereflex (→ s. o.) ermöglichen dabei einen flüssigen Bewegungsablauf. Dieser verläuft von der **Standphase**, in der das Standbein gestreckt und das Schwungbein gebeugt ist, über die **Schwungphase**, bei der das Schwungbein aufsetzt und gestreckt wird, während das Standbein gebeugt wird, zu einer erneuten Standphase. Beim Gehen schwingen die Arme **gegenläufig** zu den Beinen, um den Körperschwerpunkt möglichst konstant zu halten.

■ Stehen und Gleichgewicht

Bewegungen, die darauf abzielen, gegen Störungen das Gleichgewicht zu halten, werden als **posturale Reaktionen** bezeichnet. Die Kompensationsmechanismen sind dabei antagonistisch: Bei drohendem Fallen nach vorne wird die dorsale Muskulatur aktiviert und umgekehrt. **Stabilisierungsreaktionen**, die auch beim Stehen stattfinden, verlaufen von **distal nach proximal**. Zuerst werden die distalen, dann die proximalen Extensoren aktiviert.

■ Ergreifen eines Gegenstands

Die Repräsentation der Handmotorik in Form von **Bewegungsprogrammen** nimmt eine relativ große Fläche der motorischen Cortizes ein (→ s. o.). Die neuronale Grundlage der sehr präzisen Handmotorik bilden die **monosynaptischen Projektionen** der Betz-Riesenzellen (primärer Motorcortex, Lamina V) auf einzelne Motoneurone. Sie verlaufen im Tractus corticospinalis. Dadurch können extrem kleine motorische Einheiten angesteuert sowie Daumen und Zeigefinger in Form des **Pinzettengriffs** opponiert werden.

■ Motorisches Lernen

Das Erlernen neuer Bewegungsfolgen setzt ein intaktes motorisches System voraus. Die zu erlernende Bewegung wird zuerst unter ständiger Fehlerkorrektur durch Kleinhirn und andere Feedbackmechanismen langsam durchgeführt. Die Abweichung zwischen geplanter und ausgeführter Bewegung ist der Hauptindikator für den Lernfortschritt. Verinnerlichte Bewegungsabläufe werden im **sensomotorischen Gedächtnis** gespeichert.

■ Sprache

→ Kap. 18.

■ CHECK-UP

- ☐ Welche Phasen werden beim Gehen unterschieden?
- ☐ Was ist eine posturale Reaktion?

Störungen der Motorik

■ Muskeltonus

Die Grundspannung der Muskulatur ist ein wichtiges klinisches Zeichen. Grundsätzlich kann der Muskeltonus, der immer an der willkürlich entspannten Extremität geprüft wird, pathologisch erhöht oder erniedrigt sein. **Muskuläre Hypertonie** kann sich etwa als **Spastik** oder **Rigor** äußern und ist meistens durch neurologische Erkrankungen wie **MS** oder **Morbus Parkinson** bedingt. Muskelerkrankungen, etwa hereditäre Myotonie, die auf dem Defekt eines Cl^--Kanals beruhen, sind viel seltener. Eine **muskuläre Hypotonie** äußert sich durch **schlaffe Muskulatur** und Überstreckbarkeit der Gelenke. Ursachen können **spinale** oder **muskuläre Traumen** sowie **Defekte** der **kontraktilen Elemente** sein.

■ Spastik

Eine Spastik ist durch die klassische Trias von **muskulärer Hypertonie**, **Hyperreflexivität** und **erhöhtem Dehnungswiderstand** der Muskulatur gekennzeichnet. Eine zentrale Spastik entsteht durch zerebrale oder spinale Läsionen und bewirkt einen Wegfall der deszendierenden Inhibition. Dadurch sind α- und γ-Motoneurone leichter erregbar, was das pathologische Reflexverhalten erklärt.

■ Rigor

Eine Läsion des extrapyramidalen Systems erhöht den muskulären Tonus. Rigor ist ein Kardinalsymptom des Morbus Parkinson (→ s. o.) und wird in diesem Fall durch Dopaminmangel hervorgerufen.

■ Tremor

Ein Tremor ist ein unwillkürliches Zittern der Muskulatur, das seine Ursache meist in Schädigungen der motorischen Reafferenzsysteme, also Basalganglien und Kleinhirn, hat. Ein **Ruhetremor** ist bei **Morbus Parkinson**, ein **Intentionstremor** bei **Kleinhirnschädigungen** zu beobachten.

■ Querschnittsverletzung des Rückenmarks

Eine Querschnittsläsion ist immer traumatisch bedingt und durch eine charakteristische zeitliche Abfolge der Symptome gekennzeichnet.
- **Akute Phase: Spinaler Schock** mit totaler **Areflexie** und Lähmung (Plegie) unterhalb des geschädigten Segments
- **Chronische Phase**: Nach mehreren Wochen kommt es zu einer **Hyperreflexie** unterhalb der Läsion, da die deszendierende Hemmung wegfällt.

■ CHECK-UP

☐ Welche pathologischen Änderungen des Muskeltonus gibt es und wodurch werden sie verursacht?
☐ Was ist eine zentrale Spastik?

16 Somatoviszerale Sensorik

- Funktionelle und morphologische Grundlagen 229
- Temperatursinn 233
- Tiefensensibilität 234
- Viszerale Sensibilität 234
- Nozizeption 235

Funktionelle und morphologische Grundlagen

Einteilung, Modalitäten und Qualitäten

Adäquate Reize
Jede Sinneswahrnehmung kann auf die Aktivierung von auf die jeweilige **Modalität** (z. B. chemisch, mechanisch, optisch) spezialisierten Sensoren zurückgeführt werden. Sie beinhaltet grundsätzlich Informationen über **Qualität, Intensität** sowie **zeitliche** und **räumliche Dimension** eines Reizes. Innerhalb einer Modalität, etwa der optischen Wahrnehmung, existieren mehrere **Qualitäten** (Submodalitäten) wie etwa Helligkeit, Farbe und Kontrast. Dabei reagiert ein Rezeptor grundsätzlich auf verschiedene Reizformen, kodiert aber immer nur eine Sinnesempfindung. Die Art von Stimulus, bei der die niedrigste physikalische Energie ausreicht, um eine Antwort auszulösen, wird als **adäquater Reiz** bezeichnet. So kann z. B. auch durch einen Faustschlag auf die Orbitae ein Seheindruck hervorgerufen werden, doch die dafür nötige Energie ist um einige Potenzen höher als die von Lichtquanten.

Rezeptoreigenschaften
Je nach Antwortverhalten auf einen gegebenen Reiz werden verschiedene Rezeptortypen (Sensoren) unterschieden (→ Abb. 16.1).
- **Proportionalsensor** (P-Sensor): Die Antwort der Sinneszelle ist abhängig von der Reizstärke, also rein **tonisch**.
- **Differenzialsensor** (D-Sensor): Der Rezeptor registriert lediglich die Änderung der Reizstärke, also ein schwächer oder stärker werdenden Stimulus. Bei dauerhaftem Reiz adaptiert der Sensor und registriert nichts mehr, er zeigt also ein **dynamisches** Antwortverhalten.
- **Proportional-Differenzial-Sensor** (PD-Sensor): Der Rezeptor kombiniert proportionales und differenzielles Antwortverhalten. Dies ist der Fall bei den meisten Sensoren.

Primäre Sinneszellen. Rezeptoren wandeln den empfangenen Reiz direkt in eine AP-Serie um. Sind immer Neurone.

Sekundäre Sinneszellen. Nachgeschaltete Neurone wandeln den Reiz in eine AP-Serie um. Sind immer spezialisierte Zellen, die mit Neuronen synaptisch verbunden sind.

Signalwandlung
Ein Rezeptor muss in der Lage sein, einen Reiz in ein elektrisches Signal umzuwandeln. Dabei spielt der Einstrom von Kationen, v. a. von Na^+, eine zentrale Rolle. Es sind **keine** spannungsabhängigen Na^+-Kanäle beteiligt, weil die Amplitude des Signals in diesem Fall keine Rückschlüsse über die Stimulusstärke zulassen würde. Stattdessen sind der ENaC und andere modulierbare Kationenkanäle beteiligt.

16 Somatoviszerale Sensorik

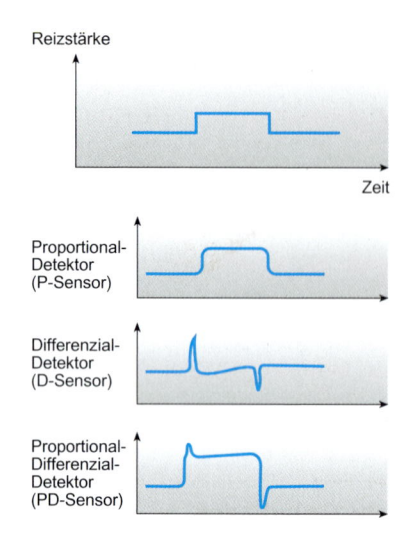

Abb. 16.1 Antwortverhalten der verschiedenen Rezeptortypen auf einen mechanischen Reiz [L106]

Transduktion

Ein **Rezeptorpotenzial** tritt in einer stimulierten Sinneszelle auf und entspricht prinzipiell einem postsynaptischen Potenzial (→ Kap. 12). Es breitet sich rein elektrotonisch aus und ist in Amplitude und Dauer modulierbar (amplitudenmoduliertes Signal). Der Prozess der Signalwandlung, also der Transfer von einem Sinnesreiz in ein Rezeptorpotenzial, heißt **Transduktion**. Diese kann durch vielfältige Mechanismen vermittelt werden, etwa durch mechanisch, thermisch oder metabotrop kontrollierte Kationenkanäle (→ s. u.), sowie durch Second messenger-gesteuerte Ionenkanäle (→ Kap. 17).

Transformation

An die Transduktion schließt sich die **Transformation** an – die Umwandlung des Rezeptorpotenzials in eine Serie frequenzmodulierter AP. Je nach Dauer und Amplitude des Rezeptorpotenzials ist die AP-Frequenz höher oder niedriger, weswegen man von einem frequenzmodulierten Signal spricht. Die Transformation erfolgt nur bei primären Sinneszellen in den Rezeptoren selbst, ansonsten in den nachgeschalteten Neuronen (→ s. o.). Entscheidend dabei ist, dass sowohl Stärke als auch Frequenz des Stimulus ausschließlich durch eine AP-Frequenz kodiert wer-

den, die der Alles-oder-Nichts-Regel gehorcht (→ Kap. 12).

Konduktion

Die in eine AP-Frequenz transformierte Information wird über myelinisierte oder marklose Axone weitergeleitet (→ Kap. 12). Diesen Vorgang bezeichnet man als **Konduktion**.

> Der Prozess der Signalwandlung beinhaltet nacheinander: **Transduktion, Transformation, Konduktion**.

Einteilung der Somatosensorik

Die Somatosensibilität wird nach Lage der Rezeptoren unterteilt in:
- **Oberflächensensibilität** der Haut
- **Tiefensensibilität** (Propriozeption) in Muskeln und Gelenken (→ Kap. 15)
- **Viszerale Sensibilität** (Enterozeption) in inneren Organen.

Ferner können fünf verschiedene Modalitäten unterschieden werden, die durch verschiedene Rezeptortypen vermittelt werden:
- Tastsinn
- Temperatursinn
- Propriozeption
- Schmerzsinn
- Juckempfindung.

■ Rezeptive Strukturen

Anatomie

In der unbehaarten Haut, z. B. in der Fingerbeere, befinden sich vier anatomisch und funktionell unterscheidbare Mechanorezeptoren, die aus primären Sinneszellen und den afferenten Axonen sensibler Neurone bestehen. Sie finden sich in jeweils spezifischen Hautschichten, was Einfluss auf ihre funktionellen Charakteristika hat:
- **Merkel-Tastscheiben**: basale Epidermis
- **Meissner-Körperchen**: apikale Dermis
- **Ruffini-Körperchen**: Dermis
- **Vater-Pacini-Körperchen**: Subkutis.

In der behaarten Haut befinden sich nur zwei verschiedene Mechanosensoren, die ebenfalls primäre Sinneszellen sind:
- Merkel-Tastscheiben
- Haarfollikelrezeptoren.

Funktion

Antwortverhalten. Nach ihrem Adaptionsverhalten werden die Mechanorezeptoren in zwei Klassen eingeteilt:

- Langsam adaptierende **SA-Rezeptoren** (Slowly adapting): eher proportionales Antwortverhalten
- Schnell adaptierende **RA-Rezeptoren** (Rapidly adapting): eher differenzielles Antwortverhalten, besonders für das Erkennen von Berührungen geeignet.

Transduktion. Die Voraussetzung mechanozeptiver Rezeptoreigenschaften bilden **mechanosensitive Ionenkanäle**. Diese stehen mit dem Zytoskelett und der extrazellularen Matrix in Verbindung. Bei Verformungen der Zellmembran oder des Extrazellularraums werden diese Kanäle geöffnet und erlauben den **Einstrom** von **Kationen**, v. a. Na^+. Dadurch kommt es zu einem **Rezeptorpotenzial**.

Transformation. Amplitude und Dauer des Rezeptorpotenzials werden noch im Rezeptor in eine AP-Serie umgewandelt. Die Rezeptorneurone der Haut sind also **primäre Sinneszellen**.

■ Afferente und zentrale Strukturen

Innervationsgebiete

Rezeptives Feld. Der Bereich, der von einem einzelnen sensorischen Neuron erfasst wird. Die Empfindlichkeit nimmt üblicherweise vom Zentrum zur Peripherie des Felds ab. Bei einem mechanischen Stimulus werden mehrere Rezeptoren mit überlappenden rezeptiven Feldern gereizt. Die resultierende Unschärfe wird durch zentrale Mechanismen (z. B. laterale Hemmung, → Kap. 12) reduziert. Oberflächlich gelegene Rezeptoren wie Merkel-Tastscheiben haben kleinere rezeptive Felder als die tief gelegenen Vater-Pacini-Körperchen.

Peripheres Innervationsgebiet. Das Hautareal, das durch einen Hautnerven sensibel innerviert wird. Es umfasst viele rezeptive Felder.

Dermatom. Das Hautareal, das durch die Neurone eines Hinterwurzelsegments sensibel versorgt wird. Aufgrund der Plexusbildung überlappen die Dermatome und sind nicht eindeutig voneinander abzugrenzen. Dennoch ist die Prüfung der segmentalen Innervation wichtiger Bestandteil der neurologischen Diagnostik.

Faserqualitäten

Die sensorischen Informationen werden je nach Modalität durch bestimmte Fasertypen nach zentral weitergeleitet. Informationen über sensorische Reize, die genau lokalisiert werden können, leiten myelinisierte A-Fasern weiter. Insgesamt machen die marklosen, langsam leitenden C-Fasern, die eher diffuse sensorische Reize weiterleiten, jedoch die große Mehrheit der somatosensorischen Axone aus:
- Oberflächensensibilität: Aβ-Fasern (→ Kap. 12)
- Propriozeption: Ia-, Ib- und II-Fasern (→ Kap. 15)
- Temperatur: Aδ- und C-Fasern
- Schmerz: Aδ- und C-Fasern.

Spinale Verschaltung

Hinterhorn. Die Somata der sensorischen Neurone liegen im **Spinalganglion**. Sie entsenden ihre Efferenzen in das Hinterhorn des Rückenmarks. Dieses ist in zehn Laminae nach Rexed (I–X) eingeteilt, wobei das Hinterhorn die Schichten I–VI einnimmt. Die Afferenzen verschiedener Sinnesmodalitäten enden jeweils in bestimmten Schichten:
- Oberflächensensibilität: III, IV
- Propriozeption: VI
- Temperatur- und Schmerzempfinden: I, II, V.

Aufsteigende Bahnen. Je nach Sinnesmodalität gibt es zwei Möglichkeiten der zentralen Weiterleitung:
- **Oberflächensensible** und **propriozeptive Afferenzen** werden ohne Umschaltung **ipsilateral** in der **Hinterstrangbahn** weitergeleitet, die erste Umschaltung findet in den Ncll. cuneatus und gracilis der Medulla oblongata statt
- Informationen über **Temperatur-** und **Schmerzempfindungen** werden schon auf Segmentebene verschaltet. Die entsprechenden Axone **kreuzen** zur Gegenseite und ziehen dann in der **kontralateralen Vorderseitenstrangbahn** zu Thalamus und Mittelhirn.

Nach der ersten Umschaltung konvergieren viele Fasern auf einzelne Neurone, wodurch die rezeptiven Felder größer werden.

16   Somatoviszerale Sensorik

> **Brown-Sequard-Syndrom.** Diese dissoziierte Empfindungsstörung hat ihre Ursache in einer halbseitigen Läsion des Rückenmarks. Motorische Ausfallerscheinungen finden sich ipsilateral, analog zu einer vollständigen Querschnittslähmung (→ Kap. 15). Sensorisch tritt eine **ipsilaterale Störung des Tastsinns** (Anästhesie oder Hypästhesie) und der Propriozeption auf. Daneben besteht ein **kontralateraler Ausfall** des **Schmerz-** und **Temperaturempfindens**.

Verlauf

Hinterstrangbahn. Die Axone der Hinterstrangbahn, die ipsilateral nach zentral ziehen, werden erst in der Medulla oblongata auf das zweite Neuron verschaltet (s. o.) und kreuzen dann auf die Gegenseite. Sie ziehen dann im **Lemniscus medialis** vor allem zum **posterolateralen ventrobasalen Thalamus** (→ Abb. 16.2). Daneben projizieren sie auch zum posteromedialen ventrobasalen Thalamus, wo sie mit mechanozeptiven Afferenzen des N. trigeminus konvergieren. Die Anordnung der somatosensiblen Afferenzen ist während des gesamten Verlaufs somatotop: Die Axone aus den kaudalen Extremitäten liegen medial, während sich die der kranialeren Körperbereiche lateral anlagern. Von den hinteren Thalamuskernen bestehen direkte Verbindungen zum sensorischen Cortex.

Vorderseitenstrangbahn. Die Vorderseitenstrangbahnen ziehen kontralateral entweder in die unspezifischen Thalamuskerne oder in die Kerne der Formatio reticularis. Dieser Kernkomplex ist entscheidend an der Regulation der Vigilanz und anderer Grundfunktionen des ZNS beteiligt (→ Kap. 20). Die corticalen Projektionen der Vorderseitenstrangbahn sind eher unspezifisch und kaum somatotop angeordnet. Ferner bestehen Verbindungen zu Mittelhirn und **limbischem System**. Während des Schlafs ist die Schwelle für die Wahrnehmung taktiler Stimuli stark heraufgesetzt.

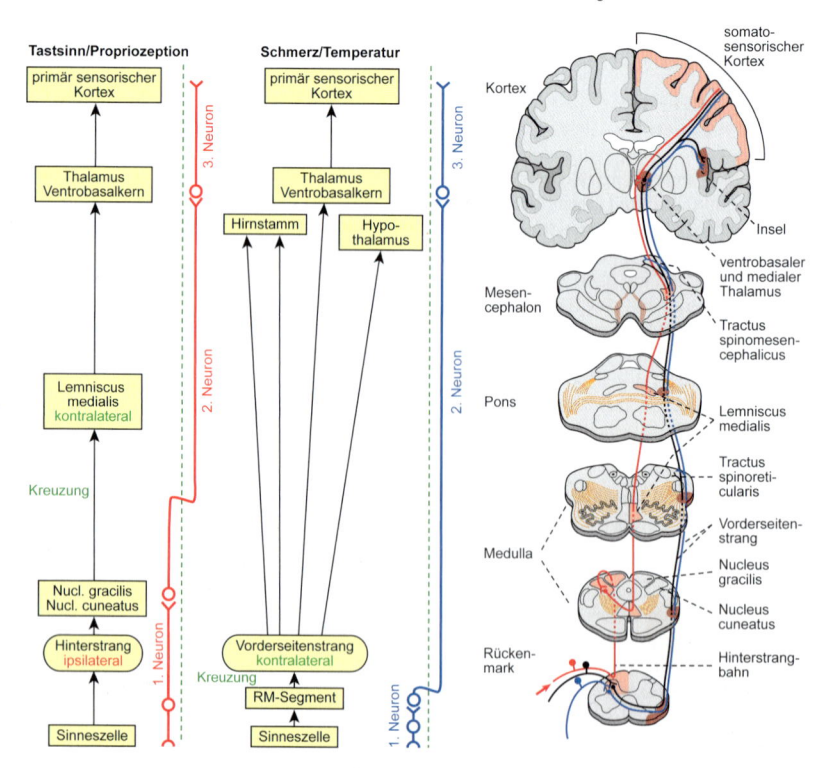

Abb. 16.2 Verschaltungen der Somatosensorik [L231]

Sensorischer Cortex

Aufbau. Aufgrund der Kreuzung der sensorischen Bahnen sind alle sensorischen Empfindungen **kontralateral** repräsentiert. Der primäre sensorische Cortex weist eine ähnliche **Somatotopie** wie der primäre motorische auf (→ Kap. 15). Er besteht aus den Areae 1, 2 und 3 nach Brodmann. Der supplementäre motorische Cortex, der Projektionen beider Körperhälften erhält, ist sehr viel kleiner. Wie in allen sensorischen Cortexarealen dominiert die Lamina IV.

Die Größe der corticalen Felder korreliert negativ mit der Fläche der jeweiligen rezeptiven Felder: Je dichter ein Gebiet innerviert ist, desto **kleiner** die rezeptiven Felder und desto **größer** die corticale Repräsentation.

Projektionen. Die wichtigsten efferenten Projektionen entsendet der primäre sensorische Cortex zum sekundären sensorischen Cortex sowie zu assoziativen und kontralateral gelegenen sensorischen Cortexarealen. Erst dadurch können die sensorischen Informationen integriert und richtig eingeordnet werden.

■ CHECK-UP

- ☐ Wie entsteht ein Rezeptorpotenzial?
- ☐ Welches sind die mechanosensitiven Strukturen der Haut und welche Eigenschaften besitzen sie?
- ☐ Wie unterscheiden sich rezeptives Feld und peripheres Innervationsgebiet vom Dermatom?

Temperatursinn

■ Beteiligte Sensoren

Aufbau
Kälte- und Wärmeempfinden werden durch **verschiedene Rezeptorklassen** vermittelt. Thermorezeptoren bestehen aus freien Nervenendigungen, die verschiedene **thermosensitive Ionenkanäle** enthalten. Je nach Temperatur öffnen oder schließen Kanäle, sodass die Information über die Umgebungstemperatur elektrisch kodiert werden kann. Sowohl Kälte- als auch Wärmesensoren sind PD-Sensoren.

Verteilung
Die Rezeptoren für Warm- und Kaltempfinden sind, ähnlich wie die Mechanorezeptoren, in unterschiedlicher Dichte über die gesamte Haut verteilt. Areale ohne **Temperatursensoren** sind kälte- und wärmeunempfindlich. Die Dichte von Kälte- übertrifft die der Warmsensoren um ein Vielfaches, wahrscheinlich weil ein Temperaturabfall unmittelbare Konsequenzen für die Homöostase hat als ein -anstieg. Die Anzahl der Temperatursensoren ist an thermisch exponierten Stellen wie Gesicht und Händen besonders groß.

■ Temperaturwahrnehmung

Mechanismus
Die an der Temperaturwahrnehmung beteiligten Ionenkanäle gehören alle zur **TRP-Kanal-Familie** (Transient receptor potenzial). Je nach Subtyp öffnen sich diese thermosensitiven Kanäle, um Kationen, v. a. Na^+, passieren zu lassen. Dadurch kommt es zu einem Rezeptorpotenzial, das dann in eine AP-Serie transformiert werden kann. Thermozeptoren sind auch bei indifferenter Temperatur tonisch aktiv.

Kälte
Kälterezeptoren reagieren auf Temperaturen zwischen 0 und 26 °C. Ab etwa 50 °C zeigen sie jedoch wieder Aktivität, sodass eine paradoxe Kälteempfindung bei großer Hitze entsteht (→ Abb. 16.3). Dieses Phänomen wird als **Kälteparadox** bezeichnet. TRPA1 und TRPM8 vermitteln bei entsprechenden Temperaturen einen Einstrom von Kationen. TRPM8 kann nicht nur thermisch, sondern auch durch Wirkstoffe wie **Menthol** aktiviert werden. Auf dieser Tatsache beruht die scheinbar kühlende Wirkung von Pfefferminze.

16 Somatoviszerale Sensorik

Wärme und Hitze
Temperaturen von etwa 27–42 °C lösen eine Wärmeempfindung aus. Diese wird durch das Öffnen von TRPV3- und TRPV4-Rezeptoren vermittelt. Sensoren für eine schmerzhafte Hitzewahrnehmung sind TRPV1 und TRPV2. Sie öffnen bei Temperaturen von über 42 °C, werden aber auch durch **Capsaicin**, den aktiven Bestandteil von Chili- und Paprikaschoten, aktiviert.

Signalverarbeitung
Obwohl es streng genommen drei Qualitäten der Temperaturwahrnehmung gibt (Kälte, Wärme und Hitze) existieren lediglich Kalt- und Warmfasern. Diese werden von Axonen des myelinisierten Aδ- und des marklosen C-Typs gebildet. Das ZNS vergleicht ihre Aktivität und konstruiert daraus eine Temperaturwahrnehmung. Der Bereich, in dem beide thermosensitiven Afferenzen aktiv sind, entspricht dem Indifferenzbereich. Aufgrund ihres PD-Charakters reagieren

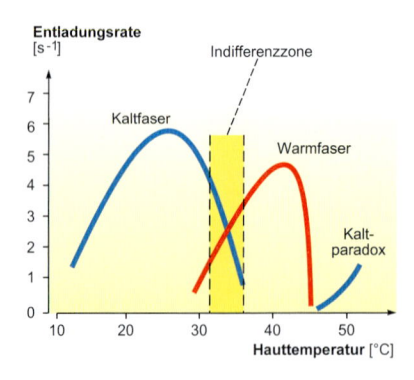

Abb. 16.3 Entladungsraten von Kalt- und Warmfasern bei verschiedenen Temperaturen [L106]

Kälterezeptoren auf jede Abkühlung, analog Wärmerezeptoren auf jede Erwärmung.

■ CHECK-UP
☐ Wie verläuft der Mechanismus der Temperaturwahrnehmung?
☐ Welche Fasern sind bei einer Temperatur von 35 °C aktiv?

Tiefensensibilität

Die Propriozeption wird durch Muskelspindeln und Golgi-Sehnenorgane vermittelt (→ Kap. 15).

Viszerale Sensibilität

■ Einteilung

Sensoren
Die viszerale Sensibilität umfasst sämtliche Sensoren, die im Körperinneren gelegen sind. Diese sind **mechanosensibel, chemosensibel, thermosensitiv** oder **nozizeptiv**. Die von ihnen erfassten und weitergeleiteten Informationen sind von entscheidender Bedeutung für die **Homöostase** des Organismus. Die Rezeptoren ähneln in Aufbau und Funktion denen der Somatosensorik. So gleichen die viszeral gelegenen Mechanorezeptoren morphologisch und funktionell denen der Haut.

Signalweiterleitung
Die meisten viszeralen Sensoren werden von **freien Nervenendigungen** gebildet, an denen auch die Transduktion stattfindet. Ihre Afferenzen verlaufen als dünne, marklose (C-Typ) oder schwach myelinisierte Fasern gemeinsam mit größeren Nerven. Viszerale Afferenzen aus den Verdauungsorganen verlaufen über aufsteigende Bahnen des **Sakralmarks**, direkt in den **N. glossopharyngeus** (IX) oder in den **N. vagus** (X). Die erste Umschaltung findet damit entweder auf Rückenmarksebene oder in den Ganglien der jeweiligen Hirnnerven statt.

Bedeutung

Mechanosensible Afferenzen

Viszerale Mechanorezeptoren registrieren wichtige Parameter:
- **Intraluminale Drücke** über Druckrezeptoren (Barorezeptoren) im Aortenbogen und in der Karotisgabel
- **Füllungszustände** von Hohlorganen wie Herzvorhof oder Blase
- **Scherkräfte** in den Wänden von Magen und Darm.

Diese viszeralen Informationen gelangen normalerweise kaum ins Bewusstsein. Eine Ausnahme bilden die Informationen über den Füllungszustand von Blase und Enddarm, die in einen Reflexbogen einfließen, der einer bewussten Kontrolle unterliegt (→ Kap. 14).

Chemosensible Afferenzen

Chemosensible Rezeptoren sind in der Lage, eine Reihe chemischer Parameter zu messen. Dazu gehören etwa **pH-Wert**, **CO_2-Gehalt** und **Osmolalität** verschiedener Körperflüssigkeiten. Die Detektion verläuft über **chemosensitive Ionenkanäle**. Diese können eine extrazelluläre, pH-empfindliche Domäne aufweisen, die bei pH-Änderungen zu einer Konformationsänderung und einem Öffnen des Kanals führt, oder als dauernd geöffnete Na^+-Kanäle einen extrazellulären Anstieg von Na^+ direkt in ein elektrisches Signal umwandeln.

Thermosensitive Afferenzen

Thermorezeptoren finden sich nicht nur in der Haut, sondern auch im Körperinneren. Da die Umgebungstemperatur jedoch üblicherweise die wichtigste Orientierungsmarke darstellt, sind die viszeralen Thermorezeptoren normalerweise von geringerer funktioneller Bedeutung (→ Kap. 8).

Nozizeptive Afferenzen

Viele innere Organe werden von nozizeptiven Afferenzen (C-Fasern) versorgt. Diese werden von freien Nervenendigungen gebildet. Mit Ausnahme des Gefäßschmerzes, der durch eine Dissektion entstehen kann, werden viszerale Schmerzen eher als **dumpf** und schwierig zu lokalisieren wahrgenommen (→ s. u.).

Verarbeitung

Die viszeralen Informationen gelangen entweder über das Rückenmark in den **Hirnstamm**, oder über die zentralen Ganglien von IX und X zum **Thalamus** und limbischem System. Afferenzen von Baro- und Chemorezeptoren werden direkt auf Hirnstammebene verrechnet und normalerweise nicht bewusst wahrgenommen. Bei starken Abweichungen von den Sollwerten sind die subjektiven Wahrnehmungen eher diffus (Schwindel, Übelkeit). Im Gegensatz dazu gelangen Informationen über Füllungszustände von Hohlorganen oder Schmerzen über den Thalamus ins Bewusstsein.

■ CHECK-UP

- ☐ Welche Arten viszeraler Afferenzen gibt es?
- ☐ Welche Bedeutung haben chemosensitive Rezeptoren und wie sind sie aufgebaut?

Nozizeption

■ Grundlagen

Bedeutung

Die Fähigkeit, **Schmerz** wahrzunehmen, hat eine überlebenswichtige Bedeutung. Eine intakte Nozizeption kann größere Schädigungen des Organismus verhindern, sie erfüllt also eine Schutzfunktion. Eine Schmerzempfindung beinhaltet folgende Komponenten:
- Vegetative: Erhöhung des Sympathikotonus, aber auch Reflexe (→ Kap. 15)
- Emotionale: negative Empfindungen
- Kognitive: Schmerzbewertung
- Sensorische: genaue Lokalisation, Dauer etc.

Rezeptoren

Lokalisation. Nozizeptive Rezeptoren bestehen aus den **freien Nervenendigungen** sensorischer Neurone, sind also primäre Sinneszellen. Ihre Somata liegen entweder in den Spinal- oder den trigeminalen Ganglien. Nozizeptoren sind mit Ausnahme des Gehirns und der Subkutis in nahezu allen Geweben vorhanden. Je nach Lokalisation werden Oberflächen- und Tiefenschmerz unterschieden. Der Oberflächenschmerz ist dabei immer somatisch, der Tiefenschmerz kann somatisch (Muskelschmerzen) oder viszeral sein (innere Organe).

Eigenschaften. Nozizeptoren registrieren **Gewebeschädigungen** durch **Noxen**: schädigende Substanzen oder Prozesse im Allgemeinen, **Entzündungen** oder **Verletzungen**. Da die Ursachen für diese Schädigungen variieren, müssen Nozizeptoren in der Lage sein, auf eine Vielzahl noxischer Stimuli zu reagieren. Manche Rezeptoren detektieren viele verschiedene Noxen, sie zeigen also ein **polymodales** Antwortverhalten. **Monomodale** Nozizeptoren reagieren eher spezifisch auf wenige Reize. Daneben existieren stumme Nozizeptoren, die nur nach vorheriger Sensibilisierung durch Mediatoren erregt werden können.

Signalwandlung

Transduktion. Die Transduktionsmechanismen variieren je nach detektierter Noxe. Ähnlich wie bei der Signalübertragung durch Ionenkanäle (→ Kap. 12) existieren zwei verschiedene Arten der Signalwirkung: ionotrop und metabotrop. Dabei führen metabotrop wirkende **Mediatoren** meist zu einer Verbesserung der ionotropen Übertragung.

Ionotrope Wirkung. Der **Vanilloidrezeptor** 1 (VR1) lässt sich durch noxische Hitze, aber auch durch eine Azidose und Capsaicin aktivieren. Darauf beruht die schmerzhafte Wahrnehmung von starker Schärfe. Der **Serotoninrezeptor** 5-HT_3 ist ebenfalls ein Kationenkanal und maßgeblich an der Vermittlung von Entzündungsschmerzen beteiligt.

Metabotrope Wirkung. Auch **Bradykinin** ist an entzündlichen Prozessen beteiligt. Über eine intrazellulare Sinalkaskade bewirkt es eine starke Sensitivierung von VR1. **Prostaglandine** sind zentrale Mediatoren der Entzündungsreaktion. Sie wirken ebenfalls über eine Phosphorylierung und Sensitivierung von VR1, bewirken aber auch eine direkte Modifizierung von spannungsabhängigen Na^+-Kanälen, wodurch die Schwelle für Schmerzreize gesenkt wird. Daneben ist **Histamin** entscheidend am Entzündungsschmerz beteiligt.

Konduktion. Die Transformation findet direkt in den freien Nervenendigungen statt. Die anschließende Signalweiterleitung erfolgt zum größten Teil in unmyelinisierten **C-Fasern**. Die auf diesem Weg vermittelten Schmerzen sind dumpf und schwer zu lokalisieren. Ein heller, stechender Schmerz wird dagegen über schwach myelinisierte **Aδ-Fasern** vermittelt.

> Die COX ist das zentrale Enyzm im Stoffwechsel der **Prostaglandine**. Hemmer der COX wie ASS oder Ibuprofen wirken **analgetisch** und **antiinflammatorisch**, zeigen jedoch v. a. an der Magenschleimhaut Nebenwirkungen (→ Kap. 7).

■ Nervenläsionen

Nervenläsionen können zu **Neuralgien** führen. Diese neurogenen Schmerzen entstehen durch direkte Aktivierung nozizeptiver Bahnen bei Intaktheit der Nozizeptoren. Damit werden **projizierte Schmerzen** in dem rezeptiven Feld wahrgenommen, das der jeweilige Nerv sensibel versorgt, obwohl es nicht geschädigt ist.

■ Zentrale Organisation

Spinale Verschaltungen

Auf Rückenmarksebene gibt es keine Trennung zwischen somatischen und viszeralen nozizeptiven Afferenzen. Beide **konvergieren** also auf die gleichen Neurone. Daraus resultiert das Phänomen des **übertragenen Schmerzes**: Nozizeptive Informationen aus den inneren Organen werden auf der Körperoberfläche wahrgenommen. Prominentests Beispiel des übertragenen Schmerzes sind die in den **linken Arm** ausstrahlenden somatischen Schmerzen bei akuter **Herzinsuffizienz**. Die Zonen auf der Körperoberfläche, die regelmäßig mit einem bestimmten inneren Organ korrelieren, werden **Head-Zonen** genannt.

Transmitter

Wie in anderen Bereichen des ZNS auch ist der wichtigste erregende Transmitter des nozizeptiven Systems **Glutamat**. Daneben wirkt auch die von Nozizeptoren ausgeschüttete **Substanz P** exzitatorisch an zentralen Synapsen. Lokal kann Substanz P zu einer neurogenen Entzündung führen. Opioidrezeptoren (μ, δ und κ) können durch körpereigene Opioidpeptide wie **Enkephalin** oder **Endorphin** aktiviert werden. Dies führt zu einer Hemmung der nozizeptiven Übertragung.

Supraspinale Organisation

Nozizeptive Afferenzen erreichen über die aufsteigenden Vorderstrangsysteme den **Thalamus**. Von dort bestehen Verbindugen in die sensorischen Cortizes, wo eine Bewusstwerdung und Einordnung des Schmerzes stattfindet. Gleichzeitig unterliegt die Nozizeption einer ständigen Modulation durch das ZNS: Im Zuge der **endogenen Schmerzhemmung** nehmen supraspinale Neurone direkten Einfluss auf Nozizeptoren und spinale Interneurone. Mit Hilfe dieser deszendierenden Kontrolle wird deren Empfindlichkeit über Aktivierung von Opioidrezeptoren eingestellt und bei Bedarf herabgesetzt. Eine wichtige Rolle dabei spielen Raphe-Kerne (Transmitter: Serotonin) und zentrales Höhlengrau.

■ CHECK-UP

- ☐ Wie sind die Nozizeptoren verteilt?
- ☐ Welche molekularen Mechanismen der Schmerzwahrnehmung gibt es?
- ☐ Was ist der Unterschied zwischen projiziertem und übertragenem Schmerz?

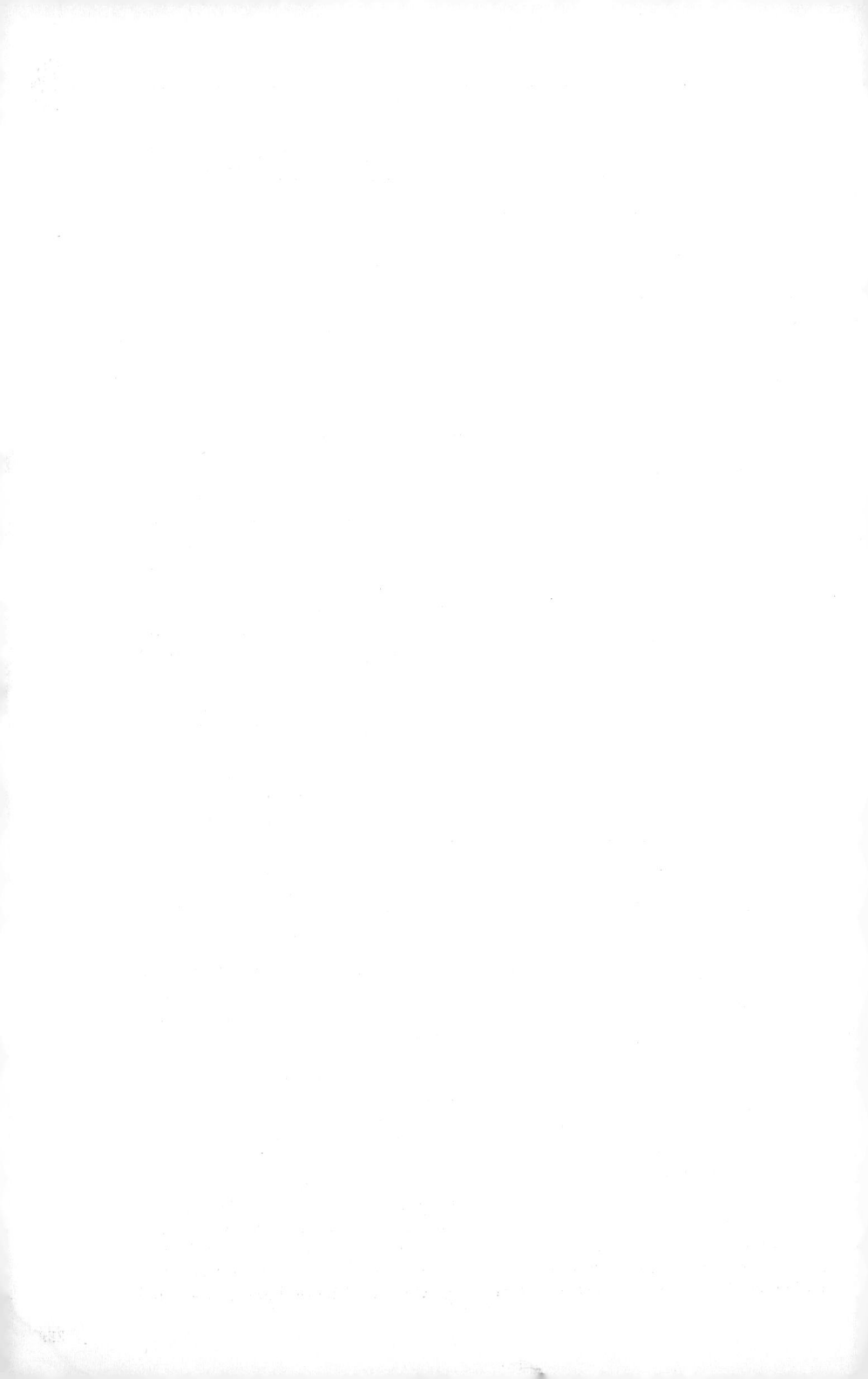

17 Visuelles System

- Dioptrischer Apparat 239
- Signalverarbeitung in der Retina 247
- Zentrale Repräsentation des visuellen Systems 252
- Informationsverarbeitung in der Sehbahn 254

Dioptrischer Apparat

Physikalische Grundlagen

Licht
Das Auge ist ein hoch komplexes optisches System und das zentrale Sinnesorgan des Menschen. Es dient der Wahrnehmung von sichtbarem Licht. Der adäquate Reiz ist **elektromagnetische Strahlung** im Bereich der Wellenlängen 380 nm (blau) bis 780 nm (rot). Elektromagnetische Strahlen außerhalb dieses Frequenzbereichs sind schädlich für Auge und Netzhaut. Deshalb wird kurzwellige UV-Strahlung von Hornhaut und Linse abgefangen, langwellige Infrarotstrahlung durchdringt das Auge und wird dann vom melaninhaltigen Pigmentepithel absorbiert. Das ist notwendig, um die korrekte Funktion des visuellen Systems (funktionelle Einheit von Auge, Netzhaut und beteiligter Hirngebiete) zu gewährleisten.

Farben
Subtraktive Farbmischung. Wie im Malkasten, die wahrgenommenen Farbspektren werden reflektiert, die nicht wahrgenommenen absorbiert (subtrahiert): rot + gelb → orange etc. Addition Grundfarben: blau + gelb + rot → schwarz.

Additive Farbmischung. Wie im Auge, wahrgenommen werden die Anteile des Farbspektrums, die den Filter passieren: grün + rot → gelb etc. Addition Grundfarben: blau + grün + rot → weiß.

Geometrische Optik
Das menschliche Auge (→ Abb. 17.1) lässt sich als ein **zusammengesetztes optisches System** beschreiben, das aus hintereinandergeschalteten Linsen (Cornea, Linse) und anderen lichtbrechenden Elementen wie dem Glaskörper besteht. Diese funktionelle Einheit wird auch als **dioptrischer Apparat** bezeichnet. Dabei gelten mit leichten Einschränkungen (z. B. Cornea in der Mitte dünner als außen, Linse mit variabler Brechkraft) die Gesetze der geometrischen Optik.

Linsen. **Sammellinsen** sind konvex oder bikonvex geformte Prismen, die parallel einfallendes Licht bündeln und zur optischen Achse hin brechen. Sie bündeln Licht in einem Brennpunkt. **Zerstreuungslinsen** sind (bi-)konkav und brechen einfallendes Licht von der optischen Achse weg.

- Konv**e**x: wie ein **B**erg nach außen gewölbt
- Konk**a**v: wie ein **T**al nach innen gewölbt.

Optische Achse. Die optische Achse ist die ideale Gerade, die durch die Krümmungszentren der Linsenoberfläche verläuft und gleichzeitig eine Symmetrieachse darstellt.

Hauptebene. Die Hauptebene H ist die Achse innerhalb der Linse, die sich durch Verlängerung der ausfallenden Strahlen bis zu ihren Schnittpunkten mit den einfallenden konstruieren lässt. Wenn man analog die einfallenden Strahlen verlängert, erhält man eine zweite Hauptebene vor der Linse (H'). Die Hauptebene kann man sich als ideale Linie vorstellen, welche die theoretische optische Mitte darstellt, also die Ebene einer Linse, in der das Licht tatsächlich gebrochen wird. Dieses theoretische Konstrukt

17 Visuelles System

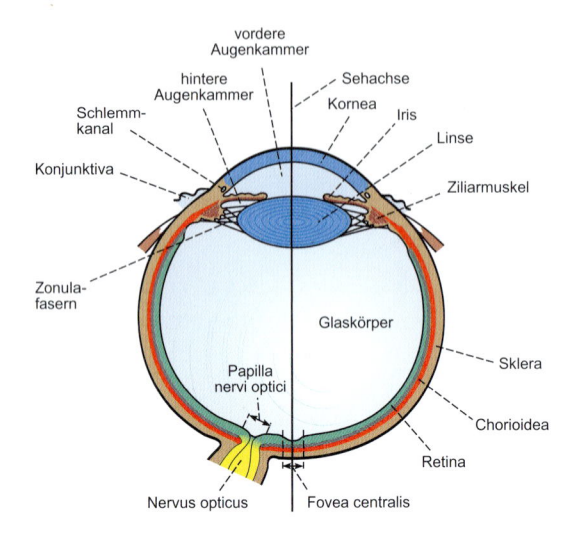

Abb. 17.1 Das menschliche Auge. Die Sehachse, die durch den Bereich des schärfsten Sehens, also die Fovea centralis verläuft, stimmt nicht mit der anatomischen Achse überein. Diese verläuft durch die Papilla nervi optici. [L106]

wird nötig, weil die Augenlinse eine dicke Linse ist, was die Lichtbrechung im Vergleich mit einer dünnen Linse verändert.

Brennpunkt. Der Punkt auf der optischen Achse, in dem sich die gebrochenen Lichtstrahlen schneiden, wird als Fokus oder Brennpunkt bezeichnet. Er liegt bei konvexen Sammellinsen hinter der Linse, bei konkaven Zerstreuungslinsen als virtueller Fokus vor ihr.

Brennweite (f). Der Abstand des Brennpunkts von der Hauptebene. Wird in Metern angegeben.

Brechwert (D). Der Kehrwert der Brennweite, kennzeichnet die Brechkraft einer Linse oder eines optischen Systems. Wird in Dioptrien [dpt = 1/m] angegeben. **Sammellinsen** haben einen **positiven**, Zerstreuungslinsen einen **negativen** Brechwert.

Brechungsindex (n). Wird benutzt, um die Lichtbrechung an der Grenzfläche zweier lichtbrechender Medien zu berechnen, z. B. von Luft zu Wasser. Je größer der Unterschied der Brechungsindizes, desto größer die Lichtbrechung an der Grenzfläche. Mit dem Snellius-Brechungsgesetz können Einfall- und Ausfallwinkel des Lichtstrahls berechnet werden:

$$\left(\frac{\sin[\text{Einfallwinkel}]}{\sin[\text{Ausfallwinkel}]}\right) = \frac{n_1}{n_2}$$

- $n_{\text{Luft}} = 1$
- $n_{\text{Wasser}} = 1{,}33$

Gegenstandsweite (g). Die Entfernung des abgebildeten Objekts von der Hauptebene [m].

Bildweite (b). Die Bildweite [m] ist der Abstand des Bilds (z. B. der Abbildung auf der Retina) von der Hauptebene. Bei bekannter Bild- und Gegenstandsweite kann die Brennweite mithilfe der einfachen Linsengleichung berechnet werden:

$$\frac{1}{f} = \frac{1}{b} + \frac{1}{g}$$

Bei sehr großer Entfernung („unendliche Entfernung" → parallel einfallende Lichtstrahlen) des betrachteten Objekts geht l/g gegen null und kann vernachlässigt werden. Die Brechkraft oder Brennweite kann dann direkt aus der Bildweite berechnet werden.

Knotenpunkt. Jeder Punkt des abgebildeten Objekts korrespondiert mit einem Punkt des Bilds auf der Retina. Verbindet man alle diese Punkte, schneiden die Geraden die optische Ach-

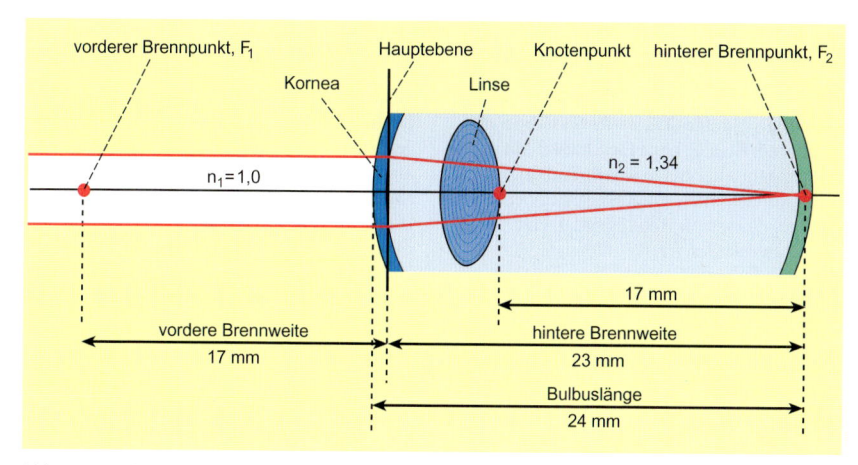

Abb. 17.2 Reduziertes Auge. Auch die Brechungsindizes der verschiedenen lichtbrechenden Elemente im Auge sind hier auf einen einzigen reduziert. [L106]

se in einem Punkt: dem Knotenpunkt. Dieser hat nichts mit dem Brennpunkt zu tun. Bei parallelem Lichteinfall existiert kein Knotenpunkt.

> Ein Objekt, das unter einem Sehwinkel von α = 1° wahrgenommen wird, nimmt auf der Retina ca. 0,3 mm ein.

■ Dioptrischer Apparat

Reduziertes Auge

Das Auge ist ein zusammengesetztes optisches System mit mehreren lichtbrechenden Oberflächen, die in einem komplexen Apparat zusammengefasst sind. Um die einzelne optischen Parameter leichter zu berechnen, dient ein Modell, welches nur von einem lichtbrechenden Element ausgeht. Als Brechungsindex des Augeninneren wird vereinfachend der von Wasser angenommen (→ Abb. 17.2).

Im menschlichen Auge trägt die **Cornea** mit einem Brechwert von **43 dpt** den **größten Teil** zur Brechkraft des gesamten Systems bei. Die variable Brechkraft der Linse reicht von **19 dpt** (fern akkommodiert) bis 31 dpt (nah akkommodiert). Weil der Glaskörper einen leicht negativen Brechwert hat, beträgt die Gesamtbrechkraft des Auges in Ruhe (fern akkommodiert) **59 dpt**. Die Brennweite beträgt damit:

$$\frac{1}{59}\,\text{dpt} = 17\,\text{mm}$$

Abbildungsfehler

Im Gegensatz zu den Idealsystemen, die in der geometrischen Optik betrachtet werden, ist der dioptrische Apparat nicht perfekt und unterliegt physiologischen und pathologischen Prozessen, welche die Abbildungsqualität beeinflussen. Außerdem existieren physikalische Faktoren, welche die Sehschärfe und -qualität limitieren.

Morphologie der Rezeptoren. Weil Stäbchen und Zapfen weder rund noch beliebig klein sein können, begrenzt ihre Dichte in der Netzhaut das Auflösungsvermögen.

Lichtbeugung. Durch die am Rand der Pupille stärkere Lichtbeugung wird ein punktförmiger Lichtstrahl nicht als Punkt, sondern als Oval abgebildet.

Sphärische Aberration. Weil Lichtstrahlen umso stärker zur optischen Achse hin gebrochen werden, je weiter sie von ihr entfernt sind, entstehen unscharfe Abbildungen. Als Korrekturmechanismus ist der Brechwert der Linsenmitte etwas geringer als außen. Bei Tageslicht fällt dieser Effekt außerdem kaum ins Gewicht, weil die Pupille so eng ist, dass die Randbereiche der Linse gar nicht an der Lichtbrechung teilnehmen. Folglich kommt es v. a. bei geringem Lichteinfall und größerem Pupillendurchmesser zu unscharfen Abbildungen.

Chromatische Aberration. Lichtstrahlen unterschiedlicher Wellenlänge werden unterschiedlich stark gebrochen. Vor allem Licht im kurzwelligen Bereich wird stärker gebrochen. Dies ist jedoch funktionell weniger bedeutend.

Streuung. Im Idealfall ist der Glaskörper ein homogenes Gebilde ohne Einschlüsse. Mit zunehmendem Alter treten jedoch Trübungen durch Kondensation von Kollagenfibrillen auf und beeinflussen die Abbildungsqualität (Mouches volantes, frz. für „fliegende Mücken").

Blinder Fleck. Die **Papilla n. optici** bezeichnet den Austrittsort des Sehnervs aus dem Auge. An dieser ca. 15° temporal der Gesichtfeldmitte gelegenen Stelle befinden sich **keine Fotorezeptoren**, ein hierhin projiziertes Objekt kann folglich nicht wahrgenommen werden.

Ophthalmoskopie. Die Augenspiegelung und Darstellung des **Augenhintergrunds** ist Teil der augenärztlichen und neurologischen Routinediagnostik. Der Augenhintergrund ist die einzige nicht invasiv zugängliche Stelle des Körpers, an der pathologische Veränderungen des Gefäß- und Nervensystems frühzeitig rein optisch festgestellt werden können. Sichtbar sind Äste der A. und V. centralis retinae sowie die Papilla n. optici (Austritt N. opticus, blinder Fleck) und die Macula lutea (Stelle des schärfsten Sehens, gelber Fleck).

Akkommodation

Akkommodationsbreite (A). Um nahe wie ferne Gegenstände scharf auf der Retina abzubilden, muss es möglich sein, die Brechkraft des dioptrischen Apparats den Erfordernissen anzupassen. Das geschieht durch eine Änderung der Linsendicke und damit des Brechwerts. Diese Anpassung heißt **Akkommodation**, die maximal mögliche Brechkraftänderung **Akkommodationsbreite**. Sie ist die Differenz der Brechwerte für Nah- (D_N) und Fernpunkt (D_F), also der Punkte in Nähe bzw. Ferne, bei denen gerade noch scharf gesehen werden kann:

$$A = D_N - D_F$$

Die Berechnung der Akkommodationsbreite ist für die Korrektur von Fehlsichtigkeiten von großer Bedeutung. Falls eine Korrekturlinse vorgesetzt wird, verändert sich Fern- oder Nahpunkt, nicht aber die Akkommodationsbreite. Diese sinkt von 10–15 dpt im Kindesalter auf Werte von 2 dpt im Alter.

Mechanismus. Die Linse besitzt eine hohe Elastizität und hat deshalb die Tendenz, eine kugelförmige Form anzunehmen. Dem wirken die Zonulafasern entgegen, die am Linsenäquator ansetzen und sie durch ihren Zug abflachen. Dieser Vorgang spielt sich v. a. an der Vorderfläche der Linse ab. In diesem Fall ist die Brechkraft der Linse gering, es besteht eine **Fernakkommodation**. Die Spannung der Zonulafasern kann durch Anspannung des M. ciliaris vermindert werden. Dann überwiegen die elastischen Rückstellkräfte der Linse: Sie wird runder, die Brechkraft erhöht sich und es stellt sich eine **Nahakkommodation** ein.

Ruhepunkt. Der M. ciliaris wird zu einem geringen Teil sympathisch, jedoch überwiegend **parasympathisch** versorgt. Deshalb ist der Tonus der Zonulafasern gering, die Linse kann sich abkugeln und das Auge ist folglich **nah akkommodiert**. Der Nahpunkt, der in diesem Fall fokussiert wird, heißt **Akkommodationsruhepunkt** und liegt etwa 0,5–2 m entfernt. Bei Sympathikusaktivierung sinkt der Tonus des M. ciliaris, der Tonus der Zonulafasern steigt, die Linse wird abgeflacht und das Auge ist **fern akkommodiert**. Dieser Effekt wird allerdings eher durch eine Hemmung der parasympathischen als durch eine Steigerung der sympathischen Innervation erreicht.

Den Gegensatz zur Normalsichtigkeit (Emmetropie) bilden die verschieden, sehr verbreiteten Formen der Fehlsichtigkeit (Ametropien, auch Refraktionsanomalien genannt).

Astigmatismus (Stabsichtigkeit). In vielen Fällen ist der Brechwert der Cornea in vertikaler größer als in horizontaler Richtung (regulärer Astigmatismus). Bis zu einem Wert von 0,5 dpt gilt ein solcher Abbildungsfehler als physiologisch, ansonsten kann er durch astigmatische, **zylindrische Brillengläser** korrigiert werden. Nahezu unmöglich ist das beim irregulären Astigmatismus, der durch eine unebene, narbige Cornea hervorgerufen wird. Am ehesten können Kontaktlinsen dazu beitragen, wieder eine ebene Hornhautoberfläche herzustellen.

Myopie (Kurzsichtigkeit). In diesem Fall ist das Auge im Verhältnis zur Brennweite zu lang, ein scharfes Bild entsteht bereits vor der Netzhaut. Daher finden Zerstreuungslinsen (**konkave Brillengläser**, negativer Brechwert) Verwendung.

Presbyopie (Alterssichtigkeit). Im Alter nimmt die Akkommodationsbreite stark ab, ca. 0,75 dpt pro 5 Jahren. Das liegt einerseits am lebenslang anhaltenden Wachstum der Linse. Da sie fest von der straffen Linsenkapsel umschlossen ist, verdichtet sich ihr Kern und verändert die optischen Eigenschaften. Zum anderen verringert sich gleichzeitig ihre Verformbarkeit, sodass die **Akkommodationsbreite** stark **nachlässt**. Das Auge kann also die Brechkraft für nahe Gegenstände nicht mehr aufbringen, das System muss mit einer Sammellinse (**konvexe Brillengläser**, positiver Brechwert) angepasst werden.

Hyperopie (Weitsichtigkeit). Im Gegensatz zur Alterssichtigkeit ist nicht die altersbedingte Verringerung des Akkommodationsbereichs ausschlaggebend. Stattdessen ist das Auge in Relation zur Brennweite zu kurz, korrigiert wird wie bei der Presbyopie mit **Sammellinsen**.

Pupille

Funktion

Die Pupille ist eine runde, größenvariable (Ø 2–8 mm) Öffnung der Iris. Die Pupillenmuskulatur reguliert die Lichtmenge, die durch die Pupille auf die Netzhaut fällt. Das ist notwendig, um Kontrast und Schärfe zu maximieren und die Retina vor fototoxischen Einwirkungen zu schützen. Gleichzeitig ist die Tiefenschärfe umso höher, je kleiner die Pupille ist. Damit entspricht die Pupille im optischen System des Auges einer Aperturblende, die je nach Lichteinfall geöffnet oder geschlossen wird, um die retinale Belichtung möglichst konstant zu halten.

- **Mydriasis**: Pupillenerweiterung
- **Miosis**: Pupillenverengung.

Lichtreaktion

Die Pupille verengt oder erweitert sich innerhalb einer sehr kurzen Latenzzeit von 200–500 ms. Diese Lichtreaktion geschieht unwillkürlich und wird in vielen klinischen Bereichen routinemäßig geprüft. Die entscheidenden Kerne befinden sich im Mesenzephalon: die **Area praetectalis** im dorsalen, der Ncl. Edinger-Westphal im rostralen Mittelhirn.

Afferente Bahn. Retina → N. opticus → Chiasma opticum → Corpus geniculatum laterale → Area praetectalis.

Efferente Bahn. Area praetectalis → Ncl. Edinger-Westphal → parasympathische Fasern → Ganglion ciliare, Umschaltung → N. oculomotorius → M. dilatator pupillae. [sphincter]

Dieser Regelkreis optimiert die Belichtung der Retina durch Anpassung der Pupillenweite. Weil in der Area praetectalis auch kontralaterale Projektionen gemeinsam verschaltet werden, zeigt auch das unbelichtete Auge eine Lichtreaktion. Man unterscheidet:

- **Direkte Lichtreaktion** (Mydriasis des beleuchteten Auges, ipsilateral)
- Indirekte, **konsensuelle Lichtreaktion** (Mydriasis des unbeleuchteten Auges, kontralateral).

Anhand dieser Mechanismen lassen sich mit einem einfachen Test afferente und efferente Störungen der Pupillenlichtreaktion unterscheiden (→ Abb. 17.3).

Nahreaktion

Die Pupille passt sich im Sinne einer **Konvergenzreaktion** der Akkommodation des Auges an. Das bedeutet, dass sie sich bei Nahakkommodation verengt. Dadurch wird bei Tätigkeiten im Nahfeld (z. B. Lesen) die Tiefenschärfe erhöht, während die Augen leicht einwärts gestellt werden, um ein nahes Objekt zu fixieren. Die entgegengesetzte Bewegung heißt entsprechend **Divergenzreaktion**.

Vegetative Einflüsse

Die Kontrolle der Pupillenweite wird vom vegetativen Nervensystem übernommen (→ Kap. 14).

> **Horner-Syndrom.** Das Horner-Syndrom ist durch einen **Ausfall** des **Sympathikus** bedingt. Kennzeichen ist die Trias von **Miosis** (Ausfall des M. dilatator pupillae), **Ptosis** (herabhängendes Lid durch Ausfall des M. tarsalis) und **Enophthalmus** (eingesunkenes Auge durch Ausfall des M. orbitalis).

17 Visuelles System

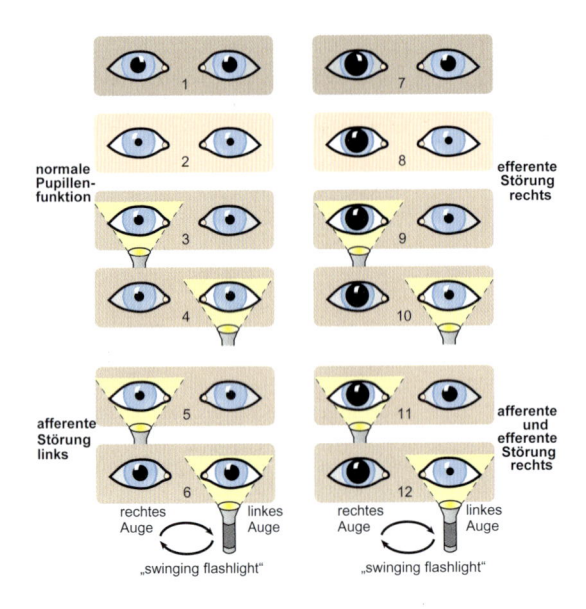

Abb. 17.3 Swinging-Flashlight-Test. **1–4**: Normalbefund, Pupillen gleich weit (Isokorie), reagieren konsensuell und direkt. **5–6**: afferente Störung links, da die linke Pupille nur konsensuell, aber nicht mehr direkt auf Licht reagiert. Völliges Fehlen der direkten Lichtreaktion im Fall einer Amaurose (Erblindung). **7–10**: efferente Störung rechts, Pupillen unterschiedlich weit (Anisokorie), rechte Pupille reagiert gar nicht (Pupillenstarre). **11–12**: afferente und efferente Störung rechts, konsensuelle Reaktion der linken (!) Pupille schwächer als direkte Lichtreaktion, Pupillenstarre rechts. [L106]

Katarakt (Grauer Star). Eine i. d. R. altersbedingte **Eintrübung** der **Linse**. Einzige Therapiemöglichkeit ist die Entfernung der Linse und Ersatz durch eine Kunstlinse – ein Routineeingriff und die am häufigsten durchgeführte Operation weltweit.

■ Augeninnendruck

Kammerwasser

Das Kammerwasser (Humor aquosus) füllt die hintere und vordere Augenkammer aus. Es dient v. a. der Ernährung der gefäßfreien Linse und des Corneaendothels. Das Kammerwasser unterscheidet sich in seiner Zusammensetzung kaum vom Plasma, da es ein **Ultrafiltrat** ist. Es wird unter Beteiligung der **Karboanhydratase** von den Fortsätzen der Ziliarepithelzellen in der hinteren Augenkammer abgegeben und gelangt durch die Pupille in die vordere Kammer. Dort wird es über den Schlemm-Kanal im venösen Trabelwerk des Kammerwinkels (Plexus venosus sclerae) resorbiert und gelangt zurück in den Blutkreislauf.

Augeninnendruck

Die Sklera bildet eine relativ feste Hülle um den Augapfel. Durch die stetige Sekretion (ca. 2 µl/min) und Resorption von Kammerwasser stellt sich ein Gleichgewicht ein, das dem Augeninnendruck zugrunde liegt. Schwankungen sind physiologisch, der Druck sollte aber im Bereich von 15–20 mmHg liegen. Messen des Augeninnendrucks:

- **Impressionstonometrie**: definierte Krafteinwirkung auf die Cornea → Eindruck wird gemessen
- **Applanationstonometrie**: definierte Abflachung → Kraft wird gemessen.

Glaukom (Grüner Star). Ein chronisch oder akut erhöhter Augeninnendruck ist aufgrund der damit verbunden Schädigung des Sehnervs eine der häufigsten Ursachen für Erblindung.

- **Akutes Glaukom**: Eine Verlegung des Kammerwinkels und die damit einhergehende Blockade der Kammerwasserresorption (**Winkelblockglaukom**) führt zu einer akuten Steigerung des Augeninnendrucks. Begünstigend wirken Hyperopie, Kataraktkrankung oder Einnahme von pupillenerweiternden Mitteln (→ schwerer ärztlicher Kunstfehler!), da sie alle zu einer Verdickung der Iris oder Pupille führen und den Kammerwinkel verengen.

- **Chronisches Glaukom**: Das **Offenwinkelglaukom** oder Glaucoma simplex hat seine Ursache in einem Missverhältnis zwischen Kammerwassersekretion und -resorption. Dadurch kommt es zu einer Steigerung des Augeninnendrucks. Weil sich dieser nur langsam erhöht, werden die resultierenden Gesichtsfeldausfälle (Skotome) erst spät bemerkt, was die Erkrankung besonders gefährlich macht.

In beiden Fällen besteht die Therapie in einer Senkung des Innendrucks, sei es durch Miotika (pupillenverengende Medikamente) oder Hemmer der Karboanhydratase.

■ Tränen

Funktion

Die Tränenflüssigkeit ist ein wässriges, salziges Sekret, das durch den Lidschlag über die Cornea verteilt wird. Sie dient der **Reinigung** der Augenoberfläche und der **Ernährung** der gefäßlosen Hornhaut. Außerdem gleicht der Tränenfilm kleine Unebenheiten in der Hornhaut aus und verbessert so die optischen Eigenschaften der Cornea. Der **Cornealreflex**, also ein Schließen der Lider durch Kontraktion des M. orbicularis oculi bei Berührungen der Hornhaut, wird über freie Nervenendigungen des N. trigeminus vermittelt. Er schützt das Auge vor Fremdkörpern und dem Austrocknen, und lässt sich zu diagnostischen Zwecken nutzen. Eine Aktivierung des **Parasympathikus** (über N. intermedius) bewirkt eine Zunahme der Tränensekretion (→ Kap. 14). Eine emotionale, sozial geprägte Funktion erfüllen die Tränen beim **Weinen**. Im Vergleich zur konstant sekretierten Tränenflüssigkeit enthalten geweinte Tränen höhere Konzentrationen an K^+.

Zusammensetzung

Die seröse Tränendrüse (Gl. lacrimalis) produziert täglich etwa 5–500 ml Tränenflüssigkeit. Diese Menge unterliegt jedoch starken Schwankungen. Die Tränenflüssigkeit hat eine ähnliche Osmolarität wie das Plasma (320 mmol/l, pH 7,4), ist jedoch arm an Proteinen. Eine Ausnahme bilden die zahlreich enthaltenen Immunglobuline (**IgA**) und Glykoproteine, die zusammen mit dem bakteriostatischen **Lysozym** für die antimikrobielle Wirkung der Tränen verantwortlich sind. Der Tränenfilm kann in drei mikroskopisch dünne Schichten unterteilt werden:

- **Innere Schicht**: enthält v. a. **Muzine**
- **Mittlere Schicht**: dickste, **wässrige** Schicht
- **Äußere Schicht**: enthält **Lipide**, die vor Verdunstung schützen.

■ Augenmotorik

Augenmuskeln

Im Gegensatz zu den inneren Augenmuskeln, die für Akkommodationsbewegungen zuständig sind, haben die sechs äußeren Augenmuskeln ihre Ursprünge an Knochen und bewegen somit das ganze Auge. Da scharfes Sehen nur im Bereich der Fovea centralis möglich ist, werden sie meist unbewusst aktiviert oder gehemmt, um die Bildqualität zu optimieren. Sie werden durch die Nn. oculomotorius (III), trochlearis (IV) und abducens (VI) innerviert.

Augenbewegungen

Im Hinblick auf die Koordination beider Augen werden die Augenbewegungen eingeteilt in

- **Vergenzen** (gegensinnige Bewegungen): Konvergenz und Divergenz bei nahen und fernen Objekten
- **Versionen** (gleichsinnige, konjugierte Bewegungen): Blickfolgebewegungen.

> Achtung Verwechslungsgefahr! Bei **Vergenzbewegungen** werden die Augenmuskeln des rechten und linken Augen **agonistisch**, bei **Versionsbewegungen** antagonistisch innerviert.

Nystagmus

Bei Änderungen der Kopf- oder Objektposition im Raum müssen diese durch Augenbewegungen kompensiert werden, um das Objekt nach wie vor scharf abzubilden und nicht aus dem Blickfeld zu verlieren. Die dafür nötigen Bewegungen werden unterteilt in

- **Zielfolgebewegungen**: langsame Blickfolgebewegungen
- **Sakkaden**: schnelle Blickfolgebewegungen.

Ein **Nystagmus** ist die reflektorische, stereotypische Kombination dieser beiden Augenbewegungen. Er kann physiologisch oder pathologisch sein.

Optokinetischer Nystagmus (OKN). Das bekannteste Beispiel eines physiologischen Nystagmus ist der sogenannte Eisenbahnnystagmus: Folgt man etwa beim Blick aus dem Fenster eines fahrenden Zugs einem Baum (Zielfolgebewegung), der sich irgendwann **entgegen** der Fahrtrichtung aus dem Blickfeld bewegt, schnellen die Augen nach dem Verschwinden des Baums aus dem Blickfeld im Sinne einer raschen Rückholbewegung (Sakkade) in Fahrtrichtung zurück.

> Generell gilt: Der Nystagmus ist **immer** nach der Richtung der schnellen Komponente, also der Sakkade, benannt.

Vestibulookulärer Nystagmus (VOR). Als vestibulären Nystagmus bezeichnet man Nystagmen, die durch vestibuläre Wahrnehmungen ausgelöst werden. Jede Änderung der Körperposition im Raum wird durch das Vestibularorgan wahrgenommen und geht mit einer Änderung des retinalen Bilds einher. Als rotatorischer oder **Drehnystagmus** wird ein durch Rotation des Körpers ausgelöster Nystagmus bezeichnet. Er verläuft immer in Drehrichtung. Man macht ihn sich diagnostisch zunutze, um Schädigungen der Vestibulariskerne oder der vestibuloökulären Bahnen auszuschließen. Zu dem gleichen Zweck lässt sich ein **kalorischer Nystagmus** durch Einspülen von kaltem oder warmem Wasser in den Gehörgang auslösen. Dabei verläuft die Richtung des Nystagmus bei Spülung mit kaltem Wasser hin zur nicht gespülten Seite, bei warmem Wasser zur gespülten Seite.

> Ein kalorischer Nystagmus entsteht wahrscheinlich durch temperaturbedingte Dichteänderungen der Endolymphe. Er verläuft immer zu **wärmeren** Seite.

Ein **spontaner Nystagmus** ist immer **pathologisch**. Physiologische Nystagmen wie OKN und VOR können verändert sein und geben Hinweise auf potenziell pathologische Veränderungen im visuellen und vestibulären System.

Steuerung
Die hohe zeitliche Auflösung des Sehsinns wird durch eine extreme schnelle und präzise Koordination der Augenbewegungen erreicht. Neben den **vestibulären Kernen** und den jeweiligen **Kernen der Hirnnerven** sind höhere Zentren involviert:

Colliculi superiores. Sie spielen eine zentrale Rolle bei der Genese von Sakkaden und anderen Blickfolgebewegungen. Die wichtigsten Afferenzen erhalten sie von der Retina, daneben integrieren sie aber auch akustische und somatosensorische Signale.

Paramediane pontine retikuläre Formation (PPRF). Dieses in der Brücke gelegene Netzwerk koordiniert die auf- und absteigenden Bahnen von höher gelegenen Arealen wie dem assoziativen und prämotorischen Cortex zu den entsprechenden Hirnnervenkernen und übernimmt damit eine Schlüsselposition in der Kontrolle der Augenbewegungen.

Frontales Augenfeld. Das Areal 8 nach Brodmann gehört zum prämotorischen Cortex und stellt die höchste Hierarchieebene bei der Steuerung der Augenbewegungen dar. Im frontalen Blickzentrum werden **willkürliche Augenbewegungen** initiiert.

■ CHECK-UP
- ☐ Aus welchen Bestandteilen besteht das reduzierte Auge und welche Eigenschaften weist es auf?
- ☐ Wie unterscheiden sich Alters- und Weitsichtigkeit?
- ☐ Ein Patient hat eine Akkommodationsbreite von 5 dpt und muss Gegenstände 50 cm vom Auge entfernt halten, um sie scharf zu sehen. Wo liegt sein Fernpunkt?
- ☐ Über welchen Signalweg wird die Weite der Pupille reguliert?
- ☐ Wie kommt der Augeninnendruck zustande und welche damit assoziierte Krankheitsbilder gibt es?
- ☐ Was ist ein optokinetischer Nystagmus?

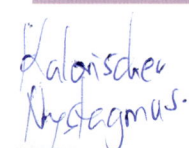

Signalverarbeitung in der Retina

■ Grundlagen

Aufbau
Die Netzhaut erfüllt die Funktion eines **Bildsensors** und entspricht entwicklungsgeschichtlich einem ausgelagerten **Teil des Gehirns**. Bemerkenswert ist ihr laminarer Aufbau, der auf den ersten Blick widersinnig erscheint: Das Licht muss sämtliche Schichten durchqueren, um auf die Fotorezeptoren (Stäbchen und Zapfen) zu treffen (→ Abb. 17.4). Diese Anordnung garantiert jedoch gleichzeitig einen Schutz vor fototoxischen Effekten, da die Rezeptorzellen in der Pigmentepithelschicht eingebettet sind. Nur die innerste Schicht der Retina ist kapillarisiert, die äußeren, dem Glaskörper abgewandten Schichten erhalten ihre Nährstoffe per Diffusion.

Zelltypen
Neben neuronalen Zellen (Horizontalzellen, Bipolarzellen, Amakrinzellen, Ganglienzellen) enthält die Retina eine Vielzahl von Glia- und sonstigen Stützzellen. Stäbchen und Zapfen sind über Bipolarzellen (1. Neuron) mit den jeweiligen Ganglienzellen (2. Neuron) verbunden, deren Axone schließlich den N. opticus (II) bilden. Zusätzlich zu diesen vertikalen Verschaltungen existiert eine Vielzahl horizontaler Verbindungen in Form elektrischer Synapsen (Gap junctions), v. a. zwischen Fotorezeptoren.

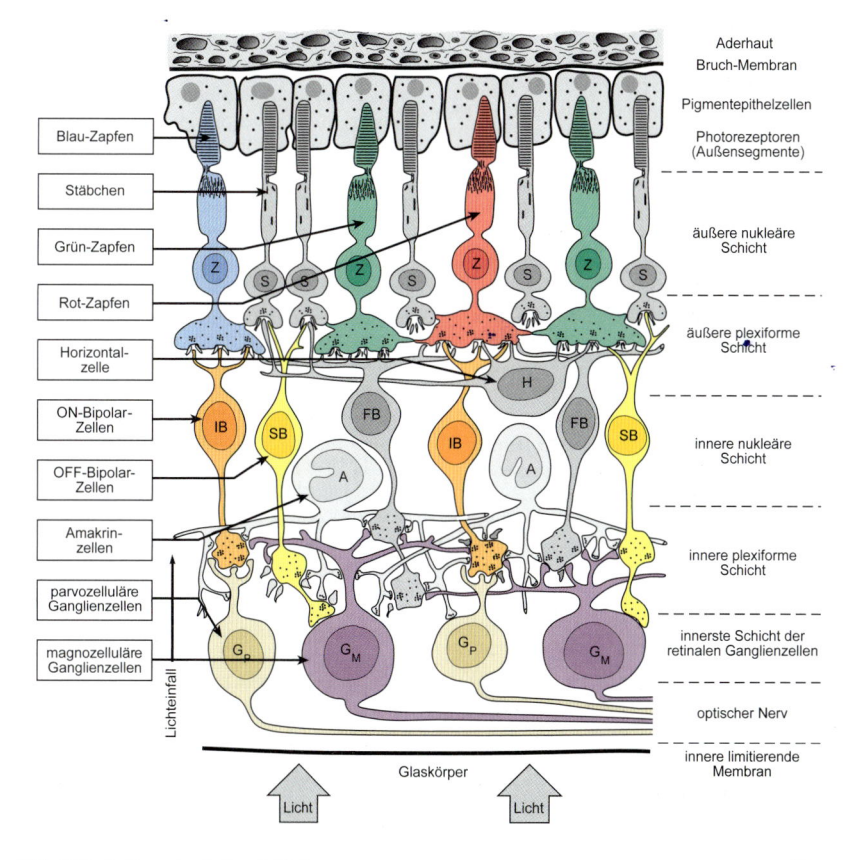

Abb. 17.4 Aufbau der Retina [L106]

17 Visuelles System

Fotorezeptoren
Die lichtsensitiven Zellen der Retina sind sekundäre Sinneszellen. Es gibt zwei Typen von Fotorezeptoren, die dämmerungsempfindlichen **Stäbchen** (120 Millionen) und die tageslichtempfindlichen **Zapfen** (6 Millionen). Beide lassen sich in ein Zilium sowie einen Innen- und Außensegment unterteilen. Vom Zilium her wachsen ständig neue Membranscheibchen nach, um dann vom Pigmentepithel phagozytiert zu werden. Das gewährleistet die Intaktheit der Außensegmente. Diese enthalten als zentralen Bestandteil den Sehfarbstoff **Rhodopsin** und bilden die kleinste funktionelle Einheit der Fotorezeptoren.

Rhodopsin
Der Sehfarbstoff setzt sich aus zwei Bestandteilen zusammen, einem variablen Proteinanteil (**Opsin**) und dem Aldehyd des Vitamin A, **11-cis-Retinal**. Je nach Farbempfindlichkeit des Rezeptors ist die Aminosäuresequenz des Opsins unterschiedlich zusammengesetzt, der Retinalanteil hingegen ist konstant. Für den Stoffwechsel des hydrophoben Retinals ist das zellulare retinaldehydbindende Protein **(CRALBP)** als Transportprotein von und zur Leber von großer Bedeutung.

> **Vitamin-A-Mangel.** Ein ernährungsbedingter Mangel an **Retinol** (Vitamin A_1), der Vorläuferform des Retinals, kann zu **Nachtblindheit** (Nyktalopie) führen, da besonders die Stäbchen empfindlich gegenüber Retinolmangel reagieren.

Skotopisches Sehen
Das Stäbchensehen, also das Sehen bei Dämmerung oder Dunkelheit, wird als skotopisches Sehen bezeichnet. Ihre Dichte ist parafoveal, also rund um die Fovea centralis, am höchsten, während direkt in der Fovea keine Stäbchen vorhanden sind – blasse Sterne lassen sich eher am Rand des Blickfelds betrachten. Das in den Stäbchen enthaltene Rhodopsin hat ein Absorptionsmaximum im Wellenlängenbereich von ca. 500 nm, rotes Licht wird weitgehend reflektiert, weswegen es rot erscheint. Diese Tatsache sorgt umgekehrt dafür, dass bläuliches Licht vom dunkeladaptierten Auge am besten wahrgenommen wird.

Photopisches Sehen
Für die drei Grundfarben der additiven Farbmischung (➔ s. o.) sind in der Retina drei verschiedene Zapfenformen mit unterschiedlichen Absorptionsmaxima vorhanden:
- Blauzapfen: 440 nm
- Grünzapfen: 535 nm
- Rotzapfen: 567 nm.

Sie unterscheiden sich nur in der Aminosäuresequenz des Opsinanteils. Dieser Unterschied reicht aus, um das Farbensehen zu ermöglichen: Sämtliche Farben können aus den Grundfarben rot, grün und blau zusammengesetzt werden. Die größte Sensitivität für das Sehen bei Tageslicht findet sich in der Fovea centralis.

■ Transduktion

Fototransduktion
Aktivierung. Der Lichtsensor der Fotorezeptoren ist das Rhodopsin. Ein einzelnes Photon, also ein Lichtquant, kann ein Rhodopsinmolekül aktivieren. Bei Belichtung findet zuerst eine **Isomerisierung** von **11-cis-Retinal** zu **all-trans-Retinal** statt. Über mehrere Schritte entsteht Metarhodopsin II (aktiviertes Rhodopsin). Um Rhodopsin erneut belichten zu können, muss es in mehreren Reaktionsschritten über all-trans-Retinol regeneriert werden.

Transduktion. Metarhodopsin II → Transduzin → PDE → cGMP → GMP.
Bei fehlendem Lichtreiz, also im Dunkeln, ist die Rezeptorzelle durch einen ständigen Na^+-Strom konstant leicht depolarisiert. Dieser **Dunkelstrom** wird durch die hohen intrazellulären Konzentrationen von cGMP gewährleistet (➔ Abb. 17.5). Wird nun durch Lichteinfall die durch die PDE vermittelte Hydrolyse von cGMP zu GMP beschleunigt, sinkt der cGMP-Spiegel und die Offenwahrscheinlichkeit der Na^+-Kanäle sinkt. Dadurch kommt es zu einer Hyperpolarisation der Zelle. Folglich wird weniger Glutamat an der Synapse zu den Bipolarzellen ausgeschüttet – das optische ist in ein elektrisches Signal umgewandelt worden.

Abschaltung des Signals. Durch die Na^+-Kanäle gelangen auch andere Kationen, v. a. Ca^{2+}, in die Zelle. Bei Belichtung der Zelle verringert sich also nicht nur die Na^+, sondern auch die Ca^{2+}-Konzentration, da der ubiquitäre Na^+/Ca^{2+}-Transporter unverändert weiterarbeitet. Die niedriger intrazellulären Ca^{2+} aktivieren die Guanylatzyklase, welche cGMP synthetisiert, das die Na^+-Kanäle schließlich wieder öffnet.

Adaptation

Helladaption. Neben zentral vermittelten Wegen der Adaptation wie z. B. Pupillenverengung existieren einige molekulare Mechanismen, die bei längerer Belichtung eine Adaptation auf zellularer Ebene bewirken. Das Gleichgewicht der Isomerisierung von 11-cis- zu all-trans-Retinal verschiebt sich hin zum belichteten all-trans-Retinal. Das bewirkt:
- Ein Ausbleichen des Rhodopsins
- Eine reduzierte Aktivität der Guanylatzyklase
- Eine verringerte Transmitterfreisetzung an den Synapsen zu den Bipolarzellen.

Dunkeladaption. In den ersten Minuten im Dunkeln nimmt die Bildung von aktivierbarem Rhodopsin zu, es wird mehr 11-cis-Retinal gebildet. Dieser Prozess erreicht ca. in der 7. Minute sein Maximum, ab diesem Zeipunkt können die Zapfen nicht mehr weiter adaptieren und das photopische Zapfensehen geht in das skotopische Stäbchensehen über. Da die empfindlicheren Stäbchen erst nach einer halben Stunde voll adaptiert sind, findet sich in der Adaptionskurve (→ Abb. 17.6) ein Knick, der als **Kohlrausch-Knick** bezeichnet wird.

■ Höhere Funktionen

Verbindungen innerhalb der Retina
- Die Signalweiterleitung in der Retina erfolgt auf verschiedenen Wegen. Gemeinsames

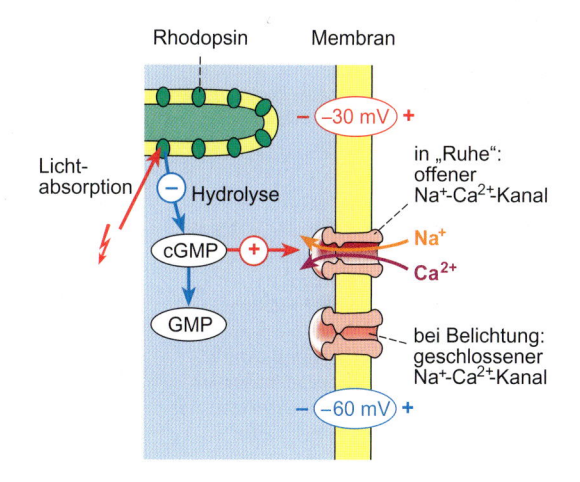

Abb. 17.5 Signaltransduktion in Stäbchen [L106]

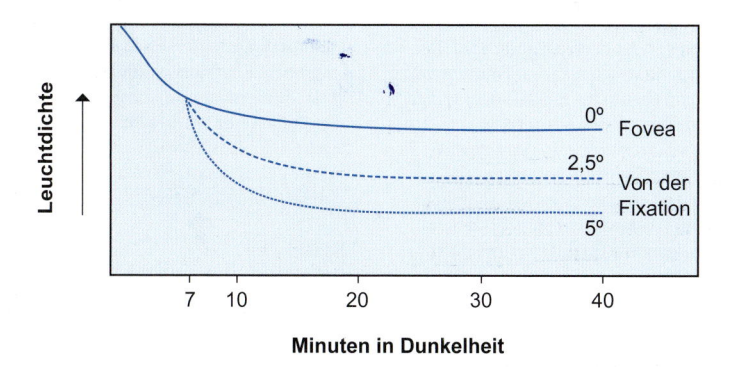

Abb. 17.6 Adaptionskurve der Dunkeladaption. Je weiter außerhalb der Fovea gemessen wird, desto mehr Stäbchen sind beteiligt und desto schneller verläuft die Adaptation. [O524]

17 Visuelles System

Merkmal ist, dass bei Belichtung am Ende die jeweilige Ganglienzelle erregt (On-Kanal) oder gehemmt wird (Off-Kanal), je nach verwendetem Glutamatrezeptor. Stäbchen (Amakrinzelle entscheidet über On/Off): Fotorezeptor → Bipolarzelle → Amakrinzelle → On- oder Off-Ganglienzelle
- Zapfen (On/Off-Bipolarzelle): Fotorezeptor → On-Bipolarzelle → On-Ganglienzelle (Off-Kanal analog).

Laterale Hemmung
Ein zentrales Prinzip der Informationsverarbeitung innerhalb der Retina ist die laterale Hemmung. Die Horizontalzellen stellen inhibitorische Interneurone da, die schon während der Prozessierung des Signals den Kontrast verstärken können. Innerhalb eines konzentrischen rezeptiven Felds werden, analog zu den Ganglienzellen, On- und Off-Zentren unterschieden. Bei Belichtung des Zentrums wird die Peripherie gehemmt und umgekehrt, was den Kontrast verstärkt.

Farbensehen
Farbwahrnehmung. Die Fähigkeit, verschiedene Spektralfarben wahrzunehmen, beruht auf den unterschiedlichen Absorptionseigenschaften des Opsins. Auf molekularer Ebene werden lediglich die drei Grundfarben der additiven Farbmischung unterschieden. Durch die räumliche Summation verschiedener Signale, durch Konvergenz in den Ganglienzellen und Integration auf höherer neuronaler Ebene können insgesamt bis zu 16 Millionen Farben unterschieden werden.

Rezeptives Feld. Das rezeptive Feld eines Neurons ist der Bereich der Retina, bei dessen Belichtung es erregt oder gehemmt wird. Der Begriff beschränkt sich nicht auf Fotorezeptoren, sondern kann ebenso für Bipolar- oder Ganglienzellen wie für zentrale Neurone im visuellen Cortex verwendet werden. In den Ganglienzellen treffen mehrere Signale eines rezeptiven Felds zusammen und werden integriert (räumliche Summation). Dadurch wird das Signal bei zu vernachlässigendem Qualitätsverlust effektiv komprimiert.

Parvozellulares System. Das farbkodierende System besteht aus kleinen Ganglienzellen, die über Bipolarzellen Signale der Fotorezeptoren ihrer rezeptiven Felder erhalten. Sie sind antagonistisch verschaltet. So ist ein rezeptives Feld für „rot" in eines für „grün" eingebettet und umgekehrt. Fällt nun rotes Licht ein, wird nicht nur die entsprechende Ganglienzelle erregt, sondern gleichzeitig die für „grün" gehemmt. Dieser durch Interneurone vermittelte Mechanismus dient in erster Linie der Kontrastoptimierung. Am häufigsten sind rote und grüne rezeptive Felder gegeneinander verschaltet. Ihre Fläche ist in der Mitte der Netzhaut, in der Fovea centralis, am kleinsten, zur Peripherie hin nimmt sie zu und damit die Auflösung ab.

Magnozellulares System. Nicht alle Ganglienzellen sind farbantagonistisch verschaltet. Dadurch sind sie zwar weniger farbempfindlich, reagieren jedoch umso sensibler auf Helligkeitsunterschiede. Ihre Dichte nimmt vom Zentrum der Retina zu ihrer Peripherie hin zu. Die Farbdifferenzierung ist somit in den Randbereichen des Blickfelds deutlich herabgesetzt, jedoch werden kleinste Bewegungen detektiert.

Farbkonstanz. Auf Fotografien, die bei Kunstlicht entstanden sind, scheinen weiße Wände oft gelblich oder bläulich, je nach Leuchtmittel. Sie sind es auch in Wirklichkeit, nur nehmen wir sie aufgrund der **Farbkonstanz** trotzdem als weiß war. Dieser Effekt beruht auf dem selektiven **Ausbleichen** des am stärksten absorbierenden Rhodopsins: Bei blauem Licht sinkt die Empfindlichkeit für „blau", eine leicht bläuliche Fläche wird als weiß wahrgenommen.

> **Farbenblindheit.** Die Gene, die für rot- und grünempfindliches Opsin kodieren, werden X-chromosomal vererbt. Dadurch sind weit mehr Männer als Frauen von Rot- (**Protanopie**) oder Grünblindheit (**Deuteranopie**) betroffen. Eine Farbschwäche (Protanomalie bzw. Deuteranomalie) für eine oder beide dieser Farben ist noch wesentlich häufiger, insgesamt sind bis zu 10 % der männlichen Bevölkerung betroffen. Eine völlige Farbenblindheit (Achromatopsie) ist sehr selten.

Sehschärfe
Definition. Das räumliche Auflösungsvermögen, also die Fähigkeit, zwei nahe beieinander liegende Punkte gerade noch als getrennt wahrzunehmen, ist durch die Größe der rezeptiven Felder beschränkt. Da sie in der Fovea centralis am kleinsten sind, ist dort die Sehschärfe maxi-

mal. Daneben gibt es viele weitere limitierende Faktoren:
- Qualität des dioptrischen Apparats
- Akkommodationsstatus
- Helligkeit
- Konzentration.

Bestimmung. Die Sehschärfe wird diagnostisch als Visus (V) bestimmt. Der Visus wird über den Einfallswinkel α definiert, unter dem das von den jeweiligen Punkten reflektierte Licht auf die Netzhaut fällt.

$$V = \frac{1}{\alpha}$$

Normalerweise können zwei Punkte mit einem Einfallswinkel von einer Winkelminute (α = $\frac{1}{60}$ = 1') wahrgenommen werden, der Visus entspricht dann 1 oder 100 %. Bei guter Beleuchtung und Normalsichtigkeit kann er größer als 1 sein, sodass die Angabe in Prozent nicht unbedingt sinnvoll ist. Der Visus wird üblicherweise durch Sehtafeln bestimmt, auf denen Landolt-Ringe dargestellt sind.

Kontrast
Es werden zwei Arten von Kontrast unterschieden.

Simultankontrast. Bezeichnet den Helligkeitsunterschied von zwei benachbarten Objekten, die gleichzeitig wahrgenommen werden. Tritt häufig im Alltag auf: Vor einer weißen Wand wirkt ein schwarzes T-Shirt dunkler als auf einem schwarzen Ledersofa. Diese Kontrasterhöhung ist ein Effekt, der durch **laterale Hemmung** hervorgerufen wird.

Sukzessivkontrast. Beschreibt den wahrgenommenen Kontrast zwischen zwei kurz hintereinander präsentierten Objekten.

Nachbilder
Durch die lokalen Adaptionsmechanismen der Retina (→ s. o.) kann es zu farbigen, positiven oder negativen Nachbildern kommen. Beispielsweise führt eine längere Fixation eines sehr hellen Objekts zu einer Desensibilisierung des jeweiligen Netzhautareals. Beim Betrachten einer dunkleren, weißen Fläche erscheint dann ein an der jeweiligen Stelle ein dunkler Fleck. Die OP-Wäsche ist unter anderem deshalb grün, damit grüne Nachbilder nach dem stundenlangen Betrachten rötlicher Strukturen nicht auffallen.

Zeitliche Auflösung
Flimmerfusionsfrequenz. Die Frequenz von intermittierenden Reizen, bei der kein Flimmern mehr wahrgenommen wird. Sie variiert je nach Helligkeit zwischen 20 und 60 Hz. Stäbchen haben eine niedrigere Fusionsfrequenz als Zapfen. In der Peripherie der Netzhaut ist sie ebenfalls höher (magnozellulares System dominant). Im Rand des Gesichtsfelds lässt sich oft noch ein Flimmern des Bildschirms ausmachen, das verschwindet, sobald man ihn fixiert.

Bewegungswahrnehmung. Die Fotorezeptoren haben eine Latenzzeit von 20–100 ms. Damit trotzdem keine Unschärfen entstehen, werden die retinalen Bilder auf höherer Ebene integriert und interpoliert. Die Tatsache, dass auch Bewegungen in der Natur aus Einzelbildern errechnet werden, macht man sich bei Film (24 Hz) und Fernsehen zunutze.

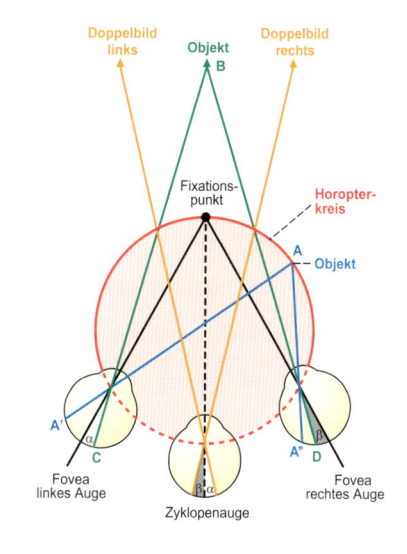

Abb. 17.7 Horopter und fiktives Mittelauge. A ist ein Objekt innerhalb des Horopters → kein Doppelbild. B befindet sich außerhalb, Sehachsen rechts und links sind a und b. Werden sie auf das fiktive Mittelauge projiziert, kreuzen sie sich. Die Querdisparation beträgt deutlich mehr als 20 Winkelsekunden → Doppelbild. [L106]

17 Visuelles System

Räumliche Wahrnehmung
Binokulares Sehen. Zwar ist auch mit einem Auge ein begrenzt räumliches Sehen möglich (perspektivische Verkürzung), jedoch sind für echte Tiefenwahrnehmung beide Augen nötig. Aufgrund deren Abstand voneinander und der unterschiedlichen Sehachsen wird ein Objekt auf jeweils spezifische, korrespondierende Netzhautstellen projiziert. Aus den beiden Bildern wird dann im visuellen Cortex ein dreidimensionales Bild errechnet.

Horopter. Genau zwischen beiden Augen lässt sich ein fiktives „Mittelauge" konstruieren. Das Bild, das dieses Mittelauge wahrnehmen würde, entspräche dem binokularen Seheindruck. Der durch die Knotenpunkte (→ s. o.) der beiden Augen und des Mittelauges verlaufende imaginäre Kreisbogen heißt **Horopter**. Seine Lage und Ausdehnung ist abhängig vom Akkommodationszustand. Objekte, die nicht auf dem Horopter liegen, fallen nicht auf korrespondierende Netzhautstellen und werden folglich als Doppelbilder wahrgenommen. Ausnahme bilden Objekte, deren Querdisparation α + β weniger als 20 Winkelminuten beträgt, deren Abbilder auf den Netzhäuten also weniger als 20 Winkelsekunden voneinander entfernt sind (→ Abb. 17.7).

> ### ■ CHECK-UP
> ☐ Welche Zelltypen gibt es in der Retina und wie sind ihre Aufgaben?
> ☐ Wodurch ist der Dunkelstrom charakterisiert?
> ☐ Welche Mechanismen spielen bei der Dunkeladaption eine Rolle?
> ☐ Was ist ein rezeptives Feld?
> ☐ Wie ist Farbensehen möglich?
> ☐ Wodurch unterscheidet sich das magno- vom parvozellularen System?
> ☐ Wie ist der Visus definiert?
> ☐ Was ist ein Horopter und wie entstehen Doppelbilder?

Zentrale Repräsentation des visuellen Systems

■ Grundprinzipien

Retinotopie. Die Anordnung der rezeptiven Felder und die lokale Anordnung der Fotorezeptoren spiegeln sich auf allen Ebenen des visuellen Systems wider, vom Thalamus bis in die primäre Sehrinde.

Separate Analyse. Wie schon in der Retina (parvo- und magnozellulares System) erfolgt auch in höheren Hirngebieten die Analyse der retinalen Bilder getrennt nach Form, Farbe, Bewegungsrichtung.

■ Gesichtsfeld

Im Unterschied zum Blickfeld, das den maximal möglichen sichtbaren Bereich beider Augen bezeichnet, ist das Gesichtsfeld in der Regel auf ein Auge beschränkt. **Das monokulare Gesichtsfeld** ist durch fehlende Augen- oder Kopfbewegungen definiert, die es naturgemäß erweitern würden. Um Gesichtsfeldausfälle zu diagnostizieren, ist die Perimetrie das Mittel der Wahl. Dabei wird das monokulare Gesichtsfeld mithilfe bewegter (**kinetische Perimetrie**) oder unbewegter (**statische Perimetrie**) Lichtpunkte bestimmt und kartografiert.

> Gesichtsfeldausfälle:
> - **Hemianopsie**: halbseitig
> - **Skotom**: absolut oder relativ, der blinde Fleck ist ein physiologisches Skotom
> - **Bitemporal**: beide temporale Blickfelder betreffend
> - **Homonym**: gleichseitig.

■ Tractus opticus

Die beiden Sehnerven werden aus den Axonen der Ganglienzellen gebildet, die sich schließlich im **Chiasma opticum** treffen. Dort kreuzen die

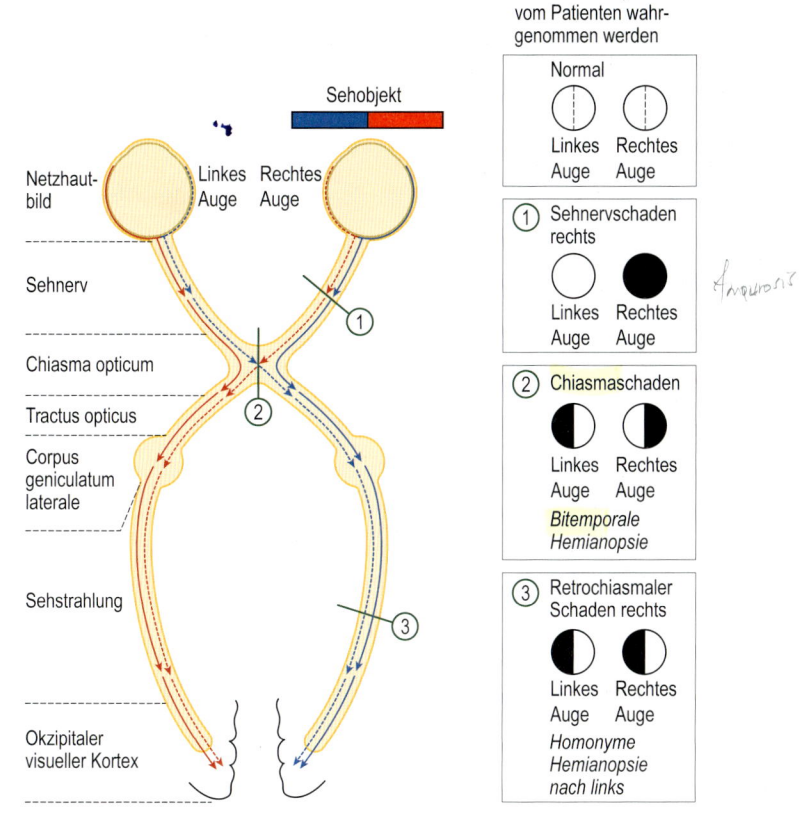

Abb. 17.8 Schädigungen der Sehbahn und die spezifischen Muster der resultierenden Gesichtsfeldausfälle [L232]

nasalen Fasern zur Gegenseite, die temporalen nicht. Damit enthält der linke Tractus opticus Fasern des linken temporalen und des rechten nasalen Gesichtsfelds, analog der rechte. Auf diese Weise erhält die linke Hirnhälfte die Informationen aus dem rechten Gesichtsfeld beider Augen und umgekehrt, das zentrale Blickfeld ist bilateral repräsentiert. Diese Tatsache macht man sich bei der Differenzialdiagnose peripherer und zentraler Schädigungen der Sehbahn zunutze (→ Abb. 17.8).

■ CHECK-UP

- ☐ Was versteht man unter dem Begriff Retinotopie?
- ☐ Ein Patient leidet an einem Zentralskotom rechts. Welche Ursachen kommen infrage?

17 Visuelles System

Informationsverarbeitung in der Sehbahn

■ Thalamus und Sehstrahlung

Wie fast alle sensiblen Bahnen erreicht auch der Tractus opticus zuerst den Thalamus. Dort findet eine Umschaltung auf die Projektionsneurone des Corpus geniculatum laterale (CGL) statt. Hier werden die Signale moduliert, in erster Linie Kontraste durch laterale Hemmung verschärft. Von da an spricht man von der Sehstrahlung (Radiatio optica). Sie zieht fächerförmig in die primäre Sehrinde.

Visuell evozierte Potenziale (VEP). Um die zentrale Nervenleitungsgeschwindigkeit etwa bei demyelinisierenden Erkrankungen festzustellen, lässt sich ohne großen Aufwand die corticale Aktivität nach visuellem Stimulus (alternierendes Karomuster) ableiten. Technisch entspricht die Untersuchung einem Oberflächen-EEG über dem Okzipitallappen. Die Messung von VEP wird auch zur **objektiven Visusbestimmung**, z. B. bei Kleinkindern, angewandt.

■ Visueller Cortex

Die **primäre Sehrinde (V1) im** Okzipitallappen nimmt das Areal 17 nach Brodmann ein. Als Teil des Großhirns weist sie den typischen sechsschichtigen Aufbau des Isocortex auf. Dabei werden Afferenzen vom Thalamus und Mittelhirn (Laminae IV und VI) getrennt von Efferenzen zu anderen Cortexgebieten (II und III) prozessiert. Bei der Analyse von Bildsignalen gibt es auf jeder Ebene spezifische Aufgabenverteilungen, für einzelne Bildparameter wie z. B.:

- Muster
- Farbe
- Bewegungsrichtung
- Reizdauer.

Diese verschiedenen Merkmale eines Seheindrucks werden getrennt wahrgenommen, grob in V1 analysiert und dann in der sekundären Sehrinde (V2, Area 18–V5) integriert und zusammengefügt. Eine bewusste visuelle Wahrnehmung findet jedoch erst in den parietalen und temporalen Assoziationscortizes statt.

Okuläre Dominanzkolumnen. Ähnlich wie in anderen Cortexgebieten sind die Rechenheiten der Sehrinde in vertikalen **Säulen** angeordnet, die Afferenzen von beiden Augen erhalten. Mehrere dieser okulären Dominanzkolumnen sind wiederum zu größeren Einheiten zusammengefasst. Eine solche Hyperkolumne vereint alle Bildparameter eines bestimmten Punkts im Blickfeld – also im Gesichtsfeld beider Augen.

Strabismus. Ein Strabismus oder **Schielen** liegt vor, wenn die optischen Achsen beider Augen nicht ordnungsgemäß konvergieren oder bei Fixation voneinander abweichen. Schielen im Kleinkindalter kann in der kritischen Phase zu einer **Schielamblyopie**, also zu einer durch Schielen verursachten Sehschwäche führen. Die Therapie besteht im **Abdecken** des **dominanten Auges**, um das schwächere Auge und dessen Repräsentation im visuellen Cortex zu fördern.

■ CHECK-UP

☐ Wo werden die visuellen Signale auf ihrem Weg zur Sehrinde umgeschaltet?
☐ Was ist eine Hyperkolumne?

18 Auditorisches System

- Physiologische Akustik 255
- Gehörgang und Mittelohr 258
- Innenohr 259
- Zentrale Hörbahn und corticale Repräsentation 262
- Sprachbildung und Sprachverständnis 264

Physiologische Akustik

Physikalische Grundlagen

Als auditorisches System werden alle an der Wahrnehmung akustischer Phänomene beteiligten Strukturen bezeichnet: Ohrmuschel, Mittelohr, Innenohr, zentrale Hörbahn und die entsprechenden Hirnzentren. Der adäquate Reiz ist Schall, also minimale Druckänderungen, die sich in Form von **longitudinalen Wellen** ausbreiten. Die Ausbreitungsgeschwindigkeit hängt vom Medium ab, in Luft beträgt sie ca. **330 m/s**, in Wasser ca. 1.200 m/s. Dabei sind zwei Parameter entscheidend:

- **Schalldruck (p_x)**: Die Druckamplitude, mit der sich die Schallwelle ausbreitet, bestimmt die wahrgenommene **Lautstärke**.
- **Frequenz (f)**: bestimmt die Tonhöhe und wird in Hertz (1 Hz = 1s^{-1}) gemessen.

Andere Einheiten sind besser geeignet, um das subjektive Lautstärkeempfinden zu beschreiben. Dabei ist die **Schallintensität (I)** proportional zum Quadrat des Schalldrucks p_x. Der **Schalldruckpegel (L)** als gebräuchlichste Einheit wird in Dezibel (dB) angegeben. Oft wird die Angabe SPL (Sound pressure level) hinzugefügt:

$$L = 10 \times \lg\left(\frac{Ix}{I_0}\right) = 10 \times \lg\left(\frac{p_x^2}{p_0^2}\right) = 20 \times \lg\left(\frac{p_x}{p_0}\right)$$

Wobei Referenzdruck $p_0 = 2 \times 10^{-5}$ Pa. Daraus folgt, dass bei einer Verzehnfachung des Schalldrucks, die einer Verhundertfachung der Schallintensität entspricht, der Schalldruckpegel um 20 dB zunimmt. Der Schalldruckpegel ist also ein logarithmisches Maß. Eine Verdopplung des Schalldrucks entspricht einer Zunahme um ca. 6 dB.

Einteilung nach Frequenzanteilen

Schallereignisse werden nach der Komplexität der ihnen zugrunde liegenden Frequenzen eingeteilt:

- **Sinuston**: reiner Ton, dessen Frequenz durch eine Sinusfunktion hinreichend beschrieben werden kann. Eine Stimmgabel (Kammerton, „eingestrichenes a": a' = 440 Hz) erzeugt näherungsweise einen reinen Sinuston.
- **Klang**: ein Ton, wie er etwa von einem Musikinstrument hervorgebracht wird. Enthält neben der sinusförmigen Grundfrequenz Obertöne, deren Frequenzen Vielfache (Harmonische) des Grundtons sind.
- **Geräusch**: Schallereignisse, deren Frequenzen sich nicht auf eine oder mehrere sinusförmige Töne zurückführen lassen. Dazu gehören sprachliche Äußerungen ebenso wie Umgebungsgeräusche.

Akustische Wahrnehmung

Schwellenwerte

Schalldruckpegel:
- **Intensitätsunterschiedsschwelle**: Die Unterschiedsschwelle für verschiedene Schalldrucke beträgt bei 40 dB 1 dB.

18 Auditorisches System

- **Hörschwelle**: Schalldruckpegel, der gerade noch wahrgenommen werden kann; liegt in der Regel bei **0 dB**, für manche Frequenzen auch darunter. Das entspricht einer Schallenergie von lediglich 10^{-16} W, die auf das Trommelfell einwirkt.
- Schmerzgrenze: liegt bei ca. **130 dB**.
- **Dynamikbereich**: wahrnehmbarer Schalldruckpegelbereich, geht von 0 bis 130 dB.
- Hörschäden: langfristige Lärmbelastung führt ab Pegeln von 80 dB zu Hörschäden, ebenso kurzfristige Expositionen von 120 dB.

> In Diskotheken werden Schalldruckpegel um 100 dB gemessen, das entspricht dem Lärm eines Presslufthammers aus 1 m Entfernung. Dieser Schalldruck reicht aus, um bei längerer Exposition dauerhafte Hörschäden hervorzurufen.

Frequenzbereich:
- **Frequenzunterschiedsschwelle**: Die akustische Wahrnehmung besitzt im Vergleich mit anderen Sinnesorganen das höchste Auflösungsvermögen. Bei einer Frequenz von 1 kHz werden Abweichungen von 3 Hz, also 0,3 %, wahrgenommen.
- Der wahrnehmbare Frequenzbereich liegt etwa zwischen **20 Hz** und **20 kHz**. Eine Verdopplung der Frequenz entspricht einer **Oktavierung**.

- **Presbyakusis**: altersbedingte Schwerhörigkeit. Im Alter nimmt die Empfindlichkeit für hohe Frequenzen, v. a. für Frequenzen > 5 kHz, deutlich ab.

Lautstärkeempfinden

Die dB-Skala berücksichtigt nicht, dass Töne gleichen Schalldruckpegels bei unterschiedlichen Frequenzen unterschiedlich laut wahrgenommen werden. Um die subjektive Lautstärke psychophysikalisch zu beurteilen, wurde das **Phon** als Einheit eingeführt. Mittels Tonaudiogramm lassen sich Schalldrücke so variieren, dass verschiedene Frequenzen schließlich gleich laut wahrgenommen werden. Die resultierenden Kurven werden als **Isophone** bezeichnet (→ Abb. 18.1). Dabei hat man willkürlich festgelegt, dass der Wert in Phon demjenigen Schalldruckpegel bei 1 kHz entspricht, der gleich laut wahrgenommen wird wie der Ton einer bestimmten Frequenz und eines bestimmten Schalldruckpegels.
Der funktionell bedeutsame **Hauptsprachbereich** ist der Frequenz- und Lautstärkebereich, in dem sich alle sprachlichen Äußerungen bewegen. Er befindet sich etwa zwischen 2 und 5 kHz im Bereich von 40–70 Phon. Die Hörschwelle liegt bei 2 kHz bei 0 dB, jedoch bei 4 Phon.

> Nur bei einer Frequenz von 1 kHz entsprechen die dB- den phon-Werten.

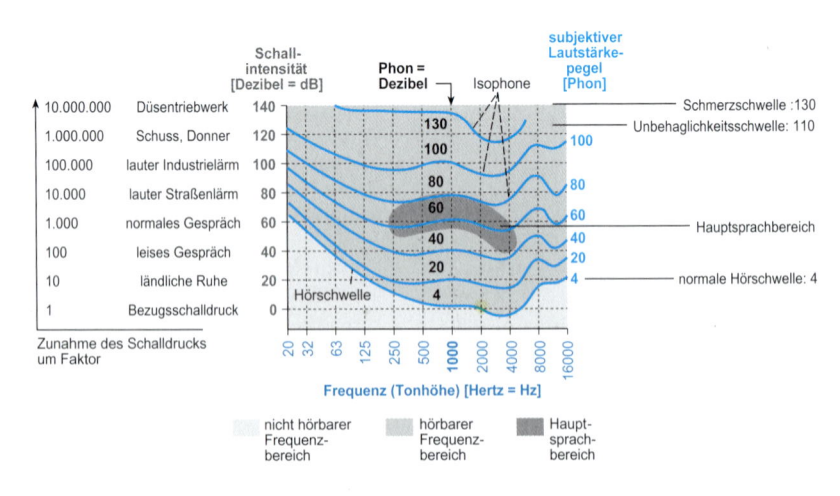

Abb. 18.1 Schalldruckpegel im Vergleich. Daneben ist das Resultat einer typischen Audiometrie mit Isophonkurven und eingezeichnetem Hauptsprachbereich dargestellt. [L106]

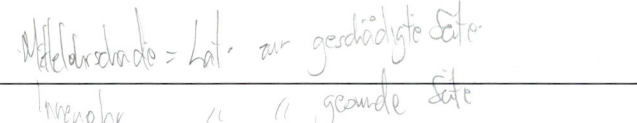

■ Testverfahren

Eine Reihe von subjektiven und objektiven Tests beurteilt das Hörvermögen. Subjektive Tests sind auf die aktive Mitwirkung und Ehrlichkeit des Patienten angewiesen. Für Kleinkinder, komatöse oder aus anderen Gründen nicht kooperative Patienten kommen daher nur objektive Testverfahren infrage.

Subjektive Testverfahren

Stimmgabeltest nach Rinne. Eine schwingende Stimmgabel wird auf den Scheitel aufgesetzt. Normalerweise wird der Ton auf beiden Ohren gleich laut gehört. Die Wahrnehmung des Tons verläuft nahezu ausschließlich über die **Knochenleitung**. Bei einer **Mittelohrschädigung** ist eine **Lateralisation zur geschädigten Seite** zu beobachten. Durch die Schalldeprivation ist das Innenohr sensitiviert und der Ton wird dort lauter wahrgenommen. Bei einer Innenohrschädigung wird der Ton zur gesunden Seite hin lateralisiert.

Stimmgabeltest nach Weber. Die Stimmgabel wird auf den Processus mastoideus aufgesetzt. Auch hier wird zuerst die Knochenleitung getestet. Es wird gewartet, bis der Ton ausgeklungen ist und sobald der Patient nichts mehr hört, wird die Stimmgabel vor das Ohr gehalten. Normalerweise kann der Ton dann wieder gehört werden (positiv), da die **Luftleitung** aufgrund des Verstärkungseffekts der Gehörknöchelchen effektiver als die Knochenleitung ist. Wird der Ton hingegen nicht gehört (negativ), spricht das für eine **Mittelohrschädigung**. Mit einer Kombination aus diesen simplen Tests kann also bereits eine Innenohr- von einer Mittelohrschädigung differenziert werden.

Tonschwellenaudiometrie. Bei der Tonschwellenaudiometrie werden dem Patienten via Kopfhörer unterschwellige Sinustöne vorgespielt, die in Frequenz und/oder Lautstärke der Wahrnehmungsschwelle angenähert werden, bis der Ton gehört wird. Um Verzerrungen zu vermeiden, besteht eine typische Audiometrie aus mehreren Aufnahmen, bei der die Wahrnehmungsschwelle von beiden Seiten bestimmt wird. Bei Innenohrschädigungen (z. B. Knalltrauma) resultiert eine charakteristische Absenkung der Isophonkurve bei ca. 4 kHz (C5-Senke). Neben der Luftleitung wird auch hier die Knochenleitung mithilfe elektromagnetisch ausgelöster Vibrationen überprüft.

Objektive Testverfahren

Hirnstammaudiometrie. Analog zu VEP werden bei der Hirnstammaudiometrie (BERA, Brainstem evoked response audiometry) **akustische Potenziale** durch Klickreize hervorgerufen. Sie entstehen in der Cochlea und entlang der auditorischen Kerngebiete. Ihre Ableitung erfolgt durch Elektroden auf dem Scheitel und dem Mastoid. Wie bei den VEP müssen auch hier viele Aufnahmen gemittelt werden, um die akustischen Potenziale aus dem Grundrauschen des EEG herauszurechnen. Eine verminderte Amplitude spricht für einen Innenohrschaden oder eine Schädigung des N. cochlearis.

Oto-akustische Emissionen. Um die Funktion der äußeren Haarzellen zu testen, kann man sogenannte Mikrofon-Potenziale bestimmen. Dabei werden Klickreize dargeboten, die durch den cochleären Verstärker der äußeren Haarzellen reproduziert werden. Das Geräusch, welches bei Kontraktion der äußeren Haarzellen entsteht, kann mit einem hoch sensiblen Mikrofon aufgezeichnet werden.

■ CHECK-UP

☐ Wie ist der Schalldruckpegel definiert?
☐ Worin besteht der Unterschied zwischen Schalldruck und Lautstärke?
☐ Wo befindet sich in etwa der Hauptsprachbereich?

Gehörgang und Mittelohr

■ Außenohr

Ohrmuschel
Die Form der **Ohrmuschel** (Auricula auris) bildet mit ihren Vertiefungen und Erhebungen ein System von akustischen Filtern, die bestimmte Frequenzen bei einem spezifischen Einfallswinkel verstärken oder abschwächen. Dadurch wird **monaurales Richtungshören** ermöglicht, also die Lokalisation einer Schallquelle mit nur einem Ohr. Hierbei kann allerdings nicht unterschieden werden zwischen rechts und links, sondern nur zwischen vorne und hinten, und zwischen unten und oben. Die Trichterform der Ohrmuschel bündelt außerdem auftreffende Schallwellen und bewirkt dadurch eine geringe Verstärkung.

Gehörgang und Trommelfell
Der **Gehörgang** entspricht akustisch einer halboffenen Pfeife, die eine Resonanzfrequenz von 2–5 kHz besitzt und damit auf den Hauptsprachbereich optimiert ist. An ihrem Ende befindet sich das Trommelfell (Membrana tympani), das durch den eintreffenden Schall in Schwingungen versetzt wird. Diese Schwingungen werden an die Gehörknöchelchen des Mittelohrs weitergegeben.

■ Mittelohr

Aufbau
Das Mittelohr besteht hauptsächlich aus der **Paukenhöhle** (Cavum tympani): ein luftgefüllter Hohlraum, der über die Tuba Eustachii mit dem Rachenraum verbunden ist. Innerhalb des Mittelohrs wird die Schallenergie vom Trommelfell auf den mit ihm verbundenen Hammergriff (Malleus) übertragen. Dieser ist mit dem Amboss (Incus) verbunden, der das mechanische Signal an den Steigbügel (Stapes) weitergibt. Die Basis des Steigbügels ragt schließlich in das ovale Fenster (Fenestra ovalis oder auch vestibularis) hinein. Sinn dieser Signalkette ist eine **Verstärkung** des akustischen Signals und eine Anpassung der Wellenwiderstände (Impedanzen).

Impedanzanpassung
Da die luftgefüllte Paukenhöhle und das flüssigkeitsgefüllte Innenohr unterschiedliche Wellenwiderstände aufweisen, ist eine **Impedanzanpassung** nötig. Andernfalls würden die eintreffenden Schallwellen fast vollständig (zu 99 %) am ovalen Fenster reflektiert, da Wasser eine wesentlich höhere Impedanz als Luft aufweist. Diese Anpassung erfolgt auf zwei Wegen:
- **Reduktion der Fläche**: die des Trommelfells ist ca. 20-Mal größer als das ovale Fenster, wodurch bei gleich bleibender Energie der Druck erhöht wird
- Aktion der Gehörknöchelchen.

Dadurch erreichen durchschnittlich 60 % der Schallenergie das Innenohr.

Stapediusreflex
Die Aktion der Gehörknöchelchen kann außerdem durch Kontraktion des **M. stapedius** moduliert werden. Damit kann bei einer lauten Umgebung die Übertragungsstärke durch Hemmung der Beweglichkeit des Stapes herabgesetzt werden. Der zugrunde liegende Reflex heißt Stapediusreflex. Er ist vor allem bei plötzlichen Lärmeinwirkungen von Bedeutung und kann das Innenohr vor Knalltraumata schützen.

> Der M. stapedius wird durch Äste des N. facialis innerviert. Folglich tritt bei einer Fazialisparese eine **Hyperakusis**, also eine akustische Überempfindlichkeit, auf.

Luftleitung und Knochenleitung
Die **Luftleitung** ist der Normalfall der Schallweiterleitung. Dabei wird das akustische Signal vom Trommelfell über die Gehörknöchelchen an das ovale Fenster weitergegeben. Ist sie gestört, etwa durch eine Mittelohrentzündung oder durch eine Verlegung des äußeren Gehörgangs mit Cerumen, resultiert eine **Schallleitungsschwerhörigkeit**. V. a. tiefe Frequenzen werden jedoch auch direkt über die Schädelknochen an das Innenohr weitergeleitet. Die Wahrnehmung der eigenen Stimme erfolgt hauptsächlich über die **Knochenleitung**. Die Wahrnehmungsschwelle der Knochenleitung ist üblicherweise wesentlich höher als für die **Luftleitung**, sodass sie im Regelfall im Alltag keine wesentliche Rolle spielt. Sie ist jedoch differenzialdiagnostisch (Weber- und Rinne-Versuch, → s. o.) von großer Bedeutung.

■ CHECK-UP

☐ Wodurch wird monaurales Richtungshören ermöglicht?
☐ Was ist eine Impedanzanpassung und wie erfolgt sie im Mittelohr?
☐ Warum kann bei einer Schädigung des N. facialis eine Hyperakusis auftreten?

Innenohr

■ Aufbau

Knöchernes und häutiges Labyrinth

Das Innenohr besteht aus einem komplexen Verbund von miteinander kommunizierenden Röhren, die mit Lymphflüssigkeit unterschiedlicher Zusammensetzung gefüllt sind. Funktionell und anatomisch besteht das Innenohr aus zwei Teilen: dem vestibulären Labyrinth (➔ Kap. 15) und der Cochlea. Diese entspricht einer Schnecke mit 2 ½ Windungen und enthält drei flüssigkeitsgefüllte Räume, die durch zwei Membranen, die Reissner- und die Basilarmembran, voneinander getrennt sind: **Scala vestibuli** und **Scala tympani** gehen im Helicotrema ineinander über (➔ Abb. 15.4). Dazwischen liegt die **Scala media**.

Innenohr

- Scala vestibuli und tympani sind beide mit **Perilymphe** gefüllt, einem **Ultrafiltrat** des Plasmas, welches der normalen Extrazellular- oder Lymphflüssigkeit entspricht und folglich arm an K^+ ist.
- Die Scala media hingegen ist mit **Endolymphe** gefüllt, die aus der Perilymphe gebildet und durch Aktivität von $Na^+/K^+/2Cl^-$-Kotransportern massiv mit K^+ angereichert wird: K^+-Konzentration ca. 150 mmol/l. Dadurch beträgt ihr Potenzial gegenüber dem Extrazellularraum (z. B. Perilymphe) ca. + 85 mV. Das seitlich der Basilarmembran gelegene Epithel der **Stria vascularis** ist für die Sezernierung von K^+ verantwortlich.
- Das **Corti-Organ** als das eigentliche Sinnesorgan befindet sich ebenfalls in der Scala media. Es besteht aus drei Reihen **äußerer** und einer Reihe **innerer Haarzellen**. Diese tragen an ihrer apikalen Seite bis zu 100 Stereozilien, die in den Endolymphraum hineinragen. Darüber befindet sich die Tektorialmembran, die lediglich mit einigen Stereozilien der äußeren Haarzellen verbunden ist (➔ Abb. 18.2).

■ Funktion

Cochleäre Signalwandlung

Im Fall einer auftreffenden Schallwelle bewirkt eine Auslenkung des Steigbügels in Richtung ovales Fenster einen mechanischen Impuls auf die Perilymphe der Scala vestibuli. Diese ist wie alle Flüs-

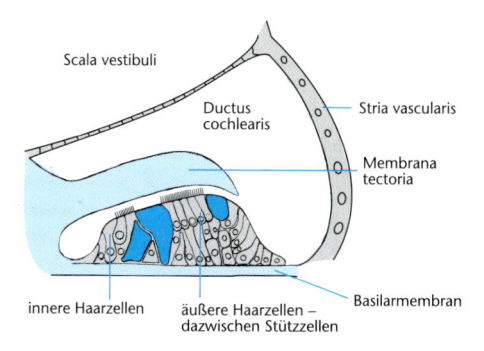

Abb. 18.2 Aufbau des Corti-Organs [L231]

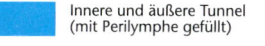

18 Auditorisches System

sigkeiten inkompressibel und gibt den Impuls an die **Scala media** weiter, die dadurch nach unten ausgelenkt wird. Abgepuffert wird der entstehende Druck durch eine kurzzeitige Deformation des runden Fensters in Richtung der luftgefüllten – und damit kompressiblen – Paukenhöhle. Abhängig von der Phase der Schallwelle findet dieser Prozess genau entgegengesetzt statt, je nach Frequenz mehrere 1.000-Mal pro Sekunde. Dadurch wird die **Basilarmembran** der Scala media, der die inneren Haarzellen aufsitzen, ausgelenkt. Die resultierende Schwingung breitet sich von Basis der Cochlea (ovales Fenster) bis zu ihrer Spitze (Helicotrema) wellenförmig aus, weswegen man auch von der **Wanderwellentheorie** spricht. Diese Transversalwelle hat auf verschiedenen Höhen der Cochlea unterschiedliche Amplituden, was zur **Frequenzdispersion** beiträgt, also zur räumlich getrennten Analyse verschiedener Frequenzanteile eines Tons.

Frequenzdispersion

Anders, als man erwarten würde, nimmt die Amplitude der Wanderwelle zum Helicotrema hin zu. Dieses Phänomen hat mehrere Ursachen:
- Die Breite der Basilarmembran und damit auch ihre maximal mögliche Auslenkung nehmen zum Helicotrema hin zu
- Gleichzeitig nimmt auch ihre Elastizität zu, sodass die gleiche mechanische Energie zu einer größeren Auslenkung führt
- Außerdem tragen die äußeren Haarzellen durch ihre Kontraktion aktiv zur Frequenzdispersion bei (→ s. u.).

Dadurch besitzt jede Stelle der Basilarmembran ihr **Frequenzoptimum**, bei dem die Amplitude ihrer Auslenkung maximal ist. Diese optimalen Frequenzen nehmen von der Basis zum Helicotrema der Cochlea hin ab, sodass jede Haarzelle bei einer bestimmten Frequenz am wahrscheinlichsten erregt wird. Man spricht von **Tonotopie** oder einer tonotopen Anordnung.

Äußere Haarzellen

Die äußeren Haarzellen bilden den überwiegenden Anteil der Haarzellen im Innenohr. Sie tragen Stereozilien, die teilweise in die gallertige Tektorialmembran hineinreichen. Sie sind keine Sinneszellen, obwohl sie in der Lage sind, Schallwellen wahrzunehmen. Stattdessen dienen sie als **mechanischer Vorverstärker** des akustischen Signals, vor allem bei geringen Schallpegeln. Dafür sind sie mit dem kontraktilen Motoprotein **Prestin** ausgestattet, das sich extrem schnell kontraktieren kann (bis zu 20 kHz). Dabei wird es von den sensorischen Elementen der äußeren Haarzellen direkt elektrisch angesteuert. Die äußeren Haarzellen kontrahieren synchron mit den eintreffenden Schallwellen, die in Form einer Wanderwelle (→ s. o.) die Endolymphe durchqueren, und verstärken diese dadurch. Sie werden efferent innerviert, was eine Einstellung dieses **cochleären Verstärkers** ermöglicht. Es werden selektiv Geräusche mit niedrigem Schalldruckpegel verstärkt. Außerdem sind die äußeren Haarzellen in der Lage, spezifische Frequenzen zu verstärken und dadurch zur **Frequenzdispersion** beizutragen. Die Schwingungen, die durch ihre Kontraktion entstehen, werden über Endolymphe, ovales Fenster und Gehörknöchelchen bis ans Trommelfell weitergegeben, wo sie im Rahmen audiometrischer Verfahren gemessen werden können (→ s. o.).

> Die Degeneration der äußeren Haarzellen, alters- oder lärmbedingt, führt zu einer Schwerhörigkeit, die vor allem **hohe Frequenzbereiche** betrifft. Man geht davon aus, dass dieser Hörverlust von bis zu **60 dB** auf eine Dysfunktion des cochleären Verstärkers zurückzuführen ist.

Innere Haarzellen

Die inneren Haarzellen sind die **Sinneszellen** des Corti- und damit des Hörorgans. Sie sind sekundäre Sinneszellen und in eine Lage Stützzellen eingebettet, die sie ernährt und schützt. Die inneren Haarzellen sind hoch sensibel gegenüber mechanischer Energie oder Hypoxie und nicht regenerationsfähig. Ihr RMP beträgt ca. –70 mV. Sie tragen an ihrer apikalen Seite, also zur Endolymphe hin, Stereozilien. Im Gegensatz zu den äußeren Haarzellen tauchen die Stereozilien der inneren Haarzellen nicht in die Tektorialmembran ein. Basal sind Mitochondrien und Glutamatvesikel lokalisiert.

> **Tinnitus.** Ein **chronisches Ohrgeräusch** kann verschiedene Ursachen haben. Zugrunde liegt dem Symptom jedoch fast immer eine Schädigung der inneren Haarzellen. Diese kann ischämisch (Hörsturz), traumatisch (Knalltrauma) oder durch entzündliche oder raumfordernde Prozesse bedingt sein. Therapeutisch kommen durchblutungsfördernde Maßnahmen infrage, die jedoch selten eine komplette Remission bewirken. Die besten Ergebnisse erzielen verhaltenstherapeutische Maßnahmen.

Mechanoelektrische Signaltransduktion

Adäquater Reiz. Die inneren Haarzellen sind entwicklungsgeschichtlich **Strömungssensoren**, die Strömungsänderungen der Endolymphe aufgrund auftretender Schallwellen registrieren. Die Hauptrolle spielen dabei die Stereozilien, die an ihren Spitzen durch **Tip links** verbunden sind. Diese wiederum stehen direkt in Verbindung mit mechanosensitiven Domänen von Kationenkanälen. Eine Abscherung der Zilien in Richtung des kürzesten Stereoziliums bewirkt über einen K^+-Ausstrom eine Hyperpolarisation, eine Auslenkung in Richtung des längsten und die damit verbundene Dehnung der Tip links bewirkt einen depolarisierenden Kationeneinstrom (→ Abb. 18.3).

Rezeptorpotenzial. Auslöser eines Rezeptorpotenzials ist, anders als bei den meisten anderen Zelltypen, ein **Einstrom von K^+**. Die Triebkraft für diesen depolarisierenden Einstrom ist aufgrund der extrazellulär hohen K^+-Konzentration und des daraus resultierenden Potenzialgefälles von ca. 155 mV (+85 mV Potenzial der Endolymphe gegenüber −70 mV Potenzial der Haarzellen) besonders groß. Die Hauptrolle spielt dabei der große elektrische Gradient, der chemische ist aufgrund der intrazellulär und extrazellulär fast gleich hohen K^+-Konzentration zu vernachlässigen (Gleichgewichtspotenzial E_{K^+} = 0 mV). Durch dieses Gleichgewichtspotenzial steht die gesamte elektrische Potenzialdifferenz für einen K^+-Einstrom zur Verfügung. Wie bei allen Rezeptorpotenzialen sind Dauer und Amplitude der Depolarisation abhängig von Reizdauer und -stärke.

Repolarisation. Für eine Repolarisation werden die intrazellulär anfallenden K^+-Ionen über Transporter nach basolateral abgegeben und dort recycelt. Dieser Prozess geschieht sehr schnell, der Wechsel von Depolarisation und Repolarisation kann sich innerhalb einer Sekunde bis zu 1.000-Mal vollziehen. Auch bei geringeren Schalldruckpegeln, welche die Endolymphströmung nur geringfügig beeinflussen, führt die Kontraktion der äußeren Haarzellen zu Strömungsänderungen, die dann von den inneren Haarzellen registriert werden können.

> **Schleifendiuretika.** Als Hauptnebenwirkung hemmen sie die K^+-Sekretion der Stria vascularis, da die $Na^+/K^+/2Cl^-$-Kotransporter des Innenohrs denen der Henle-Schleife weitgehend entsprechen. Dadurch kann es zu Tinnitus und Hörminderungen kommen, im schlimmsten Fall zu einem **Hörsturz** (Ototoxizität).

Signaltransformation

Die durch K^+ getragene lokale Depolarisation in den inneren Haarzellen bewirkt eine Öffnung spannungsabhängiger Ca^{2+}-Kanäle. Durch den Ca^{2+}-Einstrom wird die Transmitterfreisetzung ermöglicht (→ Kap. 12). Das freigesetzte Glutamat bewirkt an den **bipolaren Neuronen** des

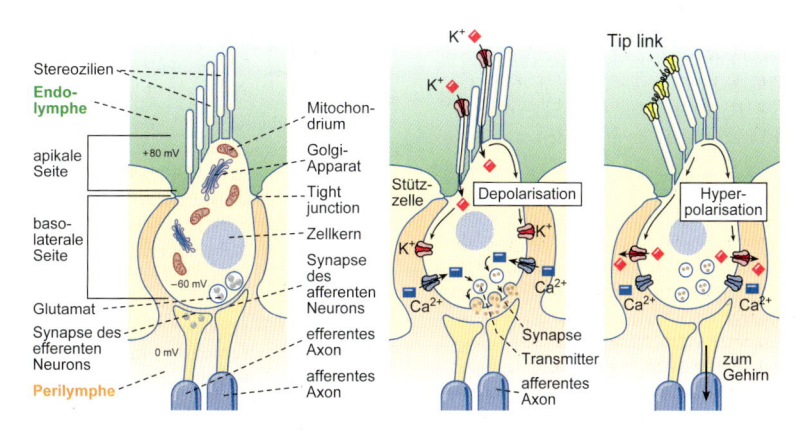

Abb. 18.3 Mechanoelektrische Transduktion in inneren Haarzellen [L106]

18 Auditorisches System

Ganglion cochleare ein EPSP, das je nach Dauer des Reizes ein AP oder eine AP-Serie auslösen kann. Die maximale AP-Frequenz (Feuerrate) der Afferenzen des N. cochlearis beträgt 1 kHz. Das ist die höchste bekannte Feuerrate, jedoch wird deutlich, dass die wahrnehmbaren Schallfrequenzen, die bis 20 kHz reichen, nicht über die AP-Frequenz kodiert werden können. Stattdessen wird die Lautstärke über die AP-Frequenz kodiert. Im Gegensatz dazu wird die Tonhöhe mithilfe der räumlichen Lage der inneren Haarzellen auf der Basilarmembran kodiert. Ihre **tonotope Anordnung** und die Eigenschaften der Basilarmembran garantieren, dass bei einer gegebenen Schallfrequenz nur die Haarzellen, die auf einer bestimmten Höhe liegen, erregt werden. Die Frequenz des Schalls wird dann durch das jeweilige räumliche Erregungsmuster kodiert. Um große Lautstärken darzustellen, werden im Sinne einer Rekrutierung zusätzliche, benachbarte sensorische Einheiten hinzugezogen. Die Dauer eines Tons wird durch die Dauer der Entladungen dargestellt.

> Die **Lautstärke** eines Schallereignisses wird über die **AP-Frequenz** kodiert. Die **Schallfrequenz** wird dagegen über die **tonotope Anordnung** der inneren Haarzellen vermittelt.

■ CHECK-UP

☐ Wie unterscheidet sich die Genese eines Rezeptorpotenzials in den Haarzellen von der in anderen sensorischen Rezeptoren?
☐ Welche Bedeutung hat die variierende Elastizität der Basilarmembran?
☐ Was ist der cochleäre Verstärker und wie funktioniert er?
☐ Was versteht man unter dem Begriff Tonotopie?
☐ Wie wird die Lautstärke eines Tons kodiert?

Zentrale Hörbahn und corticale Repräsentation

■ Hörbahn

Im Verlauf der zentralen Hörbahn befinden sich mindestens fünf Synapsen. Da die meisten Axone nur Synapsen mit einer einzigen inneren Haarzelle bilden, setzt sich das Prinzip der Tonotopie auch im Faserverlauf fort. Die Zellkörper der bipolaren Neurone des N. cochlearis befinden sich im **Ganglion spirale**. Etwa 10 % ihrer Axone sind Efferenzen zu den äußeren Haarzellen. Die Afferenzen des N. cochlearis verlaufen durch den inneren Gehörgang, teilen sich auf Höhe des Hirnstamms und ziehen zu den Ursprungskernen Ncl. cochlearis dorsalis und ventralis. Dort findet die Umschaltung vom ersten auf das zweite Neuron statt. Während ein Teil der Axone ipsilateral bleibt, **kreuzt** der größte Teil auf die Gegenseite:

- Vom Ncl. cochlearis ventralis zur kontralateralen **oberen Olive**
- Vom Ncl. cochlearis dorsalis zum kontralateralen **Ncl. lemnisci lateralis**.

Damit ist die Olive der erste Punkt, an dem Informationen beider Ohren konvergieren. Im weiteren Verlauf kreuzen einige Fasern wieder zurück oder ziehen zum ipsilateralen **Colliculus inferior**, von dort ziehen sie nach erneuter Umschaltung zum **Corpus geniculatum mediale**. Von dort verläuft die Hörstrahlung durch die Capsula interna zur primären Hörrinde im Temporallappen (Heschl-Querwindungen).

> **Cochleaimplantat.** Falls die inneren Haarzellen derart geschädigt sind, dass ein herkömmliches Hörgerät, das auf der elektrischen Stimulation der Haarzellen beruht, nicht mehr ausreicht, kommt ein **Cochleaimplantat** infrage. Dabei werden direkt die Afferenzen des N. cochlearis elektromagnetisch stimuliert. Auch bei taub geborenen Kleinkindern wird die Methode erfolgreich angewandt. Sie können sich bei entsprechender Förderung normal entwickeln und zeigen keine Probleme mit dem Spracherwerb.

Auditiver Cortex

Im Temporallappen liegen primärer (Areal 41 nach Bordmann) und sekundärer (42) auditiver Cortex nebeneinander, umgeben von tertiären, assoziativen Feldern. Ihre Hauptaufgabe besteht im Sprachverständnis (→ s. u.).

Musteranalyse. Obwohl das Prinzip der Tonotopie und der getrennten Frequenzanalyse auch im Verlauf der Hörbahn beibehalten wird, sind die meisten Neurone der zentralen Hörbahn auf das Erkennen von **Frequenzmustern** spezialisiert. Das bedeutet, dass sie nicht auf einzelne Sinustöne, dafür aber z. B. spezifisch auf sprachliche Äußerungen reagieren. Dabei registrieren einzelne Neurone etwa Änderungen der Schallamplitude, andere wiederum bestimmte Varianzen in der Schallfrequenz. Durch **Konvergenzmechanismen** können dann charakteristische Muster innerhalb eines Schallereignisses erkannt werden. Die Fähigkeit zur Mustererkennung nimmt von peripher nach zentral zu und ist bereits in den Neuronen des **Colliculus inferior** ausgeprägt. Diese **Periodizitätsanalyse** bildet die Grundlage für das Erkennen von Sprache oder Musik. Dabei werden zeitliche Muster innerhalb von AP-Serien verglichen und wiederkehrende Motive erkannt. Schon auf Ebene der Colliculi werden Informationen beider Ohren über einen Schallreiz integriert und analysiert. Dadurch ist es möglich, einem Gespräch auch bei hohem Umgebungsgeräuschpegel zu folgen. Bei Schlaganfallpatienten kann diese Fähigkeit selektiv verloren sein, ohne dass eine Hörminderung oder eine Minderung der Frequenzunterscheidung vorliegt.

Einordnung. Auf jeder Ebene der Hörbahn bestehen Verbindungen in höhere corticale Areale. Dadurch ist es möglich, den Informationsgehalt des Gehörten mit den im Gedächtnis gespeicherten Erfahrungen und Informationen abzugleichen. Über Verbindungen zum **limbischen System** wird das Gehörte, v. a. Musik, schon während der auditorischen Verarbeitung in der Hörbahn emotional bewertet.

Richtungshören. Das auditorische System ist in der Lage, Schallquellen bis auf wenige Grad Abweichung von der Mittellinie zu lokalisieren. Grundvoraussetzung hierfür ist eine unbeeinträchtigte akustische Wahrnehmung mit beiden Ohren, also **binaurales Hören**. Dafür werden **Laufzeitdifferenzen** des Schalls im Bereich von Milli- und Mikrosekunden analysiert. Da die Schallwellen praktisch nie parallel zur Mediansagittalebene auftreffen, besteht je nach Einfallwinkel eine Wegstreckendifferenz im Zentimeterbereich zwischen beiden Ohren. Für diese Distanz von 10 cm benötigt der Schall ca. 30 µs. Diese Laufzeitdifferenz erkennen spezialisierte Neuronenpopulationen in der **oberen Olive**.

Obere Olive. Auch hier spielt das Prinzip der **Konvergenz** die entscheidende Rolle: Die Neurone vergleichen die von beiden Seiten eintreffenden AP-Serien und sind in der Lage, geringste zeitliche Abweichungen der Entladungsmuster zu erkennen. Diese werden dann genutzt, um die Position der Schallquelle zu berechnen. Das **binaurale Richungshören** ist jedoch alleine nicht in der Lage, zwischen oben und unten und zwischen vorne und hinten zu unterscheiden. Erst in Kombination mit dem **monauralen Richtungshören** kann die exakte Lokalisation einer Schallquelle bestimmt werden (→ s. o.).

■ CHECK-UP

☐ Welche funktionelle Bedeutung hat das Kreuzen der Hörbahn?
☐ Durch welches Prinzip kann man einer Unterhaltung auch bei hohem Lärmpegel folgen?
☐ Wie wird das binaurale Richtungshören ermöglicht und welche Rolle spielt Konvergenz dabei?

Sprachbildung und Sprachverständnis

■ Stimmbildung

Bedeutung
Die Fähigkeit zur sprachlichen Kommunikation unterscheidet den Menschen von allen anderen Primaten. Sprache erfordert ein **komplexes Zusammenspiel** motorischer und sensorischer Prozesse, das durch neuronale Netzwerke auf allen Hierarchieebenen des ZNS ermöglicht wird. Dabei müssen die Kontraktionen der Kehlkopf- und Rachenmuskulatur und die Lippenbewegungen koordiniert und ständig mit dem sensorischen Feedback abgeglichen werden. Dieser Regelkreis wird als **Hör-Sprach-Kreis** bezeichnet. Sobald eine der notwendigen Funktionen nicht gegeben ist, wird die sprachliche Kommunikation extrem schwierig oder unmöglich.

Phonation
Die Phonation, also die Stimmbildung, erfolgt im **Kehlkopf**. Durch die oszillierende Bewegung der **Stimmlippen** (Mm. vocales) wird Schall erzeugt, dessen Frequenz direkt der Oszillationsfrequenz der Stimmlippen entspricht. Die notwendige Energie hierfür liefert die Luftströmung während der **Exspiration**. Dabei wird die **Glottis** durch Kontraktion der Mm. arytenoidei, cricoarytenoidei laterales und thyreoarythenoidei laterales stark verengt. Dadurch nimmt die Atemarbeit ebenso wie die Strömungsgeschwindigkeit der Luft auf Höhe der Glottis zu. Gleichzeitig verringert sich der Luftdruck aufgrund der schnelleren Luftströmung. So nähern sich die Stimmlippen noch weiter an, was wiederum die Strömungsgeschwindigkeit erhöht und zu einem **Druckabfall** führt. Durch diesen sich selbst verstärkende Mechanismus verschließt sich die Glottis schließlich ganz. Während die Exspiration anhält, erhöht sich der subglottische Druck so weit, dass er die Glottis wieder aufdrückt. Dieser Vorgang kann sich, je nach Frequenz, innerhalb einer Sekunde tausendemale wiederholen und generiert die sog. **Bernoulli-Schwingungen**, die rhythmische Unterbrechungen aufweisen und letztendlich die Schallwellen erzeugen.

> **Rekurrensparese.** Eine Schädigung des N. laryngeus recurrens ist vor allem bei **Schilddrüsenoperationen** zu beobachten. Durch die fehlende Innervation der inneren Kehlkopfmuskulatur leiden die Patienten an Heiserkeit und Phonationsproblemen. Bei beidseitiger Lähmung besteht Atemnot mit akuter Erstickungsgefahr.

Lautstärke. Die Lautstärke der Stimme kann durch Erhöhung des subglottischen Drucks erhöht werden. Dabei wird die Kontraktion der Larynxmuskulatur bei gleichzeitiger Erhöhung des Exspirationsdrucks verstärkt. Der maximale Schalldruckpegel, den die menschliche Stimme erreichen kann, beträgt in 1 m Entfernung ca. 75 dB, bei ausgebildeten Sängern bis zu 108 dB.

Stimmfrequenz. Die Grundfrequenz der Stimme ist von der Länge der Stimmlippen abhängig – je länger sie sind, desto tiefer die Stimme. Durch Kontraktion des M. cricothyroideus kann die Länge der Stimmlippen und damit die Stimmfrequenz willkürlich verändert werden. Der Stimmumfang beträgt durchschnittlich zwei Oktaven, also zwei Verdopplungen der tiefst möglichen Frequenz.

Artikulation
Der Prozess der Lautbildung wird als **Artikulation** bezeichnet. Er findet zwischen Glottis und Nasenhaupthöhlen statt. Dieser Raum, der in Analogie zu Blasinstrumenten auch als **Ansatzrohr** bezeichnet wird, kann durch die gesamte, in diesem Bereich vorhandene, quergestreifte Muskulatur willkürlich moduliert werden. Durch die aktive Beeinflussung der Resonanzeigenschaften werden die Vokale und ihre Klangfarbe gebildet. Das gezielte Brechen der Schallwellen an Zunge und Zähnen ist für die Bildung von Konsonanten verantwortlich.

■ Sprachverständnis

Sprache als höhere geistige Funktion erfordert das Zusammenwirken verschiedener Cortexareale. Sie hat sich wahrscheinlich aus einer Gestensprache entwickelt. Dafür spricht, dass Taubstumme nach Läsionen innerhalb der dominanten Hemisphäre (→ Kap. 20) ähnliche Funktionseinbußen der Gebärdensprache zeigen, wie sie Schlaganfallpatienten in Bezug auf die gesprochene oder geschriebene Sprache aufweisen. Die Rolle spezifischer Gebiete des Cortex wurde anhand der jeweiligen **Aphasien**, also der sprachlichen Ausfallserscheinungen, die bei ihrer

Läsion auftreten, identifiziert und charakterisiert. Mittlerweile weiß man, dass die Aufgaben dieser corticalen Sprachzentren komplexer verteilt sind und dass auch die nicht dominante Hemisphäre wichtige Aufgaben im Zusammenhang mit sprachlicher Kommunikation übernimmt.

Broca-Areal
Aufgrund der Hemisphärendominanz sind die für die Sprache wichtigen Hirnareale bei Rechtshändern und den meisten Linkshändern in der Regel in der linken Hemisphäre lokalisiert. Die für die Sprachbildung essenzielle Broca-Region nimmt die **Areale 44** und **45** nach Brodmann ein und befindet sich im unteren Teil des Frontallappens, nahe der perisylvischen Furche. Das Broca-Areal wird auch als **motorisches Sprachzentrum** bezeichnet. Die bei Schädigung resultierende motorische Aphasie wird auch als Broca-Aphasie bezeichnet. Betroffene können Gesprochenes verstehen, jedoch nicht wiederholen oder selbst produzieren. Auch die Fähigkeit zu schreiben ist beeinträchtigt.

Wernicke-Areal
Das Wernicke-Areal befindet sich ebenfalls in der Nähe des Temporallappens, jedoch weiter kaudal und nimmt das **Areal 22** nach Brodmann ein. Läsionen führen zu einer **sensorischen Aphasie**: Gesprochenes kann nicht mehr verstanden werden. Sprachliche Äußerungen sind möglich, jedoch sinnfrei und grammatikalisch unverständlich. Auch gelesene Texte können nicht verstanden werden. Wernicke- und Broca-Areal stehen über den **Fasciculus arcuatus** miteinander in Verbindung.

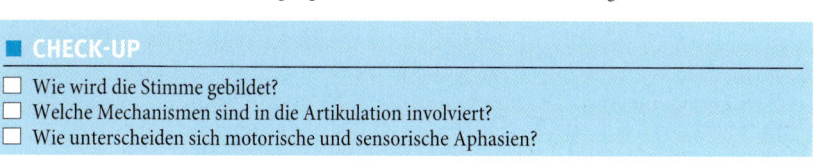

■ **CHECK-UP**
- ☐ Wie wird die Stimme gebildet?
- ☐ Welche Mechanismen sind in die Artikulation involviert?
- ☐ Wie unterscheiden sich motorische und sensorische Aphasien?

19 Chemische Sinne

- Grundlagen der chemischen Sinne 267
- Geschmack 268
- Geruchssinn und trigeminaler chemischer Sinn 271

Grundlagen der chemischen Sinne

Einteilung

Die spezifischen chemischen Sinne, also **Geschmack** und **Geruch**, sind entwicklungsgeschichtlich betrachtet die älteste Möglichkeit, die Umwelt wahrzunehmen. Der Begriff Geschmack beinhaltet im allgemeinen Sprachgebrauch nicht nur Sinneseindrücke über die Chemosensoren der Zunge und des Gaumens, sondern auch olfaktorische und trigeminale Wahrnehmungen. Geruch- und Geschmacksempfinden gehen oft ineinander über, z. B. beim Essen. Diese Tatsache beschreibt der Begriff **Oro-Fazial-Sinn**. Er beinhaltet außerdem die Wahrnehmung von Schärfe, die ein Schmerz- und kein Geschmacksreiz ist, weil sie über freie Nervenendigungen des N. trigeminus vermittelt wird.

Mechanismen

Transduktion. Geruch und Geschmack beruhen auf der Bindung von Molekülen an Rezeptoren. Die Rezeptoren können ionotrop oder metabotrop sein, d. h. **Ionenkanäle** bzw. **G-Protein-gekoppelt**. Die meisten Rezeptoren sind nicht stoffspezifisch, einzelne Substanzen werden erst weiter zentral durch die Integration verschiedener neuronaler Erregungsmuster unterschieden.

Transformation. Die Geruchszellen sind primäre Sinneszellen (→ Kap. 16): Sie transformieren den Sinnesreiz direkt in eine AP-Serie. Dabei spielen spannungsabhängige Na^+-Kanäle die Hauptrolle. Geschmackszellen werden als sekundäre Sinneszellen afferent innerviert.

Wahrnehmungsschwelle. Die Konzentration, die gerade noch wahrgenommen werden kann – ohne die Substanz identifizieren zu können. Sie ist bei Bitterstoffen am niedrigsten, z. B. Strychnin: 0,7 mg/l.

Unterscheidungsschwelle. Sie liegt ca. zwei- bis zehnmal höher als die Wahrnehmungsschwelle. Erst ab dieser Konzentration ist es möglich, die Substanz zu erkennen.

Adaptation. Bereits nach wenigen Minuten adaptieren die meisten Geschmackssensoren, einige auch schon nach Sekunden. Danach kann es Stunden dauern, bis die ursprüngliche Sensibilität wieder erreicht wird. Der Geruchssinn adaptiert meist schnell, jedoch niemals vollständig.

Bedeutung

Lebensqualität
Der Mensch ist im Vergleich zu anderen Säugern ein Mikrosmat, d. h. er kann mit ca. 10.000 Gerüchen weit weniger als etwa ein Hund unterscheiden. Trotzdem spielt der Geruchssinn eine zentrale Rolle für unsere Lebensqualität: Der Geschmack von gutem Essen wird in erster Linie durch seinen Geruch geprägt. Weil bei der unbewussten Bewertung von Gerüchen das **limbische System** einbezogen wird, sind sie oft mit emotionalen Erinnerungen verknüpft, z. B. aus der Kindheit.

Reflexe
Schon bei Neugeborenen lassen sich die **gustofazialen Reflexe** auslösen, also bestimmte Reaktionen der Mimik auf Geschmacksreize: Gesicht verziehen bei saurem, Lächeln bei süßem Geschmack. Unangenehme Gerüche können unter Umständen Brechreiz auslösen. Bitterstoffe, die oft auf Ungenießbares hinweisen, können in

19 Chemische Sinne

entsprechenden Konzentrationen den lebenswichtigen **Würgereflex** auslösen. In niedrigeren Konzentrationen regen sie die Sekretion von Speichel und Magensaft an und fördern so die Verdauung.

> ■ **CHECK-UP**
> ☐ Welche Komponenten beinhaltet der Oro-Fazial-Sinn?
> ☐ Wie unterscheiden sich Wahrnehmungs- und Unterscheidungsschwelle?
> ☐ Welche Bedeutung haben Geschmacks- und Geruchsreize im Alltag?

Geschmack

■ Geschmacksqualitäten

Das **gustatorische System** ist im Vergleich zu den anderen Sinnesorganen einfach organisiert. Es werden fünf Geschmacksqualitäten unterschieden (➔ Tab. 19.1):
- Süß
- Sauer
- Salzig
- Bitter
- Umami (japanisch für „würzig").

> Jede der Geschmacksqualitäten wird über die **gesamte** Zungenfläche in etwa **gleich gut** wahrgenommen, lediglich für Bitterstoffe ist die Sensibilität im Vergleich zu den restlichen Regionen am Zungengrund deutlich erhöht.

■ Anatomie

Geschmackspapillen

Auf der Zungenoberfläche lassen sich bezüglich ihrer Form drei Arten von Geschmackspapillen unterscheiden. Diese Einteilung hat nichts mit der Funktion der enthaltenen Sinneszellen zu tun.
1. **Papillae fungiformes** (Pilzpapillen): ca. 300 Stück, auf ganzer Zungenoberfläche
2. **Papillae foliatae** (Blätterpapillen): ca. 30 Stück, an hinterem Seitenrand der Zunge
3. **Papillae vallatae** (Wallpapillen): ca. 10 Stück, V-förmig an der Grenze zum Zungengrund.

Die kleinen Papillae filiformes enthalten **keine** Geschmacksrezeptoren, sondern besitzen nur mechanosensitive Funktion.

Geschmacksknospen

In den Wänden und Vertiefungen der Papillen sitzen die eigentlichen Geschmacksorgane, die Geschmacksknospen (➔ Abb. 19.1). Eine einzelne Papille kann – je nach Größe – bis zu 100 Knospen enthalten, die Zunge enthält um die 2.000.

■ Funktion

Sinneszellen

Als **sekundäre Sinneszellen** verfügen die Geschmackszellen über kein eigenes Axon. Stattdessen werden sie von C-Typ- und Aδ-Fasern innerviert. Dabei kann eine Nervenfaser mehrere Geschmackszellen innervieren (**Konvergenz**), gleichzeitig kann eine Sinneszelle von mehreren Fasern versorgt werden (**Divergenz**). Die Innervation erfolgt durch die sensorischen Anteile der Hirnnerven VII, IX, und X:
- **N. facialis** (über Chorda tympani): vorderer Zungenbereich
- **N. glossopharyngeus**: hinterer Zungenbereich
- **N. vagus**: Rachen und Kehlkopf, funktionell eher unbedeutend.

Die chemoelektrische Transduktion, also die Umwandlung von einem chemischen Signal (Geschmacksstoff) in ein elektrisches (AP), erfolgt immer nach dem gleichen Prinzip: Bindung eines Moleküls an den Rezeptor → Rezeptorpotenzial → Öffnen spannungsgesteuerter Na^+-Kanäle → Depolarisation der Zelle → Einstrom von Ca^{2+} → Freisetzung von Transmitter an der Synapse zur afferenten Faser → Entstehung eines AP in der afferenten Faser → Tractus solitarius → Nucleus tractus solitarii → Weiterleitung in höhere Hirnareale (Thalamus, Cortex).

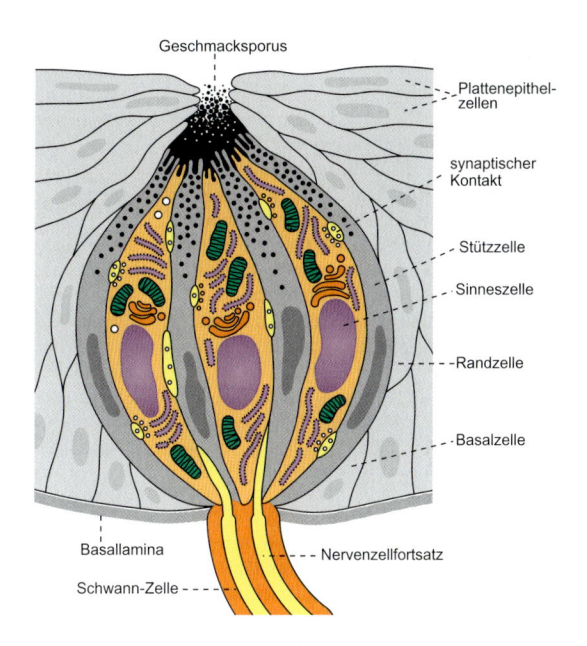

Abb. 19.1 Aufbau einer Geschmacksknospe [L107]

Tab. 19.1 Unterscheidungsschwellen verschiedener Geschmacksstoffe

Geschmacks-qualität	Substanz	Schwelle [mol/l]
Salzig	Kochsalz	$1{,}0 \times 10^{-2}$
Sauer	Zitrat	$2{,}0 \times 10^{-3}$
Süß	Glucose	$8{,}0 \times 10^{-2}$
Bitter	Chininsulfat	$8{,}0 \times 10^{-6}$
Umami	Natriumglutamat	$2{,}0 \times 10^{-3}$

Salzig

Nicht nur NaCl, auch viele andere Substanzen, z. B. Ammoniumchlorid (NH_4Cl), schmecken salzig. Der Grund dafür ist der Charakter der zuständigen Rezeptormoleküle: Als Ionenkanäle lassen sie Ionen entsprechend ihres Konzentrationsgradienten passieren. Der ENaC vermittelt einen Einstrom von Na^+ und anderen Kationen. Damit erfüllt ENaC zwei Aufgaben gleichzeitig: die Detektion des Geschmacksstoffs und die Generation des Rezeptorpotenzials.
Nicht nur Kationen, sondern auch Anionen können einen Salzgeschmack hervorrufen. Durchlässigkeit je nach Ionenart:

Kationen: $NH_4^+ > K^+ > Ca^{2+} > Na^+ > Li^+ > Mg^{2+}$
Anionen: $SO_4^{2-} > Cl^- > Br^- > I^- > HCO_3^- > NO_3^-$.

Sauer

Jede Säure setzt in wässriger Lösung **Protonen** frei. Diese wirken wahrscheinlich über zwei unterschiedliche Mechanismen auf ihre Zielzellen. Ein Weg besteht in der Blockade des Ausstroms von K^+ aus der Zelle, der entscheidend für das RMP ist. Dadurch depolarisiert die Zelle und ein AP kann entstehen. Ein anderer Signalweg verläuft über die Schrittmacherkanäle vom **HCN-Typ**: Die Bindung von H^+ aktiviert die Kanäle und bewirkt einen Einstrom von Na^+, was die Zelle ebenfalls depolarisiert.

Süß

Die Erkennung von süßen Geschmacksstoffen erfolgt über G-Protein-gekoppelte Rezeptoren. Das Dimer T1R2/T1R3 wird von **Zuckermolekülen** (z. B. Saccharose) ebenso wie von **Süßstoffen** (z. B. Aspartam, ein Dipeptid) aktiviert und bewirkt folgende Signalkaskade:
$G_q \rightarrow PLC \rightarrow IP_3 \rightarrow$ Freisetzung von Ca^{2+} aus dem ER $\rightarrow$ Einstrom von Ca^{2+} aus extrazellulär (über **TRPM5-Kanäle**) $\rightarrow$ Depolarisation.
Die Wirkung von synthetisch erzeugten Süßstoffen beruht darauf, dass sie eine höhere Affinität zu den entsprechenden Rezeptoren haben. Da-

durch aktivieren sie diese bereits in viel niedrigeren Konzentrationen.

Bitter und umami
Der Signalweg für die Detektion von bitteren und würzigen Stoffen entspricht grundsätzlich der von süßen. Sie werden über eine Vielzahl von T2-Rezeptoren bzw. T1R1/T1R3-Dimeren erkannt. Mit den vielfältigen zellulären Rezeptorkombinationen wird die Anzahl an detektierbaren Stoffen um ein Vielfaches erhöht – genau wie die Sensitivität. Da viele Bitterstoffe **Pflanzengifte** sind (z. B. Nikotin, Chinin) ist dieser Mechanismus evolutionär von überlebenswichtiger Bedeutung.

Bei Läsionen der Chorda tympani durch operative Eingriffe an der Parotis, Tumoren oder Entzündungen sind Störungen der Geschmackswahrnehmung zu beobachten.

Ageusie.
- Totale Ageusie: ein Verlust der Wahrnehmung aller fünf Geschmacksqualitäten, tritt nach zentralen Schädigungen, etwa im Bereich der Insula, auf
- Partielle Ageusie: eine oder mehrere Geschmacksqualitäten sind nicht mehr wahrnehmbar, etwa beim seltenen Krankheitsbild der familiären Dysautonomie.

Hypogeusie. Traumen (z. B. Verbrennungen, Vergiftungen) oder pharmakologische Wirkungen (z. B. L-Dopa bei **Parkinson**-Patienten) können die Geschmackswahrnehmung vermindern. Auch im Alter lässt die Sensibilität nach, die Zahl der Geschmackszellen kann sich bis auf weniger als die Hälfte verringern. Eine entscheidende Rolle für den Erhalt der Sinneszellen spielen die Stützzellen (→ Abb. 19.1).

Dysgeusie. Spontane, unangenehme Geschmacksempfindungen treten v. a. bei psychiatrischen Krankheitsbildern (z. B. Schizophrenie) auf.

■ Zentrale Verschaltungen

Die Somata der Neurone, die mit ihren Afferenzen die Geschmackszellen versorgen, liegen im Hirnstamm. Im Nucleus tractus solitarii findet die Umschaltung auf das zweite Neuron statt. Anschließend ziehen die Fasern im Lemniscus medialis weiter. Von dort gibt es zwei Wege der Signalweiterleitung:
- „Unbewusst": Projektion über Pons und Hypothalamus zur **Amygdala** → unbewusste, emotionale Komponente, außerdem zu den Vaguskernen → vegetative Komponente
- „Bewusst": Verbindungen zum **Thalamus**, Nucleus ventrobasalis. Nach Umschaltung auf das dritte Neuron Projektion in Cortexareale wie Gyrus postcentralis oder Insula, dort bewusste Wahrnehmung.

■ Regulation

Die subjektive Bewertung eines Geschmacks – also ob er als angenehm wahrgenommen wird oder nicht – hängt stark vom physiologischen Zustand (z. B. Stress, Hunger) ab. Diese **hedonische Bewertung** erfolgt u. a. in orbitofrontalen Cortexarealen. In Hungerzuständen wird der Geschmack energiereicher Nahrung positiver bewertet, analog steigt der Appetit auf salziges nach Elektrolytverlusten.

■ CHECK-UP
- ☐ Welche Zelltypen und Hirnnerven sind an der Geschmackswahrnehmung beteiligt?
- ☐ Wie verläuft der klassische Signalweg für die Detektion eines Stoffs?
- ☐ Wie werden Bitterstoffe erkannt und welche Rolle spielen sie in der Natur?
- ☐ Wodurch können Störungen des Geschmackssinns entstehen?
- ☐ Welche Hirnareale sind für die Geschmackswahrnehmung von Bedeutung?

Geruchssinn und trigeminaler chemischer Sinn

Die Wahrnehmung von Gerüchen wird über das **olfaktorische System** vermittelt.

■ Anatomie

Nasenschleimhaut

Die Schleimhaut der Nasenhöhle kleidet die drei Nasenmuscheln (Conchae nasales) vollständig aus und erfüllt verschiedene Aufgaben. Beim Menschen hat nur ein kleiner Teil ihrer Fläche ($2 \times 5\ cm^2$) Bedeutung für die Sinneswahrnehmung. Er lässt sich einteilen in:

Respiratorisches Epithel. Hier finden Erwärmung, Anfeuchtung und Reinigung der Atemluft statt. Dieses Flimmerepithel nimmt die unteren Conchae nasales ein.

Olfaktorisches Epithel. Hier findet die eigentliche Geruchswahrnehmung statt. Es nimmt die oberen Conchae und Teile des Septums ein und befindet sich direkt unterhalb der Siebbeinplatte (Lamina cribrosa) des Os ethmoidale. Trotz der optimalen Form der Conchae gelangen normalerweise nur ca. 2 % der eingeatmeten Luft in die Regio olfactoria. Schnelles Ein- und Ausatmen („Schnüffeln") erhöht diesen Anteil und verbessert dadurch die Geruchswahrnehmung.

Olfaktorisches Epithel

Die Riechschleimhaut ist ein besonders spezialisiertes, mehrschichtiges Epithel, das neben Immunzellen v. a. drei Zelltypen enthält:
- **Stützzellen**: wichtig für die mechanische Stabilität und Versorgung der Geruchszellen
- **Geruchszellen**: bipolare Neurone, die gleichzeitig **primäre Sinneszellen** sind
- **Basalzellen**: Vorläuferzellen der Geruchszellen, wandern von basal nach apikal.

Feinstruktur der Sinneszellen. Die etwa 20 Millionen Geruchszellen senden einen Dendriten an die Oberfläche des Epithels aus. An den apikalen Verdickungen der Dendriten, den Riechköpfchen, befinden sich Zilien, die in den von Stützzellen produzierten Riechschleim (Mukus) hineinragen. Dieser **Mukus** erfüllt eine Schutzfunktion und verbessert außerdem die olfaktorische Wahrnehmung durch bestimmte Proteine, an die Duftstoffe binden. Auf der basalen Seite der Geruchszellen entspringen Axone, die sich zum N. olfactorius (I) vereinen und durch die Lamina cribrosa zum Bulbus olfactorius ins Gehirn ziehen.

Regeneration. Die Belastung des Epithels durch Erreger und mechanischen Stress macht eine ständige Erneuerung notwendig. Auch die primären Sinneszellen werden ständig aus Basalzellen regeneriert. Damit ist das olfaktorische Epithel zusammen mit dem Gyrus dentatus eine der wenigen Regionen des ZNS, in denen adulte Neurogenese stattfindet.

■ Funktion

Rezeptoren. Alle Duftreize werden durch **G-Protein-gekoppelte Rezeptoren** detektiert (→ Abb. 19.2). Dabei exprimiert jede Sinneszelle immer nur einen einzigen der insgesamt etwa 400 Rezeptortypen. Diese können mehrere Duftstoffe binden, gleichzeitig kann ein Duftstoff an verschiedene Rezeptoren binden, was dem neuronalen Prinzip von **Divergenz** und **Konvergenz** auf molekularer Ebene entspricht. Weil so jeder Duftstoff ein bestimmtes Aktivierungsmuster bewirkt, können durch **zentrale Musteranalyse** etwa 10.000 verschiedene Gerüche unterschieden werden.

Duftstoffe. Die Stoffe, die eine Geruchsempfindung auslösen können, bilden keine chemisch einheitliche Gruppe. Die meisten Duftstoffe sind leicht flüchtige, **lipophile Kohlenstoffverbindungen**, die gleichzeitig bis zu einem gewissen Grad hydrophil sein müssen, um sich im Mukus zu lösen.

Chemoelektrische Transduktion. Sobald ein Molekül an seinen Rezeptor bindet, wird eine intrazelluläre Signalkaskade nach folgendem Schema ausgelöst:
G_{olf} → AC → cAMP → Öffnen cAMP-gesteuerter Ionenkanäle (CNG) → Einstrom von Na^+ und Ca^{2+} → Rezeptorpotenzial → Depolarisation der Zelle → Bildung eines AP.
Dabei muss nicht jedes Rezeptorpotenzial groß genug sein und ein AP auslösen. In den meisten Fällen entsteht ein solches erst durch Mechanismen räumlicher und zeitlicher Summation (→ Kap. 12).

19 Chemische Sinne

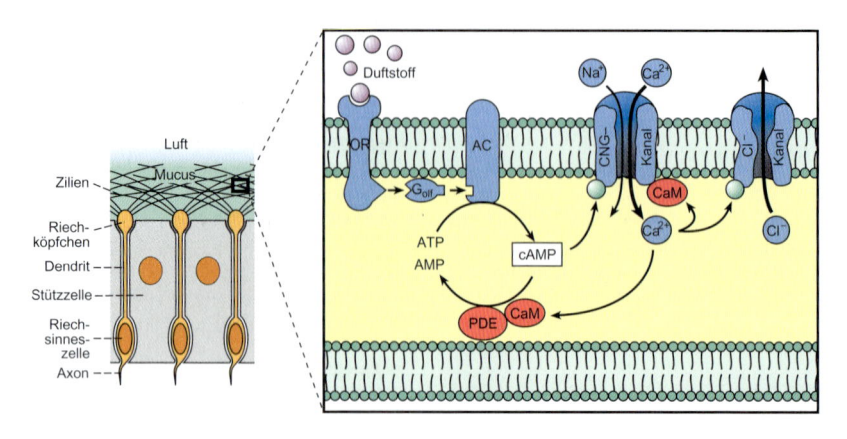

Abb. 19.2 Olfaktorische Signaltransduktion. Neben dem klassischen, durch cAMP vermittelten Signalweg existiert außerdem ein Ca^{2+}-abhängiger, der das Signal verstärkt: Aktivierung von Cl^--Kanälen durch Ca^{2+} führt zu einem Ausstrom von Cl^-, was die Depolarisation erhöht. Durch Bildung eines Komplexes mit Calmodulin und Aktivierung der PDE wird das Signal abgeschaltet. [L106]

■ Zentrale Verschaltung

Die dünnen, marklosen Fila olfactoria, die Axone der Riechzellen (1. Neuron), ziehen als N. olfactorius (I) durch die Lamina cribrosa zum Bulbus olfactorius und werden dort auf die Mitralzellen (2. Neuron) umgeschaltet. Diese projizieren zum kontralateralen Bulbus und in weitere Hirnareale:
- Über den entorhinalen Cortex zum **Hippocampus** → Erinnerung
- Über die **Amygdala** zum **Hypothalamus** → emotionale und vegetative Komponente
- Über das Tuberculum olfactorium und den **Thalamus** zum orbitofrontalen **Cortex** → bewusste Wahrnehmung.

Dabei fällt auf, dass die olfaktorischen Bahnen zum Teil ohne Zwischenschaltung des Thalamus und unter enger Einbeziehung des **limbischen Systems** (→ Kap. 20) in höhere Hirnareale ziehen. Das könnte erklären, warum Geruchserinnerungen oft emotional geprägt sind.

Hyposmie. Eine generelle Minderung der Geruchswahrnehmung. Ist bei Erkältung oder chronischer Schädigung des Riechepithels zu beobachten.

Anosmie. Ein völliger Verlust der Geruchsempfindung. Ist nach traumatischem Abriss (z. B. Schädel-Hirn-Trauma) der Fila olfactoria häufig. Partielle Anosmien sind weitverbreitet; so nehmen fast die Hälfte aller Menschen kein **Androstenon** war, die Hauptgeruchskomponente von Urin.

■ Trigeminaler chemischer Sinn

Die freien Endigungen des N. trigeminus in der Nasenschleimhaut reagieren v. a. auf stechende Gerüche wie Chlor (Cl_2) oder Ammoniak (NH_3). Auch andere Substanzen wie Menthol oder **Capsaicin** (Schärfewahrnehmung) wirken direkt auf freie Nervenendigungen.

■ CHECK-UP

- ☐ Wodurch unterscheidet sich das olfaktorische von anderen Epithelien?
- ☐ Welche Rezeptoren sind für die Geruchswahrnehmung zuständig?
- ☐ Welche Gemeinsamkeiten besitzen Geruchsstoffe?
- ☐ Wie verläuft der intrazellulare Signalweg bei der Wahrnehmung von Gerüchen?
- ☐ In welchen Hirngebieten werden olfaktorische Wahrnehmungen verarbeitet?

20 Integrative Leistungen des Zentralnervensystems

- Allgemeine Physiologie und funktionelle Anatomie der Großhirnrinde 273
- Integrative Funktionen durch corticale und subcorticale Interaktionen 279

Allgemeine Physiologie und funktionelle Anatomie der Großhirnrinde

■ Organisation der Großhirnrinde

Aufbau

Laminae. Der Cortex gliedert sich anatomisch und funktionell in zwei Hemisphären, die teilweise unterschiedliche Aufgaben erfüllen. Zytoarchitektonisch besteht der Cortex aus sechs **Laminae** (Schichten), die sich morphologisch und funktionell unterscheiden. Sie werden von außen nach innen römisch nummeriert (→ Tab. 20.1).

Neuronentypen. Die corticalen Neurone lassen sich grob in zwei Kategorien einteilen.
- **Pyramidenzellen**: Projektionsneurone des Cortex, wirken über ihren Transmitter Glutamat exzitatorisch
- **Nicht-Pyramidenzellen** (z. B. Sternzellen, Korbzellen): heterogene Population von meist GABAergen Interneuronen.

Funktionelle Gliederung

Kolumnen. In vielen Cortexarealen sind die Neurone zu säulenartigen Einheiten gruppiert. Diese Kolumnen umfassen sämtliche Schichten und bilden eigenständige **Recheneinheiten**, die wiederum zu größeren funktionellen Einheiten zusammengeschaltet sind. Sie sind v. a. im visuellen Cortex (→ Kap. 17), aber auch in anderen Arealen von zentraler Bedeutung.

Verbindungen. **Komissurenfasern** verbinden die beiden Hemisphären. Der Balken (Corpus callosum) ist die wichtigste. Verbindungen innerhalb einer Hemisphäre werden durch **Assoziationsfasern** hergestellt. Die efferenten **Projektionsfasern** in subcorticale Gebiete machen insgesamt nur einen kleinen Teil der corticalen Verbindungen aus.

■ Corticale Felder

Der Cortex lässt sich funktionell in Primärfelder, Sekundärfelder und Assoziationsfelder einteilen. Diese unterscheiden sich funktionell und zytoarchitektonisch. Die Einteilung nach **Brodmann** in 52 Felder beruht auf histologischen Kriterien. Weil diese oft mit funktionellen Aspekten korrelieren, wird sie auch heute noch häufig verwendet. Darüber hinaus existiert die makroskopische Unterteilung in die durch Fissuren getrennten Lappen.

Primärfelder. Als Primärfelder werden Cortexareale bezeichnet, die über den Thalamus direkte Afferenzen empfangen. Die dort ankommenden Informationen sind zwar bereits durch den Thalamus gefiltert, aber noch nicht interpretiert: Sie können also nicht bewusst wahrgenommen werden (z. B. primärer visueller Cortex). Damit stellt auch der primäre Motocortex, der

Integrative Leistungen des Zentralnervensystems

Tab. 20.1 Laminae des Cortex

Schicht		Lamina	Aufbau
I	Molekularschicht	Lamina molecularis	Geringe Zelldichte, hauptsächlich Zellfortsätze und Interneurone
II	Äußere Körnerschicht	Lamina granularis externa	Dicht gelagerte kleine Pyramidenzellen
III	Äußere Körnerschicht	Lamina pyramidalis externa	Große Pyramidenzellen, deren Axone den Großteil der assoziativen Bahnen bilden
IV	Innere Körnerschicht	Lamina granularis interna	Kleine Interneurone und Pyramidenzellen, Eingangsstation sensorischer Afferenzen → dominant in sensorischen Cortexarealen
V	Innere Pyramidenschicht	Lamina pyramidalis interna	Große Pyramidenzellen, deren Axone die Efferenzen in subcorticale Gebiete bilden → dominant in motorischen Arealen
VI	Multiforme Schicht	Lamina multiformis	Kleine Pyramidenzellen und Interneurone, die corticothalamische Efferenzen bilden

im Rahmen der motorischen Schleife thalamische Projektionen erhält, ein Primärfeld dar.

Sekundärfelder. In räumlicher Nähe zu den Primärfeldern befinden sich die Sekundärfelder. Sensorische Sekundärfelder dienen dazu, die in den primären Feldern aufbereiteten Informationen zu interpretieren und in manchen Fällen auch zu Bewusstsein zu bringen. Motorische Sekundärfelder bilden eine Schnittstelle zwischen assoziativen und primären Motocortizes.

Assoziationsfelder. Im Gegensatz zu Sekundärfeldern erhalten assoziative Felder nicht nur Informationen eines einzigen Primärfelds, sondern **integrieren** und **interpretieren** Informationen verschiedener primärer und sekundärer Felder. Beispielsweise findet eine bewusste Sehwahrnehmung erst im parietalen Assoziationscortex statt. Einige motorische Assoziationsfelder erfüllen spezifische Funktionen z. B. motorisches Sprachzentrum (→ Kap. 18).

Assoziationsfelder erhalten zwar Informationen aus Primärfeldern, jedoch **keine** primären Sinnesinformationen.

Frontallappen

Präfrontaler Cortex. Von entscheidender Bedeutung für die hohen kognitiven, aber auch ethischen Leistungen des Menschen. Läsionen dieses Assoziationsfelds resultieren entsprechend in schwerwiegenden Persönlichkeitsveränderungen.

Motocortizes. Primäre und sekundäre (supplementäre) Motocortizes liegen dicht beieinander (→ Kap. 15).

Frontales Augenfeld. Zuständig für die Initiation willkürlicher Augenbewegungen. Steht mit den visuellen Cortizes und dem Hirnstamm in Verbindung (→ Kap. 17).

Motorisches Sprachzentrum. Als motorisches Assoziationsfeld von essenzieller Bedeutung für die Sprachbildung (→ Kap. 18).

Frontales Blasenzentrum. Auch die willkürliche Kontrolle über Harn- und Stuhlkontinenz ist auf einen intakten Frontallappen angewiesen. Daneben existieren vegetative Mechanismen, die die Kontinenz sichern (→ Kap. 14).

Parietallappen

Sensorische Cortizes. Sowohl primäre als auch sekundäre sensorische Areale befinden sich im Parietallappen (→ Kap. 16).

Posteriorer parietaler Cortex. Hat als Assoziationscortex eine entscheidende Bedeutung für die Interpretation sensorischer Informationen. Erhält visuelle, propriozeptive, vestibuläre und auditive Informationen über Afferenzen aus den entsprechenden primären und sekundären Feldern. Diese werden integriert und gleichzeitig genutzt, um die **Umgebung sinnvoll wahrzunehmen**. Entsprechend ist der parietale Assoziationscortex für die **Orientierung im Raum** notwendig.

> **Neglect.** Nach ischämischen Schädigungen des **parietalen Assoziationscortex** ist klinisch das Bild eines Neglects der kontralateralen Seite zu beobachten. Das bedeutet, dass der Patient sensorische Informationen dieser Seite **nicht mehr bewusst wahrnimmt**. Dazu zählen die jeweils betroffene Seite des Gesichtsfelds **und die entsprechende Körperhälfte**.

Vestibulärer Cortex. Auch im Parietallappen lokalisiert (→ Kap. 15).

Gyrus angularis. Bildet die wichtigste Schnittstelle zwischen den sekundären Seh- und Hörarealen. Spielt eine entscheidende Rolle für das Lesen und Schreiben. Läsionen resultieren folglich in einer **Alexie** oder **Agraphie**.

> **Apraxie.** Äußert sich in einer Unfähigkeit, komplexe **Bewegungsabläufe** wie Zähneputzen oder Schuhe binden durchzuführen. Im Gegensatz zu Ataxien oder zentralen motorischen Störungen ist keine Muskelschwäche oder Beeinträchtigung der Feinmotorik zu beobachten. Ursache kann eine Läsion supplementär motorischer Cortizes oder des parietalen Assoziationscortex sein.

Temporallappen

Auditive Cortizes. In den **Heschl-Querwindungen** des Temporallappens befindet sich die primäre Hörrinde. Kaudal ist die sekundäre Hörrinde lokalisiert, die entscheidend am Sprachverständnis beteiligt ist (→ Kap. 18).

Hippocampus. In der Tiefe des Temporallappens befindet sich der Hippocampus. Dieser phylogenetisch alte Teil des Großhirns ist entscheidend an **Lernvorgängen** und räumlicher Orientierung beteiligt (→ s. u.).

Okzipitallappen

Der Okzipitallappen enthält die primären und sekundären visuellen Cortizes (→ Kap. 17).

Limbischer Cortex

Der limbische Cortex besteht aus mehreren funktionell verbundenen Teilen des Großhirns: v. a. Amygdala, Hippocampus und Teile des präfrontalen Cortex. Er ist entscheidend an affektiven Verhaltensmustern wie z. B. Angst und **Fluchtreaktionen** beteiligt, aber auch an emotional geprägten Gedächtnisinhalten.

> **Corticale Plastizität.** Nach corticalen Läsionen (z. B. Tumor, Ischämie) oder auch peripheren Läsionen (z. B. Trauma) kommt es zu einer **Reorganisation**. Diese Neuordnung der corticalen Areale ist etwa nach dem Verlust eines Fingers zu beobachten: Einige Wochen nach dem Trauma sind die entsprechenden motorischen und sensorischen Areale neu organisiert und die bisherigen Repräsentationen durch andere, zweckmäßigere ersetzt.
> Corticale Plastizität ist auch als **Trainingseffekt** zu beobachten. So nehmen bei feinmotorischen Tätigkeiten wie dem Üben eines Instruments die entsprechenden Repräsentationen nach und nach eine größere Fläche ein.

■ Corticale Asymmetrie

Unter dem Begriff der corticalen Asymmetrie versteht man die Tatsache, dass sich die beiden Hemisphären funktionell unterscheiden.

Hemisphärendominanz. V. a. höhere kognitive Funktionen wie das Sprachverständnis sind in der Regel **lateralisiert**, sodass eine Hemisphäre als (sprach-)dominant bezeichnet wird. Die andere Hirnhälfte wird entsprechend als subdominante Hemisphäre bezeichnet.

Händigkeit. Etwa 90 % der Menschen sind **Rechtshänder**, d. h. sie benutzen während des

Schreibens und anderen komplexen Tätigkeiten ausschließlich die rechte Hand. Die dominante Hemisphäre befindet sich also ebenso wie die Repräsentation der rechten Hand auf der linken Seite. Auch bei vielen **Linkshändern** ist die linke Hemisphäre dominant, nur wenige besitzen eine dominante rechte Hirnhälfte oder eine bilaterale Verteilung. Folglich ist bei der großen Mehrheit die **linke** die **dominante Hemisphäre**. Über die Ursachen der Lateralisierung kognitiver Funktionen wird spekuliert. Eine Theorie besagt, dass die Ausbildung der Händigkeit durch die intrauterine Lage des Fetus bestimmt wird (über die Hörwahrnehmung).

Dominante Hemisphäre. Die dominante Hirnhälfte ist für die **Verarbeitung aller Sprachleistungen** zuständig. Dazu gehören nicht nur das Sprechen und das Sprachverständnis, sondern auch Lesen und Schreiben. Daher sind Broca- und Wernicke-Zentrum (→ Kap. 18) i. d. R. ausschließlich in der dominanten Hemisphäre lokalisiert.

Subdominante Hemisphäre. Die subdominante Hirnhälfte erfüllt ebenfalls wichtige Funktionen, die Voraussetzung höherer kognitiver Fähigkeiten sind. Es finden die neuronalen Prozesse statt, die Grundlage kognitiver Phänomene wie **räumliches Denken**, Orientierung im Raum und anderer Kategorien **nonverbaler Intelligenz** sind. So ist eine funktionell intakte subdominante Hemisphäre erforderlich, um Objekte zu ertasten oder anhand anderer sensorischer Stimuli wie hören oder sehen zu erkennen. Die subdominante Hemisphäre ist für die musikalische Wahrnehmung zuständig.

Hemisphärenplastizität. Im Kindesalter können sich die Aufgaben der Hemisphären noch verändern. Dies geschieht jedoch nur nach frühen Läsionen der dominanten Hemisphäre im Rahmen corticaler Plastizität. Dieser **Sprachenshift** ist nur bis zur Pubertät möglich, da die dann einsetzenden Änderungen der Hormonausschüttung zu einer Verminderung der corticalen Plastizität führen.

Kommunikation über Komissurenfasern. Die beiden Hemisphären erfüllen teilweise unterschiedliche Aufgaben, sind jedoch über Komissurenfasern anatomisch und funktionell eng miteinander verbunden.

Split brain. Bei einigen schweren Formen generalisierter Epilepsie wurde früher **der Balken durchtrennt**, um die Ausbreitung des Krampfanfalls auf eine Hemisphäre zu beschränken. Patienten mit einem durchtrennten Corpus callosum zeigen charakteristische Defizite, die auf die stark eingeschränkte Hemisphärenkommunikation zurückzuführen sind.

■ Bildgebende Verfahren

Patienten mit umschriebenen Läsionen sind als Erkenntnisquelle funktioneller Zuordnungen mittlerweile von bildgebenden Verfahren abgelöst worden. **PET** und **fMRT** erlauben eine Analyse des corticalen Glucose- oder Sauerstoffverbrauchs, die mit der corticalen Aktivität korrelieren. Experimentell wird dann die **Aktivierung einzelner Cortexareale** während verschiedener Tätigkeiten bestimmt. Das Auflösungsvermögen dieser funktionellen Verfahren ist jedoch „klassischen" bildgebenden Verfahren wie Röntgen oder MRT deutlich unterlegen. Die funktionelle Bildgebung liefert eher relative Unterschiede und Korrelationen als absolute Werte.

Positronen-Emissions-Tomografie (PET). Bei der PET wird eine schwach radioaktiv markierte Substanz injiziert, die sich gleichmäßig im Körper verteilt. Für die Analyse des corticalen Sauerstoff- oder Glucoseverbrauchs wird dafür meist radioaktiv markierte Glucose verwendet. Aus dem radioaktiven Zerfall eines Isotops (z. B. ^{15}O) gehen Positronen hervor. Deren Halbwertszeit ist außerordentlich gering, da sie sofort auf Elektronen treffen und unter Abstrahlung von zwei entgegengesetzt emittierten Photonen vernichtet werden. Ein Detektor misst dann die freigesetzten Photonen. Die PET wird klinisch mit verschiedenen Radiopharmaka in Neurologie, Psychiatrie und Onkologie eingesetzt.

Funktionelle MRT (fMRT). Mit der fMRT kann der Oxygenierungsgrad des Bluts bestimmt werden. Desoxygeniertes Blut hat aufgrund der Konformationsänderung des Hämoglobins andere magnetische Eigenschaften als sauerstoffreiches Blut (BOLD: Blood oxygen level dependency). fMRT-Aufnahmen bestehen aus einem konventionellen MRT-Bild, auf dem die Areale farbig markiert sind, die einen erhöhten Sauerstoffverbrauch aufweisen.

■ Corticale Ableitungen

Grundlagen
Extrazelluläre Potenziale entstehen spiegelbildlich zu den intrazellulären Ladungsverschiebungen während neuronaler Aktivität (→ Kap. 12.3): Während der Ladungsverschiebung von extrazellulär nach intrazellulär verliert der Extrazellulärraum positive Ladung. Weil dessen Volumen um ein Vielfaches größer als das des Intrazellulärraums ist, finden normalerweise nur geringe Potenzialverschiebungen statt: Ein **EPSP** verursacht nur eine minimale Negativierung, ein **IPSP** eine minimale Positivierung. Da jedoch im Cortex meist ganze Neuronengruppen synchron aktiv sind, summieren sich die **postsynaptischen Potenziale** (EPSP und IPSP) zu einem **Feldpotenzial**. Dieses zeigt Amplituden von bis zu 100 µV und lässt sich durch die Schädeldecke registrieren.

Leistungen
Mit Hilfe extrazellulärer Elektroden kann man die Aktivität der corticalen Neurone erfassen. Die **Elektroenzephalografie** (EEG) verfügt über ein unübertroffenes **zeitliches Auflösungsvermögen**, da die neuronale Aktivität in Echtzeit aufgezeichnet wird. Das räumliche Auflösungsvermögen ist dagegen sehr beschränkt: Es wird nur eine **Summenaktivität** aufgezeichnet, sodass keine Aussage über die Aktivität einzelner Neurone möglich ist. Durch die Kondensatorwirkung der Kalotte und die corticale Schichtung erlauben Amplitude oder Richtung der EEG-Kurve keine Rückschlüsse auf die corticale Aktivität. Per Konvention wird jedoch ein positiver Ausschlag als negative Potenzialänderung bezeichnet.

> **EEG Anwendung.** Die EEG ist ein Standardverfahren der **Neurologie**, der Neurochirurgie und der Intensivmedizin. Eine routinemäßige Ableitung beinhaltet mindestens zwölf Messelektroden sowie Referenzelektroden, die nach einem festen Schema über die Kopfhaut verteilt werden. Während des **intraoperativen Monitorings** bei neurochirurgischen Eingriffen werden auch Potenziale direkt von der Cortexoberfläche abgeleitet.
>
> **Hirntod.** Das entscheidende Kriterium ist das **Null-Linien-EEG**, das auftritt, wenn die Cortexaktivität vollständig erlischt. Nachdem akute Vergiftungen ausgeschlossen worden sind, die ebenfalls Ursache eines Nulllinien-EEG sein können, gilt der Patient als biologisch tot.

Frequenzbänder im EEG
Eine typische EEG-Aufnahme zeigt **rhythmische Potenzialschwankungen** (Oszillationen), deren Frequenz je nach Tätigkeit variiert. Die griechischen Bezeichnungen sind historisch begründet und richten sich nicht nach der Frequenz (→ Tab. 20.2, → Abb. 20.1). Das Produkt aus Frequenz und Amplitude ist relativ konstant, sodass hohe Frequenzen mit niedrigeren Amplituden einhergehen und umgekehrt. Die dominanten Frequenzbänder sind auch altersabhängig.

> **Epilepsie.** Ein epileptischer Anfall ist durch eine corticale Übererregung gekennzeichnet, die entweder lokal beschränkt bleibt (fokale Epilepsie) oder generalisiert auf sämtliche Cortexareale übergreift (Grand mal). Im EEG lassen sich dabei spezifische Muster in Form von **Spike and wave complexes**, eine **erhöhte Amplitude** sowie eine pathologische **Synchronizität** der Entladungen beobachten.

Tab. 20.2 Frequenzbänder im EEG

Wellen	Frequenz [Hz]	Charakteristika
α-Wellen	8–13	Treten im entspannten Wachzustand bei geschlossenen Augen als synchronisiertes EEG auf. Verschwinden bei plötzlichen Sinnesreizen (z. B. Augen öffnen, Geräusche): α-Blockade.
β-Wellen	13–30	Treten während geistiger Tätigkeit oder Sinnesreizen auf. Desynchronisierte Wellen.
γ-Wellen	30–100	Während Lernprozessen und anderen kognitiven Aufgaben. Synchronisierte Wellen.
δ-Wellen	0,1–4	Langsame, synchronisierte Wellen, die typisch für Tiefschlafphasen sind.

20 Integrative Leistungen des Zentralnervensystems

Tab. 20.2 Frequenzbänder im EEG (Forts.)

Wellen	Frequenz [Hz]	Charakteristika
θ-Wellen	4–7	Treten während der Einschlafphase und in Zuständen verminderter Vigilanz auf.

Evozierte Potenziale

EEG-Wellen, die aufgrund eines kontrolliert applizierten sensorischen Stimulus registriert werden, bezeichnet man als **evozierte Potenziale**. Beispiele hierfür sind visuell evozierte Potenziale (→ Kap. 17), aber auch akustisch oder somatosensorisch evozierte Potenziale.

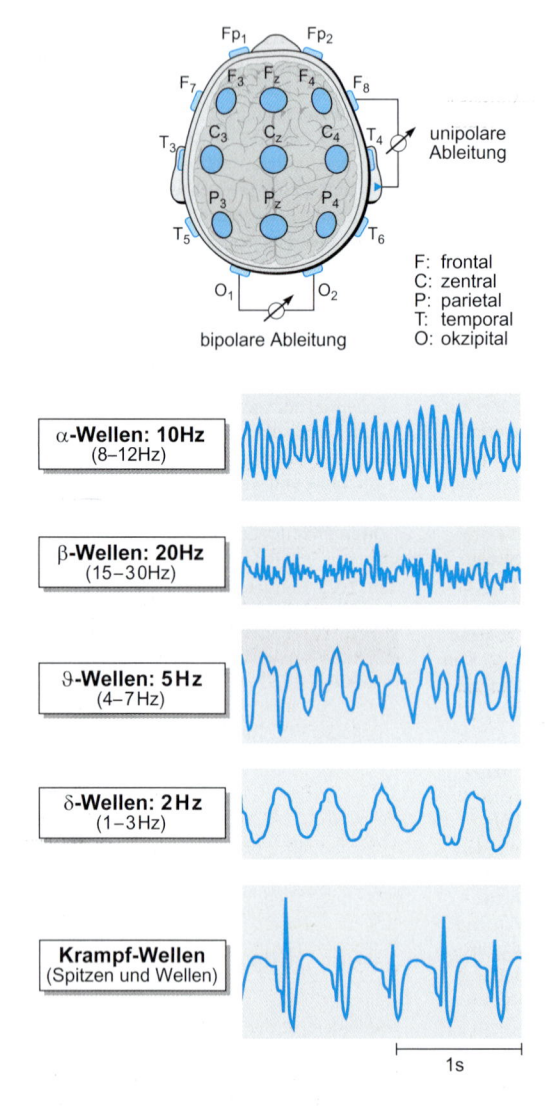

Elektrodenpositionen:
- F: frontal
- C: zentral
- P: parietal
- T: temporal
- O: okzipital

α-Wellen: 10 Hz (8–12 Hz)
β-Wellen: 20 Hz (15–30 Hz)
ϑ-Wellen: 5 Hz (4–7 Hz)
δ-Wellen: 2 Hz (1–3 Hz)
Krampf-Wellen (Spitzen und Wellen)

Abb. 20.1 Frequenzbänder im EEG. Dargestellt sind Originalableitungen verschiedener Frequenzen. Die klinisch weniger relevanten γ-Wellen fehlen in dieser Übersicht. Die untere Spur zeigt EEG-Muster, wie sie während eines epileptischen Anfalls auftreten. [L106]

Anwendung. Sie werden als Routinemethoden in der Klinik eingesetzt, um die funktionelle Intaktheit eines Sinneskanals zu überprüfen.

Eigenschaften. Weil die reizkorrelierten Potenziale mit durchschnittlich 10 µV eine viel geringere Amplitude als das Spontan-EEG mit 100 µV haben, muss man viele Aufnahmen (Episoden) mitteln, um das evozierte Potenzial aus dem Grundrauschen herauszurechnen. Die evozierten Potenziale können eine Dauer von einigen hundert Millisekunden haben und bestehen aus verschiedenen Komponenten. Die bekannteste ist **P300**, eine mit 300 ms Latenzzeit relativ späte corticale Antwort auf einen visuellen Stimulus.

Bereitschaftspotenziale

Bereits bevor eine Person bewusst den Entschluss zu einer Handlung fasst, lässt sich im EEG eine **langsame negative Potenzialschwankung** ableiten, die als Bereitschaftspotenzial bezeichnet wird. Diese prämotorische Negativierung ist umso stärker, je komplexer die intendierte Handlung ist. Das Bereitschaftspotenzial tritt bis zu einer Sekunde vor Beginn der Bewegungsausführung auf. Auch durch äußere Stimuli ausgelöste Bewegungen zeigen eine prämotorische Negativierung, die **kontingente negative Variation** (CNV).

■ CHECK-UP

☐ Nach welchen Kriterien lässt sich der Cortex morphologisch und funktionell einteilen?
☐ Welche Aufgabe hat der parietale Assoziationscortex?
☐ Was versteht man unter dem Begriff der Hemisphärendominanz?
☐ Welche Frequenzbänder werden im EEG unterschieden?
☐ Was ist ein evoziertes Potenzial?

Integrative Funktionen durch corticale und subcorticale Interaktionen

■ Zirkadiane Periodik

Grundlagen
Viele biologische Vorgänge zeigen eine Periodik, sie laufen in wiederkehrenden Phasen ab. Die Phase kann mehrere Jahre lang sein. In den meisten Fällen liegt sie jedoch relativ konstant bei **24 h** und prägt den Tag-Nacht-Rhythmus. Auch bei völliger Isolation bleibt diese **zirkadiane Rhythmik** weitgehend erhalten, die Zyklen werden jedoch geringfügig länger. Neben dem **Schlaf-Wach-Rhythmus** zeigen v. a. Körpertemperatur, Blutdruck, Vigilanz und die Blutkonzentration der meisten Hormone eine zirkadiane Periodik.

Rhythmusgeneratoren
Zirkadiane Rhytmusgeneratoren liegen v. a. im **Nucleus suprachiasmaticus**. Diese Neurone integrieren exogene und endogene Zeitgeber: Über den Tractus retinohypothalamicus, eine Kollaterale des Tractus opticus, erhalten sie Informationen über die **Umwelthelligkeit**. Gleichzeitig sind sie selbst **spontan rhythmisch aktiv** und generieren auch ohne externe Stimuli Oszillationen, deren Frequenz mit der Tageszeit korreliert. Dieses **zeitabhängige Frequenzmuster** entsteht durch die gemeinsame Entladung von Neuronenverbänden. Dabei ändert sich wahrscheinlich je nach Tageszeit die Leitfähigkeit der Zellmembran, sodass sich die Entladungsfrequenz entsprechend verschiebt.

Melatonin
Nucleus suprachiasmaticus und **Hypophyse** sind funktionell eng gekoppelt. Während der Dunkelphasen schüttet die Hypophyse vermehrt **Melatonin** aus. Dieses Hormon wirkt zentral und senkt die Vigilanz und Körpertemperatur. Gleichzeitig wirkt Melatonin auf die suprachiasmatischen Neurone zurück und synchronisiert deren Oszillationen.

Charakteristika des Schlafs
Schlaf kann als Zustand herabgesetzter Vigilanz betrachtet werden und dient der körperlichen **Regeneration** und der **Konsolidierung** von Gedächtnisinhalten. Dabei sind charakteristische Veränderungen zu beobachten:

20 Integrative Leistungen des Zentralnervensystems

- **Verringerte Aufnahmefähigkeit**: Die Wahrnehmungsschwelle für sensorische Stimuli ist deutlich heraufgesetzt, nur starke Reize gelangen zum Bewusstsein
- **Erhöhter Parasympathikotonus**: Vegetativ dominiert die Parasympathikusaktivität. Neben anderen Effekten (→ Kap. 14) senkt dies Herzfrequenz und Blutdruck
- **Verringerter Muskeltonus**: Durch Interaktion von Hypophyse, Thalamus und motorischen Cortizes wird der Muskeltonus gesenkt
- **Verlangsamte Atmung**: Die Atmung ist während des Schlafs verlangsamt und ähnelt einer leichten Form der Cheyne-Stokes-Atmung (→ Kap. 5).

Schlafstadien

Schlaf ist kein passiver Zustand und somit nicht mit dem der Bewusstlosigkeit oder Narkose zu vergleichen. Stattdessen ist er durch eine **intensive Kommunikation** von **Hirnstamm**, **Thalamus** und **Cortex** geprägt. Dabei werden zyklisch verschiedene Phasen durchlaufen, die anhand der vorherrschenden Frequenzbänder und EEG-Muster unterschieden werden:

Einschlafphase (S1). Das Stadium des Einschlafens dauert nur wenige Minuten und ist durch einen Übergang von einer α- in eine δ-Rhythmik geprägt. Die Weckschwelle ist niedrig, es kann zu generalisierten Muskelzuckungen (Einschlaf-Kloni) kommen.

Leichter Schlaf (S2). Die zweite Schlafphase beginnt ca. 15 min nach dem Einschlafen. Sie ist durch das Auftreten von **Schlafspindeln** (schnelle Potenzialschwankungen, die im EEG spindelförmig aussehen) und **K-Komplexen** (biphasische Wellenmuster hoher Amplitude) geprägt, die Zeichen einer niedrigen Weckschwelle sind.

Mittlere Schlaftiefe (S3). Diese Übergangsphase in den Tiefschlaf ist durch δ- und θ-Wellen mittlerer Amplitude gekennzeichnet.

Tiefschlaf (S4). Unregelmäßige δ-Wellen hoher Amplitude wechseln sich mit langsamen θ-Wellen ab. Deshalb wird der Tiefschlaf auch als Slow wave sleep bezeichnet. Durch den hohen Parasympathikotonus sinken Blutdruck, Atem- und Herzfrequenz. Weil der Tiefschlaf mit dem intuitiven Konzept von Schlaf übereinstimmt, wird er auch als **orthodoxer Schlaf** bezeichnet. Die Weckschwelle ist stark erhöht.

Paradoxer Schlaf (REM). Diese Schlafphase ist von schnellen Augenbewegungen (Rapid eye movements) geprägt. Gleichzeitig steigen Blutdruck, Weckschwelle, Herz- und Atemfrequenz, während der Muskeltonus extrem gering ist. Deshalb wird der REM-Schlaf auch als **paradoxer Schlaf** bezeichnet. Die Dauer der REM-Phasen nimmt in der zweiten Nachthälfte zu. Trotz der hohen Weckschwelle erfolgt das Erwachen meistens aus diesen Phasen, sodass man sich kurzzeitig an den größten Teil der Trauminhalte erinnern kann. Träume finden ausschließlich in REM-Phasen statt.

> Pro Nacht werden etwa fünf Schlafzyklen durchlaufen, die alle Phasen beinhalten. Dabei sind die ersten beiden Zyklen besonders wichtig für die Regeneration. Sie werden als **Kernschlaf** bezeichnet, die darauffolgenden als **Füllschlaf**.

Altersabhängigkeit. Während der Entwicklung nimmt die Schlafdauer ständig ab. Während sie beim Neugeborenen noch bis zu 16 Stunden beträgt, sinkt sie im Verlauf der Kindheit und Pubertät auf durchschnittlich 8 Stunden. Im Alter beträgt die Schlafdauer nur noch etwa 6 Stunden. Dabei vermindert sich neben dem Anteil des REM-Schlafs die Zeit, die in Tiefschlafphasen verbracht wird. Ältere Menschen verbringen also den größten Teil der Schlafzeit in den S2- und S3-Phasen.

> **Schlafstörungen.** Beeinträchtigungen der zirkadianen Rhythmik treten v. a. bei Inkongruenz äußerer und innerer Zeitgeber auf. Das ist sowohl beim **Jetlag**, bei dem subjektiv eine Zeitverschiebung stattfindet, als auch bei **Nachtarbeit** der Fall. In beiden Fällen benötigt die vollständige Adaptation an den Tag-Nacht-Rhythmus bis zu einer Woche. Menschen, die regelmäßig nachts arbeiten, leiden häufig an Schlafstörungen aufgrund chronisch niedriger Melatonin-Spiegel. Es gibt außerdem Hinweise, dass bei ihnen das Krebsrisiko erhöht ist.

■ Bewusstsein

Begriffe

- **Bewusstsein**: das Erkennen des eigenen Ichs und seiner mentalen Zustände sowie die Fähigkeit, auf äußere Reize zu reagieren. Im medizinischen Sprachgebrauch dominiert der letzte Aspekt, da er leichter zu definieren und von größerer klinischer Bedeutung ist.

- **Aufmerksamkeit**: Fokussierung auf bestimmte Wahrnehmungen oder mentale Prozesse.
- **Vigilanz**: Zustand andauernder Aufmerksamkeit oder Wachheit.

Aufmerksamkeit

Automatisierte Aufmerksamkeit. Die meisten Reaktionen im Alltag finden im Rahmen automatisierter Reiz-Reaktions-Muster statt. Dabei kann ein Reiz unbewusst verarbeitet werden, ohne mit anderen Sinneseindrücken zu interferieren. Die **meisten verinnerlichten Tätigkeiten**, wie z. B. Schuhe binden oder Fahrrad fahren, fallen in diese Kategorie.

Kontrollierte Aufmerksamkeit. Unbekannte Situationen und solche, für die keine gelernten Verhaltensweisen existieren, erfordern eine bewusste Steigerung der Aufmerksamkeit. Diese Sonderform der Aufmerksamkeit liegt dem **bewussten Erleben** zugrunde. Die Kapazität der Aufmerksamkeit ist begrenzt, sie wird vom **limitierten Kapazitätskontrollsystem** (LCCS, Limited capacity control system) gesteuert. Dieses System bezeichnet die Interaktion von präfrontalem Cortex, parietalen Assoziationsarealen, Basalganglien und weiteren subcorticalen Zentren.

Bewusstes Erleben

Die neurophysiologische Grundlage von bewussten Prozessen ist eine **Interkonnektivität** corticaler und subcorticaler Systeme. Dabei interagieren LCCS, Thalamus und präfrontaler Cortex und generieren eine kreisende Erregung. Diese ist im EEG durch Oszillationen im γ-Frequenzbereich gekennzeichnet. Um eine bewusste Wahrnehmung zu bewirken, muss die neuronale Erregung mindestens 100 ms kreisen. Nicht alle subcorticalen Zentren sind in solche **Erregungskreise** eingebunden. So wird z. B. die Tätigkeit des Atemzentrums nicht bewusst wahrgenommen.

Vigilanz

Formatio reticularis. Der Wachheitsgrad wird v. a. von subcorticalen Zentren reguliert. Die **Formatio reticularis** des Mittelhirns bildet dabei das wichtigste Aktivierungssystem. Sie besteht aus einem diffus verteilten neuronalen Netzwerk, in dem nur wenige Kerne wie der **Locus caeruleus** abgrenzbar sind. Er enthält wichtige **noradrenerge** Neurone, die zu Thalamus und Cortex projizieren.

Thalamus. Der Thalamus verarbeitet und leitet nicht nur sensorische Informationen weiter, sondern reguliert auch Aufmerksamkeit und Vigilanz. Der **Nucleus reticularis** kann als Fortsetzung der Formatio reticularis im Zwischenhirn betrachtet werden. Er kann einzelne Thalamuskerne ansteuern und trägt so zur **selektiven Aufmerksamkeit** bei.

ARAS. Die funktionelle Einheit von Formatio reticularis und dem thalamischen Nucleus reticularis wird als **aufsteigendes retikuläres Aktivierungssystem (ARAS)** bezeichnet. Eine Aktivierung dieses Systems stimuliert über thalamocorticale Verbindungen die corticale Signalverarbeitung.

Weckreaktion. Eine Stimulation des ARAS senkt die corticale Erregungsschwelle, was zu einer gesteigerten Aktivität führt. Entsprechend sind auch im EEG charakteristische Veränderungen im Rahmen der **Weckreaktion** zu beobachten: Das **desynchronisierte Wach-EEG** niedriger Amplitude löst das regelmäßige, **synchronisierte Schlaf-EEG** hoher Amplitude ab. Verantwortlich dafür ist v. a. die verstärkte Aktivität thalamocorticaler Projektionen. Gleichzeitig erhöhen aktivierende Projektionen zum Nucleus reticularis die thalamische Sensibilität für sensorische Afferenzen.

Beteiligte Transmittersysteme. An den Prozessen, die für das Bewusstsein entscheidend sind, sind drei Monoamin-Transmitter maßgeblich beteiligt. Die **monaminergen Systeme** projizieren zu Thalamus und Basalganglien, teilweise aber auch direkt in den Cortex und ins Rückenmark:

- Dopamin: mesolimbisches System
- Noradrenalin: Locus caeruleus
- Serotonin: Nucleus raphe dorsalis.

Koma. Die schwerste Form einer Bewusstseinsstörung ist das Koma. Komatöse Patienten können selbst durch stärkste Schmerzreize nicht geweckt werden. Neben generalisierten metabolischen, toxischen und traumatischen Schädigungen kann auch eine Läsion im Hirnstammbereich (Schädigung des ARAS) zum Koma führen. Eine wichtige Differenzialdiagnose ist das **Locked-in-Syndrom**, bei dem die Patienten nahezu vollständig gelähmt, jedoch bei vollem Bewusstsein sind.

Stupor. Ebenfalls bei vollem Bewusstsein sind stuporöse Patienten. Trotz erhaltener Wahrnehmungsfähigkeit zeigen sie kaum oder extrem verzögerte körperliche und psychische Reaktionen. Ursache ist meist eine schwere psychische Erkrankung.

■ Lernen und Gedächtnis

Lernformen

Lernen. Umgangssprachlich bedeutet Lernen einen Zugewinn an geistigen oder körperlichen Fähigkeiten. Eine neuropsychologische Definition von Lernen schließt außerdem eine über einen bestimmten Zeitraum stabile **Verhaltensänderung** mit ein. Anhand der beteiligten physiologischen und mentalen Prozesse werden **assoziatives** und **nichtassoziatives Lernen** unterschieden.

Nichtassoziatives Lernen. Nichtassoziatives Lernen bedeutet eine Verhaltensänderung. Der Begriff der **Habituation** beschreibt die Gewöhnung an einen Reiz, also eine Abnahme der Reizantwort. Habituation ist im Gegensatz zur Adaptation, die peripher auf Ebene einzelner Rezeptoren stattfindet, ein zentraler Prozess. Eine weitere Form des nichtassoziativen Lernens ist die **Sensitivierung** (auch Sensibilisierung), das Gegenteil der Habituation. Dabei nimmt die Antwort auf einen Stimulus, etwa nach Schmerzreizen, zu.

Assoziatives Lernen. Beim assoziativen Lernen werden immer zwei oder mehrere Stimuli verknüpft. Meistens werden damit nur die verschiedenen Formen der Konditionierung (→ s. u.) bezeichnet. Das **kognitive Lernen**, das dem Wissenserwerb dient, beruht auf Assoziationen und kann deshalb ebenfalls zum assoziativen Lernen gerechnet werden.

Konditionierung

Reize und Reflexe. **Unbedingte** Reflexe sind angeboren und werden durch feste neuronale Verschaltungen vermittelt (z. B. Beugereflex, → Kap. 15). **Bedingte** Reflexe werden erst durch Lernvorgänge erworben. Die Reize, die zu den entsprechenden Reflexen führen, werden als **unkonditionierte** (unbedingte) bzw. **konditionierte** (bedingte) Stimuli (Reize) bezeichnet.

Klassische Konditionierung. Die klassische Konditionierung beruht auf einer Verknüpfung von unbedingten und bedingten Reizantworten (→ Abb. 20.2). Erstmals zeigte sie **Pawlow**: Beim Hund bildet der Speichelfluss beim Anbieten von Futter den unkonditionierten Reflex auf einen unkonditionierten Stimulus. Ein neutraler Reiz (Glockenton) kann zeitlich an den unbedingten Reiz gekoppelt werden, indem er jedes Mal kurz zuvor präsentiert wird. Bei ausreichender Wiederholung wird der ursprünglich bedeutungslose Reiz zum **konditionierten Stimulus**. Ab jetzt löst bereits der Glockenton den Speichelfluss aus. Die Reizantwort wird nun als konditionierter Reflex bezeichnet. In Tierexperimenten werden oft aversive Stimuli, etwa Elektroschocks, zur Konditionierung verwendet.

Extinktion. Klassisch konditionierte Reizantworten können gezielt verlernt werden. Dafür wird der unkonditionierte Reiz (Futter) wiederholt ohne vorangehenden konditionierten Reiz (Glockenton) dargeboten. Gleichzeitig kann der bedingte Stimulus ohne Konsequenzen bleiben. Auf diese Weise wird die Verknüpfung von konditioniertem und unkonditioniertem Verhalten gelöscht (extingiert).

Operante Konditionierung. Bei der operanten Konditionierung erfolgt das Lernen im Gegensatz zur klassischen Konditionierung **aktiv**. Dabei wird die zu lernende Verhaltensweise **belohnt**, entsprechend können unerwünschte Verhaltensweisen **bestraft** werden. Dadurch wird die erwünschte Verhaltens- oder Reaktionsweise, die zuerst spontan auftreten kann, gezielt gefördert. Das Verhalten selbst hat also einen Einfluss auf positive oder negative Konsequenzen und wirkt damit **operativ**. Positive Verstärkung wird als Belohnung, negative Verstärkung als Bestrafung bezeichnet.

Gedächtnisformen

Einteilung. Gedächtnis ist Voraussetzung und Resultat aller Lernprozesse. Der Begriff beschreibt die Fähigkeit des ZNS, Informationen über einen längeren Zeitraum zu speichern. Anhand von funktionellen Gesichtspunkten werden **deklaratives** und **prozedurales Gedächtnis** unterschieden. Eine andere Einteilung berücksichtigt die Dauer der Informationsspeicherung und beinhaltet **sensorisches**, **Kurzzeit-** und **Langzeitgedächtnis**.

Deklaratives Gedächtnis. Im deklarativen Gedächtnis sind **explizite Informationen** gespeichert. Das beinhaltet Faktenwissen ebenso

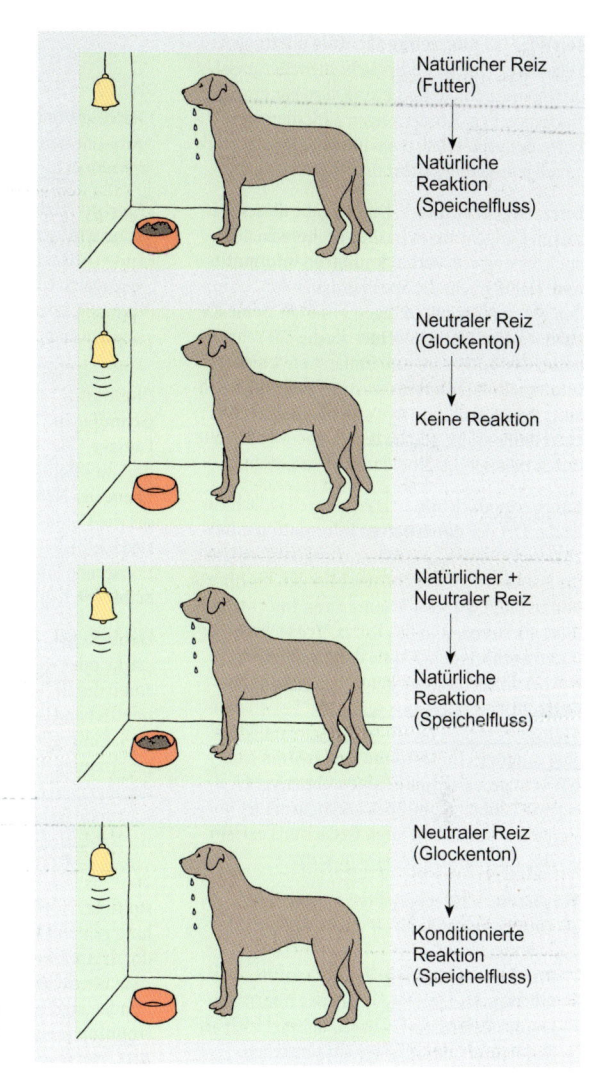

Abb. 20.2 Mechanismus der klassischen Konditionierung [L119]

wie eigene Erinnerungen. Deswegen spricht man auch vom **episodischen Gedächtnis**. Das deklarative Gedächtnis ist auf eine bewusste Wahrnehmung angewiesen.

Prozedurales Gedächtnis. Das prozedurale Gedächtnis beinhaltet **implizites Wissen**. Dazu zählen **motorische Fähigkeiten** und die richtige Einordnung von sensorischen Informationen wie das Erkennen von Gesichtern. Auch durch Konditionierung Erlerntes ist im impliziten Ge- dächtnis abgelegt. Wichtige beteiligte Strukturen sind **Basalganglien** und **Kleinhirn**. Ein Erlernen motorischer Abläufe ist auch ohne volles Bewusstsein möglich.

Sensorisches Gedächtnis. Das sensorische Gedächtnis ist durch eine **hohe Kapazität** bei sehr **geringer Speicherdauer** (maximal eine Sekunde) gekennzeichnet. Sensorische Informationen werden dort kurzzeitig unbewusst gespeichert und dann entweder sofort wieder **verges-**

sen oder ins **Kurzzeitgedächtnis** übertragen. Letzeres geschieht im Erwachsenenalter meist durch eine verbale Kodierung, also ein inneres Nachsprechen. Kinder zeigen außerdem eine Form der nonverbalen Kodierung, die sich stark am allgemeinen Kontext orientiert.

Kurzzeitgedächtnis. Die Aufgabe dieses primären Gedächtnisses ist die vorübergehende Speicherung von **verbal kodierten Informationen**. Dabei reicht die Speicherdauer von Sekunden bis zu maximal wenigen Minuten. Seine Kapazität ist wesentlich kleiner als die des sensorischen Gedächtnisses und umfasst etwa **sieben Informationseinheiten** (z. B. Satzteile oder Zahlen). Die Informationen werden in ihrer zeitlichen Reihenfolge gespeichert. Dabei werden alte durch neue ersetzt und dadurch vergessen.

Langzeitgedächtnis. Das Langzeitgedächtnis ist der Ort der **dauerhaften Informationsspeicherung**. Seine Kapazität ist nahezu unbegrenzt, die Speicherdauer reicht von Minuten bis hin zu Jahrzehnten. Für das Erinnern von Information muss diese zuerst in das Kurzzeitgedächtnis übertragen werden, wo sie dann verbalisiert bzw. expliziert werden kann. Das **sekundäre Gedächtnis** besitzt eine sehr hohe Speicherkapazität, jedoch ist die Zugriffsgeschwindigkeit eher langsam. Im **tertiären Gedächtnis** sind nur wenige, essenzielle Fakten hinterlegt (z. B. eigener Name). Seine Speicherkapazität ist im Vergleich zum sekundären Gedächtnis extrem gering, die Zugriffszeit ist sehr kurz.

Vergessen. Im sekundären Langzeitgedächtnis Gespeichertes kann auf zwei Wegen vergessen werden:
- **Proaktive Hemmung:** Zuvor Gelerntes beeinträchtigt die Übertragung neuer Informationen ins Langzeitgedächtnis. Beispiel: sich als Autofahrer auf Linksverkehr umstellen.
- **Retroaktive Hemmung:** Im Langzeitgedächtnis gespeicherte Information wird durch neu Gelerntes, das mit ihr interferiert, überschrieben, Beispiel: Eine Telefonnummer vergessen, nachdem man sich eine neue, ähnliche Nummer eingeprägt hat.

Anterograde Amnesie. Bei einer anterograden Amnesie besteht eine Störung der Übertragung neuer Gedächtnisinhalte ins Langzeitgedächtnis. Sie tritt meistens bei Schädigungen des Temporallappens oder des Hippocampus auf.

Retrograde Amnesie. Von retrograder Amnesie betroffene Patienten zeigen Gedächtnisverlust für vor der Schädigung Gelerntes.

Morbus Alzheimer. Die Alzheimer-Erkrankung wird wahrscheinlich durch die Ablagerung von fehlgefalteten Proteinaggregaten verursacht (β-Amyloid-Plaques). Hauptsymptome sind der Verlust des Kurzzeitgedächtnisses und der Lernfähigkeit.

Plastizität

Grundlagen. **Neuronale Plastizität**, also die Fähigkeit zur Änderung der morphologischen und funktionellen Eigenschaften, ist auf jeder Ebene des Nervensystems zu beobachten. Sie bildet die Voraussetzung aller Lernvorgänge und Gedächtnisleistungen. Je nach betrachteter Funktionsebene unterscheidet man zwischen **synaptischer** (→ Kap. 12) und **corticaler Plastizität**.

Hebb-Regel. Die Hebb-Regel besagt, dass eine starke oder wiederholte Aktivierung von Neuron B durch Neuron A eine Verstärkung der synaptischen Übertragung bewirkt. Dadurch reichen künftig kleinere Aktivierungen aus, um eine Erregung von Neuron B zu bewirken. Die Änderungen, die der verbesserten Übertragung zugrunde liegen, können prä- oder postsynaptisch ablaufen, sowie metabolisch oder durch Wachstumsfaktoren bewirkt werden.

Reifung. Während der postnatalen Entwicklung geht ein Großteil der gebildeten Neurone durch Apoptose zugrunde. Nur diejenigen Neurone überleben, die gut in das Netzwerk eingebunden sind und stimuliert werden durch **Neurotrophine** (neuronale Wachstumsfaktoren) wie **NGF** (Nerve growth factor) oder **BDNF** (Brain-derived neurotrophic factor). Auch im adulten Gehirn werden ständig Synapsen abgebaut. Dieser Vorgang ist mindestens genauso wichtig für Lernen und Gedächtnis wie die Bildung neuer Verbindungen.

Proteinbiosynthese. Alle langfristigen Veränderungen der synaptischen Übertragung setzen eine Änderung der Proteinsynthese voraus. Der aktivitätsabhängige Ca^{2+}-Einstrom hat dabei nicht nur als Aktivator von NMDA-Kanälen Bedeutung (LTP, → Kap. 12), sondern kann als **Se-**

cond messenger auch direkt die **Genexpression** beeinflussen. V. a. **CREB** (cAMP response element binding protein), das im inaktiven Zustand als CRE vorliegt, fördert generell die Transkription. Durch einen Anstieg der intrazellulären Ca^{2+}-Konzentration erfolgt seine Phosphorylierung und Aktivierung. Die transkribierten Proteine sind meist neuronale Neutrophine, die auch umliegende Neurone stimulieren.

Gedächtniskonsolidierung. Die Übertragung von Informationen vom Kurzzeit- ins Langzeitgedächtnis. Dabei nimmt das limbische System, v. a. der **Hippocampus** im medialen Temporallappen, eine wichtige Rolle ein. Vom Hippocampus aus bestehen wechselseitige Verbindungen zum **entorhinalen Cortex**, der Afferenzen aus allen corticalen Gebieten erhält. Gleichzeitig projiziert er über den entorhinalen und parahippocampalen Cortex in verschiedene Assoziationsareale. Diese stellen wahrscheinlich den Ort der Speicherung dar, der Hippocampus selbst ist für die Gedächtniskonsolidierung zuständig. Daneben ist er entscheidend an der **Orientierung im Raum** beteiligt.

■ Triebverhalten und Emotionen

Triebe
Triebe sind (meist genetisch) determinierte **Verhaltensmuster**, die innere Bedürfnisse befriedigen. **Homöostatische Triebe** dienen dazu, die Homöostase des Organismus aufrechtzuerhalten. Vegetative Informationen beeinflussen dies: So führt eine Steigerung der Plasmaosmolalität zu **Durst**, der umso stärker wird, je länger die Flüssigkeitsdeprivation anhält. Im Gegensatz dazu sind **nicht homöostatische Triebe** wie Sexualtrieb oder Neugier nicht streng an vegetative **Sollwerte** gebunden.

Angst
Angst ist eine überlebensnotwendige Reaktion auf äußere Bedrohungen. Diese Basisemotion dient im weiteren Sinn ebenfalls der Erhaltung der Homöostase. Sie ist geprägt durch eine plötzliche Erhöhung des **Sympathikotonus**, der einen Anstieg von Muskeltonus, Blutdruck und Pulsfrequenz bewirkt. Sensorische Informationen, die potenziell Angst auslösen, werden über Verbindungen vom Thalamus zur **Amygdala** geleitet. Als Teil des limbischen Systems wird die Amygdala in einer ersten Stufe der **Angstreaktion** eher unspezifisch aktiviert. In einem weiteren Schritt leitet sie die Informationen, die sie von Thalamus und assoziativen Arealen erhält, an den frontalen Cortex weiter, wo ein Handlungsprogramm entworfen wird. Eine intakte Amygdala ist auch nötig, um Angst im Gesichtsausdruck anderer zu erkennen.

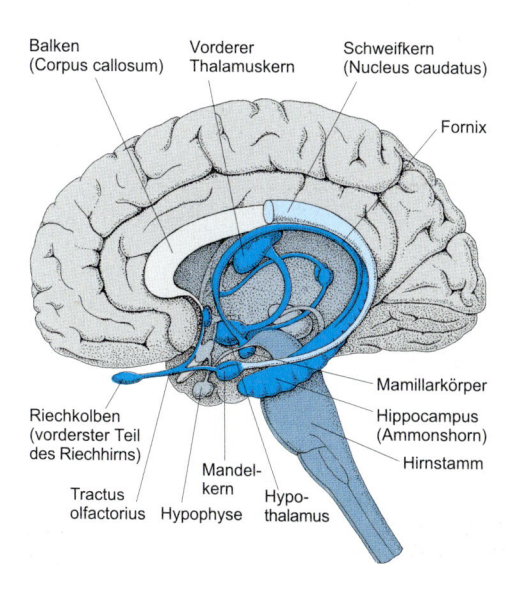

Abb. 20.3 Limbisches System [L190]

Sucht

Der Begriff Sucht umfasst ein Abhängigkeitssyndrom (substanzgebundene Sucht) ebenso wie eine verhaltensbezogene Abhängigkeit. Bei der Entstehung einer Suchterkrankung ist das **mesolimbische System** entscheidend beteiligt. Die Neurone des Nucleus accumbens (→ Abb. 20.3) und des Striatums erhalten **dopaminerge Afferenzen** aus dem Mittelhirn und werden dadurch erregt. Diese Aktivierung bewirkt die Wahrnehmung von Freude. Drogen stimulieren direkt (z. B. Kokain, Amphetamine) oder indirekt (z. B. Heroin) dieses **positive Verstärkersystem**. Weil dabei die Transmitterkonzentrationen unphysiologisch hoch sind, setzt bald eine Toleranz ein: Die Dosis muss erhöht werden, um den gleichen positiven Effekt zu erzielen.

CHECK-UP

- ☐ Welche Schlafphasen sind im EEG durch δ-Wellen geprägt?
- ☐ Welche Charakteristika zeichnen den paradoxen Schlaf aus?
- ☐ Was ist Vigilanz und wie wird sie reguliert?
- ☐ Wie unterscheidet sich die operante von der klassischen Konditionierung?
- ☐ Was kann eine anterograde Amnesie auslösen?

Register

Symbols
5'-Dejodase 156
5-Dihydrotestosteron 172
α_1-Rezeptor 208
α-Amylase 109
α-Motoneuron 217
α-Welle 277
α-γ-Koaktivierung 218
β_2-Rezeptor 208
β-Motoneuron 217
β-Welle 277
γ-Motoneuron 217
γ-Welle 277
δ-Welle 277
θ-Welle 278

A
AB0-System 30
A-Bande 193
Abbildungsfehler 241
Abdominalatmung 75
Aberration
– chromatische 241
– sphärische 241
Abnutzungsquote 98
Absorption, Nährstoffe 111
Acetazolamid 86
Acetylcholin 188, 209
Acetylcholinesterase 184
Acetylcholin-Rezeptor 186
Achse, optische 239
ACTH 161
Activin 169
Addison-Krise 161
Adenohypophyse 148
Adenosin 188
Adenylatcyclase 146
ADH
– Blutdruck 63
– Freisetzung 147
– Niere 137
– Syndrom der inadäquaten Sekretion 150
Adiuretin, *siehe* ADH
Adrenalin 163
– Blutdruck 62
Adrenorezeptor 208
A-Faser 231
After drop 120
Afterload 48
Ageusie 270
Agonist 184
AK170 96
Akinese 225
Akklimatisation
– Höhe 85
– Klima 122

Akkommodation, Auge 242
Akromegalie 158
Aktinfilament 9
Aktin 193
Aktin-Myosin-Interaktion 195
Aktionspotenzial 10, 178
– kardiales 33
– Muskel 187
Aktivierungsreaktion 212
Aktivimpfung 29
Aktivitätskomplex 101
Albumin 17
Aldosteron 152
– Blutdruck 62
– Niere 137
Aliskiren 152
Alkalose 89
– respiratorische 94
Allergen 29
Alles-oder-Nichts-Regel 180
Alter 176
Alterssichtigkeit 243
Ametropie 242
Amilorid 136
Amin, biogenes 144
Aminoazidurie 130
Aminopeptidase 109
Amnesie 284
AMPA-Rezeptor 185
Amygdala 285
Anämie 16
– perniziöse 114
– renale 139
Androgen 172
Andropause 176
Angina pectoris 42, 49
Angiogenese 68
Angiotensin 62
Angiotensinogen 152
Angst 285
Angstreaktion 212
Anionen-Lücke 89
Anosmie 272
Anoxie 35
ANP 152
Anschlagzuckung 200
Anspannungsphase, Herz 47
Antagonist 184
Antibabypille 169
antidrom 180
Antigen 25
Antikörper 25, 27
– Klasse 29
Antipyretikum 119
Antischwerkraftreflex 220
Antithrombin 21

Register

Aortendruck, diastolischer 48
Aortenklappe 44
APC 26
Aphasie 264
– sensorische 265
Apnoe 84
Apparat, dioptrischer 239
Applanationstonometrie 244
Apraxie 275
Aquaporin 4
Äquivalent, kalorisches 117
ARAS 281
Arbeit 91
– dynamische 92
– statische 92
Arbeitsdiagramm, Herz 46
Arbeitsumsatz 92
Archicerebellum 226
Area postrema 100
Arousal reaction 212
Arrhythmie 43
Artikulation 264
A-Sensor 52
Aspartam 269
Asphyxie 84
Assoziationsfeld 274
Asthma 210
Astigmatismus 242
Asymmetrie, corticale 275
Ataxie 226
Atemarbeit 77
Atemfrequenz 78
Atemmuskulatur 74
Atemnotsyndrom, Neugeborenes 74
Atempumpe 65
Atemzeitvolumen 78
Atemzentrum 83
Atemzugsvolumen 78
Atmung 71
– Arbeit 94
– in Höhe und Tiefe 85
– normal und verändert 84
– Parasympathikus und Sympathikus 210
– Regulation 83
ATPase 6
ATP 188
ATPS-Bedingung 72
Atrioventrikularklappe 44
Atropin 52
Aufmerksamkeit 281
Auge 239
– Adaptation 249
– Motorik 245
– Parasympathikus und Sympathikus 210
– reduziertes 241
Augenfeld, frontales 246
Augeninnendruck 244
Auricula auris 258
Auskultation 44

Ausscheidung, fraktionelle 138
Außenohr 258
Austreibungsphase, Herz 47
Autakoid 67
Autokrin 144
Autosom 167
AV-Block 43
AVD_{O_2} 69
AV-Klappe 44
Axon, Einteilung 181
Axonhügel 191
Azidose 89
– metabolische 95
– proximal-tubuläre 134

B
Bakterienflora, intestinale 111
Barrierestruktur 23
Bartter-Syndrom 133
Basalganglien 223
Basal metabolic rate 117
Basaltemperaturmethode 170
Basalzelle 271
Base excess 89
Basenüberschuss 89
Bayliss-Effekt 59, 67
Bedside-Test 31
Befruchtung 173
Belegzelle 103
BERA 257
Bereitschaftspotenzial 279
Bernoulli-Schwingung 264
Betzold-Jarisch-Reflex 52
Beugereflex 220
Bewusstsein 280
B-Gedächtniszelle 27
Bikarbonat
– Plasma 17
– Puffer 87
– Transport von Kohlenstoffdioxid 82
Bikuspidalklappe 44
Bilanzminimum 98
Bilayer 3
Bildweite 240
Bilirubin 107, 108
Bilirubinstein 108
Biot-Atmung 84
bitter 270
Blasengalle 108
Blood oxygen level dependency 276
Blut
– Arbeit 95
– Funktion 13
– Hämostase 19
– Plasma 13, 17
– Serum 17
– Volumen 13
– Zelle 13
Blutdoping 57

Blutdruck 59, 60
Bluterkrankheit 20
Blutfluss, renaler 138
Blutgruppe 30
Blutkörperchensenkungsgeschwindigkeit 15
Blutplättchen 18
Blutungszeit 21
BNP 152
Bogengangsorgan 222
Bohr-Formel 79
BOLD 276
Bombay-Typ 31
Borg-Test 96
Bosentan 78
Botulinustoxin 186
Bowditch-Effekt 38
Bradykardie 52
Bradykinese 225
Bradypnoe 84
Brainstem evoked response audiometry 257
Brechungsindex 240
Brechwert 240
Brennpunkt 240
Brennweite 240
Brennwert 97, 117
Broca-Areal 265
Brodmann-Einteilung 273
Brown-Molekularbewegung 3
Brown-Sequard-Syndrom 232
B-Sensor 52
BTPS-Bedingung 72
Buffy coat 16
B-Zelle 27

C
Cabrera-Kreis 42
Caisson-Krankheit 86
Calbindin 112, 154
Calcium, Pumpe 6
Calmodulin 202
cAMP 146
Canaliculum 104
Capsaicin 234, 272
Capsula interna 216
Capsula-interna-Syndrom 217
Carboanhydrasehemmer 136
Carboxyhämoglobin 82
Carboxypeptidase 109
Carrier 5
Caveolae 194
Cavum tympani 258
Cerebrocerebellum 226
C-Faser 231
cGMP 146
Chemokin 24
Chemotaxis 24
Cheyne-Stokes-Atmung 84
Chiasma opticum 252

Chlorid
– Aufnahme 112
– Plasma 17
Cholesterinstein 108
Chordae tendinea 44
Chorea Huntigton 225
Choriongonadotropin 169
– Schwangerschaft 173
Chromosom 167
Chronaxie 182
Chronotropie 51
Chymotrypsin 109
Clearance
– osmotische 138
– renale 138
CNP 152
Cochlea 259
Cochleaimplantat 262
Collection tubule 127
Colliculum superior 246
Colony forming unit 14
Compliance 58, 74
Conconi-Test 96
Connection tubule 127
Connexon 183
Conn-Syndrom 124
Cornealreflex 245
Cortex
– auditiver 263
– entorhinaler 285
– Feld 273
– Lamina 273
– posterior-parietaler 215, 275
– präfrontaler 274
– prämotorischer 215
– primär motorischer 214
– sensorischer 233
– supplementär motorischer 215
– visueller 254
Corticoliberin 148
Corti-Organ 259
COX 236
COX-Hemmer 19, 128
– Magen 105
CRALBP 248
C-reaktives Protein 23
CRH 161
Crista ampullaris 221
Cumarin-Derivat 21
Cupula 222
Cushing-Syndrom 162
Cyclosporin 27

D
Dampfdruck 71
Darmverschluss 102
Dauerleistungsgrenze 93
Defäkation 211
Defensin 23
Dense body 194

289

Register

Depolarisation 10, 178
– spontane diastolische 36
Dermatom 231
Deuteranopie 250
Dexamethason 86
Diabetes insipidus 137
Diabetes mellitus 130, 160
Diacylglycerol 146
Diagnostik, pränatale 173
Diarrhö 124
Diastole 46
Differenzialsensor 229
Diffusion 3
– erleichterte 5
– Fick-Gesetz 3
– Lunge 79
Diffusionsgleichgewicht 72
Diffusionskonstante 80
Diffusionslimitierung 80
Diffusionspotenzial 9
Diffusionsstörung 80
Digitalisglykosid 38
Digitoxin 38
Digoxin 38
Dihydropyridinrezeptor 37, 196
Dikrotie 60
Disaccharidase 109
Disinhibition 224
Dissoziationskonstante 87
Distal convoluted tubule 127
Diurese 136
Diuretikum 136
Divergenz 268, 271
Diversität, primäre 25
Domäne
– Inaktivierung 5
– regulatorische 5
Dominanzkolumne, okuläre 254
Dopamin 188
– Prolaktin 148, 170
Dopaminrezeptor 188
Drehschwindel 222
Droge 286
Dromotropie 52
Druck
– hydrostatischer 2
– kolloidosmotischer 2
– onkotischer 2
– osmotischer 2
– pulmonaler 76
– transmuraler 58
Druckbelastung, akute 51
Druckpuls 60
Druck-Volumen-Diagramm
– Herz 47
– In- und Exspiration 77
– Lunge und Thorax 74
Ductus, arteriosus Botalli 70
Ductus, venosus 70

Duftstoff 271
Dunkeladaption 249
Durchfall 124
Durstversuch 137
Dynein 9
Dysdiadochokinese 226
Dysgeusie 270
Dyspnoe 84

E
ED(E)KA 114
EEG 277
Effektorhormon 147
Eigenreflex 220
Einheit, motorische 198
Eisen, Aufnahme 114
Eisenmangelanämie 16
Eiweiß
– Aufnahme 113
– Aufschluss 109
– Brennwert 98
– Stoffwechselkennwert 118
Eiweißbedarf 98
Eiweißminimum, absolutes 98
Eiweißoptimum, funktionelles 98
Ejektionsfraktion 48
EKG 38
– Einthoven 40
– Goldberger 40
– Nehb 41
– Wilson 41
Elastance 74
Elastase 109
Elektroenzephalografie 277
Elektrokardiografie, *siehe* EKG
Elektrolyt 17
Elektrolythaushalt 123
Elektrolytstörung, Herz 35
Elektromyografie 187
Elektrotonus 177
EMG 187
Emission, oto-akustische 257
Emmetropie 242
Endokarditis 45
Endolymphe 259
Endomysium 193
Endopeptidase 109
Endozytose 8
Endplatte, motorische 185
Endplattenpotenzial 186, 187
Energie 91, 117
Energiebereitstellung 92
Energieumsatz 117
– basaler 92
– gesteigerter 97
– Herz 49
Energieverbrauch 117
Enophthalmus 243
Enterokinase 109
Enteropeptidase 109

Entzündung 24
Epilepsie 277
Epimysium 193
Epithel
– olfaktorisches 271
– respiratorisches 271
Epitop 25
EPO 14, 139
– Höhentraining 94
Erbrechen 100
– Alkalose 124
Erholungspulssumme 95
Erlanger und Gasser 181
Erregung, kreisende 35
Erregungsleitung 180
Erschlaffungsphase, Herz 47
Erythropoese 14
Erythropoetin, siehe EPO
Erythrozyt 14
– Index 15
Euler-Liljestrand-Mechanismus 68, 78, 80
Eupnoe 84
Evaporation 121
Exopeptidase 109
Exozytose 8
Expansion, klonale 25
Extinktion 282
Extrasystole 43

F
Fahraeus-Lindquist-Effekt 57
Farbenblindheit 250
Farbensehen 250
Farbmischung 239
Fas-Ligand 27
Faszikel 193
FDC 27
Feedback, negatives 209
Feldpotenzial 277
Feld, rezeptives
– Haut 231
– Retina 250
Fenster, ovales 258
Fenster, rundes 260
Fernakkommodation 242
Fetus 174
Fibrinogen 20
Fibrinogenbrücke 19
Fibrinolyse 22
Fibrose, interstitielle 4
Fibrose, zystische 107
Fick-Gesetz
– Diffusion 3
– Herzzeitvolumen 48
– Lunge 79
Fick-Prinzip 69
Fieber 118
Fight or flight 163, 209
Filtrationsdruck 129

Filtrationsrate, glomeruläre 129
– Messung 137
Fleck, blinder 242
Flimmerfusionsfrequenz 251
fMRT 276
Follikelphase 170
Follitropin 169
Foramen ovale 70
Formation, paramediane pontine retikuläre 246
Formatio reticularis 281
Fotorezeptor 248
Fovea centralis 240, 248
Frank-Starling-Mechanismus 50
Fremdreflex 220
Frequenzdispersion 260
Frequenzoptimum 182
Freude 286
FSH 169
Füllschlag 280
Füllungsdruck, enddiastolischer 48
Füllungsvolumen, enddiastolisches 48
Funny channel 36
Funny current 51

G
GABA 188
GABA-Rezeptor 185
Gallenblase 107
Gallenflüssigkeit 108
Gallensalz 107
Gallenstein 108
Gallesekretion 107
Ganglium 205
Gap junction 183
Gasaustausch 78
Gasgesetz, ideales 71
Gaskonstante 71
Gastrin 104
Gate 5
Gauer-Henry-Reflex 52, 63, 151
Geburt 175
Gedächtnis
– deklaratives 282
– immunologisches 25
– Konsolidierung 285
– prozedurales 283
– sensorisches 283
– sensomotorisches 227
– Störung 284
– „synaptisches" 189
Gegenstandsweite 240
Gehörgang 258
Gehörknöchelchen 258
Geldrollenphänomen 57
Gen-Rearrangement 26
Gerätetauchen 86
Geräusch 255
Gerinnungshemmung 21

Register

Gerinnungstest 21
Geruchssinn 271
Geruchszelle 271
Gesamtkörpereisen 114
Gesamtkörperwasser 124
Geschlechtsmerkmal, sekundäres 167
Geschlechtsverkehr 173
Geschmack 268
Gestagen 169
Gicht 131
Glaukom 244
Gleichgewichtspotenzial 9
Gleitfilamenttheorie 195
Globulin 18
Glomerulus 126
Glomeruluskapillare 66
Glucosurie 130
Glukagon 160
Glukagon-like peptide 115
Glukokortikoid 161
Glukose
– Aufnahme 113
– Stoffwechselkennwert 118
Glukose-dependent insulinotropic polypeptide 115
Glutamat 188
Glutamatrezeptor 185
Glycin 188
Glycinrezeptor 188
Goldmann-Hodgkin-Katz-Gleichung 10
Golgi-Apparat 8
Golgi-Sehnenorgan 218
Gonadoliberin 148
Gonosom 167
Granulozyt
– eosinophiler 29
– neutrophiler 24
Granzym 25
Growth Hormon 157
– Inhibiting-Hormon 148
– Releasing-Hormon 148
Grundumsatz 92, 117
Guanylatcyclase 146
Gyrus angularis 275

H
H^+/K^+-ATPase 103
Haarfollikelrezeptor 230
Haarzelle 260
Habituation 282
Hagen-Poiseuille-Gesetz 57
Haldane-Effekt 82
Hämatokrit 16
– Normalwert 15
Hamburger Shift 82
Hämoglobin 81
– Normalwert 15
– Puffer 88
Hämoglobinopathie 81

Hämolyse
– osmotische 16
– pathologische 15
Hämophilie 20
Hämostase 19
Händigkeit 275
Hapten 25
Harn, alkalischer 88
Harnkonzentrierung 135
Hauptebene (Optik) 239
Hauptsprachbereich 256
Haut
– Durchblutung 68
– Sympathikus 211
Head-Zone 236
Hebb-Regel 284
Helicotrema 259
Helium-Einwaschmethode 73
Helladaption 249
Hemianopsie 252
Hemisphärendominanz 275
Hemisphärenplastizität 276
Hemmung
– autogene 218
– laterale 250
– postsynaptische 191
– präsynaptische 191
– rekurrente 217
Henderson-Hasselbalch-Gleichung 87
Henle-Schleife 127, 132
Henry-Gesetz 4
Heparin, Gerinnung 21
Hering-Breuer-Reflex 84
Herz
– Arbeit 48, 94
– Arbeitsdiagramm 46
– Auskultation 44
– Durchblutung 49, 68
– Elekrophysiologie 33
– Infarkt 42
– Klappe 44
– Klappenfehler 44
– Mechanik 44
– Steuerung 50
– Zyklus 45
Herzfrequenz
– Arbeit 94
– Senkung, medikamentöse 37
Herzgeräusch
– diastolisches 45
– funktionelles 57
– systolisches 44
Herzinsuffizienz, BNP 153
Herzton. zusätzlicher 44
Herzzeitvolumen 48
Hill-Kurve 91, 200
Hinge region 29
Hippocampus 275

Hirnödem 3
Hirnstammaudiometrie 257
Hirntod 277
H^+/K^+-ATPase 103
Hochdrucksystem 55, 59
Hoffmann-Reflex 220
Höhenakklimatisation 85
Höhenkrankheit 86
Höhentraining 94
Homunculus, motorischer 214
Hörbahn 262
Hormon 144
– follikelstimulierendes 169
– glandotropes 147
– glanduläres 147
– luteinisierendes 169
– renales 139
Horner-Syndrom 243
Horopter 252
Hörschwelle 256
Hör-Sprach-Kreis 264
$HPO_4^{2-}/H_2PO_4^-$-System 140
Hüfner-Zahl 81
Humor aquosus 244
Hypalbuminämie 17
Hyperakusis 258
Hyperämie, reaktive 69
Hypercortisolismus 162
Hyperhydratation 124
Hyperkaliämie 35, 125
Hyperkalzämie 35
Hypermutation, somatische 27
Hyperopie 243
Hyperpnoe 84
Hyperpolarisation 10
Hyperthermie 118
Hyperthyreose 157
Hypertonie 61, 64
– muskuläre 228
– Osmolalität 2
– pulmonale 78
Hyperurikämie 131
Hyperventilation 84
Hypervolämie 13
Hypogeusie 270
Hypohydratation 123
Hypokaliämie 35, 179
Hypokaliämien 126
Hypokalzämie 35, 179
Hypokapnie 69
Hypophysenvorderlappen 148
Hypopnoe 84
Hypoproteinämie 17
Hyposmie 272
Hypothalamus 206, 212
– Fieber 119
– Hormonsystem 147
– Körpertemperatur 121
Hypothermie 118

Hypothyreose 157
Hypotonie
– muskuläre 228
– Osmolalität 2
Hypoventilation 84
Hypovolämie 13
Hypoxie 14
H-Zone 193

I
I-Bande 193
Ikterus 108
Ileus 102
Immunantwort 23
– Beendigung 30
Immunglobulin 27
Immunisierung 29
Immunität 25
Impedanzanpassung 258
Impressionstonometrie 244
Inaktivierungsdomäne 5
Indifferenztemperatur 119
Indikatorverdünnungsverfahren 125
Inertgasnarkose 86
Inhibin 169
Inkretin 115, 160
Innenohr 259
Inositoltrisphosphat 146
Inotropie 38, 51
INR 21
Inspirationskapazität 73
Insuffizienz, venöse 66
Insulin 159
Intentionstremor 226, 228
International normalised ratio 21
Interneuron 217
– Reflex 220
Internodium 181
Inulin 137
Inzisur 45
Ionenkanal 5
– ligandengesteuerter 185
– spannungsabhängiger 178
Ion gap 89
Ischämiereaktion, ZNS 69
Isophon 256
Isotonie 2
Ivabradin 37

J
Jetlag 280
Joule 91
Juxtakrin 144

K
Kalium 125
– Aufnahme 112
– pH-Wert, Azidose, Alkalose 140
– Plasma 17

293

Register

Kalorie 117
Kalorimetrie 118
Kälteparadox 233
Kälterezeptor 233
Kaltfaser 234
Kalzitonin 153
Kalzitriol 140, 154
Kalzium 126
– Aufnahme 112
– Haushalt 153
– Plasma 17
– Sensing-Rezeptor 154
Kammerflattern 43
Kammerflimmern 43
Kammerwasser 244
Kanal 5
Kanalopathie 34
Kapazitätsgefäß 56
Kapazitätskontrollsystem, limitiertes 281
Kapillare 55, 66
Katarakt 244
Katecholamin 62, 163
Keimzentrumsreaktion 27
Kernkettenfaser 218
Kernporenkomplex 4
Kernsackfaser 218
Kernschlaf 280
Killerzelle, natürliche 25
Kilokalorie 117
Kinase 147
Kinasekaskade 147
Kinesin 9
Kisspeptin 168
K-Komplex 280
Klang 255
Klappeninsuffizienz 44
Klappenstenose 44
Kleinhirn 226
Kleinwuchs, postnataler 158
Kletterfasersystem 226
Klinefelter-Syndrom 167
Knochenleitung 258
Knotenpunkt 240
Kohabitation 173
Kohärenz, innere 25
Kohlenhydrat
– Aufschluss 109
– Brennwert 98
Kohlenstoffdioxid 82
Kohlrausch-Knick 249
Kolumne 273
Koma 281
Komissurenfaser 276
Komplementsystem 23
Konditionierung 282
Konduktion 121, 230
konkav 239
Kontinuitätsgesetz 56
Kontraktion

– auxotone 200
– Herz 46
– isometrische 199
– isotonische 199
– tetanische 198
Konvektion 3
Konvergenz 268, 271
konvex 239
Konzentration 1
Koprostase 102
Koronararterie 49
Koronararteriensklerose 57
Koronardurchblutung 49
Koronarreserve 49, 68
Koronarsyndrom, akutes 42
Korotkow-Geräusch 61
Körpertemperatur 118
– Regulation 121
Kortisol 161
Kotransmitter 184, 208
Kraft 91
Kraft-Längen-Diagramm 198
Kraft-Längen-Kurve, aktive 199
Kraftschlag 195
Kreatinin 137
Kreislauf
– Arbeit 94
– Blut 55
– enterohepatischer 107
– fetaler 70, 174
– plazentarer 70
Kretinismus 157
Krogh-Diffusionskoeffizient 4, 80
Kugelzellanämie 16
Kurzsichtigkeit 243
Kurzzeitgedächtnis 284
Kussmaul-Atmung 84

L
Lagetyp 42
Laktat
– Herz 50
– Steady-State- 93
– Senke 96
Laktation 176
Laktogenese 176
Laktoseintoleranz 109
Lamina 273
Längenrezeptor 218
Langzeitdepression 190
Langzeitgedächtnis 284
Langzeitpotenzierung 190
Laplace-Gesetz 58
L-Dopa 225
Lebergalle 108
Leistung 91
Leitfähigkeit 178
Leitungsgeschwindigkeit
– kardiale 36
– Nerv 182

Lernen 282
– LTD 190
– LTP 190
– motorisches 190, 227
LH 169
Lichtreaktion 243
Liddle-Syndrom 134
Lidocain 179
Linsentrübung 244
Lipid
– Aufnahme 113
– Aufschluss 110
– Brennwert 98
– Stoffwechselkennwert 118
Lipiddoppelschicht 3
Lloyd und Hunt 181
Locked-in-Syndrom 281
Locus caeruleus 281
Lokomotionsgenerator 227
Long-Loop-Reflex 216
Long-QT-Syndrom 34
LTD 190
LTP 190
Luftleitung 258
Lungenkurve 74
Lungenödem 68
Lungenstrombahn 66
Lungenvolumen 72
Lutealphase 171
Luteolyse 171
Lysosom 8
Lysozym 23

M

Magenentleerung 100
Magenlipase 110
Magenmotorik 100
Magensaft 103
Magnesium 126
– Aufnahme 112
Major histocompatibility complex 26
Major-Test 31
Makrophage 24
Makulaorgan 222
Mannitol 136
Masse 1
Massenelement 98
Maximaltest, anaerober 96
Mean corpuscular hemoglobin 15
Mean corpuscular volume 15
Meissner-Körperchen 230
Melatonin 279
Membran
– Bilayer, Aufbau 3
– Funktion 8
– selektiv permeable 2
Membrana tympani 258
Membrane attack complex 4

Membrankapazität 178
Membranlängskonstante 178
Membranpotenzial 9
Membranwiderstand 178
Membranzeitkonstante 178
MEN-2-Syndrom 165
Menopause 176
Menstruationszyklus 170
Menthol 272
Merkel-Tastscheibe 230
Methämoglobin 82
Metoprolol 52
MHC 26
Michaelis-Konstante 5
Mikrotubulus 9
Miktion 211
Milchejektion 176
Milchejektionsreflex 150
Milchlipase 111
Mineralstoff 98
Minipille 169
Minor-Test 31
Miosis 210, 243
Miotikum 245
Mitochondrium 8
Mitralklappe 44
Mitteldruck, arterieller 60
Mittelohr 258
Mizelle 110
M-Linie 193
Modalität 229
Molalität 1
Molarität 1
MONA B 50
Moosfasersystem 226
Morbus Addison 161
Morbus Alzheimer 284
Morbus Cushing 162
Morbus haemolyticus neonatorum 31
Morbus Parkinson 225
Motoneuron 217
Motorik, Störung 225
Motorkomplex, myoelektrischer 101
MRT, funktionelle 276
Mukoviszidose 107
Multi-Unit-Typ 194
Muskel
– glatter 193, 201
– quergestreifter 193
Muskelarbeit 200
Muskelbündel 193
Muskeldehnungsreflex 220
Muskelfaser
– intrafusale 218
– quergestreifte Muskulatur 193
– Typen der Skelettmuskulatur 200
Muskelkraft 197
Muskelleistung 200
Muskelpumpe 65

Register

Muskelrelaxans 186
Muskelrezeptor 218
Muskelspindel 218
Myasthenia gravis 187
Mydriasis 210, 243
Myelose, funikuläre 114
Myokardinfarkt 42
Myopie 243
Myosin 9, 193
Myosinköpfchen 195
Myosin-leichte-Ketten-Phosphatase 202
Myotube 193

N

Nachbild 251
Nachhyperpolarisation 11
Nachlast 48
Nachpotenzial 179
Nachtarbeit 280
Nachtblindheit 248
Nahakkommodation 242
Nahreaktion 243
Nahrung
– Aufschluss 109
– Verweildauer Magen 100
– Zusammensetzung 97
Na^+/K^+-ATPase 6
NANC-Neurone 100
Natrium 125
– Plasma 17
Neglect 275
Neglect-Syndrom 215
Neocerebellum 226
Neoplasie, multiple endokrine 165
Neostigmin 186
Nephron 126
– distales 134
Nernst-Gleichung 9
Nervenleitungsgeschwindigkeit 182
Nervensystem
– enterisches 115, 205
– vegetatives 205
Neugeborenenikterus 108
Neuralgie 236
Neurografie 182
Neuropeptid Y 208
Neurotransmitter 184
Neutralzone, thermische 119
Nexus 183
NH_3/NH_4^+-System 140
Nicht-Bikarbonat-Puffer 87
Nidation 173
Niederdrucksystem 55, 64
Niere 126
– Durchblutung 69, 128
– endokrine Funktion 139
Nierenkolik 137
Nierenschwelle 130
Nierenstein 136
Nitrospray 68
NMDA-Rezeptor 185
NO 67
– Transmitter 188
Noradrenalin 163, 209
– Blutdruck 62
Normotonie 61
Normoventilation 84
Normovolämie 13
Nozizeption 235
Nozizeptor 235
Nucleus, reticularis 281
Nucleus subthalamicus 223
Nukleotid, zyklisches 146
Nukleus 8
Null-Linien-EEG 277
Nyktalopie 248
Nystagmus 245

O

Obstipation 102
Offenwahrscheinlichkeit 5
Offenwinkelglaukom 245
Off-Kanal 250
Ohm-Gesetz 56
Ohrgeräusch, chronisches 260
Ohrmuschel 258
Oligosaccharidase 109
On-Kanal 250
Ophthalmoskopie 242
Opsin 248
Opsonierung 23, 24
Orgasmus 173
Oro-Fazial-Sinn 267
orthodrom 180
Orthopnoe 84
Orthostase 64
Osmolalität 1
Osmolarität 1
Osmose 2
Ösophagussphinkter 100
Osteomalazie 155
Östradiol 168
Östriol 168
Östrogen 168
– Schwangerschaft 174
Östron 168
Otolithenmembran 222
Overshoot 10, 179
Ovulation 170
Oxytocin 150, 169, 176
– Freisetzung 147

P

Paläocerebellum 226
Pallidum 223
Pankreasenzym 106
Pankreaslipase 110
Pankreassekretion 106

Parakrin 144
Parallelschaltung 56
Parasympathikus 205
– Atmung 210
– Auge 210
– Harnsystem 211
– Herz 52
– Kreislauf 209
– Sexualfunktion 211
– Speichel 103
– Transmitter 208
– Verdauung 210
Parasympatholytikum 208
Parasympathomimetikum 208
Parathormon 153
Parietalzelle 103
Partialdruck 71
– alveolarer 79
Passivimpfung 29
Paukenhöhle 258
Pendrin 156
Pepsin 105, 109
Pepsinogen 105
Peptid
– atriales natriuretisches 63
– Brain-derived natriuretic 63
– natriuretisches 152
Peptidhormon 144, 168
Perforin 25
Perfusionsstörung 80
Perilymphe 259
Peristaltik, Magen-Darm 99
Permeabilitätskonstante 4
Permselektivität 128
Peroxisom 8
Perspiratio insensibilis 123
PET 276
Phagozyte 24
Phagozytose 8
Phäochromozytom 165
Phonation 264
Phon 256
Phonokardiograph 44
Phosphat 126
Phosphathaushalt 153
Phosphodiesterase 146
Phospholamban 38
Phospholipase C 146
pH-Wert 87
Physostigmin 186
Piloarrektion 211
Pinozytose 8
PKG 44
Plasmafluss, renaler 138
Plasmaprotein 17
Plasmin 22
Plastizität
– corticale 275
– Hemisphäre 276

– neuronale 284
– synaptische 189
Plateauphase 10
– kardiale 33
Plazentahormon 174
Pleuradruck 74
Pneumotachygrafie 73
Polyglobulie 16
Pore 4
Positronen-Emissions-Tomografie 276
Postsynapse 183
Potenzial
– akustisches 257
– evoziertes 278
– exzitatorisches postsynaptisches 187
– inhibitorisches postsynaptisches 187
– Bereitschafts- 279
– postsynaptisches 190
– visuell evoziertes 254
Potenzierung, posttetanische 184
Potozytose 8
PQ-Intervall 40
PQ-Strecke 39
Prä-Prohormon 144
Präsynapse 183
Preload 48
Presbyakusis 256
Presbyopie 243
Prestin 260
Primärfeld 273
Prohormon 144
Prolaktin 148, 170, 176
Prolaktin-IH 148
Prolaktinom 149
Proopiomelanocortin 161
Proportional-Differenzial-Sensor 229
Proportionalsensor 229
Protanopie 250
Protein C 21
Protein S 21
Proteinurie 129
Proteohormone 144
Prothrombinzeit 21
Protonenpumpe 103
Protonenpumpenhemmer 104
Protonenpumpeninhibitor 7
Ptosis 243
Pubertät 167
Pufferkapazität 87
Puffersystem, biologisches 87
Pulmonalklappe 44
Pulswellengeschwindigkeit 61
Pumpe 6
Pupille 243
P-Welle 39
Pyramidenbahn 216
Pyramidenzelle 273
Pyrogen 119

Register

Q
QRS-Komplex 39
QT-Intervall 40
Qualität
– Geschmack 268
– Reiz 229
Querbrückenzyklus 195
Querschnittslähmung 212
Querschnittsläsion 228
Querstreifung 193
Quick-Test 21
Quotient, respiratorischer 117

R
RAAS 62, 143, 151
Rachitis 155
Radiatio 121
Radiatio optica 254
Rapidly adapting 231
RA-Rezeptor 231
Ras-Kaskade 147
Reafferenz 213
Reaktion, allergische 29
Reaktion, posturale 227
Reentry 35
Reflex 218
– Beugung 220
– Erbrechen 101
– gustofazialer 267
– H-Reflex 220
– Interneuron 220
– kardialer 52
– Muskeldehnung 220
– transcorticaler 216
– T-Reflex 220
– vegetativer 211
– vestibulospinaler 222
Reflexbogen, spinaler 211
Reflexionskoeffizient 2
Refraktärphase 11, 179
– kardiale 34
Refraktionsanomalie 242
Regelkreis, endokriner 143
Reihenschaltung 56
Reiz, adäquater 229
Rekurrensparese 264
REM 280
Renin 139, 151
– Blutdruck 62
Renin-Angiotensin-Aldosteron-System, *siehe* RAAS
Renshaw-Interneuron 217
Repetition maximum 96
Repolarisation 11
– kardiale 33
– partielle 33
Residualvolumen 73
Resistance 76
Resistenz, osmotische 16

Rest and digest 209
Restvolumen 48
Retikulozyt 14
Retikulum, endoplasmatisches 8
Retina 247
Retinotopie 252
Reynolds-Zahl 57
Rezeptor
– enzymgekoppelter 145
– G-Protein-gekoppelter 145
– ionotroper 185
– metabotroper 185
– nukleärer 145
– -Tyrosinkinasen 145
Rezeptorplastizität 185
Rezeptorpotenzial 230
– Ohr 261
Rheobase 182
Rhesus-System 31
Rhodopsin 248
Rhythmik, zirkadiane 279
Rhythmus, basal organspezifischer 99
Richtungshören
– binaurales 263
– monaurales 258
Riesenwuchs 158
Rigor 228
Rigor-Komplex 195
Rigor mortis 196
Riva-Rocci 61
RR-Intervall 40
Ruffini-Körperchen 230
Ruheatmung 77
Ruhedehnungskurve
– Herz 47
– Skelettmuskel 198
Ruhemembranpotenzial 10, 178
– kardiales 33
Ruhetremor 225, 228
Ruheumsatz 92, 117
Ryanodinrezeptor 37

S
Sakkade 245
Salurese 136
salzig 269
Salzresorption 112
Sammellinse 239
Sammelrohr 127
SA-Rezeptor 231
Sarkomer 193
Sättigungskinetik 5
sauer 269
Sauerstoff
– Ausschöpfung 69
– Bindungskurve 81
– -defizit 93
– Sättigung 69
– -schuld 93

- Steady-State- 93
- Transport 81
- Vergiftung 86
Säure-Basen-Gleichgewicht 87
- Niere 140
- Störung 89
Scala vestibuli, tympani, media 259
Schalldruck 255
Schalldruckpegel 255
Schallgeschwindigkeit 255
Schallintensität 255
Schallleitungsschwerhörigkeit 258
Schellong-Test 64
Schergrad 57
Schielamblyopie 254
Schielen 254
Schilddrüse
- Hormon 144, 155
- Störung 157
Schlaf 279
Schlafspindel 280
Schlafstörung 280
Schlagvolumen 48
Schleifendiuretikum 136, 261
Schluckreflex 99
Schmerz
- Hemmung, endogene 237
- projizierter 236
- übertragener 236
- Wahrnehmung 235
Schnappatmung 84
Schock, spinaler 228
Schrittmacherzelle 35
Schubspannung 57
Schwangerschaft 173
Schwangerschaftshormon 173
Schwartz-Bartter-Syndrom 150
Schweißsekretion 211
Schwelle, anaerobe 93
Schwellenleistung, anaerobe 96
Schwellenpotenzial 10
- kardiales 33
Schwungphase 227
Second-Messenger- 146, 187
Segelklappe 44
Segmentationsrhytmik 99
Sehbahn 252
Sehen
- binokulares 252
- photopisches 248
- skotopisches 248
Sehnenreflex 220
Sehrinde, primäre 254
Sehschärfe 250
Sehstrahlung 254
Sekretion 102
Sekundärfeld 274
Selbsttoleranz 25
Selektion, klonale 25

Selektivitätsfilter 5
Semilunarklappe 44
Sensibilität, viszerale 234
Sensitivierung 282
SERCA 6, 37
Serotonin 188
Sexualhormon 168
SGLT1 113
Short-QT-Syndrom 34
Shunt-Gefäß 56
Shunt inhibition 187
Sichelzellanämie 81
Signalkaskade 146
Sildenafil 78, 86
Simultankontrast 251
Single-Unit-Typ 194
Sinneszelle 229
Sinusrhythmus 36
Sinuston 255
Sklerose, multiple 181
Skotom 252
Slowly adapting 231
Slow-Wave-Potenzial 202
- Magen-Darm-Trakt 99
SNARE-Protein 9
Snellius-Brechungsgesetz 240
Solvent drag 3, 131
Somatoliberin 148, 158
Somatomedin 158
Somatosensorik 230
Somatostatin 148, 158
Somatotopie 233
- Motorik 214
Spannungsrezeptor 218
Spannungssensor 5
Spastik 228
Speichel 102
Sphärozytose 16
Spine 190
Spinocerebellum 226
Spiroergometrie 96
Spirometrie 73
Split brain 276
Sprache 264
Sprachenshift 276
Sprachzentrum, motorisches 265
Spurenelement 98
- Aufnahme 112
Stäbchen 248
Stabsichtigkeit 242
Stadium, decrementi 119
Stadium, incrementi 119
Standardbikarbonat 88
Standphase 227
Stapediusreflex 258
Star, grauer 244
Star, grüner 244
Starling-Gesetz 66

Register

Steady-State-
– Laktat   93
– Sauerstoff   93
Steroidhormon   144, 168
Steuerungshormon   147
Stickstoff, Ausscheidung   98
Stickstoffmonoxid, *siehe* NO
Stimmbildung   264
Stimmgabeltest   257
Stoffaustausch   55
Stoffmenge   1
STPD-Bedingung   72
Strabismus   254
Striatum   223
Stria vascularis   259
Strompuls   61
Strömung
– laminare   57
– turbulente   57
Strömungswiderstand   76
ST-Strecke   40
– Hebung   43
– Senkung   43
Stupor   282
Stützzelle   271
Submodalität   229
Substantia nigra   223
Succinylcholin   186
Sucht   286
Sukzessivkontrast   251
Sulfonylharnstoff   160
Summation   191
Superposition   198
Surfactant   74
Surfactant-Protein   23
süß   269
Süßstoff   269
Swinging-Flashlight-Test   244
Sympathikus   205
– Atmung   210
– Auge   210
– Harnsystem   211
– Haut   211
– Herz   51
– Kreislauf   209
– Sexualfunktion   211
– Speichel   103
– Transmitter   207
– Verdauung   210
Sympatholytikum   208
Sympathomimetikum   208
Synapse
– axoaxonale   191
– chemische   183
– elektrische   183
Synapsin   183
Synaptobrevin   183
Synaptotagmin   183
Syndrom, nephrotisches   129

Synkope, vasovagale   66, 212
Synzytium, funktionelles   35
System
– endokrines   143
– limbisches   285
– magnozelluläres   250
– monaminerges   281
– olfaktorisches   271
– parvozelluläres   250
– visuelles   239
Systole   45

T
T_3 155
T_4 155
Tachypnoe   84
Taschenklappe   44
Tauchen   86
Telodondron   185
Teloglia   185
Temperatursinn   233
Testosteron   172
– Alter   176
Tetanus   198
Tetanustoxin   218
Tetrodotoxin   179
Thalamus   281
Thalassämie   81
Thermogenese, nahrungsinduzierte   118
Thermogenin   120
Thiazid   136
Thick ascending limb   127
Thin ascending limb   127
Thin descending limb   127
Thoraxkurve   74
Thrombinzeit   21
Thrombomodulin   21
Thromboplastinzeit   21
Thrombopoietin   19
Thrombozyt   18
Thrombozytopenie   19
– Blutungszeit   21
Thrombus   19
Thyreoglobulin   156
Thyreoliberin   148
Tiefenrausch   86
Tiefschlaf   280
Tinnitus   260
Tip link   261
Toleranz, zentrale   26
Tonotopie   260
– Ohr   262
Tonus   67
Totalkapazität   73
Totenstarre   196
Totraum   79
Tractus, corticospinalis   216
Tractus, opticus   252
Tractus, vestibulospinalis   222

Träne 245
Transduktion 230
– Auge 248
– chemische Sinne 267
– Geruchsinn 271
– Geschmack 268
– Haut 231
– Hormon 145
– Ohr 261
– Schmerz 236
– Vestibularapparat 222
Transferrin 114
Transformation 230
– chemische Sinne 267
– Haut 231
– Ohr 261
– Schmerz 236
Transmitter 184, 186
Transport
– axonaler 182
– elektrogener 6
– Hormon 144
– intrazellulärer 9
– Kohlenstoffdioxid 82
– primär aktiver 5
– Sauerstoff 81
– sekundär aktiver 7
– tertiär aktiver 7
Transportdefekt, renaler 133
T-Reflex 220
Tremor 228
TRH 155
Trieb 285
Trikuspidalklappe 44
Trommelfell 258
Tropomyosin 196
Troponin 196
Trypsin 109
TSH 155
T-Tubuli 197
TTX 179
Tubulus, distaler 134
Tubulus, proximaler 130
Turgor 124
Turner-Syndrom 167
T-Welle 39
Typ-I-Faser 200
Typ-IIA-Faser 201
Typ-IIX-Faser 201
T-Zelle 25

U
Ultrafiltration 3
umami 270
Umkehrpotenzial 10
Uniporter 5
Unterstützungskontraktion
– Herz 47
– Muskel 199

Upstroke 10
– kardialer 33
Urolithiasis 136

V
Valsalva-Manöver 65
Vanilloidrezeptor 236
Van't-Hoff-Gleichung 2
Varikosität 202, 207
Vasopressin, siehe ADH
Vater-Pacini-Körperchen 230
Vecuronium 186
Vektortheorie, EKG 38
Venenklappe 65
Venenpuls 65
Venole, postkapilläre 55
Ventilation 78
Ventilations-Perfusions-Verhältnis 80
Ventilationsstörung 77
Ventilebenenmechanismus 46, 65
Verapamil 37
Verbindungstubulus 127
Vergenz 245
Version 245
Verstopfung 102
Vertigo 222
Vesikel, synaptisches 183
Vestibularapparat 221
Vestibulariskern 222
Vestibulocerebellum 226
Vigilanz 281
Virilisierung 172
Visus 251
Vitalkapazität 72
– forcierte 77
Vitamin 97
– Aufnahme 114
Vitamin A
– Aufnahme 114
– Mangel 248
Vitamin B_{12} 114
Vitamin D
– Aufnahme 114
– Mangel 155
Volumen 1
– forciertes exspiratorisches 77
Volumenbelastung, akute 50
Volumenelastizitätskoeffizient 58
Volumenelastizitätsmodul 61
Von-Willebrand-Faktor 19
Von-Willebrand-Jürgens-Syndrom 19
Vorhofflattern 43
Vorhofflimmern 43
Vorlast 48

W
Wanderwellentheorie 260
Wärmerezeptor 234
Wärmestrom 120
Warmfaser 234

Register

Wasserbilanz 111, 123
Wasserhaushalt 123
Wasserresorption 112
Watt 91
Wattsekunde 117
Weckreaktion 281
Wehe 175
Weitsichtigkeit 243
Wenckebach-Periodizität 43
Wernicke-Areal 265
Widerstand
– Atmung 76
– totaler peripherer 55
Widerstandsgefäß 55
Wiedererwärmung, therapeutische 120
Willkürbewegung 213
Windkesselgefäß 55
Winkelblockglaukom 244
Wirkungsgrad, Muskel 91, 200
Wundstarrkrampf 218
Würgereflex 268

X
XX-Male-Syndrom 167

Z
Zapfen 248
Zelle
– antigenpräsentierende 26
– follikuläre dendritische 27
Zellkern 8
Zellorganell 8
Zentrosom 8
Zerebellum 226
Zerstreuungslinse 239
Zielfolgebewegung 245
Zone, aktive 183
Z-Scheibe 194
Zygote 173
Zyklus, weiblicher 170
Zymogen 107
Zytokin 22, 144
Zytoplasma 8
Zytoskelett 8